Otorrinolaringologia Pediátrica

Atuação Multiprofissional em Crianças com
Distúrbios Respiratórios

Thieme Revinter

Otorrinolaringologia Pediátrica

Atuação Multiprofissional em Crianças com Distúrbios Respiratórios

Wilma Terezinha Anselmo Lima
Professora Titular da Divisão de Otorrinolaringologia do Departamento de Oftalmologia, Otorrinolaringologia e Cirurgia de Cabeça e Pescoço da Faculdade de Medicina de Ribeirão Preto da Universidade de São Paulo (FMRP-USP)

Carolina Sponchiado Miura
Professora Assistente do HC e da Divisão de Otorrinolaringologia do Departamento de Oftalmologia, Otorrinolaringologia e Cirurgia de Cabeça e Pescoço da Faculdade de Medicina de Ribeirão Preto da Universidade de São Paulo (FMRP-USP)

Fabiana Cardoso Pereira Valera
Professora Associada da Divisão de Otorrinolaringologia do Departamento de Oftalmologia, Otorrinolaringologia e Cirurgia de Cabeça e Pescoço da Faculdade de Medicina de Ribeirão Preto da Universidade de São Paulo (FMRP-USP)

Thieme
Rio de Janeiro • Stuttgart • New York • Delhi

Dados Internacionais de Catalogação na Publicação (CIP)
(eDOC BRASIL, Belo Horizonte/MG)

L732o

    Lima, Wilma Terezinha Anselmo
        Otorrinolaringologia pediátrica: atuação multiprofissional em crianças com distúrbios respiratórios/Wilma Terezinha Anselmo Lima, Carolina Sponchiado Miura, Fabiana Cardoso Pereira Valera. – Rio de Janeiro, RJ: Thieme Revinter, 2023.

    16 x 23 cm.
    Inclui Bibliografia
    ISBN 978-65-5572-208-6
    eISBN 978-65-5572-209-3

    1. Otorrinolaringologia. 2. Pediatria. 3. Doenças respiratórias em crianças. I. Miura, Carolina Sponchiado. II. Valera, Fabiana Cardoso Pereira. III. Título.

                            CDD: 618.92

Contato com as autoras:
Wilma Terezinha Anselmo Lima
wtalima@fmrp.usp.br

Fabiana Cardoso Pereira Valera
facpvalera@fmrp.usp.br

Nota: O conhecimento médico está em constante evolução. À medida que a pesquisa e a experiência clínica ampliam o nosso saber, pode ser necessário alterar os métodos de tratamento e medicação. Os autores e editores deste material consultaram fontes tidas como confiáveis, a fim de fornecer informações completas e de acordo com os padrões aceitos no momento da publicação. No entanto, em vista da possibilidade de erro humano por parte dos autores, dos editores ou da casa editorial que traz à luz este trabalho, ou ainda de alterações no conhecimento médico, nem os autores, nem os editores, nem a casa editorial, nem qualquer outra parte que se tenha envolvido na elaboração deste material garantem que as informações aqui contidas sejam totalmente precisas ou completas; tampouco se responsabilizam por quaisquer erros ou omissões ou pelos resultados obtidos em consequência do uso de tais informações. É aconselhável que os leitores confirmem em outras fontes as informações aqui contidas. Sugere-se, por exemplo, que verifiquem a bula de cada medicamento que pretendam administrar, a fim de certificar-se de que as informações contidas nesta publicação são precisas e de que não houve mudanças na dose recomendada ou nas contraindicações. Esta recomendação é especialmente importante no caso de medicamentos novos ou pouco utilizados. Alguns dos nomes de produtos, patentes e design a que nos referimos neste livro são, na verdade, marcas registradas ou nomes protegidos pela legislação referente à propriedade intelectual, ainda que nem sempre o texto faça menção específica a esse fato. Portanto, a ocorrência de um nome sem a designação de sua propriedade não deve ser interpretada como uma indicação, por parte da editora, de que ele se encontra em domínio público.

2023 Thieme. All rights reserved.

Thieme Revinter Publicações Ltda.
Rua do Matoso, 170, Tijuca
20270-135, Rio de Janeiro – RJ, Brasil
http://www.ThiemeRevinter.com.br

Thieme Medical Publishers
http://www.thieme.com

Impresso no Brasil por Hawaii Gráfica e Editora Ltda
5 4 3 2 1
ISBN 978-65-5572-208-6

Também disponível como eBook:
eISBN 978-65-5572-209-3

Todos os direitos reservados. Nenhuma parte desta publicação poderá ser reproduzida ou transmitida por nenhum meio, impresso, eletrônico ou mecânico, incluindo fotocópia, gravação ou qualquer outro tipo de sistema de armazenamento e transmissão de informação, sem prévia autorização por escrito.

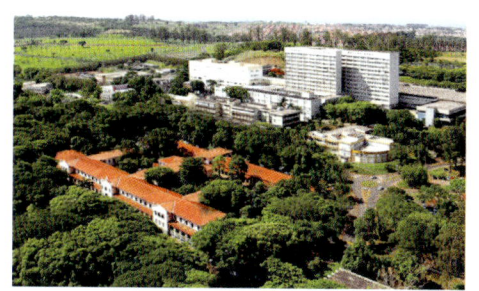

Campus da FMRP-USP.

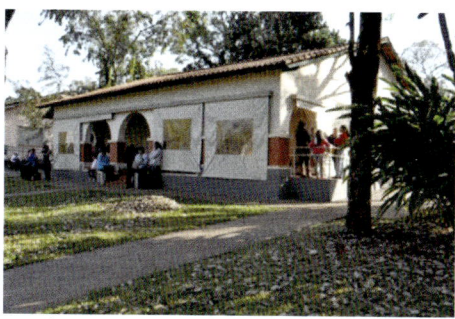

Rua das Paineiras, Número 20, onde funcionou o CERB até 2016. Conhecida carinhosamente como Casa 20.

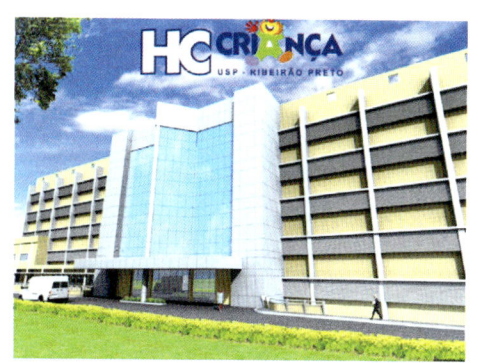

HC Criança no *Campus* da FMRP-USP.

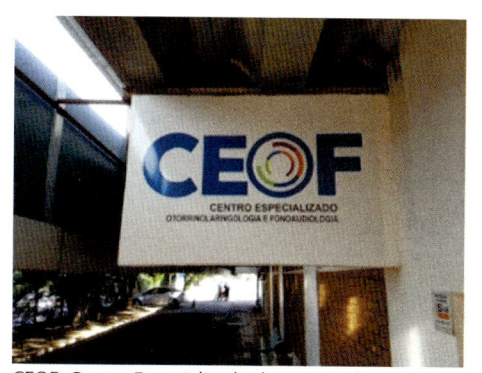

CEOF: Centro Especializado de Otorrinolaringologia e Fonoaudiologia **Dr. José Antonio de Oliveira,** onde funciona, atualmente, o CERB.

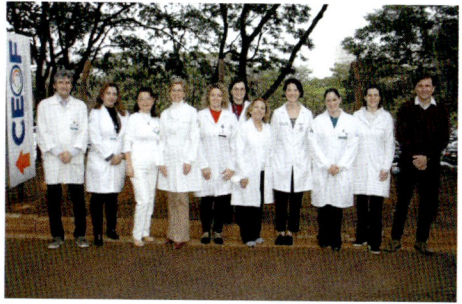

Professores responsáveis pelo CERB. Da esquerda para direita: Ullissis Pádua de Menezes (Alergia e Imunologia); Luciana Rodrigues (Biomédica); Mirian Aiko Nakane Matsumoto (Ortodontista); Luciana Vitaliano Voi Trawitzki (Fonoaudióloga); Bárbara Cristina Zanandréa Machado Cusumano (Fonoaudióloga); Fabiana Cardoso Pereira Valera (Otorrinolaringologista); Wilma Terezinha Anselmo Lima (Otorrinolaringologista); Carolina Sponchiado Miura (Otorrinolaringologista); Andrea Arantes Braga Biagiotti (Otorrinolaringologista); Tábata Luna (Pediatra); Fábio Lourenço Romano (Ortodontista).

DEDICATÓRIA

Dedicamos este trabalho ao Prof. Dr. Luc Weckx (*In memoriam*) pelo estímulo constante para montarmos o CERB em RP.

Por todos os ensinamentos pra fazermos mais e melhor pelas nossas crianças.

A todos os nossos pequenos pacientes, fonte de ensino e aprendizagem constante.

A todos os colegas que passaram pelo CERB e nos ajudaram a entender melhor todas as *nuances* e interfaces das crianças atendidas no nosso serviço. Juntos, conseguimos mais!

APRESENTAÇÃO

Há algum tempo temos nos reunido e pensado em redigir tudo o que temos vivenciado nesses últimos anos juntos em nosso CERB.

Pouco a pouco fomos construindo um ambiente comum para assistência, ensino, aprendizagem e pesquisa, avaliando crianças respiradoras bucais e portadoras de apneia do sono. Essa é a mensagem principal que gostaríamos de deixar: a importância de trabalhar em equipe multiprofissional (otorrinolaringologistas, alergistas, pediatras, pneumologistas, neurologistas, fonoaudiólogos, ortodontistas, nutricionistas e fisioterapeutas).

Nesses anos todos vimos desde casos simples até casos extremamente complexos, e as discussões síncronas entre os diferentes profissionais nos permitiu conseguir ideias inovadoras e oportunidades de oferecer melhor terapêutica e, consequentemente, melhor qualidade de vida para as nossas crianças.

Esperamos que este livro possa ajudar a todos que se interessam pelo atendimento das crianças respiradoras bucais, principalmente as mais complicadas, e que se tornam um grande desafio para todos nós.

Wilma, Carolina e Fabiana

PREFÁCIO

Eu me sinto absolutamente honrada pelo convite da Profa. Dra. Wilma Anselmo Lima, da Profa. Fabiana Cardoso Pereira Valera e da Dra. Carolina Miura para prefaciar *Otorrinolaringologia Pediátrica: Atuação Multiprofissional em Crianças com Distúrbios Respiratórios*, uma obra que vem coroar os sonhos de um grupo de otorrinolaringologistas criado em meados dos anos 90 no Brasil, cujo interesse comum era desenvolver e disseminar conhecimentos sobre a otorrinolaringologia na criança. Devo ressaltar a importância do legado que nosso querido amigo e mentor Professor Luc Louis Maurice Wecks (*in memoriam*) deixou, em seu incansável trabalho no processo de implantação e concretização deste sonho.

A Profa. Dra. Wilma Anselmo Lima, grande amiga, grande profissional, personalidade marcante, uma verdadeira líder, sempre se manteve fiel à busca pela excelência da otorrinolaringologia pediátrica brasileira. Sempre cercada por assistentes valorosos, sedimentou e desenvolveu seu próprio Centro do Respirador Bucal, agregando e inserindo a Otorrinolaringologia Pediátrica ao Departamento de Otorrinolaringologia da Universidade de São Paulo de Ribeirão Preto.

Este livro não só premia os esforços do grupo em particular, mas premia a todos nós otorrinolaringologistas brasileiros que se dedicam à assistência infantil. Além disso, traz uma contribuição ímpar àqueles que desejam aprofundar-se nas particularidades da especialidade. Os capítulos são repletos de temas importantes escritos sob o prisma da visão científica atual e de temas inovadores como imunodeficiência, doenças neuromusculares, refluxo gastroesofágico, entre outros; e ilustrados com casos clínicos, coletados com a experiência adquirida ao longo dos anos.

Boa leitura a todos!

Shirley Shizue Nagata Pignatari
Professora Adjunta
Chefe da Disciplina de Otorrinolaringologia Pediátrica
Departamento de Otorrinolaringologia e Cirurgia de Cabeça e Pescoço
Universidade Federal de São Paulo-Escola Paulista de Medicina

LISTA DOS AUTORES

EQUIPE MÉDICA
Otorrinolaringologistas

ALINE PIRES BARBOSA
   Médica Assistente Voluntária da Divisão de Otorrinolaringologia do Departamento de Oftalmologia, Otorrinolaringologia e Cirurgia de Cabeça e Pescoço da Faculdade de Medicina de Ribeirão Preto da Universidade de São Paulo (FMRP-USP)

ANDREA ARANTES BRAGA BIAGIOTTI
   Médica Assistente Voluntária da Divisão de Otorrinolaringologia do Departamento de Oftalmologia, Otorrinolaringologia e Cirurgia de Cabeça e Pescoço da Faculdade de Medicina de Ribeirão Preto da Universidade de São Paulo (FMRP-USP)

CAMILA DE GIACOMO CARNEIRO
   Professora Doutora da Divisão de Otorrinolaringologia do Departamento de Oftalmologia, Otorrinolaringologia e Cirurgia de Cabeça e Pescoço da Faculdade de Medicina de Ribeirão Preto da Universidade de São Paulo (FMRP-USP)

CAROLINA SPONCHIADO MIURA
   Professora Assistente do HC e da Divisão de Otorrinolaringologia do Departamento de Oftalmologia, Otorrinolaringologia e Cirurgia de Cabeça e Pescoço da Faculdade de Medicina de Ribeirão Preto da Universidade de São Paulo (FMRP-USP)

EDWIN TAMASHIRO
   Professor Associado da Divisão de Otorrinolaringologia do Departamento de Oftalmologia, Otorrinolaringologia e Cirurgia de Cabeça e Pescoço da Faculdade de Medicina de Ribeirão Preto da Universidade de São Paulo (FMRP-USP)

FABIANA CARDOSO PEREIRA VALERA
   Professora Associada da Divisão de Otorrinolaringologia do Departamento de Oftalmologia, Otorrinolaringologia e Cirurgia de Cabeça e Pescoço da Faculdade de Medicina de Ribeirão Preto da Universidade de São Paulo (FMRP-USP)

MIGUEL ANGELO HYPPOLITO
   Professor Associado da Divisão de Otorrinolaringologia do Departamento de Oftalmologia, Otorrinolaringologia e Cirurgia de Cabeça e Pescoço da Faculdade de Medicina de Ribeirão Preto da Universidade de São Paulo (FMRP-USP)

WILMA TEREZINHA ANSELMO LIMA
   Professora Titular da Divisão de Otorrinolaringologia do Departamento de Oftalmologia, Otorrinolaringologia e Cirurgia de Cabeça e Pescoço da Faculdade de Medicina de Ribeirão Preto da Universidade de São Paulo (FMRP-USP)

Fellows da Área de Otorrinolaringologia Pediátrica

ALLYNE CAPANEMA GONÇALVES
Fellow em Otologia da Divisão de Otorrinolaringologia do Departamento de Oftalmologia, Otorrinolaringologia e Cirurgia de Cabeça e Pescoço da Faculdade de Medicina de Ribeirão Preto da Universidade de São Paulo (FMRP-USP) – 2022/2023

BÁRBARA PAIVA MIRA
Fellow em Otorrinolaringologia Pediátrica da Divisão de Otorrinolaringologia do Departamento de Oftalmologia, Otorrinolaringologia e Cirurgia de Cabeça e Pescoço da Faculdade de Medicina de Ribeirão Preto da Universidade de
São Paulo (FMRP-USP) – 2021/2022

BRUNA DE ALENCAR CUSTÓDIO LUPOLI
Fellow em Otorrinolaringologia Pediátrica da Divisão de Otorrinolaringologia do Departamento de Oftalmologia, Otorrinolaringologia e Cirurgia de Cabeça e Pescoço da Faculdade de Medicina de Ribeirão Preto da Universidade de
São Paulo (FMRP-USP) – 2021/2022

INAÊ MATTOSO COMPAGNONI
Fellow em Otorrinolaringologia Pediátrica da Divisão de Otorrinolaringologia do Departamento de Oftalmologia, Otorrinolaringologia e Cirurgia de Cabeça e Pescoço da Faculdade de Medicina de Ribeirão Preto da Universidade de São Paulo (FMRP-USP) – 2022/2023

LÍGIA MARIA MIETTO ROMÃO
Fellow em Otorrinolaringologia Pediátrica da Divisão de Otorrinolaringologia do Departamento de Oftalmologia, Otorrinolaringologia e Cirurgia de Cabeça e Pescoço da Faculdade de Medicina de Ribeirão Preto da Universidade de São Paulo (FMRP-USP) – 2022/223

MAYARA MOREIRA DE DEUS
Fellow em Otorrinolaringologia Pediátrica da Divisão de Otorrinolaringologia do Departamento de Oftalmologia, Otorrinolaringologia e Cirurgia de Cabeça e Pescoço da Faculdade de Medicina de Ribeirão Preto da Universidade de
São Paulo (FMRP-USP) – 2020/2021

Alergia e Imunologia Pediátrica

PERSIO ROXO-JUNIOR
Professor do Departamento de Puericultura e Pediatria da Faculdade de Medicina de Ribeirão Preto, da Universidade de São Paulo (FMRP-USP)
Chefe da Divisão de Imunologia e Alergia Pediátrica da FMRP-USP
Membro do Departamento Científico da Sociedade Brasileira de Imunologia e da Sociedade de Pediatria de São Paulo

ULLISSIS PÁDUA DE MENEZES
Médico Assistente da Divisão de Imunologia e Alergia Pediátrica da Faculdade de Medicina de Ribeirão Preto, da Universidade de São Paulo (FMRP-USP)
Médico Responsável pelo Setor de Alergia do Centro do Respirador Bucal da FMRP-USP
Especialista em Alergia e Imunologia pela Associação Médica Brasileira (AMB) e Associação Brasileira de Alergia e Imunologia (ASBAI)

VIRGÍNIA PAES LEME FERRIANI
Professora Titular do Departamento de Puericultura e Pediatria da da Faculdade de Medicina de Ribeirão Preto da Universidade de São Paulo (FMRP-USP)
Chefe da Divisão de Reumatologia Pediátrica

Gastroenterologia Pediátrica

MARIA INEZ MACHADO FERNANDES
Professora Associada do Departamento de Puericultura e Pediatria da Faculdade de Medicina de Ribeirão Preto da Universidade de São Paulo (FMRP-USP)

Neurologia: Medicina do Sono

ALAN LUIZ ECKELI
Professor Associado do Departamento de Neurologia e Neurociências da Faculdade de Medicina de Ribeirão Preto, Universidade de São Paulo (FMRP-USP)

HEIDI HAUEISEN SANDER
Médica Assistente do Departamento de Neurologia e Neurociências da Faculdade de Medicina de Ribeirão Preto da Universidade de São Paulo (FMRP-USP)

LEILA AZEVEDO ALMEIDA
Ex-Médica Assistente do Departamento de Neurologia e Neurociências da Faculdade de Medicina de Ribeirão Preto da Universidade de São Paulo (FMRP-USP)

Equipe de Fonoaudiologia do HC-FMRP-USP

BÁRBARA CRISTINA ZANANDRÉA MACHADO CUSUMANO
Fonoaudióloga Assistente do Hospital das Clínicas da Faculdade de Medicina de Ribeirão Preto (FMRP-USP)

LUCIANA VITALIANO VOI TRAWITZKI
Fonoaudióloga
Professora Doutora do Departamento de Oftalmologia, Otorrinolaringologia e Cirurgia de Cabeça e Pescoço da Faculdade de Medicina de Ribeirão Preto (FMRP-USP)

LICIANE PINELLI VALARELLI
Fonoaudióloga Assistente do Hospital das Clínicas da Faculdade de Medicina de Ribeirão Preto (FMRP-USP)

TAIS HELENA GRECHI
Fonoaudióloga
Ex-Assistente do Hospital das Clínicas da Faculdade de Medicina de Ribeirão Preto (FMRP-USP)

Equipe de Ortodontia Pediátrica da Faculdade de Odontologia de Ribeirão Preto-USP

CARLA ENOKI ITIKAWA
Ortodontista
Ex-Voluntária do Departamento de Clínica Infantil da Faculdade de Odontologia de Ribeirão Preto da Universidade de São Paulo (FORP-USP)

FÁBIO LOURENÇO ROMANO
Professor Associado de Ortodontia do Departamento de Clínica Infantil da Faculdade de Odontologia de Ribeirão Preto da Universidade de São Paulo (FORP-USP)

MIRIAN AIKO NAKANE MATSUMOTO
Professora Associada de Ortodontia do Departamento de Clínica Infantil da Faculdade de Odontologia de Ribeirão Preto da Universidade de São Paulo (FORP-USP)

SUMÁRIO

1 **INÍCIO DO CERB DO HOSPITAL DAS CLÍNICAS DA FMRP-USP – RIBEIRÃO PRETO** 1
   Wilma Terezinha Anselmo Lima ▪ Fabiana Cardoso Pereira Valera ▪ Mirian Aiko Nakane Matsumoto
   Virgínia Paes Leme Ferriani ▪ Luciana Vitaliano Voi Trawitzki

2 **CRESCIMENTO E DESENVOLVIMENTO CRANIOFACIAL** 5
   Mirian Aiko Nakane Matsumoto ▪ Fábio Lourenço Romano ▪ Carla Enoki Itikawa ▪ Tais Helena Grechi
   Bárbara Cristina Zanandréa Machado Cusumano ▪ Luciana Vitaliano Voi Trawitzki

3 **DESENVOLVIMENTO DO SISTEMA IMUNE** 23
   Persio Roxo-Junior ▪ Ullissis Pádua de Menezes ▪ Virgínia Paes Leme Ferriani

4 **ASPECTOS PRÁTICOS NA INVESTIGAÇÃO DIAGNÓSTICA DO RESPIRADOR BUCAL AVALIAÇÃO MULTIPROFISSIONAL** 31
   Aline Pires Barbosa ▪ Ullissis Pádua de Menezes ▪ Tais Helena Grechi ▪ Bárbara Cristina Zanandréa
   Machado Cusumano ▪ Luciana Vitaliano Voi Trawitzki ▪ Fábio Lourenço Romano ▪ Mirian Aiko Nakane
   Matsumoto ▪ Carolina Sponchiado Miura ▪ Fabiana Cardoso Pereira Valera

5 **APNEIA OBSTRUTIVA DO SONO DA INFÂNCIA** 51
   Leila Azevedo Almeida ▪ Heidi Haueisen Sander ▪ Alan Luiz Eckeli
   Carolina Sponchiado Miura ▪ Fabiana Cardoso Pereira Valera

6 **A CRIANÇA RESPIRADORA BUCAL: CAUSAS E CONSEQUÊNCIAS** 63
   Wilma Terezinha Anselmo Lima ▪ Carolina Sponchiado Miura ▪ Fabiana Cardoso Pereira Valera

7 **RINITES ALÉRGICA E NÃO ALÉRGICA** 79
   Ullissis Pádua de Menezes ▪ Fabiana Cardoso Pereira Valera ▪ Wilma Terezinha Anselmo Lima

8 **FARINGOTONSILITES** 103
   Edwin Tamashiro ▪ Fabiana Cardoso Pereira Valera
   Carolina Sponchiado Miura ▪ Wilma Terezinha Anselmo Lima

9 **OTITES MÉDIAS** 115
   Allyne Capanema Gonçalves ▪ Camila de Giacomo Carneiro ▪ Miguel Angelo Hyppolito

10 **RINOSSINUSITES AGUDAS** 127
   Andrea Arantes Braga Biagiotti ▪ Ullissis Pádua de Menezes ▪ Wilma Terezinha Anselmo Lima

11 **RINOSSINUSITE CRÔNICA NA CRIANÇA** 141
   Andrea Arantes Braga Biagiotti ▪ Fabiana Cardoso Pereira Valera
   Carolina Sponchiado Miura ▪ Wilma Terezinha Anselmo Lima

12 **O PAPEL DA DOENÇA DO REFLUXO GASTROESOFÁGICO NA CRIANÇA COM RSC** 151
   Andrea Arantes Braga Biagiotti ▪ Wilma Terezinha Anselmo Lima ▪ Maria Inez Machado Fernandes

SUMÁRIO

13 FIBROSE CÍSTICA E RSC NA CRIANÇA 157
Andrea Arantes Braga Biagiotti ▪ Inaê Mattoso Compagnoni
Wilma Terezinha Anselmo Lima ▪ Maria Inez Machado Fernandes

14 IMUNODEFICIÊNCIAS E RINOSSINUSITES 163
Persio Roxo-Junior ▪ Ullissis Pádua de Menezes

15 SÍNDROMES COM ALTERAÇÕES CRANIOFACIAIS 175
Inaê Mattoso Compagnoni ▪ Wilma Terezinha Anselmo Lima
Fabiana Cardoso Pereira Valera ▪ Carolina Sponchiado Miura

16 AVALIAÇÃO DA CRIANÇA COM SÍNDROME DE DOWN 185
Carolina Sponchiado Miura ▪ Fabiana Cardoso Pereira Valera ▪ Wilma Terezinha Anselmo Lima

17 DOENÇAS NEUROMUSCULARES 189
Inaê Mattoso Compagnoni ▪ Carolina Sponchiado Miura
Wilma Terezinha Anselmo Lima ▪ Fabiana Cardoso Pereira Valera

18 AVALIAÇÃO DO PACIENTE COM MUCOPOLISSACARIDOSE 197
Carolina Sponchiado Miura ▪ Fabiana Cardoso Pereira Valera

19 OBESIDADE INFANTIL E DISTÚRBIOS RESPIRATÓRIOS DO SONO 203
Aline Pires Barbosa ▪ Fabiana Cardoso Pereira Valera

20 ESTRIDOR NA INFÂNCIA 209
Andrea Arantes Braga Biagiotti ▪ Carolina Sponchiado Miura ▪ Fabiana Cardoso Pereira Valera

21 SIALORREIA E ASPIRAÇÃO DE SALIVA 221
Carolina Sponchiado Miura ▪ Fabiana Cardoso Pereira Valera
Luciana Vitaliano Voi Trawitzki ▪ Liciane Pinelli Valarelli

22 ABORDAGEM TERAPÊUTICA: FONOTERAPIA 227
Luciana Vitaliano Voi Trawitzki ▪ Tais Helena Grechi
Bárbara Cristina Zanandréa Machado Cusumano

23 ABORDAGEM TERAPÊUTICA – ORTODONTIA 235
Mirian Aiko Nakane Matsumoto ▪ Fábio Lourenço Romano

24 CERB – ONDE ESTAMOS HOJE? 245
Wilma Terezinha Anselmo Lima ▪ Fabiana Cardoso Pereira Valera ▪ Luciana Vitaliano Voi Trawitzki
Mirian Aiko Nakane Matsumoto ▪ Virgínia Paes Leme Ferriani

25 CASOS CLÍNICOS 251
Lígia Maria Mietto Romão ▪ Bruna de Alencar Custódio Lupoli ▪ Bárbara Paiva Mira
Mayara Moreira de Deus ▪ Barbara Cristina Zanandréa Machado Cusumano ▪ Taís Helena Grechi
Luciana Vitaliano Voi Trawitzki ▪ Fábio Lourenço Romano ▪ Mírian Aiko Nakane Matsumoto
Ullissis Pádua de Menezes ▪ Carolina Sponchiado Miura ▪ Fabiana Cardoso Pereira Valera
Wilma Terezinha Anselmo Lima

ÍNDICE REMISSIVO 305

Otorrinolaringologia Pediátrica

Atuação Multiprofissional em Crianças com Distúrbios Respiratórios

Thieme Revinter

INÍCIO DO CERB DO HOSPITAL DAS CLÍNICAS DA FMRP-USP – RIBEIRÃO PRETO

Wilma Terezinha Anselmo Lima ▪ Fabiana Cardoso Pereira Valera
Mirian Aiko Nakane Matsumoto ▪ Virgínia Paes Leme Ferriani
Luciana Vitaliano Voi Trawitzki

INTRODUÇÃO

No período de 1992 a 2000, a professora Wilma Anselmo Lima teve a oportunidade, representando a divisão de Otorrinolaringologia (ORL) da FMRP-USP (Faculdade de Medicina de Ribeirão Preto - Universidade de São Paulo) de participar ativamente do Departamento de Otorrinolaringologia Pediátrica da Sociedade Paulista de Pediatria em conjunto com o grupo que criava a Otorrrinolaringologia Pediátrica no Brasil. Teve a honrosa satisfação de trabalhar com o Prof. Dr. Luc Weckx, da Universidade Federal de São Paulo (UNIFESP), com as professoras doutoras Luiza Endo e Eulália Sakano, ambas da Universidade de Campinas (Unicamp), com a professora doutora Tania Sih, da USP, com o professor Doutor Moacyr Saffer, da Faculdade Católica de Medicina de Porto Alegre, fontes inesgotáveis de ensinamento, que lutavam para que a Otorrinolaringologia Pediátrica também fosse uma Academia da então Sociedade Brasileira de ORL, assim como eram a Otologia, Rinologia e Laringologia. Descobriu, com eles, a importância de determinados aspectos peculiares da Otorrinolaringologia Pediátrica: amar, valorizar e diferenciar o atendimento à criança.

Com isso a professora Wilma deu início ao desenvolvimento de outra área com a qual ela se identificava muito. Era criada a área de Otorrinolaringologia Pediátrica na Divisão de Otorrinolaringologia da FMRP, agregando as já existentes áreas de Rinologia, Otologia e Laringologia. No entanto, logo percebemos que o Ambulatório de Rinossinusologia Infantil, carinhosamente conhecido como ARIN, apesar de funcionar com fluência, apresentava um atendimento incompleto às crianças. A marcação de retornos com pedidos de interconsultas a serem feitos em outras clínicas, como imunologia pediátrica, fonoaudiologia e odontologia, dificultava bastante a continuidade da assistência à criança e sua família.

Grande inovador e incentivador, o professor Luc criou a primeira residência oficial em Otorrinolaringologia Pediátrica em 1997, e o primeiro Centro do Respirador Bucal do Brasil no ano de 2001. Logo após a inauguração do Centro na UNIFESP, o prof. Luc começou a ensejar iniciativas para a existência de um equivalente em Ribeirão Preto.

A professora Wilma, então, procurou as professoras Virginia Ferriani – da Imunologia Pediátrica, Luciana Voi Trawitzki – da Fonoaudiologia, e Mírian Matsumoto – da Odontologia (Ortodontia Preventiva) – FORP, para um projeto de atendimento multiprofissional simultâneo ao paciente, no mesmo espaço físico. O projeto foi apresentado aos respectivos diretores das Faculdades de Medicina e Odontologia, os professores doutores Marcos Felipe Silva de Sá e Marisa Semprini. Após árduo empenho do professor Marcos Felipe, que entendeu a importância do projeto e não apenas apoiou, mas buscou ativamente viabilizar o projeto na forma logística, operacional e física, o almejado CERB foi instalado na **Casa 20** da Rua das Paineiras, no *Campus* da FMRP-USP. O projeto, que contemplava salas de atendimentos para todas as especialidades, recebeu, dentre vários equipamentos, 3 cadeiras odontológicas cedidas pela então diretora professora Marisa Semprini, da Faculdade de Odontologia, salas de exames especializados, como a nasofibroscopia, e de testes alérgicos. A Casa 20 foi inaugurada pelo então diretor da FMRP, professor doutor Marcos Felipe de Sá, em 27 de abril de 2006, a quem expressamos toda nossa gratidão (Fig. 1-1). Foi o primeiro Centro do Respirador Bucal criado após o da UNIFESP. Muitos outros se sucederam depois com o intuito de produzir conhecimento e auxiliar pacientes com atendimentos multiprofissionais. Todos devemos muito à visão empreendedora e ao trabalho incansável do professor Luc.

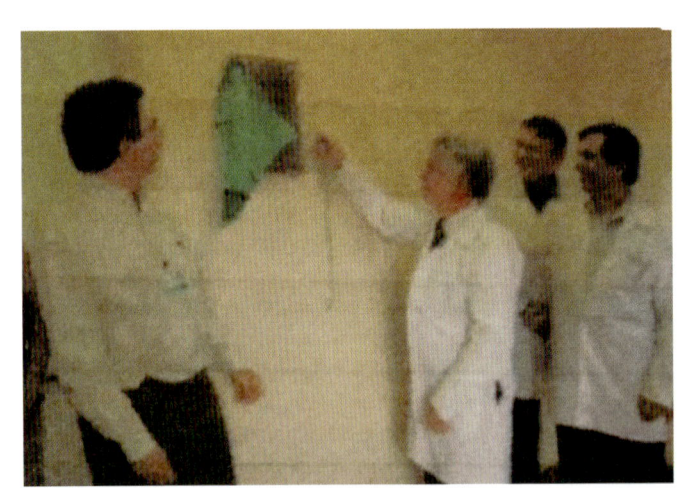

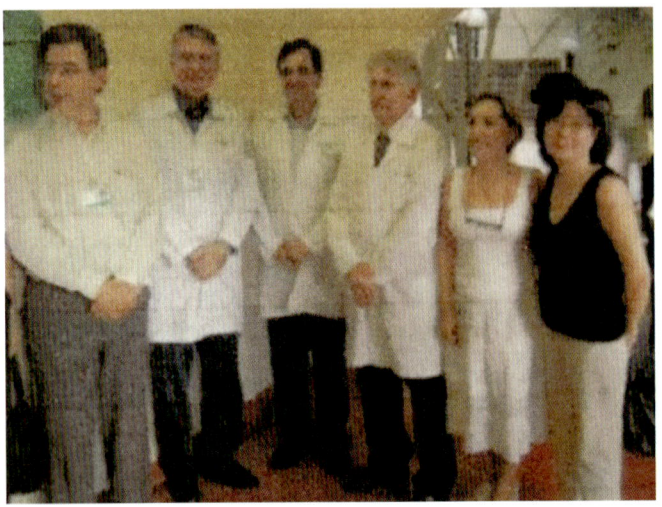

Fig. 1-1. Inauguração do CERB pelo Diretor da FMRP, Prof. Dr. Marcos Felipe de Sá, pelo ex-diretor da FMRP, Prof. Dr. Ayrton Moreira, pelo superintendente do HC, Prof. Dr. Milton Laprega, pelo chefe da divisão de Otorrinolaringologia, Prof. Dr. José Antonio Apparecido de Oliveira, Profas. Dras. Wilma Anselmo Lima e Mirian Matsumoto, em 2006.

Em 2001, a professora Wilma contou com o apoio e a dedicação da então médica residente doutora Fabiana Valera, que aceitou a proposta de fazer a especialização de Otorrinolaringologia Pediátrica (ORL PED) na UNIFESP, junto com o professor Luc Weckx. Ao voltar ao HCFMRP, assumiu como médica assistente e depois como docente, onde atua até hoje. Trabalharam juntas na Casa 20 a partir de 2006, auxiliadas pelas equipes da Imunologia Pediátrica (professora Virgínia Ferriani e doutor Ullissis de Pádua), da Fonoaudiologia (professora Luciana Voi Trawitzki e doutora Thais Grechi), da Odontologia (professora Mirian Matsumoto e doutora Carla Enoki). Os atendimentos às crianças respiradoras bucais eram marcados por intensa atividade multiprofissional e ricas discussões sobre o paciente, que levavam à decisão coletiva sobre a melhor avaliação e sobre o melhor momento e a melhor sequência de tratamento para cada um deles.

Nesse espaço da Casa 20 transitaram alunos da graduação em Medicina, Odontologia e Fonoaudiologia, assim como alunos de pós-graduação da Otorrinolaringologia, Ortodontia, Imunologia Pediátrica e da Fonoaudiologia. Essa interação interdisciplinar, além de representar um convívio harmonioso num ambiente de muita aprendizagem, também tem proporcionado um desenvolvimento altamente científico para a formação de todos (Fig. 1-2).

Em 2008 tivemos a incorporação de uma nova atuante profissional que se integrava à equipe, a médica assistente doutora Leila Azevedo de Almeida, a convite da profa. Fabiana Valera. A mesma já trabalhava integrada à Otorrinolaringologia no Ambulatório de Distúrbios Respiratórios do Sono, no atendimento a pacientes adultos com apneia do sono, mas tinha um carinho especial no atendimento das crianças em Medicina do Sono Infantil pela Neurologia. A doutora Leila foi fundamental no auxílio do acompanhamento das crianças com apneia e, principalmente, no desenvolvimento de pesquisas nesta área – tão complexa e difícil. Ela trabalhou no CERB até 2021.

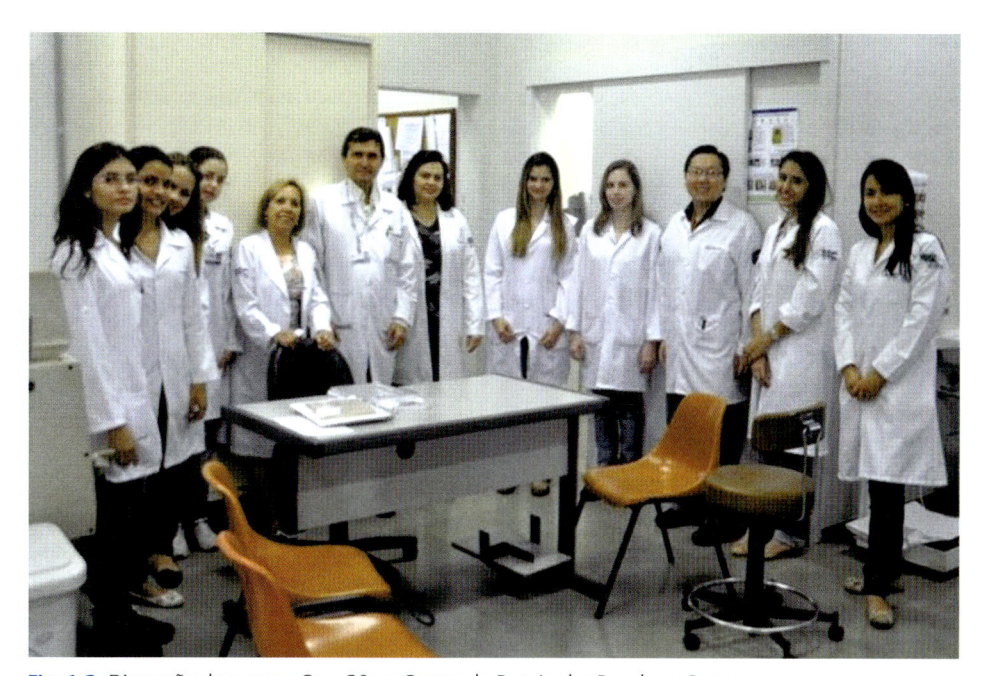

Fig. 1-2. Discussão de caso na Casa 20 ou Centro do Respirador Bucal, no *Campus*.

A partir de 2016, por exigência do prefeito do *Campus*, a Casa 20 foi desativada e transferimos nosso atendimento para o CEOF, mantendo a mesma filosofia, inclusive com salas de atendimento para todas as especialidades envolvidas.

Além dos atendimentos às crianças respiradoras bucais e portadoras de apneia do sono, pesquisas foram realizadas, sendo que alguns projetos gerados por esse grupo de pesquisa captaram recurso financeiro (auxílio à pesquisa) da FAPESP e CNPq. Ao longo desses anos, projetos de mestrado, doutorado, monografias de especialização, iniciação científica, publicações e apresentações de trabalhos em congressos foram resultantes da atuação multiprofissional do CERB em Ribeirão Preto.

CRESCIMENTO E DESENVOLVIMENTO CRANIOFACIAL

CAPÍTULO 2

Mirian Aiko Nakane Matsumoto ▪ Fábio Lourenço Romano
Carla Enoki Itikawa ▪ Tais Helena Grechi
Bárbara Cristina Zanandréa Machado Cusumano
Luciana Vitaliano Voi Trawitzki

CRESCIMENTO CRANIOFACIAL

No recém-nascido, as dimensões faciais correspondem a aproximadamente 40% do seu tamanho adulto. A mandíbula é formada por dois ossos unidos pela sutura sinfiseana localizada na linha mediana. O ângulo goníaco é obtuso ao ramo ainda pouco desenvolvido, de modo que o plano oclusal definido pelos rodetes gengivais passa ao nível dos côndilos.

Após o nascimento, nos primeiros anos, o crescimento da face é menor que o do crânio. O maior crescimento do cérebro e do crânio ocorre até, aproximadamente, os 5 anos, sendo que aos 3 anos de idade o crânio corresponde a quase 90% de seu tamanho adulto, enquanto a face, a 65%.[1,2]

As proporções da cabeça humana alteram-se durante o crescimento. A distância entre o bordo inferior da mandíbula e o contorno superior da órbita representa 40% da altura do crânio na criança, e 60% no adulto. Ao nascimento, o volume do crânio é aproximadamente oito vezes maior que o da face, enquanto no adulto corresponde a duas vezes o volume da face.

O crescimento craniofacial será abordado considerando-se três regiões distintas: crânio, face média e mandíbula.

Crescimento do Crânio

A abóbada craniana acompanha o crescimento do cérebro, triplica de volume nos dois primeiros anos de vida e após esse período diminui o ritmo de crescimento até os 7 anos. O aumento anual a partir daí é quase imperceptível, enquanto que a face cresce mais rapidamente, mantendo um ritmo acelerado de crescimento até os 16-18 anos.

O volume encefálico no primeiro ano de vida é de aproximadamente 50% do valor adulto; aos 3 anos alcança 75% e aos 7 anos, 90%. Quase metade de todo crescimento pós-natal do cérebro ocorre durante o primeiro ano. A circunferência média da cabeça do recém-nascido é de 35 cm. Essa medida aumenta 5 cm nos primeiros 4 meses e 10 cm entre a idade de 1 ano até a face adulta. O aumento na circunferência da cabeça é tão previsível e tão rápido que é usado pelos médicos como parâmetro fundamental da saúde da criança.

Os ossos que compõem o crânio desenvolvem-se por ossificação endocondral e por ossificação intramembranosa. Os ossos da base do crânio originam-se principalmente do condrocrânio, por meio da ossificação endocondral, e compreendem a base do crânio com cápsulas ósseas e nasais. Os ossos da abóbada craniana, desmocrânio, são formados diretamente do tecido conjuntivo por ossificação intramembranosa e são separados por suturas e fontanelas, por ocasião do nascimento. A calvária apresenta as suturas coronais, transversais, sagitais, lambdóideas e uma sutura metópica temporária que divide o osso frontal e continua internamente dentro da base do crânio, permitindo a expansão transversa no período pré- e pós-natal.

A fontanela anterior, na intersecção das suturas metópica, coronal e sagital, ossifica-se entre 6 e 20 meses de idade ou, aproximadamente, aos 24 meses.[3] A fontanela posterior, na intersecção das suturas lambdóidea e sagital, fecha-se aproximadamente aos 3 meses,[4] ou por volta dos 12 meses (Fig. 2-1).[3] As superfícies ósseas se aproximam, ocorrendo a interdigitação ou sinostose. A sutura metópica desaparece em torno do 7° mês. Ao nascer, o crânio do bebê contém aproximadamente 45 elementos ósseos separados por cartilagem ou tecido conjuntivo. No adulto este número se reduz a 22 ossos, após a ossificação completa, sendo 14 ossos na face e 8 formando o crânio.

O crescimento da abóbada craniana está ligado à expansão do cérebro. À medida que o cérebro cresce, os ossos da calvária são automaticamente afastados, sendo deslocados para fora. Esse deslocamento das lâminas ósseas induz tensão nas membranas suturais, que respondem imediatamente com a deposição óssea nas margens suturais dos ossos (Fig. 2-2). Além dessa neoformação óssea sutural, os ossos da calvária sofrem processo de remodelação com deposição óssea na superfície externa e reabsorção óssea na superfície interna, aumentando a espessura dos ossos e a curvatura da abóbada craniana.

A base do crânio cresce essencialmente pelo desenvolvimento cartilaginoso nas sincondroses esfeno-occipital, esfenoetmoidal, interesfenoidal e intraoccipital (Fig. 2-3). A atividade na sincondrose interesfeinoidal desaparece logo após o nascimento. A sincondrose intraoccipital fecha-se entre 3 e 5 anos de vida. A sincondrose esfenoetmoidal permanece ativa até, aproximadamente, 7 a 10 anos de idade. Seu crescimento mais importante ocorre na época de erupção do 1° molar permanente. A sincondrose esfeno-occipital é um dos principais centros de crescimento e, a ossificação endocondral não cessa até o 20° ano de vida.

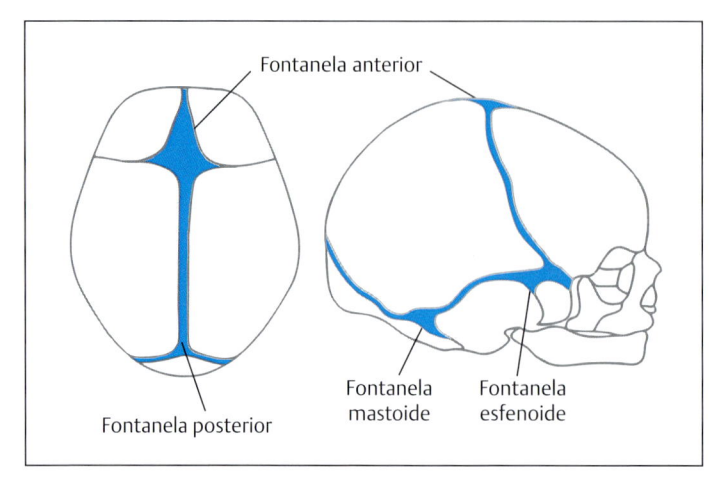

Fig. 2-1. Fontanelas do crânio do recém-nascido.

CRESCIMENTO E DESENVOLVIMENTO CRANIOFACIAL

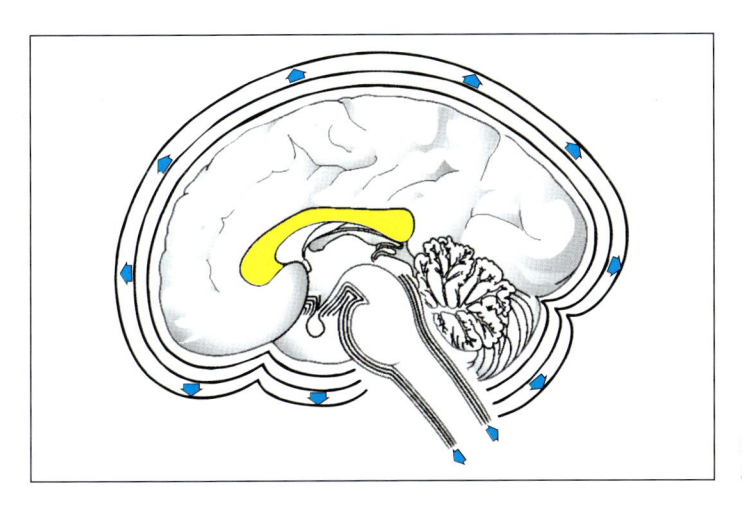

Fig. 2-2. Crescimento da abóbada craniana.

A base do crânio, contrariamente à abóbada craniana, não depende totalmente do crescimento do cérebro. Um exemplo é a capacidade de a sincondrose esfeno-occipital expandir-se intersticialmente e separar os ossos occipital e esfenoide.

A base posterior do crânio (básio-sela) aumenta em comprimento, principalmente, pelo crescimento na sincondrose esfeno-occipital. A base anterior do crânio (sela-násio) aumenta pelo crescimento nas sincondroses esfenoetmoidal e frontoetmoidal e pela pneumatização dos seios esfenoidal e frontal.

O crescimento da base posterior do crânio (básio-sela) é responsável pelo movimento do crânio para cima e para frente a partir de sua articulação com o pescoço, fornecendo espaço para o deslocamento para baixo da face. A taxa de crescimento é maior quanto mais jovem for o indivíduo, pois ao nascimento a base do crânio já possui 56% de seu

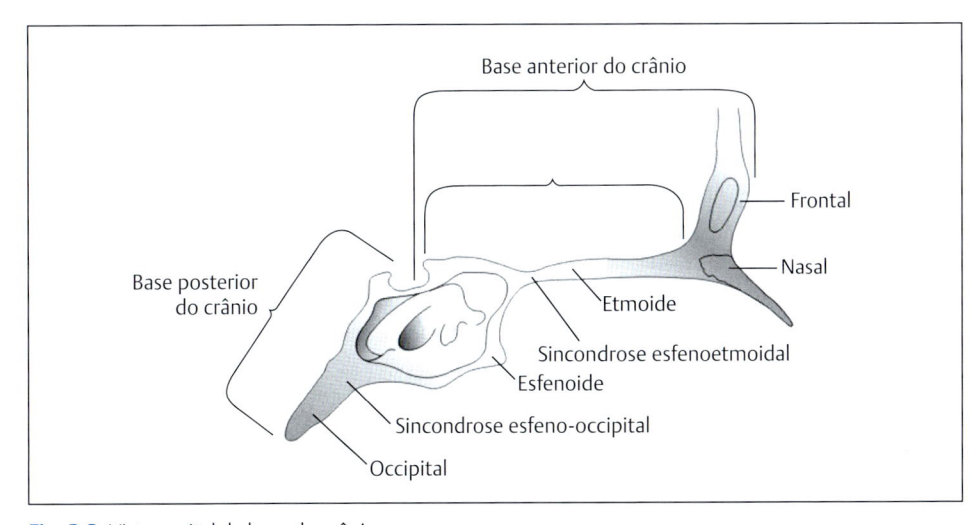

Fig. 2-3. Vista sagital da base do crânio.

comprimento total e, por volta dos 4 anos e meio, a porção básio-sela já atingiu 78% nos homens e 84% nas mulheres das dimensões adultas.

O crescimento da base do crânio (básio-forâmen cego) já está completo por volta dos 8 anos de idade. O aumento total é de aproximadamente 11 mm, e a maior parte ocorre durante os 3 primeiros anos pós-natal. Quando se considera a base anterior do crânio cefalométrica (sela-násio), o crescimento continua no período pós-puberal. A distância sela-násio cresce aproximadamente 2 cm, à semelhança de básio-sela; sendo que aproximadamente metade desse aumento ocorre durante a pneumatização do seio frontal, entre as idades de 6/8 anos e idade adulta. Por volta dos 4 anos e meio, a base anterior do crânio já atingiu 86 a 87% da dimensão adulta.

Uma das alterações de crescimento mais significativas que ocorre na base do crânio é o processo de remodelação na fossa craniana média, provocando o deslocamento para frente da base anterior do crânio e das estruturas superiores da face localizadas na maxila, e o deslocamento da mandíbula para baixo e para frente. Além disso, a remodelação nas fossas cranianas anteriores provoca o deslocamento anterior do osso frontal e da área nasal.

Crescimento da Face Média

A face média consiste em cavidade nasal, órbitas e seus componentes: seios maxilares, processos alveolares superiores e dentes. O osso principal é a maxila, porém, há participação dos ossos frontal, vômer, lacrimal, palatino, zigomático, nasal, etmoide e conchas nasais. Os três últimos elementos são derivados da cartilagem nasal e, os outros, do osso membranoso. Ao nascimento, a maxila possui dimensões reduzidas no plano vertical, mas rapidamente assume um padrão de crescimento alométrico e por volta dos 3 anos de idade já completou um terço do seu crescimento. De acordo com Brodie,[5] a altura da face superior (N-ENA) aumenta rapidamente após o nascimento, estabiliza após 1 ano e meio e, então, permanece em 43% da altura total da face (N-Gn) até a fase adulta.

A face média cresce nas três dimensões, porém, o crescimento vertical é dominante. Está intimamente associado à base do crânio, cujo crescimento influencia diretamente a face média, de modo que seu crescimento para frente também desloca a maxila e a mandíbula simultaneamente na mesma direção (Fig. 2-4).

A base do crânio modifica naturalmente o desenvolvimento da face média. Não existe uma linha divisória clara entre os gradientes de crescimento do crânio e dos maxilares.

O crescimento da base do crânio ocorre principalmente pela ossificação endocondral, com osso substituindo a cartilagem em proliferação, e o crescimento da maxila é intramembranoso, semelhante ao da abóbada craniana. A proliferação de tecido conjuntivo sutural, ossificação, deposição superficial, reabsorção e translação são os mecanismos para o crescimento da maxila.[6]

A maxila encontra-se unida ao crânio pelas suturas frontomaxilar, zigomático-maxilar, zigomático-temporal, pterigopalatina. Weinmann e Sicher[7] afirmaram que estas suturas são oblíquas e paralelas entre si, permitindo que o crescimento nesta região promove o deslocamento da maxila para baixo e para frente.

O fator responsável pelo crescimento da face média é controverso. Uma escola de pensamento aponta a cartilagem nasal como a força propulsora. Essa teoria denominada teoria do septo nasal considera-o um centro de crescimento.[8] Algumas características anatômicas suportam esse conceito. Ao nascimento, o futuro septo nasal é uma estrutura cartilaginosa proeminente em continuidade com o resto do condrocrânio; superior e inferiormente, apoia-se na canaleta vomeriana, livremente conectada de modo a permitir

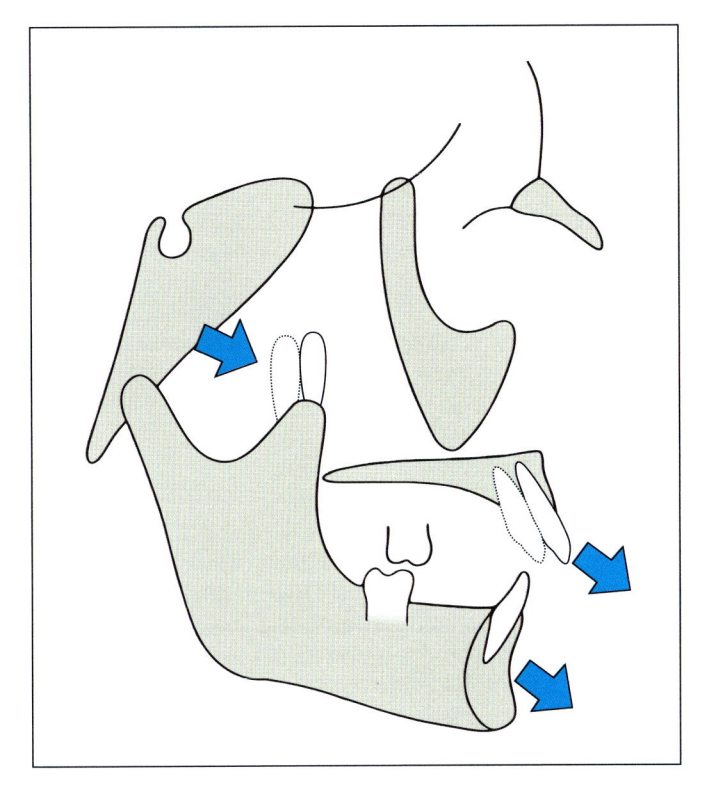

Fig. 2-4. Crescimento da base do crânio provoca o deslocamento secundário da maxila e mandíbula.

seu deslizamento. Anteriormente, a cartilagem é firmemente unida ao tecido fibroso da pré-maxila na região acima e atrás da espinha nasal. Durante a conversão da cartilagem nasal em osso, por meio da formação óssea endocondral, ocorre a expansão intersticial da matriz de cartilagem primária. Enquanto a cartilagem se expande para baixo e para frente, desliza-se ao longo da canaleta vomeriana e "carrega" a maxila, deslocando-a para baixo e para frente, separando as suturas que unem a maxila à base do crânio.[9]

Entretanto, outros fatores estão envolvidos no processo de crescimento da face média. Moss[10,11] contribuiu consideravelmente sobre o tema com a introdução da "teoria da matriz funcional", que descreveu a origem da força mecânica que impulsiona o processo de deslocamento dos ossos. De acordo com esse autor, a cabeça é uma estrutura complexa, com grande número de funções relativamente independentes: olfato, respiração, visão, digestão, fala, audição, equilíbrio e integração neural. Cada função é realizada por um grupo de tecidos moles apoiados por elementos esqueléticos. Em conjunto, os tecidos moles e os elementos esqueléticos ligados a uma só função são denominados componente funcional cranial. A totalidade dos elementos esqueléticos associados a uma só função são chamados de unidade esquelética. A totalidade dos tecidos moles associados a uma só função é denominada matriz funcional. Os ossos faciais crescem subordinados ao crescimento dos tecidos moles adjacentes. Enquanto os tecidos crescem, os ossos são passivamente "carregados" ou deslocados com os tecidos moles. Portanto, a expansão dos músculos faciais, os tecidos conjuntivos subcutâneos e submucosos, os epitélios nasal e oral, os vasos e nervos, atuam movendo os ossos da face média passivamente, estimulando seu crescimento.

A maxila é um osso de origem intramembranosa e, portanto, os mecanismos para seu crescimento são de reabsorção e deposição óssea a partir do tecido conjuntivo. A maxila recebe deposição periosteal em várias superfícies, sendo a principal a área posterior da tuberosidade e suas laterais, proporcionando aumento no comprimento do arco dentário decorrente da erupção dos molares que estão em desenvolvimento. O sentido de crescimento real predominante na maxila é para cima e para trás, enquanto se desloca para baixo e para frente. As deposições de osso sobre a margem posterior da tuberosidade maxilar aumentam o comprimento do arco dentário e as dimensões anteroposteriores de todo o corpo maxilar.

Há deposição óssea lateralmente sobre a superfície vestibular, contribuindo para o aumento em largura da região posterior do arco. Esses processos de deposição óssea nas superfícies posteriores ocorrem até a crista vertical abaixo da protuberância malar, chamada "*Key ridge*". Nesta região, há uma linha de inversão: anteriormente a essa crista, toda a superfície externa do arco maxilar é de reabsorção com exceção da espinha nasal anterior e rebordo alveolar e, posteriormente, ocorre deposição óssea (Fig. 2-5). A superfície endosteal sofre reabsorção, contribuindo para a expansão do seio maxilar.

O aumento em altura do osso maxilar deve-se, sobretudo, à deposição contínua de osso alveolar sobre as margens livres do rebordo alveolar, durante a erupção dos dentes. O palato recebe deposição óssea na superfície bucal e reabsorção na superfície nasal. A superfície labial da pré-maxila é reabsorvida enquanto a superfície lingual apresenta deposição óssea (Fig. 2-6). Ao mesmo tempo, as paredes nasais mediais sofrem reabsorção, promovendo aumento em largura e altura e movimento anterior de toda a região nasal.

As alterações de crescimento no osso zigomático são semelhantes às da maxila. O lado posterior da protuberância do osso zigomático recebe deposição óssea e a superfície anterior sofre reabsorção, de modo que o osso zigomático cresce posteriormente, mantendo a relação constante com a maxila. O arco zigomático move-se lateralmente por reabsorção no lado medial da fossa temporal e por deposição óssea na superfície lateral

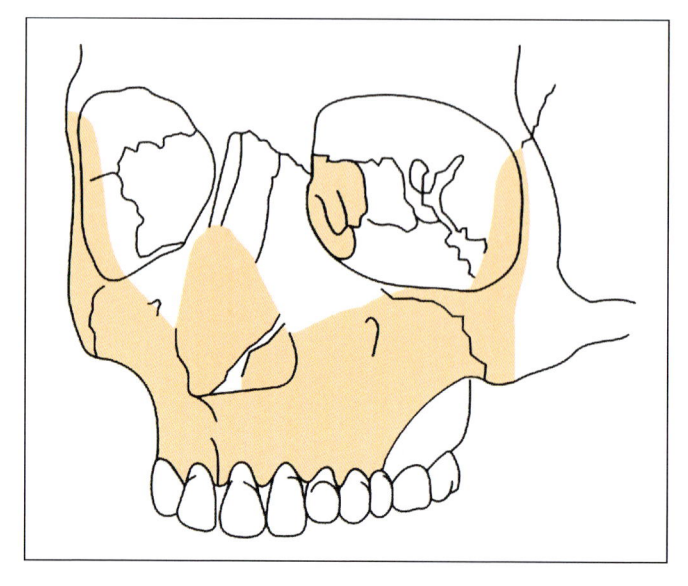

Fig. 2-5. Áreas de reabsorção óssea na região nasomaxilar.

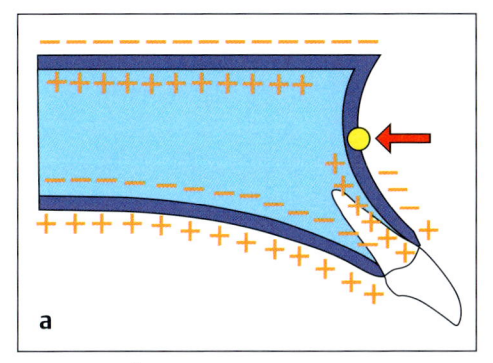

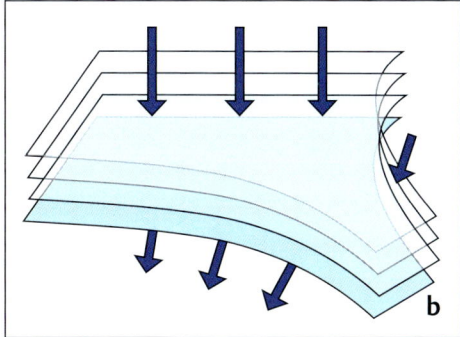

Fig. 2-6. (a) Áreas de deposição e reabsorção óssea na maxila. (b) Deslocamento da maxila.

externa, aumentando a fossa temporal e tornando o osso proporcional em relação à face e às dimensões do osso maxilar e musculatura mastigatória. O crescimento bizigomático é menor em relação ao crescimento craniano nos primeiros anos, porém, continua após o crescimento do crânio ter estacionado. Como resultado, os ossos da face tendem a tornar-se relativamente mais proeminentes com a idade. O distanciamento entre os arcos zigomáticos continua até a fase adulta e pode ser atribuído ao deslocamento lateral e deslizamento dos ossos da face. O deslocamento lateral dos processos zigomáticos aumenta os espaços para os músculos temporais.

A expansão e o distanciamento das órbitas se completam por volta dos 8 anos de idade. Consequentemente, a expansão posterior da cavidade nasal, seios e processos zigomáticos supera a da região orbitária e do crânio; então, as proporções faciais são alteradas.

Após o primeiro ano de vida, as suturas sagitais medianas dos componentes cranianos fundem-se, limitando a expansão craniana lateral. Somente as suturas nos ossos nasais e na maxila permanecem após a puberdade. A sutura maxilar permanece aberta durante todo o crescimento e contribui para o crescimento em largura do arco maxilar em 5 a 6 mm. Esse aumento não está relacionado com a expansão lateral da base do crânio, uma vez que a expansão da sutura palatina mediana está em sincronia com o crescimento em altura corporal e ambos mostram aumento rápido na puberdade, o que sugere que algumas dessas suturas da maxila podem persistir até a segunda década de vida e, portanto, a expansão rápida do palato pode ser realizada em qualquer idade durante a puberdade.[12,13]

Bjork[14] constatou, em seus estudos com implantes, que a maxila desloca-se em direção anterior e inferior, verificando que no decorrer da primeira década de vida o crescimento maxilar procede, normalmente, em direção horizontal e na segunda década prevalece o vetor mais vertical.

De acordo com Scott,[15,16] o crescimento da face média resume-se em duas fases distintas: do nascimento até, aproximadamente, 7 anos de idade e após 7 anos. Durante os primeiros 7 anos, a expansão cerebral aumenta o comprimento da base anterior do crânio, o crescimento dos ossos expande a cavidade orbitária e a cartilagem nasal desloca a maxila para frente e para baixo. Os outros mecanismos cartilaginosos, quais sejam a sincondrose esfeno-occipital e a cartilagem condilar são ao mesmo tempo ativas; a deposição superficial tem somente uma contribuição mínima. Após os 7 anos, o cérebro e os olhos estão quase completos; a base anterior do crânio verdadeira (sela-forâmen cego) cessa o crescimento, e as cavidades orbitárias começam a se estabilizar. A cartilagem nasal também cessa o crescimento nessa época e o retardo em todos os mecanismos de crescimento interrompe a atividade sutural. Entretanto, como tem sido discutido, a distância SN aumenta por anos, além dos 7 anos, e o ângulo SNA que mede a posição anteroposterior da maxila permanece constante.

Crescimento da Mandíbula

Em contraste com a maxila que está intimamente associada ao crânio, a mandíbula está suspensa por músculos, peles e tecido conjuntivo, em conexão direta com o resto da cabeça por meio da articulação dos processos condilares com as fossas mandibulares do osso temporal e da oclusão dos dentes. É um osso misto ou composto, ou seja, com atividade intramembranosa e endocondral. O crescimento endocondral dos côndilos exerce importante papel no desenvolvimento mandibular. Entretanto, o processo condilar não regula o crescimento de toda mandíbula, ou seja, não é o principal centro de crescimento que controla as outras áreas regionais. A margem anterior do colo mandibular sofre deposição, em continuidade com a chanfradura sigmoide, e a margem posterior também apresenta deposição, crescendo posteriormente.[16]

O crescimento dos processos condilares tem influência sobre a forma e direção de crescimento da mandíbula. Bjork[17] mostrou que os processos condilares crescem em várias direções. Quando crescem mais posteriormente, a mandíbula é deslocada para frente, tornando-se mais longa. Quando crescem para cima e para frente, a mandíbula se desloca com seu eixo de rotação na área incisal. O resultado é um ângulo goníaco agudo e comprimento efetivo diminuído. Com esse padrão de crescimento, há maior crescimento vertical posterior.

O crescimento endocondral também ocorre na sínfise, contudo, aproximadamente no final do primeiro ano, a sínfise já se ossificou transformando a mandíbula em um osso ímpar. A ossificação intramembranosa ocorre em toda superfície da mandíbula, com reabsorção e neoformação óssea concomitantes (Fig. 2-7).

Ao nascimento, a mandíbula apresenta forma obtusa e os processos condilares são rudimentares. Com a erupção dos dentes, os ramos tornam-se mais verticais e os ângulos goníacos, mais agudos. Há constante alteração na forma da mandíbula até a fase adulta. A borda posterior do ramo torna-se mais vertical e a borda inferior da mandíbula, mais horizontal; consequentemente, o ângulo goníaco diminui com o crescimento. O único aumento pós-natal do comprimento do arco na região anterior ocorre na altura sinfiseana nos primeiros meses. Mais tarde, com a erupção dos dentes, o aumento no comprimento do corpo mandibular ocorre pela contínua reabsorção na parede anterior do ramo, fornecendo espaço para os molares. Simultaneamente, ocorre deposição óssea na parede posterior do ramo, mantendo sua largura. Na realidade, a deposição óssea excede a reabsorção e então o ramo cresce, tornando-se recolocado posteriormente e a parede anterior sofre remodelação com reabsorção, alterando sua estrutura para corpo mandibular.

Ao mesmo tempo, a tuberosidade lingual, equivalente anatômica direta da tuberosidade maxilar, é um dos principais locais de crescimento e remodelação, pois cresce com deposição óssea posterior, e medialmente, contribuindo para a formação da proeminência da tuberosidade, juntamente com a grande área de reabsorção, logo abaixo dela. Essa área de reabsorção produz uma depressão considerável, a fossa lingual. Esse crescimento na tuberosidade lingual ocorre concomitantemente com a formação e erupção dos molares permanentes.

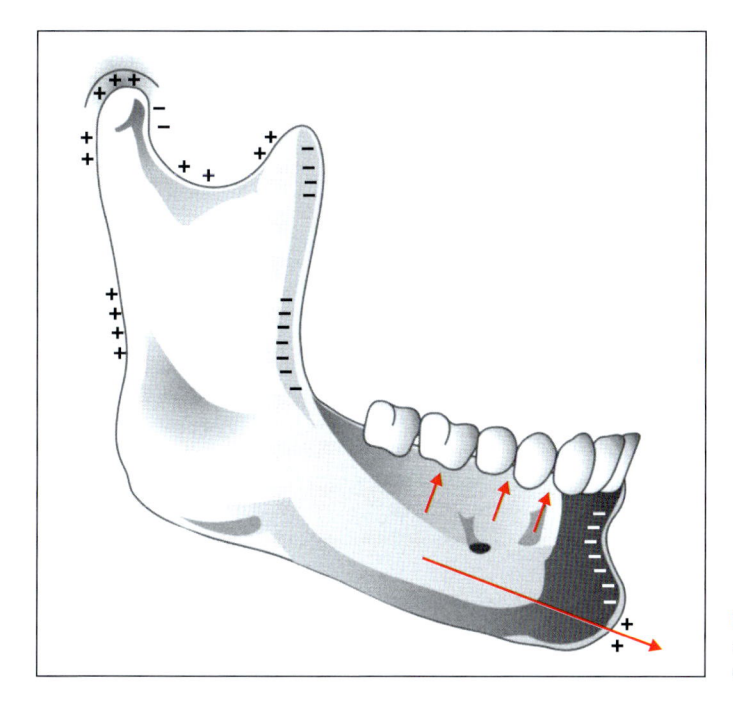

Fig. 2-7. Áreas de remodelação na mandíbula.

Há também deposição óssea na superfície lingual e superior do processo coronoide, aumentando a dimensão vertical do ramo. O lado vestibular do processo coronoide apresenta reabsorção na superfície perióstea.

A parede posterior do ramo, juntamente com o processo condilar, são locais de crescimento importantes em razão da quantidade de osso depositada. Segundo Enlow,[18] os vetores predominantes de crescimento são posterior e superior em direção à fossa mandibular do osso temporal. Enquanto isso, a mandíbula desloca-se para baixo e/ou para frente, ou seja, os sentidos de deslocamento são opostos (Fig. 2-8).

O ritmo de crescimento mandibular para frente excede ao da maxila, de tal modo que o retrognatismo característico da infância é, em sua maior parte, compensado.

O crescimento vertical da mandíbula é o mais pronunciado. Não somente a mandíbula necessita acompanhar o ritmo de deslocamento inferior da maxila, como também deve manter a dimensão interoclusal vertical, que tem sido constante. Há ainda necessidade de crescimento para baixo a fim de acomodar os dentes e processos alveolares.

O crescimento transversal da mandíbula ocorre, principalmente, pela divergência entre os processos condilares enquanto crescem posteriormente de acordo com o princípio do "V".[18] O assentamento dos processos condilares nas fossas mandibulares é mantido pelo crescimento com deposição óssea posterior e medial nos ramos e processos condilares, controlando o crescimento transversal e permitindo maior crescimento longitudinal e vertical da mandíbula (Fig. 2-9). A largura intercondilar não aumenta na mesma intensidade que o comprimento mandibular durante a infância e a puberdade, uma vez que a maior parte do crescimento lateral da base do crânio se completa por volta dos 3 anos.[19] Há também deposição óssea vestibular sobre o corpo e ramos mandibulares em oposição às áreas de reabsorção linguais.

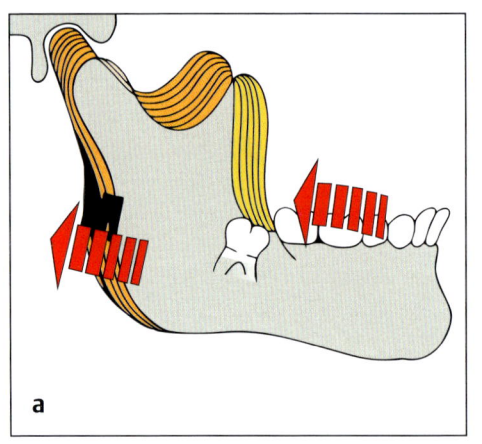

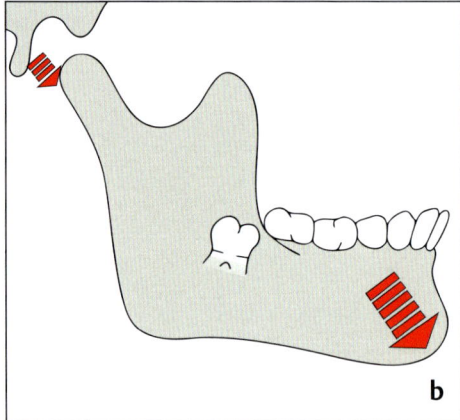

Fig. 2-8. (a) Direção de crescimento. (b) Deslocamento da mandíbula.

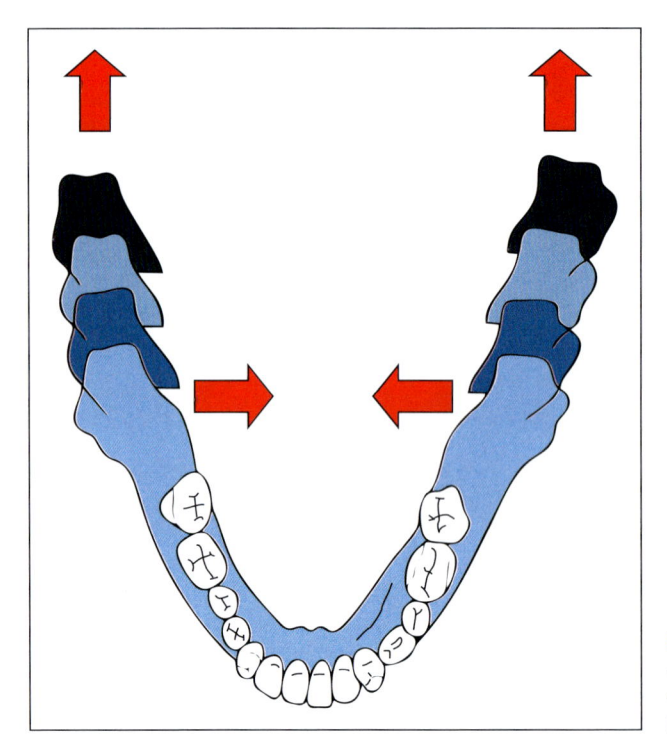

Fig. 2-9. Processo de crescimento posterior da mandíbula em plano bidimensional.

Como local de crescimento, o mento é quase inativo. O processo de reabsorção na região anterior da mandíbula envolve reabsorção periosteal na superfície labial da cortical óssea e deposição óssea sobre todo o rebordo alveolar. Ao mesmo tempo, o tecido ósseo é adicionado à superfície do osso basal. O resultado desse processo de crescimento é a protuberância do mento, que aumenta progressivamente.

A origem da força propulsora do crescimento mandibular ainda é controversa. O processo condilar tem sido classificado como um local de crescimento enquanto outros consideram-no um centro de crescimento. Entretanto, não se pode afirmar que o processo condilar é uma entidade anatômica capaz de reger o crescimento de toda a mandíbula. Pode-se sugerir que ele necessita de adaptação para ajustar-se à fossa temporomandibular durante o crescimento. Acredita-se que a mandíbula é deslocada para frente e para baixo, juntamente com a maxila, em consequência da expansão de crescimento da matriz de tecido mole associada a ela, conforme a "teoria da matriz funcional".[11] É um tipo passivo de deslocamento, que a afasta da base do crânio, criando uma lacuna que estimula o crescimento real da mandíbula.

ALTERAÇÕES NO PADRÃO DE CRESCIMENTO DA FACE DOS RESPIRADORES BUCAIS

A respiração é uma das funções básicas de qualquer ser vivo, essencial à sua sobrevivência. A presença de qualquer obstáculo no sistema respiratório, principalmente nas regiões nasal e faríngea, ocasionará obstrução, obrigando o indivíduo a utilizar a cavidade bucal como alternativa para respirar.[20] A respiração bucal pode ser estabelecida quando há obstrução nasal em decorrência da predisposição anatômica ou doenças diversas, como: hipertrofia adenoamigdaliana, desvio de septo, rinite alérgica, conchas nasais hipertróficas, entre várias outras.

Como será detalhado em capítulos posteriores, os distúrbios respiratórios do sono (DRS) estão relacionados com o colapso das vias aéreas superiores durante o sono. O tamanho das vias aéreas superiores e fatores que contribuem para o seu estreitamento podem levar ao aumento do risco de colapso e como a via aérea superior está localizada abaixo do crânio e atrás da face, qualquer alteração no crescimento dessas duas estruturas pode afetar o tamanho da via aérea superior. A atividade anormal dos músculos que controlam as estruturas craniofaciais também tem impacto no desenvolvimento do complexo nasomaxilar e da mandíbula, resultando em uma via aérea superior menor.[21]

Assim, é importante salientar que o tratamento da obstrução nasal e/ou faríngea nem sempre garante um novo padrão de respiração nasal, pois as alterações musculares e oclusais que foram instaladas em consequência da respiração bucal muitas vezes permanecem.

Quando a via respiratória nasal encontra-se obstruída, a criança assume nova postura para compensar e tornar possível a respiração. Estabelece-se uma posição postural mandibular mais inferior, possibilitando que o indivíduo respire pela boca. Devido a essa nova posição da mandíbula, poderá haver maior ativação muscular do pterigóideo lateral, digástrico e milo-hióideo, que são músculos depressores da mandíbula. Além disso, observa-se o estiramento dos músculos elevadores da mandíbula: temporal, masseter e pterigóideo interno. Se a obstrução nasal persistir por um tempo longo, a musculatura adaptar-se-á à nova posição postural. Consequentemente, a língua posicionar-se-á mais inferiormente, resultando em menor crescimento transversal da maxila e, portanto, estreitamento do arco dental maxilar,[22] sobretudo devido à aumentada pressão dos bucinadores.[23]

Estudos experimentais com animais mostram a presença de uma interação contínua entre resistência nasal anormal e crescimento orofacial por intermédio da ativação muscular anormal e da respiração bucal (com mudança na posição do côndilo mandibular). O crescimento anormal leva a um agravamento ainda maior da resistência nasal.[21]

Desta forma, se a respiração bucal persistir durante toda a fase de crescimento, haverá, como consequência, alterações esqueléticas, dentárias e miofuncionais orofaciais importantes durante o crescimento facial, até mesmo antes do surto de crescimento puberal.[24]

Poderá ocorrer estreitamento da face, palato ogival e relações alteradas entre mandíbula e maxila. Quanto à dentição, os resultados são significativos, com arco superior estreito,[23,25] mordidas cruzadas, maior inclinação de incisivos superiores e inferiores e arco inferior pequeno.

Além disso, a respiração bucal favorece o padrão de crescimento vertical com rotação da mandíbula no sentido horário,[26] modificando a arquitetura facial.[21,27,28] Para respirar pela boca é necessário abaixar a mandíbula e a língua e inclinar a cabeça para trás. Se essas alterações posturais forem mantidas, a altura da face aumenta e os dentes posteriores sofrem sobre-erupção, provocando rotação para baixo e para trás da mandíbula. Isso pode abrir a mordida na região anterior e aumentar o *overjet*.[27]

É importante salientar que as alterações funcionais e posturais são bastante evidentes nas crianças em idade pré-escolar (3 a 6 anos), porém, as alterações esqueléticas e oclusais não são tão evidentes, uma vez que o crescimento dos ossos da face média e, sobretudo, da mandíbula atinge seu maior potencial mais tardiamente, ou seja, no período do surto máximo de crescimento puberal.[7,8] Portanto, a obstrução respiratória denota importante participação nas alterações dentárias e esqueléticas. O diagnóstico e o tratamento dessa obstrução devem ser o mais precoce possível, pois o impacto negativo sobre o crescimento facial é acentuado no início da puberdade. As alterações dentárias podem tornar-se esqueléticas, com o crescimento e desenvolvimento da criança, impedindo o restabelecimento da respiração nasal. Obviamente, as alterações consequentes da respiração bucal dependerão da idade em que o indivíduo adquiriu a obstrução nasal, da gravidade e duração da obstrução.

As alterações no padrão de crescimento facial ocasionadas pela respiração bucal serão descritas a seguir.

CARACTERÍSTICAS DO RESPIRADOR BUCAL

O respirador bucal possui características faciais marcantes, como face longa e estreita, lábio superior hipoativo, curto e elevado, lábios entreabertos e ressecados, língua incoordenada e volumosa, repousando sobre o assoalho bucal, nariz pequeno e afilado e olheiras, determinando a "face adenoideana" (Fig. 2-10). Apresentam, ainda, deformidades torácicas, músculos abdominais distendidos ou flácidos, posição inadequada da cabeça em relação ao pescoço e ombros posicionados para frente, comprimindo o tórax. Além disso, apresentam distúrbios de crescimento e desenvolvimento e falta de atenção na escola. Os autores associaram tais características à falta de oxigenação sanguínea adequada.[15]

Características Musculares e Funcionais

Como descrito anteriormente, o indivíduo que respira pela boca por um período prolongado de tempo pode ter graves consequências no crescimento e desenvolvimento craniofacial, como adaptações patológicas das características posturais e morfológicas do sistema estomatognático. Por outro lado, mutações genéticas específicas nem sempre são reconhecidas no início da vida e podem afetar o crescimento craniofacial, alterando funções como a sucção, a mastigação, a deglutição e a respiração nasal. Como exemplo, podemos citar as distrofias musculares e alterações de frênulo lingual (anquiloglossia). A prematuridade também pode trazer influências no distúrbio respiratório, uma vez que afeta as funções alimentares e a musculatura envolvida nestas funções.[21]

As características miofuncionais orofaciais mais evidentes nos respiradores bucais são posição habitual de lábios entreabertos, posição habitual de língua em assoalho oral, hiperfunção do músculo mental durante a oclusão dos lábios e lábio inferior evertido.[23,28]

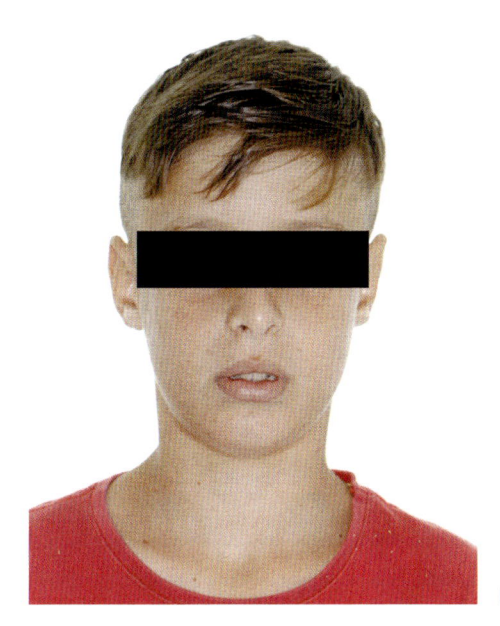

Fig. 2-10. Características faciais do respirador bucal.

O estudo de Felício *et al.*, em 2016,[29] avaliou a condição miofuncional orofacial, a pressão máxima de lábios, língua, e pressão de língua na deglutição, assim como a atividade eletromiográfica dos músculos da mastigação, em indivíduos com DRS, que compuseram os grupos com ronco primário e com apneia obstrutiva do sono (AOS), de acordo com polissonografia. Os resultados evidenciaram que ambos os grupos apresentaram alterações miofuncionais orofaciais, com escores inferiores a valores de indivíduos saudáveis de referência, com maior destaque à mobilidade orofacial e, ainda, o grupo com AOS apresentou pior coordenação dos músculos mastigatórios. Entretanto, não houve diferença entre os grupos em relação às pressões máximas de lábios e língua, nem durante a deglutição.

As dificuldades de alimentação são comuns nos indivíduos respiradores bucais, pois mastigação e respiração competem entre si. Assim sendo, o paciente tende a comer mais rápido, faz suas refeições ingerindo mais líquido[23,30,31] e evita alimentos duros, preferindo os pastosos.[23]

A deglutição, por sua vez, também pode estar prejudicada, principalmente na fase oral,[32] considerando as alterações na coordenação da língua e dos músculos orofaciais, que favorecem a anteriorização da língua, a interposição labial e a movimentação associada de cabeça.[23,31,33] Entretanto, essas manifestações podem ser ainda adaptações funcionais às condições oclusais e esqueléticas presentes nestes indivíduos, como a contração excessiva perioral, com destaque ao músculo mentual para a oclusão dos lábios.

A articulação da fala também pode estar comprometida nestes indivíduos, sendo comum a projeção da língua como o ceceio anterior, lateral, o acúmulo de saliva junto às comissuras labiais, assim como outras distorções articulatórias, consequentes das alterações musculares e posturais, o que resulta em uma fala imprecisa.[34]

O indivíduo respirador bucal pode, ainda, apresentar alterações na postura corporal, como a cabeça para frente, para facilitar a entrada do ar e, provavelmente, devido ao uso excessivo de músculos inspiratórios acessórios. Isto leva a uma alteração postural de todo o corpo, com desequilíbrios e prejuízos na flexibilidade dos movimentos musculares em geral e pode afetar a qualidade de vida desses indivíduos.[35]

Em resumo, existe uma relação de dependência entre a respiração nasal e o adequado crescimento muscular e esquelético. Qualquer alteração na via respiratória nasal afeta funções fundamentais durante o desenvolvimento na primeira infância e pode levar a DRS. Ignorar tais interações pode levar a um tratamento limitado.[21]

Características Esqueléticas

Diversas características físicas são atribuídas aos pacientes respiradores bucais, porém, as mais relevantes referem-se às alterações no crescimento facial.[26,27,36,37] As crianças com respiração bucal prolongada podem apresentar:

- Ângulo goníaco, mandibular e oclusal aumentados;
- Corpo e ramo mandibular diminuídos;
- Altura facial anteroinferior aumentada;
- Altura facial anterossuperior reduzida;
- Mandíbula retruída;
- Altura facial anterior aumentada e altura facial posterior diminuída;
- Tendência à classe II;
- Divergência dos planos cefalométricos S-N, palatal, oclusal e mandibular.

Entretanto, nem todo respirador bucal apresenta as características esqueléticas citadas anteriormente, uma vez que o tipo morfológico da face da criança respiradora bucal tem importante influência das alterações genéticas e as promovidas sobre o crescimento da face, sendo maiores e mais evidentes na criança dolicofacial.

Características Oclusais

No que se refere às alterações oclusais decorrentes da respiração bucal, pode-se citar: mordida cruzada posterior, mordida aberta anterior, incisivos superiores protruídos, *overjet* aumentado, distância intermolar diminuída e maior profundidade do palato, indicando estreitamento do arco maxilar.[20,27]

Mordida Cruzada Posterior

São anomalias oclusais que se caracterizam pela inversão da oclusão dos dentes, no sentido vestibulolingual (Fig. 2-11).[38] Trata-se de má oclusão no plano transversal, onde um ou mais dentes estão anormalmente posicionados para vestibular ou lingual em relação ao(s) dente(s) antagonista(s). A prevalência da mordida cruzada na dentição decídua varia entre 7 e 16%, com predominância para a mordida cruzada posterior unilateral,[39] podendo produzir graves danos aos processos normais de crescimento e desenvolvimento facial e dos arcos dentários. Assim sendo, devem ser tratadas precocemente, desde que se conheça sua etiologia e seu diagnóstico diferencial. Ocorrem na região posterior e podem ser uni ou bilateral. A respiração bucal pode favorecer a instalação de mordidas cruzadas devido ao fato de a criança manter a boca aberta para a passagem de ar, e assim a língua não pressionará o palato; a mandíbula posiciona-se posterior e inferiormente para propiciar a respiração pela boca, ocorrendo desequilíbrio das musculaturas interna (milo-hióideo) com a externa (bucinador e orbicular dos lábios), ou seja, apenas a pressão externa da maxila, pela musculatura facial, se manifesta tendo como consequência a atresia maxilar. O abaixamento da mandíbula em decorrência da respiração bucal, provoca desequilíbrio entre as forças da língua e do músculo bucinador exercidas sobre a maxila, causando sua contração. Essa contração frequentemente gera contato prematuro entre os caninos decíduos

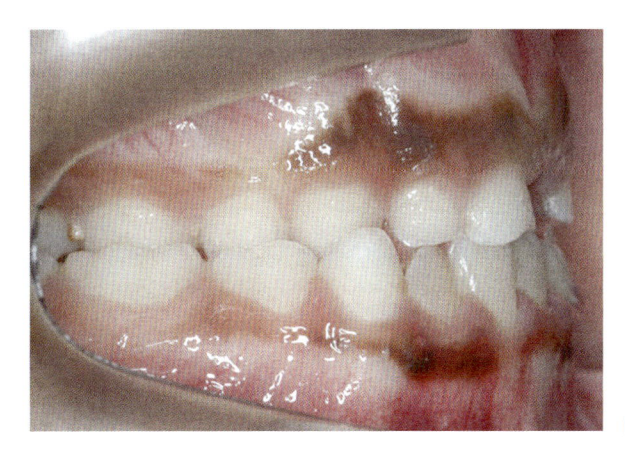

Fig. 2-11. Mordida cruzada posterior.

superior e inferior, levando a mandíbula a desviar-se de seu padrão normal de fechamento em busca de maiores contatos intercuspídeos, resultando na mordida cruzada funcional.

A grande maioria dos respiradores bucais é acometida pela mordida cruzada posterior unilateral funcional, onde observamos desvios da mandíbula para uma posição anormal, porém, mais confortável para o paciente. Ocorrem devido à contração maxilar decorrente do desequilíbrio das musculaturas interna (milo-hióideo) e externa (bucinador e orbicular dos lábios), que provoca interferência oclusal que pode ser um contato prematuro dos caninos, levando a mandíbula a desviar lateralmente e provocar mordida cruzada por acomodação.[27] Portanto, no exame clínico devemos avaliar se há uma posição de adaptação da mandíbula por ação muscular, em relação cêntrica (RC) e máxima intercuspidação habitual (MIH). Se as linhas médias coincidem quando o paciente oclui em sua posição habitual e em relação cêntrica, geralmente há pouca adaptação muscular e o caso é puramente de estreitamento unilateral do arco maxilar. No entanto, se as linhas médias não coincidirem quando o paciente oclui em sua oclusão habitual e coincidem em relação cêntrica, provavelmente ocorreu uma adaptação muscular com desvio da mandíbula.

As mordidas cruzadas quando não tratadas em tenra idade podem acarretar problemas aos dentes, tecidos de suporte e ao osso alveolar. Outros problemas como desarmonias entre maxila e maxila, assimetrias, danos a ATM, alterações periodontais, oclusão traumática, alterações funcionais também são consequências desta maloclusão (Fig. 2-12).[38]

Mordida Aberta Anterior

É a condição onde existem espaços entre as superfícies oclusais ou incisais dos dentes maxilares e mandibulares no segmento anterior ou posterior quando a mandíbula é levada à posição habitual ou de oclusão cêntrica.[39]

A respiração bucal determina obstrução parcial da naso e orofaringe. Linder-Aronson[22] demonstrou que existe uma relação entre respiração bucal e o tamanho da adenoide. Em 93% dos respiradores bucais observou-se pequena coluna aérea nasofaríngea e apenas 5% deles apresentavam coluna aérea grande. O fluxo nasal é diminuído em crianças que apresentam adenoides grandes e aumentado em crianças com adenoides pequenas. Quando o tamanho da adenoide aumenta, a língua tende a posicionar-se mais para baixo, resultando em estreitamento da face e do palato ogival. A mandíbula assume uma posição mais inferior e a língua é projetada anteriormente, o que favorece o desenvolvimento da mordida aberta e alterações no crescimento vertical da face[9] se a respiração bucal for prolongada (Fig. 2-12).[26]

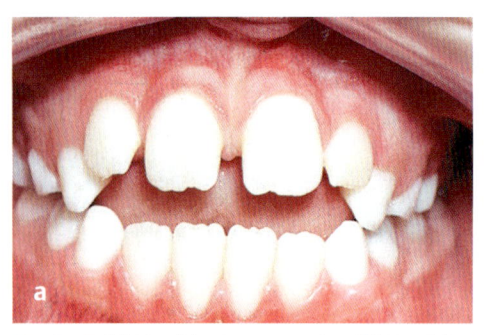

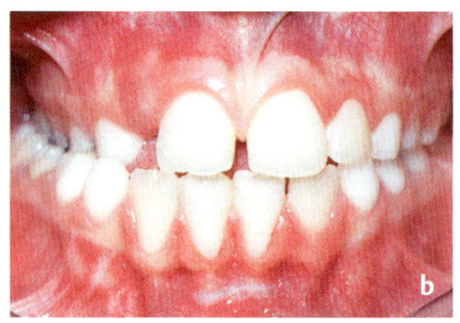

Fig. 2-12. (a) Mordida aberta anterior. (b) Mordida cruzada posterior unilateral funcional causada pela contração do arco maxilar.

CONSIDERAÇÕES FINAIS

Adequados crescimento e desenvolvimento são bons preditores para que más oclusões possam ser evitadas ou até mesmo se manifestem de forma branda. Por outro lado, alterações na dinâmica normal da face e dos dentes podem contribuir para o aparecimento ou agravamento de problemas oclusais. O paciente com respiração bucal apresenta aspectos funcionais peculiares e desordenados que promovem alterações significativas no crescimento e desenvolvimento, levando à predisponência ou surgimento de diferentes tipos de más oclusões. Dessa forma, o diagnóstico precoce e o tratamento imediato do paciente com respiração bucal são de suma importância para que não ocorram alterações significativas na face, nos ossos e nos dentes que comprometam a estética e a função. Identificar as alterações e corrigi-las em sua plenitude é uma boa forma de prevenir efeitos indesejados no crescimento e desenvolvimento da face.

REFERÊNCIAS BIBLIOGRÁFICAS

1. Bishara SE. Management of diastemas in orthodontics. Am J Orthod. 1972;61:55-63.
2. Bishara SE. Texbook of orthodontics. St. Louis: WB Saunders Company; 2000.
3. Patti A, Perrier d´Arc G. Early orthodontic treatment. Quitessence ed. 2005:124.
4. Piassi E, Volschan BCG, Louvain MC. Damasceno, LM. Mantenedor de espaço fixo para região anterior na dentição decídua. J Bras Odontop Odont Bebê. 2000;3:273-8.
5. Brodie AG. On the growth pattern of the human head from the third month to the eighth year of life. Am J Anat. 1941;68(2):209-62.
6. Graber TM. Implementation of the roentgenographic cephalometric technique. Am J Orthod. 1958;44:906-32.
7. Weinmann JP, Sicher H. Bone and bones: fundamentals of bone biology. 2nd ed. St Louis: CV Mosby; 1955.
8. Scott JH. The growth of the human face. Proc R Soc Med. 1957:47-91.
9. Fujiki T, Yamamoto TT, Noguchi H et al. A cineradiographic study of deglutitive tongue movement and nasopharyngeal closure in patients with anterior open bite. Angle Orthod. 2000 Aug;70(4):284-9.
10. Moss ML, Salentijn L. The capsular matrix Am J Orthod. 1969;56:474-90.
11. Moss ML Salentijn L The primary role of functional matrices in facial growth. Am J Orthod. 1969;55:566-77.
12. Björk A. Variations in the growth pattern of the human mandible: a longitudinal radiographic study by the method. J Dent Res. 1963;42:400-11.

13. Björk A. Sutural growth of the upper face studied by the implant method. Rep Congr Eur Orthod Soc. 1964;40:49-65.
14. Björk A. The use of metallic implant in the study of facial growth in children: method and application. Am J Phys Anthropol. 1968;29:243-54.
15. Scott JH. Studies in the growth of the upper jaw. Dent Rec. 1948;68:277-91.
16. Scott JH. The growth of the human face. Proc R Soc Med. 1954;47:91.
17. Björk A. Prediction of mandibular growth rotation. Am J Orthod. 1969;55:585-99.
18. Enlow DH. Facial growth, 3rd ed. Philadelphia: WB Saunders; 1990.
19. Sicher H. The growth of the mandible. Am J Orthod Oral surg. 1947;33:30-5.
20. Bergamo AZN, Itikawa CE, De Almeida L et al. Adenoyd hypertrophy, craniofacial morphology in apneic children. Pediatric Dent. 2014;24:71-7.
21. Guilleminault C, Akhtar F. Pediatric sleep-disordered breathing: new evidence on its development. Sleep Med Rev. 2015;24:46-56.
22. Linder-Aronson S. Adenoids. Their effect on mode of breathing and nasal airflow and their relationship to characteristics of the facial skeleton and the dentition. A biometric, rhino-manometric and cephalometro-radiographic study on children with and without adenoids. Acta Otolaryngol Suppl. 1970;265:1-132.
23. Valera FCP, Travitzki LVV, Matar SEM et al. Muscular funcional and orthodontic changes in preschool children with enlarged adenoids and tonsils. International J Pediat Otorhinolaryngol. 2003;67:761-70.
24. Pereira FC, Motonaga SM, Faria PM et al. Avaliação cefalométrica e miofuncional em respiradores bucais. Rev Bras Otorrinolaringol. 2001;67(1):43-9.
25. Cintra CFSC, Castro FFM, Cintra PPVC. As alterações orofaciais apresentadas em pacientes respiradores bucais. Rev Bras Alerg Imunopatol. 2000;23:78-83.
26. Lessa FCR, Enoki C, Feres MFN et al. Influência do padrão respiratório na morfologia craniofacial. Rev Bras Otorrinolaringol. 2005;71(2):156-60.
27. Mattar SEM, Anselmo-Lima WT, Valera FCP, Matsumoto MAN. Skeletal and occlusal characteristics in mouth-breathing pre-school children. J Clin Pediatric Dent. 2004;28(4):315-8.
28. Cattoni DM, Fernandes FD, Di Francesco RC, Latorre MRDO. Características do sistema estomatognático de crianças respiradoras orais: enfoque antroposcópico. Pró-Fono Revista de Atualização Científica. 2007;19(4):347-51.
29. de Felício CM, da Silva Dias FV, Folha GA et al. Orofacial motor functions in pediatric obstructive sleep apnea and implications for myofunctional therapy. Int J Pediatr Otorhinolaryngol. 2016;90:5-11.
30. Silva MAA, Natalini V, Ramires RR, Ferreira LP. Análise comparativa da mastigação de crianças respiradoras nasais e orais com dentição decídua. Revista CEFAC. 2007;9(2):190-8.
31. Souza JF, Grechi TH, Anselmo-Lima WT et al. Mastication and deglutition changes in children with tonsillar hypertrophy. Braz J Otorhinolaryngol. 2013;79(4):424-8.
32. Hennig TR, Silva AMT, Busanelo AR, et al. Rev. Deglutição de respiradores orais e nasais: avaliação clínica fonoaudiológica e eletromiográfica. CEFAC. 2009;11(4):618-23.
33. de Oliveira Branco AA, de Castro Corrêa C, de Souza Neves D et al. Swallowing patterns after adenotonsillectomy in children. Pediatr Investig. 2019;3(3):153-8.
34. Cunha DA, Krakauer L, Manzi SHM, Frazão YS. Respiração oral: avaliação e tratamento fonoaudiológico. In: Silva HJ, Tessitore A, Motta AR et al. Tratado de motricidade orofacial. São José dos Campos, SP: Pulso Editorial; 2019:491-501.
35. Uhlig SE, Marchesi LM, Duarte H, Araújo MTM. Association between respiratory and postural adaptations and self-perception of school-aged children with mouth breathing in relation to their quality of life. Braz J Phys Ther. 2015;19(3):201-10.
36. Sousa JBR, Anselmo-Lima, WT, Valera FCP, et al. Cephalometric assessment of the mandibular growth pattern in mouth-breathing children. Intern Pediat Otorhynolaryngol. 2005;69(3):311-7.

37. Vieira BB, Itikawa CE, De Almeida LA, et al. Facial features and hyoid bone position inpreschool children with obstructive sleep apnea syndrome. European Arch Otorhinolaryngol. 2014;271:1305-9.
38. Moyers RE. Ortodontia. 4. ed. Rio de Janeiro: Guanabara Koogan; 1991.
39. Graber TM. Ortodoncia – Teoria y Práctica. 3. ed. Interamericana; 1974.

DESENVOLVIMENTO DO SISTEMA IMUNE

CAPÍTULO 3

Persio Roxo-Junior ▪ Ullissis Pádua de Menezes
Virgínia Paes Leme Ferriani

INTRODUÇÃO

O sistema imune, desde a concepção e primeiros anos de vida, encontra-se em constante desenvolvimento, e atua protegendo o recém-nascido e crianças jovens de infecções e respostas inflamatórias exacerbadas.[1]

Neste período, devido ao pouco desenvolvimento da memória imunológica da resposta adaptativa, ocorre aumento da predisposição para ocorrência de infecções. Dessa forma, torna-se importante o papel da imunidade inata. O conhecimento das etapas do desenvolvimento do sistema imune torna-se fundamental no diagnóstico dos erros inatos da imunidade (EII).

O sistema hematopoiético é um dos primeiros a se desenvolver durante a embriogênese, conforme esquematizado na Figura 3-1.[2] As primeiras células sanguíneas derivadas do mesoderma estão localizadas no saco vitelínico na fase embrionária. Essas células migram para a região anterior da linha primitiva no embrião e dão origem aos progenitores eritroides, que podem gerar granulócitos, macrófagos e megacariócitos. O fígado fetal passa a ser responsável pela hematopoiese, função que posteriormente é assumida pela medula óssea. Células progenitoras de células T que expressam receptores CD34 migram para o timo, onde ocorre a diferenciação e a maturação em células T com receptor TCR$\alpha\beta$. Progenitores linfoides multipotentes se diferenciam em células B. A maturação e a diferenciação de células B fetais envolvem a ativação de fatores de transcrição e recombinação V(D)J para a origem de moléculas de IgD e IgM na superfície da célula B. As células imunes se difundem para outros órgãos linfoides ou periféricos e se adaptam ao ambiente de cada órgão. O desenvolvimento e o amadurecimento dessas células são necessários para estabelecer tolerância e resposta funcional.

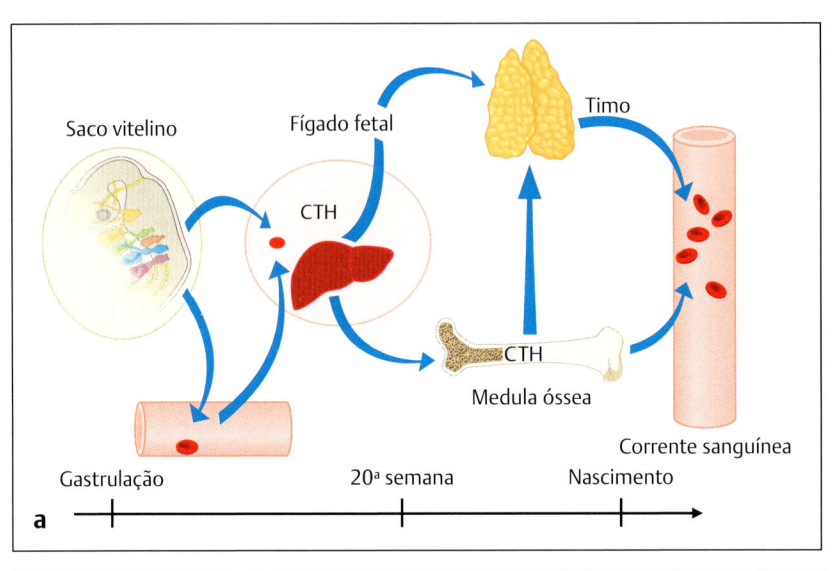

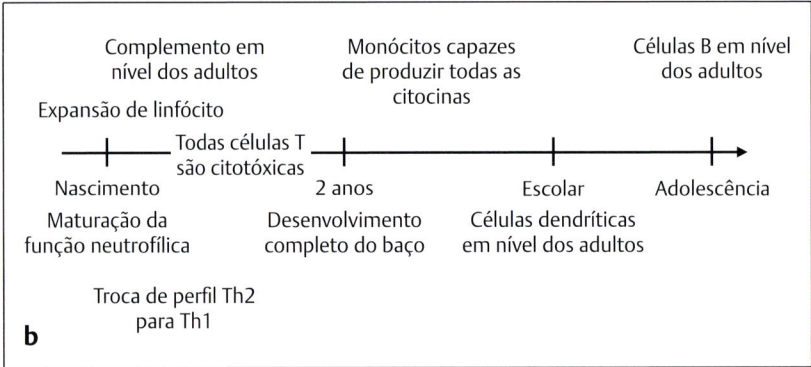

Fig. 3-1. Ontogenia do sistema imune. (**a**) Fases da embriogênese no desenvolvimento do sistema hematopoiético. (**b**) Etapas do desenvolvimento e maturação do sistema imune desde o nascimento. (Adaptada de Moraes-Pinto et al.[2])

IMUNIDADE INATA

Os principais componentes da imunidade inata são: granulócitos (neutrófilos e eosinófilos), células *natural killer* (NK), células apresentadoras de antígenos e células Tγδ. Estas células podem atuar de maneira imediata e eficiente sobre um amplo número de antígenos de diversos patógenos. Os recém-nascidos, por apresentarem exposição limitada a antígenos no ambiente intrauterino e resposta imunológica adaptativa imatura, dependem significativamente da resposta imune inata para proteção contra infecções.

Os neutrófilos são o principal componente do sistema imune inato atuando na destruição de patógenos durante infecções. Defeitos quantitativos e qualitativos podem ocorrer no período neonatal. Os neutrófilos neonatais apresentam menor expressão de TLR4 (receptores *toll like*) que adultos. Ademais, a sinalização por meio das moléculas MyD88 é deficiente, sendo atribuída a altos níveis de adenosina no sangue neonatal, o que aumenta os níveis de AMP cíclico, levando à inibição da secreção de TNF-α (fator de necrose tumoral) estimulada por TLR. Ao detectarem um patógeno, os neutrófilos aderem ao endotélio vascular e migram em direção ao local da infecção para fagocitar e destruir o patógeno. Após estes eventos, ocorre a apoptose dos neutrófilos, evitando assim que ocorra processo inflamatório excessivo. Os neutrófilos neonatais expressam, também, baixos níveis de L-selectina na superfície celular e Mac-1 (Cd11/CD18), o que reduz em 50% a transmigração destas células para os locais de infecção, resultando em baixa resposta quimiotática. Outro aspecto importante no período neonatal é a não produção adequada das redes neutrofílicas (NETs), fundamentais contra bactérias extracelulares, e a baixa capacidade de gerar radicais hidroxila. Todas estas alterações dos neutrófilos, no início da vida, aumentam a suscetibilidade a infecções graves. Nos primeiros anos de vida ocorre um processo de maturação dos neutrófilos, importante na aquisição da competência imunológica.[3]

Os componentes do sistema complemento são produzidos no período fetal, atingindo níveis de adulto nos primeiros 12 a 18 meses de vida. A deficiência dos fatores C3, C4 e CH50 (complemento hemolítico total) aumenta a suscetibilidade para infecções pré- e perinatais.

As células NK desempenham importante função na resolução de infecções virais agudas graves. O número de células NK é maior em recém-nascidos do que em adultos, porém, estas células apresentam reduzida capacidade funcional.

As células Tyδ constituem a primeira linha de defesa contra *Mycobaterium tuberculosis* e *Listeria monocytogenes*. Estão localizadas no timo e no sangue do cordão umbilical, liberam grandes quantidades de IFN-γ (interferon) e apresentam função citotóxica. No período neonatal apresentam baixa capacidade de proliferação, produção de citocinas, perforinas e granzima B.

IMUNIDADE ADAPTATIVA

Imunidade Celular

As células T que expressam receptores TCRyδ possuem função importante na proteção contra infecções bacterianas no estágio inicial de desenvolvimento do sistema imune. As células T αß migram para o timo para maturação e resultam em timócitos TCR+ de linhagem TCD4+ ou TCD8+, que se associa ao reconhecimento de antígenos e ativação de células T. As células TCD4+ proliferam em resposta à interleucina 17 (IL-17) para um padrão de citocinas T *helper* 2 – Th2 (IL-4, IL-5, IL-10), que atuam em células como eosinófilos e mastócitos contra parasitas e helmintos, sendo também importantes nas doenças alérgicas. Por outro lado, apresentam produção diminuída de citocinas Th1 (IFN-γ, IL-2 e TNF-α). As células Th17 apresentam importante função no desenvolvimento da imunidade de pele contra infecções fúngicas e bacterianas. As células Th1, Th2 e Th17 desempenham importante papel no desenvolvimento da imunidade contra patógenos intracelulares e parasitas extracelulares, e as células T reguladoras participam da tolerância imunológica e limitação das respostas imunes excessivas exercidas pelas células Th1, Th2 e Th17.

Imunidade Mediada por Anticorpos

As células B neonatais não mostram evidência de exposição antigênica e têm, apenas, imunoglobulina de superfície parcialmente desenvolvida. As deficiências de anticorpos no período neonatal podem decorrer de características intrínsecas, como imaturidade das células B, repertório de células B deficiente ou força reduzida de sinalização do receptor de células B (BCR).

Os linfócitos T e B naïves são programados de maneira diferente em neonatos em comparação com indivíduos adultos. Recém-nascidos apresentam uma suscetibilidade aumentada para infecções pela imaturidade de seus linfócitos, incluindo baixo número de células T de memória efetora, baixa secreção de citocinas Th1 e reduzida sinalização do receptor de células B. Nos primeiros meses de vida, os lactentes estão sob proteção da IgG materna, transportada através da placenta, principalmente durante o terceiro trimestre da gestação, que diminui ao longo dos meses. Aos 2 anos de idade, a resposta adaptativa começa a amadurecer e apresenta funcionamento completo após a primeira década de vida.

A maturação dos linfócitos B a partir de células-tronco precursoras ocorre de maneira independente de estímulos antigênicos por diferentes fases. Vários estágios de diferenciação são reconhecidos pelo aparecimento e expressão de cadeias de imunoglobulinas na superfície dos linfócitos B. O desenvolvimento dos linfócitos B imaturos para a forma madura depende da atividade da enzima tirosina quinase (BTK). A proliferação e a diferenciação de linfócitos B em células plasmáticas produtoras de imunoglobulinas depende da exposição antigênica, por meio de células apresentadoras de antígeno e da interação com células T, por intermédio da interação entre moléculas: CD40 L (ligante), presente na superfície dos linfócitos T, e CD40 presente na superfície de linfócitos B, conforme demonstrado na Figura 3-2.[4]

No período aproximado de 3 meses de vida, a criança apresenta a hipogamaglobulinemia fisiológica da infância, período em que ocorre queda dos níveis de IgG materna e produção ainda não expressiva de IgG por parte da criança (Fig. 3-3).[4] A produção das imunoglobulinas inicia-se após o nascimento, em resposta à exposição aos antígenos provenientes de patógenos ou alimentos. A meia-vida da IgG é de aproximadamente de 20 a 30 dias, sua síntese supera o catabolismo da IgG materna por volta de 3 meses de idade e atinge estabilização dos níveis por volta de 2 a 3 anos, alcançando níveis de adultos por volta dos 8 anos de idade. A habilidade de produzir anticorpos ao estímulo de antígenos proteicos comparado aos antígenos polissacarídeos é diferente nos primeiros 2 anos de vida. A produção de anticorpos aos antígenos polissacarídeos torna-se efetiva apenas após os 2 anos de vida, ao passo que a produção de anticorpos aos antígenos proteicos é efetiva nos primeiros 2 anos de vida, conforme demonstrado na Figura 3-4.[4]

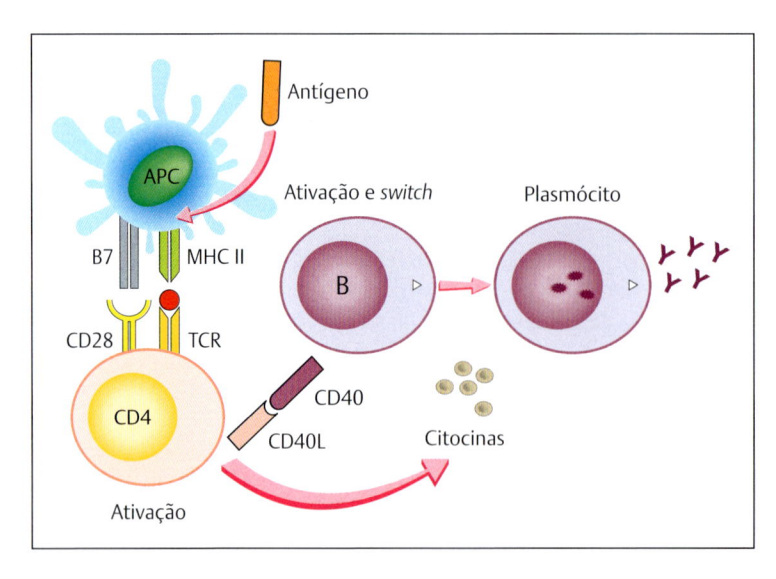

Fig. 3-2. Ativação, interação dos linfócitos T e B e diferenciação na produção de anticorpos. (Adaptada de Sorensen RU et al.)[4]

A IgM é a primeira imunoglobulina a desenvolver durante a ontogênese e é o primeiro anticorpo produzido em uma resposta primária a um novo patógeno. A deficiência seletiva de IgM é rara. A IgG é a imunoglobulina com maior concentração no espaço intra e extravascular, sendo importante na resposta secundária de anticorpos e memória imunológica com proteção por longo período. A IgG é composta por 4 subclasses com diferentes estruturas, concentrações e funções. As concentrações variam com a idade nas seguintes proporções: IgG1 representa (60-65%); IgG2 (20-25%); IgG3 (5-10%) e IgG4 (3-6%) da IgG total.

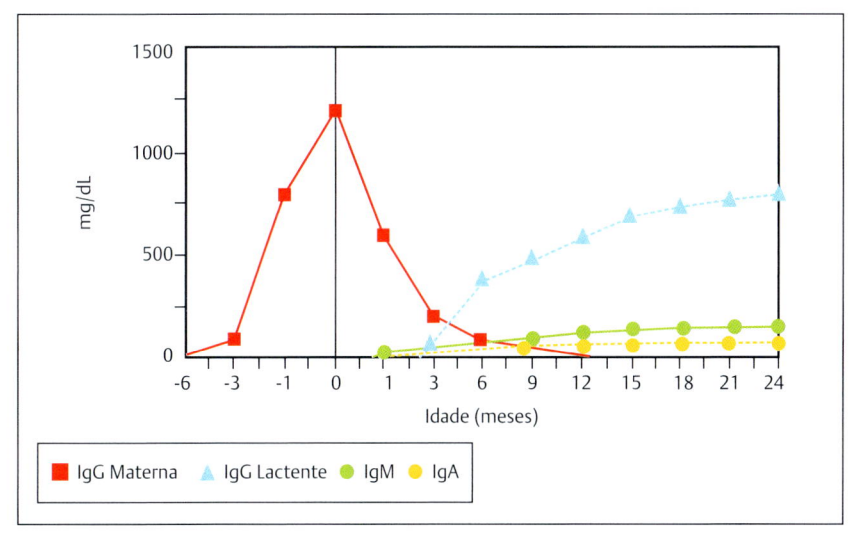

Fig. 3-3. Hipogamaglobulinemia fisiológica da infância. (Adaptada de Sorensen et al.[4])

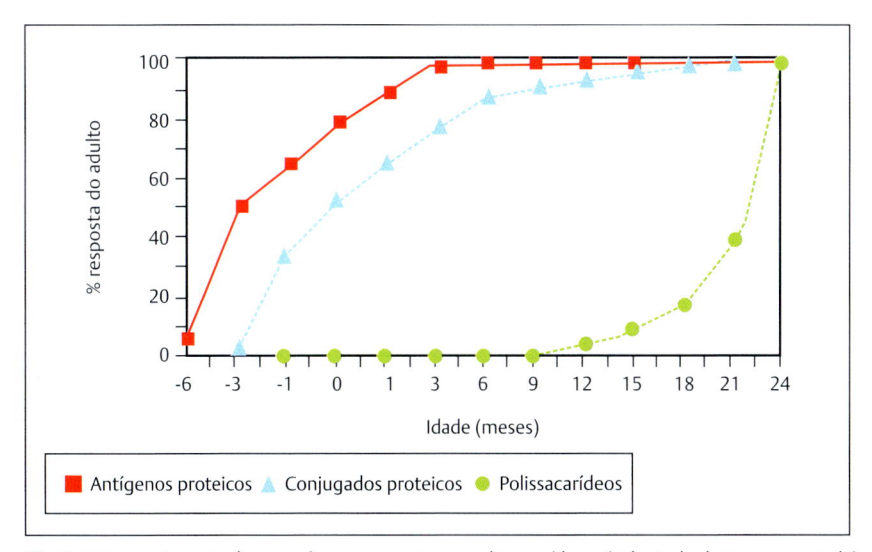

Fig. 3-4. Resposta vacinal aos antígenos proteicos e polissacarídeos. (Adaptada de Sorensen et al.[5])

A IgA está presente em secreções, principalmente dos sistemas gastrointestinal e respiratório, sendo transportada através da barreira epitelial na sua forma dimérica combinada a uma glicoproteína, permitindo sua liberação nas secreções. A principal função da IgA é impedir a penetração de patógenos e antígenos estranhos nas mucosas gastrointestinal e respiratória.

CONSIDERAÇÕES FINAIS

Alguns anticorpos atuam aumentando a opsonização por polimorfonucleares e macrófagos. IgG e IgM ativam complemento através da via clássica, resultando na lise de bactérias suscetíveis (patógenos extracelulares) como *Staphylococcus aureus, Haemophylus influenzae, Streptococcus pneumoniae* e *Neisseria meningitidis*. A imunidade mediada por células exerce papel fundamental na defesa contra patógenos intracelulares, como vírus, micobacterias, fungos, salmonelas, *Pneumocistis jirovecii, Toxoplasma gondii*.

A resposta imune inata neonatal é menos eficiente que a do indivíduo adulto, porém, parece ser mais completa que a resposta adaptativa neonatal. Alguns aspectos são relevantes, evidenciando o estágio de desenvolvimento da resposta imune adaptativa: presença de células T CD4+CD8+ circulantes, preponderância do fenótipo naïve (Cd45RA+CCR7+)[5] e a resposta imunológica humoral reduzida frente à infecção ou vacinação.[6] Nos primeiros dias de vida ocorre aumento expressivo do número de polimorfonucleares circulantes, imunidade materna transplacentária mediada por anticorpos[7] e imunidade pelo leite materno com transferência de imunoglobulinas e células.[8] Estes mecanismos facilitam a sobrevida do recém-nascido e do lactente jovem no ambiente extrauterino. O aleitamento materno confere proteção aos lactentes contra infecções gastrointestinais, respiratórias, e redução do risco para doenças inflamatórias como asma, obesidade e doenças inflamatórias intestinais. O período intrauterino e a lactação são fundamentais no amadurecimento do sistema imune.

O leite materno apresenta vários componentes que influenciam o desenvolvimento do sistema imune, como imunoglobulinas, oligossacarídeos do leite humano (HMO), lactose, lactoalbumina, ácidos graxos poli-insaturados de cadeia longa (LC-Pufas), vitaminas (A, E, C), interleucinas, lactoferrina, lisozima, lactoperoxidase, TNF-β, receptores solúveis de CD14, TLR2, fator de necrose tumoral (TNF-α), células de defesa (macrófagos, neutrófilos) e probióticos.[9] A IgA é a imunoglobulina mais importante no leite materno, correspondendo entre 80 a 90% do total de imunoglobulinas no leite materno, protegendo contra infecções intestinais por bactérias e vírus. Não há estudos que comprovem, até o momento, a infecção por SARS-CoV-2 a partir do leite materno de mulheres infectadas. Por outro lado, estudos comprovaram a presença de IgA anti-SARS-CoV-2 e anticorpos neutralizantes no leite humano, sugerindo que a amamentação pode proteger o lactente da infecção por COVID-19.[10]

Os estudos relacionados com os erros inatos da imunidade, através da identificação de defeitos genéticos (mutações, deleções), alterações moleculares (receptores de superfície de células), defeitos de enzimas, permitiram melhor definição de fenótipos de múltiplas anormalidades do sistema imune e de seu desenvolvimento.[4,11]

REFERÊNCIAS BIBLIOGRÁFICAS

1. Ygberg S, Nilsson A. The developing imune system – from foetus to toddler. Acta Paediatr. 2012;101:120-7.
2. Moraes-Pinto MI, Suano-Souza F, Aranda CS. Sistema imunológico: desenvolvimento e aquisição da competência imunológica. Jornal de Peditaria. 2021;97:S59-66.

3. Basha S, Surendran N, Pichichero M. Immune responses in neonates. Expert Rev Clin Immunol. 2014;10:171-84.
4. Sorensen RU, Moore C. Antibody deficiency syndromes. Pediatr Clin North Am. 2000;47:1225-52.
5. Moraes-Pinto MI, Ono E, Santos-Valente EC et al. Lymphocyte subsets in human immunodeficiency vírus-unexposed Brazilian individuals from birth to adulthood. Mem Inst Oswaldo Cruz. 2014;109:989-98.
6. Kollmann TR, Marchant A, Eay SS. Vaccination strategies to enhance immunity in neonates. Science. 2020;368:612-5.
7. Palmeira P, Quinello C, Silveira-Lessa ALet al. IgG placental transfer in healthy and pathological pregnancies. Clin Dev Immunol. 2012;2012:985646.
8. Victoria CG, Bahl R, Barros AJ et al. Breastfeeding in the 21st century: epidemiology, mechanisms, and lifelong effect. Lancet. 2016;387:475-90.
9. Le Doare K. Front Immunol 2018;9(361):1-10
10. Lebrão CW, Cruz MN, Sila MH et al. Early identification of IgA anti-SARSCoV-2 in milk of mother with COVID-19 infection. J Hum Lact. 2020.
11. Bousfiha A, Jeddane L, Picard C et al. Human inborn erros of immunity: 2019 Update of the IUIS phenotypical classification. J Clin Immunol. 2020;40:66-81.

ASPECTOS PRÁTICOS NA INVESTIGAÇÃO DIAGNÓSTICA DO RESPIRADOR BUCAL – AVALIAÇÃO MULTIPROFISSIONAL

CAPÍTULO 4

Aline Pires Barbosa ▪ Ullissis Pádua de Menezes ▪ Tais Helena Grechi
Bárbara Cristina Zanandréa Machado Cusumano
Luciana Vitaliano Voi Trawitzki ▪ Fábio Lourenço Romano
Mirian Aiko Nakane Matsumoto ▪ Carolina Sponchiado Miura
Fabiana Cardoso Pereira Valera

INTRODUÇÃO

A identificação e o tratamento precoces de uma criança respiradora bucal são essenciais para a prevenção de consequências negativas esqueléticas, miofuncionais e psicossociais. Em nosso ambulatório, seguimos um protocolo de atendimento em que, durante a primeira consulta, todas as crianças são submetidas à avaliação clínica otorrinolaringológica (anamnese e exame físico), exame de nasofibroscopia e teste cutâneo alérgico de leitura imediata. Em seguida a criança é avaliada e discutida por todas as equipes incluindo a otorrinolaringologia, imunologia pediátrica, a neurologia/medicina do sono, a fonoaudiologia e a ortodontia pediátrica.

CONSULTA OTORRINOLARINGOLÓGICA

Anamnese

Durante a anamnese, alguns aspectos são importantes para a investigação diagnóstica e conduta, como idade, duração e frequência das queixas, obstrução nasal, respiração bucal diurna e noturna, presença de roncos, apneia e outros distúrbios do sono. Queixas atópicas, bruxismo, enurese noturna, história de infecções de repetição, queixas auditivas, alterações na fala, dificuldades escolares, presença de hábitos deletérios como digitossucção e uso de chupetas, profilaxia ambiental, comorbidades e uso de medicações também devem ser questionadas.

Devem-se observar as queixas de obstrução nasal e respiração bucal durante o dia, ou, principalmente, à noite. A respiração bucal crônica leva a várias alterações funcionais e craniofaciais, entre elas a flacidez dos lábios e das bochechas, e alterações oclusais (veja a seguir).

Em especial, a principal repercussão é a presença de roncos e apneia do sono, que no geral surgem entre 2-3 anos de idade, mas podem existir mais precocemente. No entanto, deve-se ater que os sintomas da apneia do sono em crianças podem ser diferentes dos sintomas dos adultos, principalmente nas crianças menores. Nelas, as pausas respiratórias (clássicas características nos adultos) podem ser imperceptíveis aos pais. Deve-se orientar os pais pela busca desses sintomas durante a segunda fase do sono, porque as apneias em crianças predominam no sono REM, ou pela presença de cianose perilabial, sinais indiretos de suspeita de apneia do sono.

Ainda, o médico deve estar atento às implicações desse distúrbio para a vida social da criança. Entre os principais sintomas neurocognitivos estão a dificuldade de concentração na escola, acompanhado de sonolência diurna no caso das crianças maiores e adolescentes, ou de agitação em crianças menores. Também se deve atentar para o aumento do risco de alterações cardiovasculares e metabólicas.[1,2] Outros distúrbios do sono também devem ser pesquisados, como os movimentos periódicos dos membros, sonambulismo, terror noturno, enurese noturna e bruxismo.

Outras repercussões da hipertrofia adenoamigdaliana são em relação à mastigação. Crianças com alterações oclusais e com hipotonia da musculatura orofacial apresentam alterações marcantes da mastigação (como ausência de vedamento labial e recusa de alimentos mais duros) e de deglutição (engasgos).

Hábitos como digitossucção e uso de chupetas e mamadeiras devem ser questionados e, se presentes, deve-se orientar eliminá-los por seus efeitos deletérios à dentição e à musculatura perioral, que prejudicam o vedamento labial.

Durante a avaliação também é investigada a presença de infecções: frequência e gravidade de amigdalites, otites médias, rinossinusites e pneumonias bacterianas. É bastante frequente a presença de otite média com efusão nessas crianças respiradoras bucais, o que compromete a audição e, consequentemente, o processo de aquisição de linguagem. Sendo assim, os pais devem ser questionados quanto à audição da criança, presença de otites de repetição, linguagem e dificuldades escolares.

A presença de comorbidades influencia a gravidade das queixas e o tratamento. Essas crianças podem necessitar de investigação com exame de polissonografia e demandam maiores cuidados quando há indicação cirúrgica. Asma brônquica, anemia falciforme, doenças neurológicas e musculares, cardiopatias, obesidade, síndromes genéticas (síndrome de Down, mucopolissacaridose etc.) e malformações craniofaciais são exemplos dessas doenças frequentemente associadas à apneia do sono.[1-4]

Por sua vez, as doenças associadas a infecções de repetição devem ser investigadas: avaliar a presença de imunodeficiências, refluxo gastroesofágico, discinesia ciliar e fibrose cística.

Já os fatores de risco para otites (de repetição ou de efusão) incluem-se a obstrução tubária (p. ex., por tecido adenoideano), as malformações craniofaciais e do palato, imunodeficiências, convívio em creches ou tabagismo em ambiente doméstico.[5]

QUESTIONÁRIOS PARA *SCREENING* DE APNEIA DO SONO

Diante da impossibilidade de se realizar polissonografia para todas as crianças com suspeita de apneia do sono, alguns questionários foram desenvolvidos e validados para a faixa etária infantil no Brasil.

Um exemplo é o *Pediatric Sleep Questionnaire* (PSQ).[6] Esse questionário apresenta alta sensibilidade e especificidade para diagnosticar distúrbios respiratórios do sono quando 8 ou mais respostas forem positivas (Quadro 4-1).

Alternativas menos usadas para crianças em nosso serviço são os questionários de Epworth (Quadro 4-2) e OSA-18 (Quadro 4-3).

Quadro 4-1. Questionário PSQ validado para o Brasil pelo nosso serviço[2]

	Sim	Não	Não sei
Nome da criança: _____ Registro: _____			
Pessoa preenchendo o formulário: _____ Data: ___/___/___			
Por favor, responda a estas perguntas sobre o comportamento do seu filho (ou filha) durante o sono e acordado. As perguntas referem-se ao comportamento geral do seu filho (ou filha) no último mês. Você deverá assinalar a resposta correta.			
1. Durante o sono o seu filho (ou filha):			
Ronca mais que a metade do tempo?			
Sempre ronca?			
Ronca alto?			
Tem respiração profunda ou ruidosa?			
Tem dificuldade em respirar ou se esforça para respirar?			
2. Você alguma vez já viu seu filho (ou filha) parar de respirar durante o sono?			
3. O seu filho (ou filha):			
Tende a respirar com a boca aberta durante o dia?			
Acorda com a boca seca?			
Faz xixi na cama de vez em quando?			
4. O seu filho (ou filha):			
Acorda cansado de manhã?			
Tem problema de sonolência durante o dia?			
5. Algum(a) professor(a) ou outra pessoa já comentou que seu filho (ou filha) parece sonolento durante o dia?			
6. É difícil acordar seu filho (ou filha)?			
7. Seu filho (ou filha) acorda com dor de cabeça?			
8. Seu filho (ou filha) parou de crescer normalmente em algum momento desde o nascimento?			
9. Seu filho (ou filha) está acima do peso?			
10. Seu filho (ou filha) com frequência:			
Parece não ouvir quando falam diretamente com ele?			
Tem dificuldade em organizar tarefas e atividades?			
É facilmente distraído por estímulos alheios?			
Fica com as mãos ou pés inquietos ou fica agitado quando sentado?			
Não para quieto ou frequentemente age como se estivesse ligado na tomada?			
Interrompe as pessoas ou se intromete em conversas ou brincadeiras?			

Quadro 4-2. Escala de sonolência de Epworth[16]

Qual a probabilidade de você cochilar ou dormir, e não apenas se sentir cansado, nas seguintes situações?				
0 = nunca cochilaria; 1 = pequena probabilidade de cochilar; 2 = probabilidade média de cochilar; 3 = grande probabilidade de cochilar				
Situação				
Sentado e lendo	0	1	2	3
Assistindo TV	0	1	2	3
Sentado, quieto, em um lugar público (por exemplo, em um teatro, reunião ou palestra)	0	1	2	3
Andando de carro por uma hora sem parar, como passageiro	0	1	2	3
Sentado quieto após o almoço sem bebida de álcool	0	1	2	3
Em um carro parado no trânsito por alguns minutos	0	1	2	3

Quadro 4-3. Questionário de qualidade de vida OSA-18 – Versão portuguesa validada por Fernandes e Teles em 2013[17]

OSA-18 Versão Portuguesa (OSA-1B-pv) Data: ____/____/____

Nome: _____

Em cada uma das questões seguintes, faça, por favor, um círculo à volta do número que melhor descreve a frequência de cada sintoma ou problema nas últimas 4 semanas. Assinale apenas um número por questão. Obrigado.

	Nunca	Quase nunca	Poucas vezes	Algumas vezes	Bastante vezes	Quase sempre	Sempre
Distúrbio do Sono							
Nas últimas 4 semanas, com que frequência o seu filho teve...							
Ressonar alto?	1	2	3	4	5	6	7
Paragens na respiração durante a noite?	1	2	3	4	5	6	7
Engasgos ou respiração ofegante enquanto dormia?	1	2	3	4	5	6	7
Sono agitado ou despertares frequentes do sono?	1	2	3	4	5	6	7
Sintomas Físicos							
Nas últimas 4 semanas, com que frequência o seu filho teve...							
Respiração bucal por obstrução nasal?	1	2	3	4	5	6	7
Resfriados ou infecções das vias aéreas superiores?	1	2	3	4	5	6	7
Secreção e congestão nasal?	1	2	3	4	5	6	7
Dificuldade em engolir alimentos?	1	2	3	4	5	6	7
Problemas emocionais							
Nas últimas 4 semanas, com que frequência o seu filho teve...							
Alterações do humor ou acessos de raiva?	1	2	3	4	5	6	7
Comportamento agressivo ou hiperativo?	1	2	3	4	5	6	7
Problemas disciplinares?	1	2	3	4	5	6	7

(Continua.)

Quadro 4-3. *(Cont.)* Questionário de qualidade de vida OSA-18 – Versão portuguesa validada por Fernandes e Teles em 2013[20]

Problemas do Cotidiano							
Nas últimas 4 semanas, com que frequência o seu filho teve...							
Sonolência diurna excessiva?	1	2	3	4	5	6	7
Episódios de falta de atenção ou concentração?	1	2	3	4	5	6	7
Dificuldade ao levantar-se da cama de manhã?	1	2	3	4	5	6	7
Opinião do Informante							
Nas últimas 4 semanas, com que frequência os problemas acima descritos...							
Causaram preocupação com a sua saúde?	1	2	3	4	5	6	7
Preocuparam-no pelo seu filho não poder respirar ar suficiente?	1	2	3	4	5	6	7
Interferiram com as suas atividades diárias?	1	2	3	4	5	6	7
Deixaram-no frustrado?	1	2	3	4	5	3	7

EXAME FÍSICO OTORRINOLARINGOLÓGICO

De forma geral, ao exame físico são avaliados dados antropométricos (peso, altura e IMC – índice de massa corporal), características da face, rinoscopia anterior (aspecto das conchas nasais inferiores, septo, secreção e lesões), otoscopia, oroscopia (grau de hipertrofia das amígdalas palatinas, Mallampati, dentição, oclusão dentária, palato e língua).

Considerando-se que a obesidade é um fator importante para a apneia do sono, os dados antropométricos são medidos ainda na pré-consulta, de rotina em todos os pacientes, com o intuito de avaliar o IMC.

Entre as características da face podem ser observados: fácies alongada, presença de olheiras, flacidez da musculatura perioral, dificuldade no vedamento labial, mandíbula inferiorizada, alterações de oclusão dentária, palato ogival (atrésico) (Fig. 4-1). Importante ressaltar que quanto mais tardia a idade em que a criança se apresenta na primeira consulta, maior o risco de essas alterações necessitarem de auxílio multiprofissional para resolução.[7,8]

A hipertrofia adenoamigdaliana e a rinite alérgica são as causas mais comuns de obstrução de vias aéreas altas em crianças, levando à respiração bucal de suplência. A rinoscopia anterior é importante para avaliar os aspectos das conchas inferiores – em especial o trofismo e a coloração (Fig. 4-2). Outras alterações nasais que levam à obstrução nasal já podem ser avaliadas, como os desvios septais, pólipos e massas nasais, concha média bolhosa, atresia coanal, alterações congênitas (como cisto dermoide, meningoencefalocele e glioma), corpos estranhos e tumores. Ver detalhes no Capítulo 6.

À oroscopia, é importante avaliar os principais fatores que estão associados à apneia do sono, como a hipertrofia amigdaliana e o aumento de base da língua. Em ambas as graduações é importante que o paciente esteja com a boca aberta e com a língua e o palato relaxados.

O tamanho das tonsilas palatinas é graduado de acordo com Classificação de Brodsky (Fig. 4-3),[9] sendo Grau I quando ocupa de 0-25% do espaço entre os pilares amigdalianos; Grau II quando ocupa 25-50%; Grau III quando ocupa 50-75%, e Grau IV quando ocupa 75-100% do mesmo espaço.

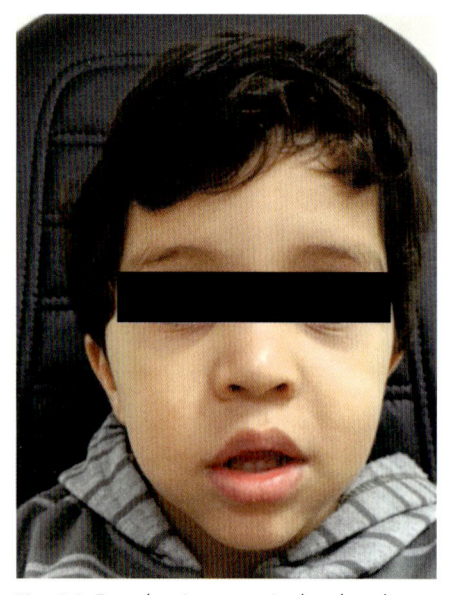

Fig. 4-1. Face de criança respiradora bucal.

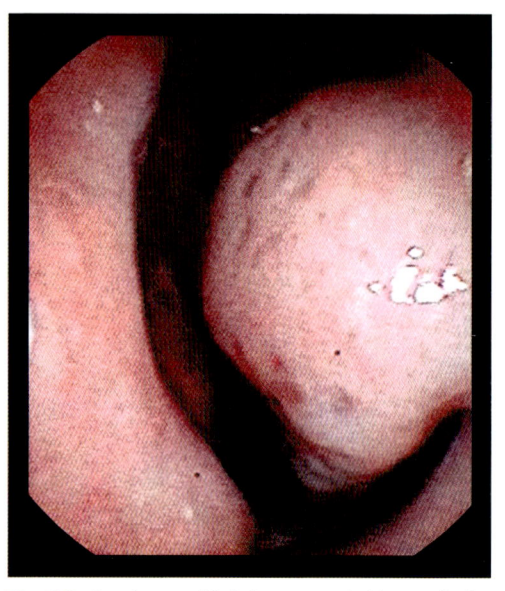

Fig. 4-2. Concha nasal inferior esquerda hipertrofiada e pálida em portador de rinite alérgica.

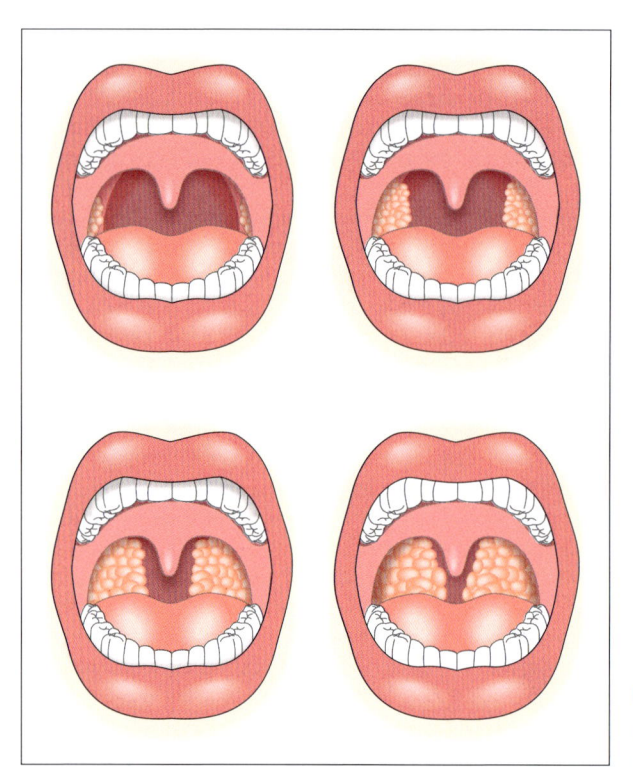

Fig. 4-3. Classificação de L. Brodsky para graduação de hipertrofia de tonsilas palatinas (Graus 1-4).[9]

Ainda, considerando-se a importância da língua para a apneia do sono, utilizamos a Classificação de Mallampati[1] modificada para graduá-la, sendo Classe I quando se consegue observar a faringe posterior em quase sua totalidade; Classe II quando se observa a faringe posterior apenas parcialmente; Classe III quando a faringe posterior não é mais visualizada, mas observa-se o palato mole; e Classe IV quando se consegue visualizar apenas o palato duro (Fig. 4-4).[1]

Alterações oclusais devem ser observadas conforme será mais bem descrito um pouco mais à frente no presente capítulo (Fig. 4-5).

À otoscopia deve-se avaliar a eventual presença de nível líquido em orelha média, opacidade, aumento de vascularização, hiperemia ou retração de membrana timpânica (Fig. 4-6).

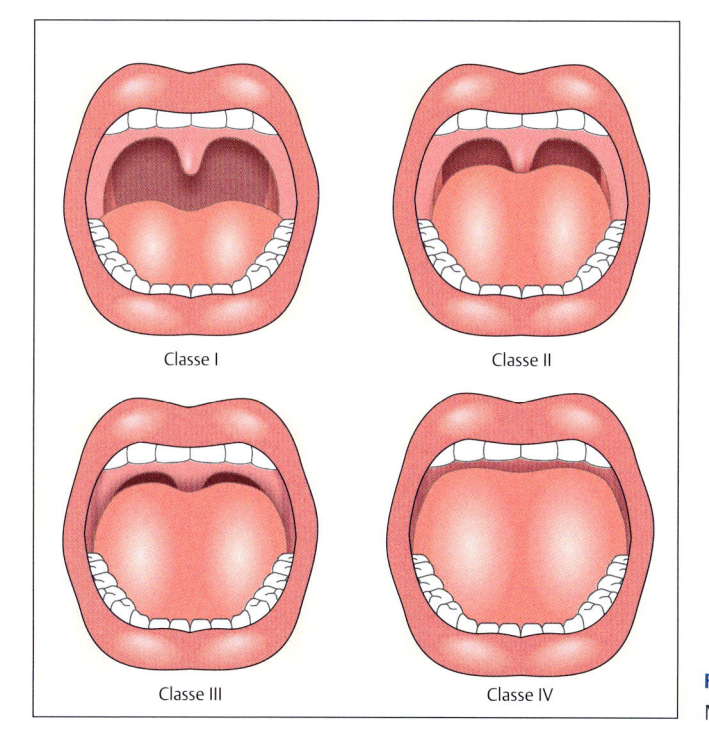

Fig. 4-4. Classificação de Mallampati modificada.[1]

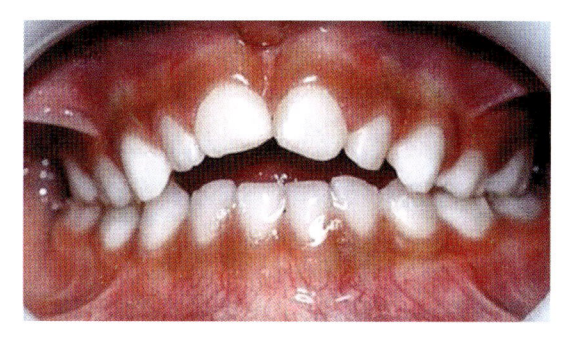

Fig. 4-5. Infraoclusão dentária dos incisivos superiores: mordida aberta anterior.

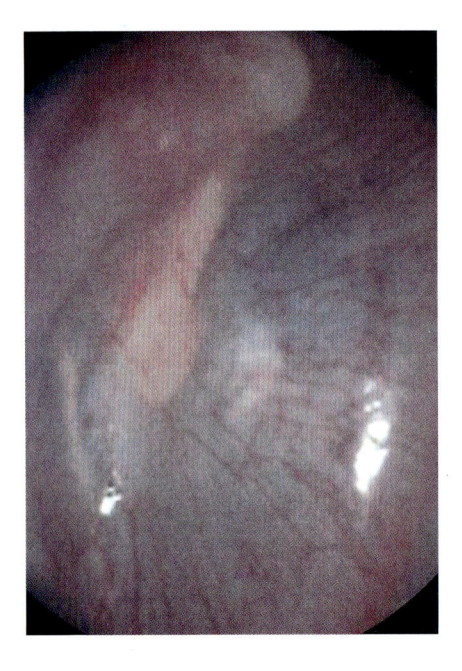

Fig. 4-6. Membrana timpânica opacificada, retraída, com vasos proeminentes e efusão em orelha média, caracterizando um quadro de otite média secretora.

AVALIAÇÃO ALERGOIMUNOLÓGICA

A rinite alérgica (RA) é a inflamação da mucosa nasal mediada por IgE (anticorpos da classe E) e manifesta-se com obstrução nasal, prurido, coriza e espirros. A RA é uma importante causa de obstrução nasal em crianças e deve ser pesquisada.[10] Os pais também devem ser questionados sobre a profilaxia ambiental, contato com animais de estimação e presença de tabagistas no ambiente doméstico. Ao exame físico a criança apresenta hipertrofia de conchas nasais inferiores, palidez ou hiperemia da mucosa nasal e presença de secreção hialina em fossas nasais (Fig. 4-2). Pode apresentar, também, sinais de atopia, como as pregas de Dennie-Morgan (pregas subpalpebrais inferiores) e olheiras.

A rinite alérgica apresenta importância no respirador bucal pela sua elevada prevalência e morbidade, impacto na qualidade de vida destes pacientes, além de constituir fator de risco para rinossinusites em adultos.

Na criança respiradora bucal a rinite alérgica surge como uma das principais causas e ressalta-se a importância da busca dos seguintes aspectos na anamnese alergológica: sinais clínicos das doenças alérgicas: espirros, prurido, coriza, obstrução nasal, respiração bucal e presença de roncos. Outros sintomas associados: história de tosse, chiado no peito (sibilância), prurido na pele e eczema, lacrimejamento, prurido e hiperemia ocular. Todos estes sintomas devem ser avaliados e também se deve tentar identificar fatores desencadeantes com possível correlação clínica.

A avaliação dos ambientes domiciliar e escolar deve identificar os principais fatores desencadeantes como tabagismo e alérgenos possivelmente implicados. Inalantes: ácaros, baratas, pelos de animais, fungos e polens. Como antígenos alimentares destacam-se os seguintes: leite, ovo, soja, trigo, amendoim, nozes, peixes e crustáceos, porém, estão mais relacionados a sintomas cutâneos e gastrointestinais.

O exame físico detalhado, através de sinais clínicos de atopia já bem descritos na avaliação otorrinolaringológica, rinoscopia anterior e a nasofibroscopia fornecem dados essenciais ao diagnóstico clínico e também para afastar comorbidades relacionadas.

Na investigação alergológica, o principal exame de valor diagnóstico é o teste cutâneo de leitura imediata (*Prick Test*), mas também pode ser realizada dosagem de IgE específica, IgE sérica total; o citograma nasal também tem sua aplicabilidade em algumas situações. Todos estes exames serão descritos detalhadamente no Capítulo 7.

Crianças com Infecções de Repetição de Vias Aéreas Superiores

Na investigação da criança com infecções de repetição de vias aéreas superiores devem-se afastar as alterações estruturais como: hipertrofia adenoamigdaliana, desvios septais obstrutivos, concha bolhosa, pólipo nasal, tumores locais e malformações congênitas. Algumas doenças secundárias contribuem para a ocorrência de infecções de repetição e devem ser investigadas: refluxo gastroesofágico, fibrose cística, discinesia ciliar primária, infecções por HIV (vírus da imunodeficiência humana), doenças metabólicas e uso de imunossupressores e quimioterápicos.

Outras possíveis causas são as imunodeficiências primárias (IDP) ou erros inatos da imunidade, ainda subdiagnosticadas e subdocumentadas. O diagnóstico precoce é de fundamental importância evolutiva na melhora do prognóstico, qualidade de vida e diminuição da ocorrência de sequelas. A história familiar pregressa de síndromes genéticas com fenótipos sabidamente associados à ocorrência de algum defeito da resposta imune; doenças hereditárias, metabólicas, autoimunes e de abortos espontâneos precoces são indicativos de suspeita de imunodeficiência primária. A história pessoal detalhada é essencial na investigação diagnóstica. Os seguintes aspectos são importantes na caracterização das infecções: idade de início, frequência, gravidade, tipo de agentes etiológicos identificados, resposta aos tratamentos realizados, associação a doenças alérgicas, reumatológicas e autoimunes graves.

A identificação dos 10 sinais de alerta para as imunodeficiências primárias em crianças auxilia no diagnóstico:
1. Pneumonias de repetição;
2. Otites de repetição;
3. Estomatites de repetição;
4. Abscesso de repetição;
5. Infecções graves: meningites, sepse, osteoartrites infecciosas;
6. Infecções intestinais como diarreias crônicas;
7. Doenças alérgicas e autoimunes graves: asma, lúpus eritematoso sistêmico;
8. Reações vacinais graves: Bcgeítes;
9. Fenótipos sugestivos de síndromes associadas às imunodeficiências primárias: Wiskott Aldrich, ataxia-atelangiectasias;
10. História familiar de imunodeficiências primárias.

As imunodeficiências primárias humorais são as mais comuns e estão diretamente relacionadas com as infecções de repetição de vias aéreas superiores e inferiores. Dentre elas destacam-se: deficiência específica de IgA, hipogamaglobulinemia, agamaglobulinemia, imunodeficiência comum variável, deficiência de subclasses de IgG e deficiências específicas de anticorpos.

A avaliação laboratorial deve ser direcionada pela suspeita clínica e do provável setor da resposta imune comprometida, e será comentado mais abaixo.

EXAMES COMPLEMENTARES

Nasofibroscopia

Todos os pacientes são submetidos à nasofibroscopia flexível avaliando toda a via aérea. Com esse exame é possível avaliar as estruturas nasais e suas alterações – hipertrofia de conchas nasais inferiores e médias, desvio septal, pólipos, sinais de infecção, tumores, atresia de coanas.

Em nasofaringe observamos a porcentagem de ocupação pelo tecido adenoideano. Deve-se fazer essa avaliação considerando-se a nasofaringe de modo tridimensional, e com o palato em repouso. Avalia-se também se a adenoide obstrui o óstio das tubas auditivas. Por fim, eventuais massas, malformações ou disfunções palatais devem ser averiguadas (Fig. 4-7).

Em oro e hipofaringe, observa-se o grau de obstrução das amígdalas e da base da língua em faringe, além de eventuais alterações. Por fim, sinais de refluxo faringolaríngeo, movimentação das pregas vocais e coordenação da laringe para deglutição são avaliados.

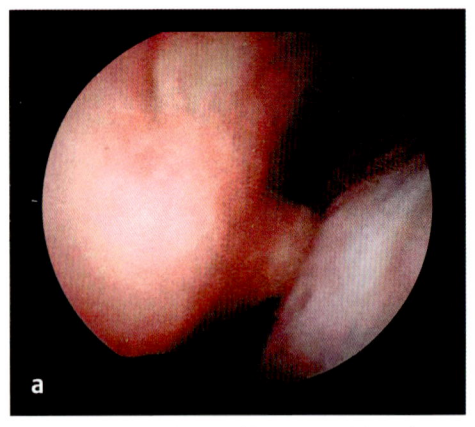

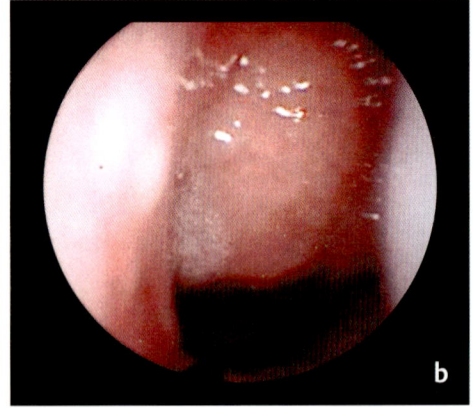

Fig. 4-7. Imagens de nasofibroscopia: (**a**) evidenciando desvio septal tipo esporão; (**b**) e hipertrofia adenoideana.

Teste Cutâneo de Leitura Imediata (TCLI)

O TCLI auxilia na identificação da sensibilização aos alérgenos relevantes suspeitos pela história clínica (Fig. 4-8).

Pesquisa Laboratorial de Imunodeficiências

Na suspeita de imunodeficiência primária (crianças com infecções de repetição, e algumas síndromes genéticas que podem cursar com baixa imunidade), os seguintes exames são utilizados na investigação dos pacientes com infecções de repetição e suspeita de imunodeficiências primárias:

- Hemograma;
- IgE Total;

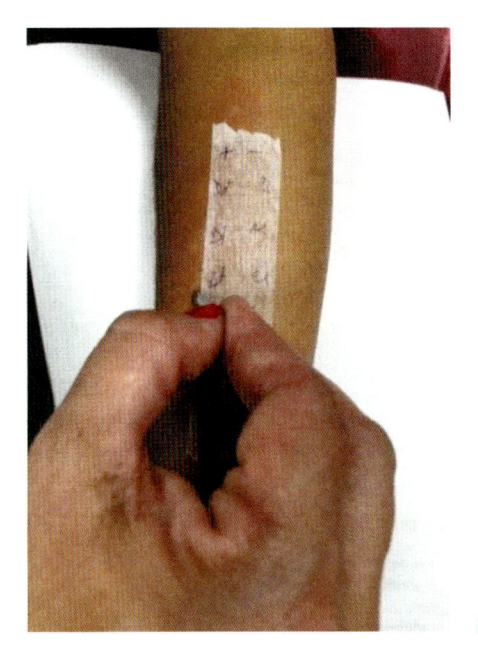

Fig. 4-8. Teste cutâneo de leitura imediata.

- Eletroforese de proteínas;
- Dosagens de imunoglobulinas (IgA, IgG, IgM);
- Dosagens de subclasses de IgG (1,2,3,4);
- Dosagens de anticorpos específicos vacinais: anticorpos antipneumococos pré- e pós-vacinal;
- Fenotipagem de linfócitos T e B: CD4, CD8, CD20, células NK (*natural Killer*);
- Dosagens de anticorpos vacinais antirrubéola, anti-hepatite B, antipólio;
- Radiografia de tórax: presença de imagem tímica em recém-nascidos;
- Radiografia de *cavum*: imagem da adenoide;
- Dosagens complementos específicos e total;
- Teste do NBT (Nitroblue-Tetrazolium).

Exames de Imagem

Em nosso serviço, com a disponibilidade de equipamento de nasofibroscopia, tem-se dado preferência pelo uso desse exame para avaliação do tamanho da adenoide porque ela traz uma avaliação tridimensional e mais completa da cavidade nasal, nasofaringe e laringe.[4] Além disso, o exame avalia, em tempo real, a função do palato.

No entanto, a radiografia de *cavum* ainda tem ampla utilização, principalmente em centros onde a nasofibroscopia não está disponível. A radiografia de *cavum* permite a visualização da obstrução da coluna aérea da nasofaringe pelo tecido adenoideano. Para calcular o tamanho da adenoide por radiografia de *cavum* é medida a distância entre o ponto mais externo da adenoide e a linha esfeno-base occipital. Essa medida é comparada à largura da nasofaringe. Quando a adenoide ocupa mais de 50% da largura da nasofaringe, estando o palato em repouso, ela é considerada obstrutiva (Fig. 4-9).[8]

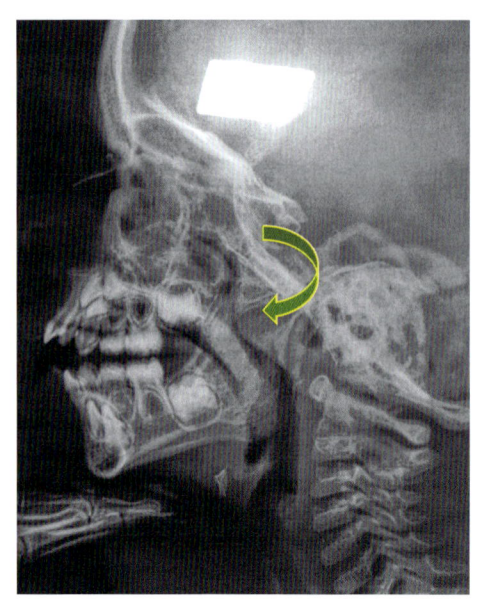

Fig. 4-9. Radiografia simples de *cavum* evidenciando aumento importante de adenoide.

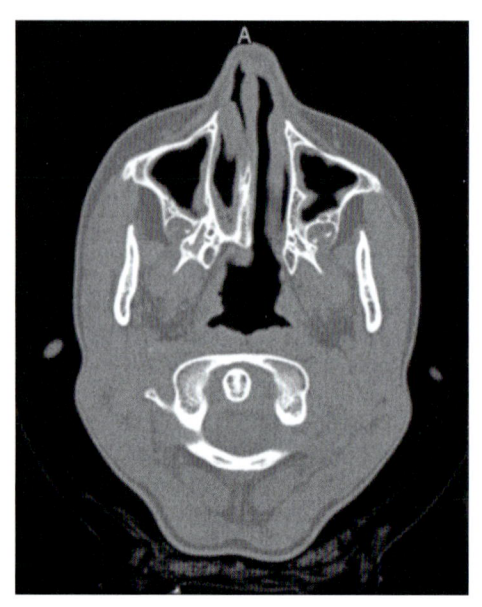

Fig. 4-10. Tomografia computadorizada de seios da face, corte axial, evidenciando atresia coanal à direita.

O exame de tomografia computadorizada é útil na investigação de crianças com rinossinusites de repetição ou em casos de suspeita de complicações orbitárias de rinossinusite aguda. Além de ser essencial à programação cirúrgica em crianças com atresia de coanas (Fig. 4-10) e massas nasais (pólipos, tumores, meningoencefalocele etc.).

A ressonância nuclear magnética complementa o diagnóstico das massas nasais, sendo essencial em casos de suspeita de meningoencefalocele. Ainda, é importante para a avaliação de estruturas adjacentes (órbita e encéfalo) em casos de tumores nasossinusais ou de complicações de rinossinusites.

A cefalometria permite a mensuração das distâncias e ângulos entre as estruturas ósseas craniofaciais, útil na avaliação das alterações faciais causadas pela respiração bucal crônica, sendo essencial na decisão terapêutica como indicação de tratamento ortodôntico.

Audiometria e Imitanciometria

Quando o paciente apresenta alteração na otoscopia ou queixas de hipoacusia e dificuldades escolares e na linguagem, faz-se necessária a investigação audiológica, com exame de audiometria e imitanciometria. O exame de processamento auditivo central pode ser solicitado quando há queixas de dificuldades escolares, de escrita e leitura, com audiometria e imitanciometria normais.

Polissonografia

A polissonografia é o exame padrão ouro no diagnóstico e quantificação da gravidade dos distúrbios respiratórios do sono. Ela mede parâmetros fisiológicos como estágios do sono, fluxo aéreo, esforço respiratório, EEG, ritmo cardíaco etc. Em crianças respiradoras bucais e com queixas de roncos e apneia está indicado, principalmente naqueles pacientes sindrômicos, com doenças neuromusculares, anormalidades craniofaciais, mucopolissacaridose, anemia falciforme, obesidade, crianças abaixo de 3 anos e quando o exame físico não é compatível com as queixas apresentadas pelos pais (tonsilas pouco obstrutivas e queixas de apneia importantes, ou o contrário, obstrução de via aérea detectada ao exame físico na presença de queixas frustras).[1,4,11] O exame norteia o tratamento, e quando indicado, auxilia no planejamento cirúrgico, e na determinação das crianças que requerem maiores cuidados pós-operatórios (monitorização, cuidados de CTI). Também indica aquelas crianças que deverão ser investigadas para apneia do sono residual após a cirurgia e que seriam possíveis candidatas ao uso de pressão positiva. Por ser um exame caro e de difícil acesso, tem indicações em casos específicos. Pela importância do exame para apneia do sono, ele será mais bem detalhado no capítulo correspondente (Capítulo 5).

pHmetria

As crianças que apresentam infecções de repetição (otites, rinossinusites e pneumonias), queixas de vômitos e dor abdominal frequentes, recidiva precoce de hipertrofia adenoideana pós-cirurgia, devem ser investigadas para doença do refluxo gastroesofágico.[12] Em nosso serviço utilizamos como ferramenta diagnóstica a pHmetria e o critério utilizado é a fração de refluxo maior que 7.

AVALIAÇÃO FONOAUDIOLÓGICA

Os pacientes que apresentam alterações musculares e posturais, identificados na inspeção clínica breve, durante a discussão do caso junto à equipe, são direcionados para a avaliação miofuncional orofacial e exames complementares, caso seja necessário.

A avaliação miofuncional orofacial é composta pela anamnese, que investiga a queixa do paciente ou responsável, além de levantar dados sobre o desenvolvimento de fala e linguagem, acuidade auditiva, antecedentes familiares, rendimento escolar, histórico alimentar, presença de hábitos orais, dores orofaciais, tratamentos anteriores relacionados com o problema, período em que a família percebe a respiração bucal, presença de ronco e apneia testemunhada e a investigação dos medicamentos utilizados. Nos casos com diagnóstico de apneia obstrutiva do sono, questiona-se ainda, a presença de sensação de sufocamento durante o sono, cianose, cefaleia matinal, sensação de boca seca pela manhã, enurese noturna, tosse e engasgos durante o sono, sudorese, sonolência e dificuldade em despertar pela manhã.

A avaliação miofuncional orofacial é filmada e utilizamos o protocolo com escores (AMIOFE), proposto por Felício e Ferreira em 2008,[6] validado para crianças. Investiga-se a simetria facial, postura habitual, mobilidade, funções orofaciais e a avaliação funcional da oclusão. O protocolo AMIOFE possui escores predeterminados para cada aspecto avaliado, o que viabiliza uma análise quantitativa da condição miofuncional orofacial, utilizado também no controle terapêutico.

No aspecto aparência/condição postural avalia-se a postura dos lábios considerando o vedamento dos mesmos sem esforço, a oclusão com tensão excessiva dos músculos orbicular da boca e mentual e a ausência do vedamento. Na avaliação da postura mandibular observa-se a manutenção do espaço funcional livre, a presença de apertamento dentário ou rebaixamento mandibular. Para avaliação da postura habitual da língua consideram-se os padrões de língua contida em cavidade oral, sem apoio nos arcos dentários, em assoalho bucal ou interposta aos arcos dentários. No aspecto aparência da face e bochechas avalia-se simetria entre os lados e as características como volume e região da assimetria. O palato duro é avaliado considerando sua largura e profundidade.

Para a avaliação da mobilidade dos lábios, língua, mandíbula e bochechas o protocolo AMIOFE propõe provas específicas, considerando a precisão em executar os movimentos, presença de tremor e a inabilidade na realização dos mesmos.

A função respiratória é avaliada por meio da inspeção do fluxo aéreo utilizando o espelho de ressonância nasal, de Glatzel ou milimitrado de Altmann (®ProFono), juntamente com a observação do padrão respiratório durante todo o atendimento. Os dados obtidos durante a discussão clínica sobre o quadro respiratório são fundamentais para o melhor entendimento do caso.

Para avaliação da deglutição são utilizadas as consistências líquida e sólida, sendo observado o comportamento dos lábios, língua, eficiência da deglutição e a presença de outros movimentos associados como movimentação de cabeça, tensão dos músculos faciais e presença de escape de alimento.

Na função mastigatória observa-se a região dentária onde se realiza o corte do alimento, o modo predominante e a presença de movimentos associados, postura e escape de alimento. O padrão mastigatório pode ser caracterizado em bilateral alternado, simultâneo, e padrão unilateral preferencial, ou seja, quando a criança mastiga 66% do mesmo lado e o padrão unilateral crônico quando o bolo permanece do mesmo lado 95% do tempo de mastigação, considera-se ainda, o padrão anterior.

Por fim, o protocolo propõe a análise funcional da oclusão com as medidas de abertura, lateralidade e protrusão mandibular, registro do desvio de linha média, trespasse vertical e horizontal, guia de desoclusão, presença de dor e ruído articular. Esses aspectos, associados à classificação da oclusão dentária, são importantes para determinar os objetivos terapêuticos e compreender algumas restrições para o trabalho funcional, principalmente com a mastigação.

Além do protocolo citado, outras avaliações são propostas para melhor compreensão do caso e auxílio no planejamento terapêutico, como avaliações antropométricas de peso, estatura, circunferência cervical e as medidas orofaciais proposta por Cattoni em 2006.[13]

Para avaliação da fala utilizamos o teste de linguagem infantil ABFW,[14] por meio dos protocolos de registro para análise fonológica e fonética. Quando detectadas alterações de linguagem, os casos são encaminhados para uma avaliação específica da área.

A análise perceptiva auditiva da qualidade vocal também é realizada na rotina clínica do atendimento dos respiradores bucais. A caracterização da ressonância vocal é feita em suspeita de disfunção velofaríngea.[15] Casos de hipernasalidade e indicação de exérese adenoideana são discutidos com a equipe de otorrinolaringologia, uma vez que este padrão de ressonância pode piorar no pós-cirúrgico.

Nos casos com diagnóstico de apneia obstrutiva do sono podem ser incluídos, ainda, a inspeção e a mobilidade do palato mole, a classificação de Mallampati modificada (Fig. 4-4),[1] a escala de sonolência de Epworth (Quadro 4-2)[16] e o questionário de qualidade de vida OSA-18 (Quadro 4-3).[17]

Outros exames complementares podem ser solicitados, como a avaliação das forças máximas de lábios, de língua e das bochechas; força de mordida; avaliação eletromiográfica de superfície, escaneamento facial a *laser*, com maior precisão para medidas antropométricas faciais, entre outros exames disponíveis no Laboratório de investigação do sistema estomatognático (LISE) da FMRP-USP.

AVALIAÇÃO ORTODÔNTICA

Exame Facial, Bucal e Funcional

Ortodontistas e odontopediatras têm a vantagem de entrar em contato com o paciente em tenra idade, podendo assim iniciar um diagnóstico precoce e, consequentemente, aumentar as chances de sucesso no tratamento.

Ao realizar o exame ortodôntico, torna-se necessário proceder à anamnese completa com informações sobre a saúde geral do paciente, em particular com dados sobre história de traumas nos dentes ou maxilares, doenças como diabetes e síndromes, alergias, distúrbios respiratórios, doenças congênitas, tratamentos médicos a que foram ou estão sendo submetidos, além de medicamentos de uso crônico dos quais a criança fez ou faz uso.[18]

O diagnóstico clínico da respiração bucal deve ser realizado pelo Otorrinolaringologista e, portanto, sempre que o ortodontista observar sinais e suspeitar de respiração bucal, o paciente deve ser encaminhado para avaliação otorrinolaringológica e da equipe multiprofissional.[19] O exame clínico ortodôntico é a base para um bom diagnóstico e correto plano de tratamento. Deve-se iniciar com uma ficha completa e previamente elaborada para avaliações específicas.[19] É importante lembrar que esta ficha será um documento importante e fará parte integrante do prontuário do paciente. No exame clínico propriamente dito, as seguintes avaliações devem ser realizadas:

- Prevalência de cárie (baixa, regular ou alta);
- Higiene bucal (presença ou não de biofilme bacteriano);
- Frequência de escovação diária e uso do fio dental;
- Saúde dos tecidos periodontais (sem inflamação, gengivite ou periodontite);
- Se o paciente já realizou tratamento ortodôntico prévio e/ou usou algum tipo de aparelho, tempo de tratamento e resultados obtidos;
- Dieta alimentar;
- Prática de esporte;
- Presença de hábitos bucais deletérios;
- Desejo do paciente em realizar o tratamento.

Exame Clínico Propriamente Dito

Esta abordagem deve avaliar e documentar a estética facial, a saúde bucal e a função mandibular.

Exame Facial

No exame facial o ortodontista deve realizar a avaliação frontal e de perfil, além das características do sorriso. Na avaliação frontal da face avalia-se a proporção dos olhos, nariz e boca, simetria, proporção entre largura e altura, índice facial, relação da linha mediana dentária superior e inferior com o plano sagital mediano, selamento labial, presença de prega nasal, olheiras e se o paciente apresenta olhar cansado. Na avaliação do perfil facial deve-se observar o paciente com os lábios relaxados ou em repouso e analisar a convexidade da face (relação anteroposterior dos maxilares), a postura labial, a posição dos incisivos em relação aos lábios e as proporções faciais verticais, assim como o ângulo do plano mandibular.

A simetria facial pode ser avaliada posicionando-se um segmento de fio dental sobre o plano sagital mediano da face do paciente para compararmos os lados direito e esquerdo.[20] Como salientado, é também importante verificar a relação entre a linha mediana dentária e o plano sagital mediano. O tipo morfológico da face e o perfil do paciente também devem ser analisados, especialmente nos casos de mordida cruzada anterior esquelética e mordida aberta anterior.[19,21,22] Os tipos morfológicos encontrados são dólico, meso e braquifacial. A quantidade de exposição dos incisivos deve ser avaliada com os lábios em repouso e durante o sorriso (Fig. 4-11).[23]

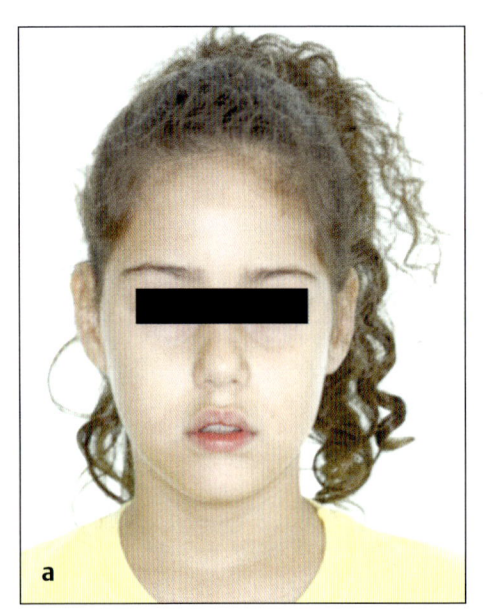

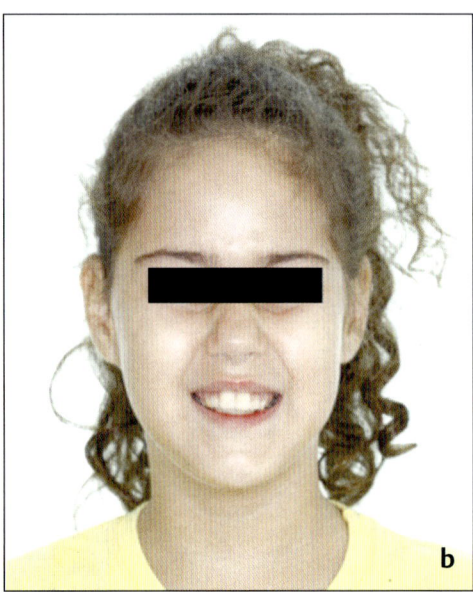

Fig. 4-11. Análise do sorriso em (**a**) repouso e em (**b**) largo sorriso.

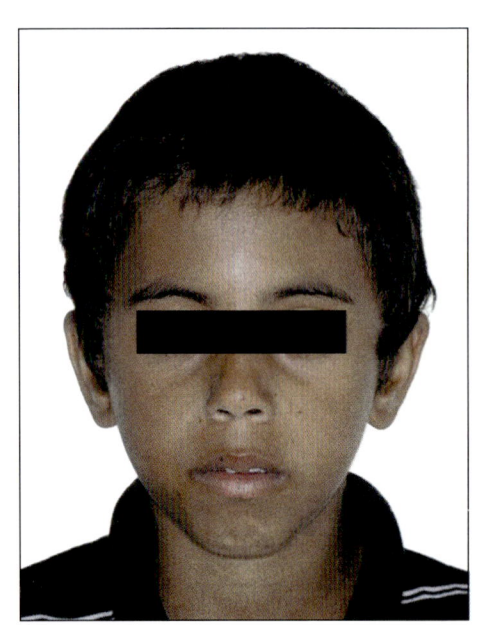

Fig. 4-12. Aparência facial de paciente com respiração bucal.

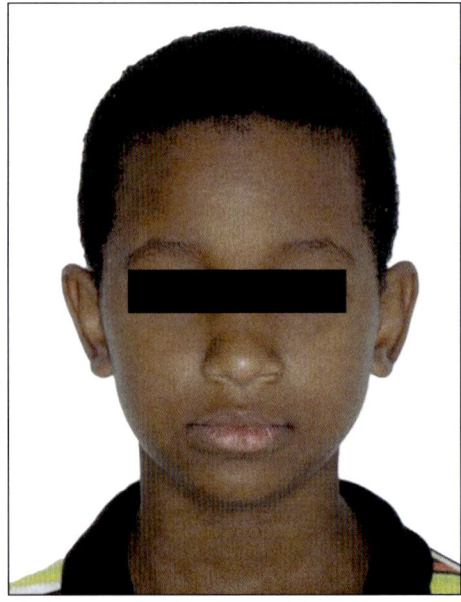

Fig. 4-13. Estética facial de paciente que respira pelo nariz.

Pacientes com ausência de vedamento labial, presença de olheiras, olhar cansado, com prega nasal, lábios ressecados, narinas pouco desenvolvidas, com terço inferior aumentado e alteração na exposição dos incisivos são fortes candidatos a apresentarem respiração bucal (Fig. 4-12).

Por outro lado, pacientes com bom equilíbrio facial e estruturas faciais adequadamente desenvolvidas têm tendência a respirar pelo nariz (Fig. 4-13). Obviamente que mesmo apresentando características de respiração bucal quando examinado pelo ortodontista, o diagnóstico deve ser determinado pelo otorrinolaringologista.

Exame Bucal e Dental

Tão importante quanto a análise facial do paciente, o exame bucal e dental deve ser parte integrante do exame clínico, pois contribui significativamente para o diagnóstico final do caso. Deve-se avaliar a presença de cáries, problemas periodontais e a dentisteria. O número e as características estruturais dos dentes também são fatores importantes que indicam a presença de agenesias ou de dentes supranumerários, anomalias de forma, número e tamanho. As informações obtidas clinicamente podem ser confirmadas por meio de fotografias intrabucais (Fig. 4-14).

A higiene bucal não pode ser negligenciada, pois é um sinal clínico importante. No aspecto específico da má oclusão, a Classificação de Angle, em 1899,[24] e características oclusais, como presença de mordidas cruzadas anteriores e posteriores, mordida aberta anterior e posterior, sobremordida profunda e falta de espaço são avaliações adicionais para o tratamento multiprofissional do paciente. Uma das más oclusões que mais acometem o paciente respirador bucal é a mordida cruzada posterior. Esta má oclusão pode manifestar-se devido à quebra do "mecanismo do músculo bucinador". Nestes pacientes a língua adota uma postura mais baixa no assoalho bucal deixando de exercer pressão adequada sobre o palato. Este desequilíbrio favorece maior pressão das bochechas sobre as paredes laterais da maxila ocasionando a hipoplasia transversal maxilar (atresia) e, consequentemente, a mordida cruzada posterior. No exame intrabucal avalia-se o número de dentes envolvidos e o alinhamento dental, uma vez que nos casos cujos dentes estão alinhados e a mordida cruzada ainda se manifesta, há indícios de que o problema está na relação entre as bases ósseas onde os dentes estão implantados, não se tratando, portanto, de má oclusão provocada por problemas no alinhamento dos dentes. Deve-se também realizar o diagnóstico diferencial entre mordida cruzada anterior funcional, dentária e esquelética, associando as informações obtidas nos exames intra e extraoral, funcional e cefalométrico para estabelecer o plano de tratamento correto.[19,21,22]

Menos frequente, mas também prevalente, a mordida aberta anterior pode ser uma consequência da respiração bucal. O posicionamento baixo e anteriorizado da língua pode promover interposição desta entre os incisivos superiores e inferiores impedindo o trespasse vertical correto entre estes dentes e causando a mordida aberta anterior. Apesar de muitos fatores do exame bucal e dental do paciente não terem relação direta com a respiração, estes podem ser reflexo de um padrão respiratório alterado. Pode-se citar a falta de espaço, também chamado de apinhamento dentário. A hipoplasia transversal maxilar diminui a largura da maxila e, consequentemente, o espaço disponível para o alinhamento dos dentes. Estes parâmetros, quando avaliados separadamente, podem não determinar de forma cabal o diagnóstico final de respiração bucal, mas, sem sombra de dúvida, são elementos contribuintes e, portanto, imprescindíveis em um correto exame.

Fig. 4-14. Avaliação bucal e dental realizada no paciente com respiração bucal.

Exame Funcional

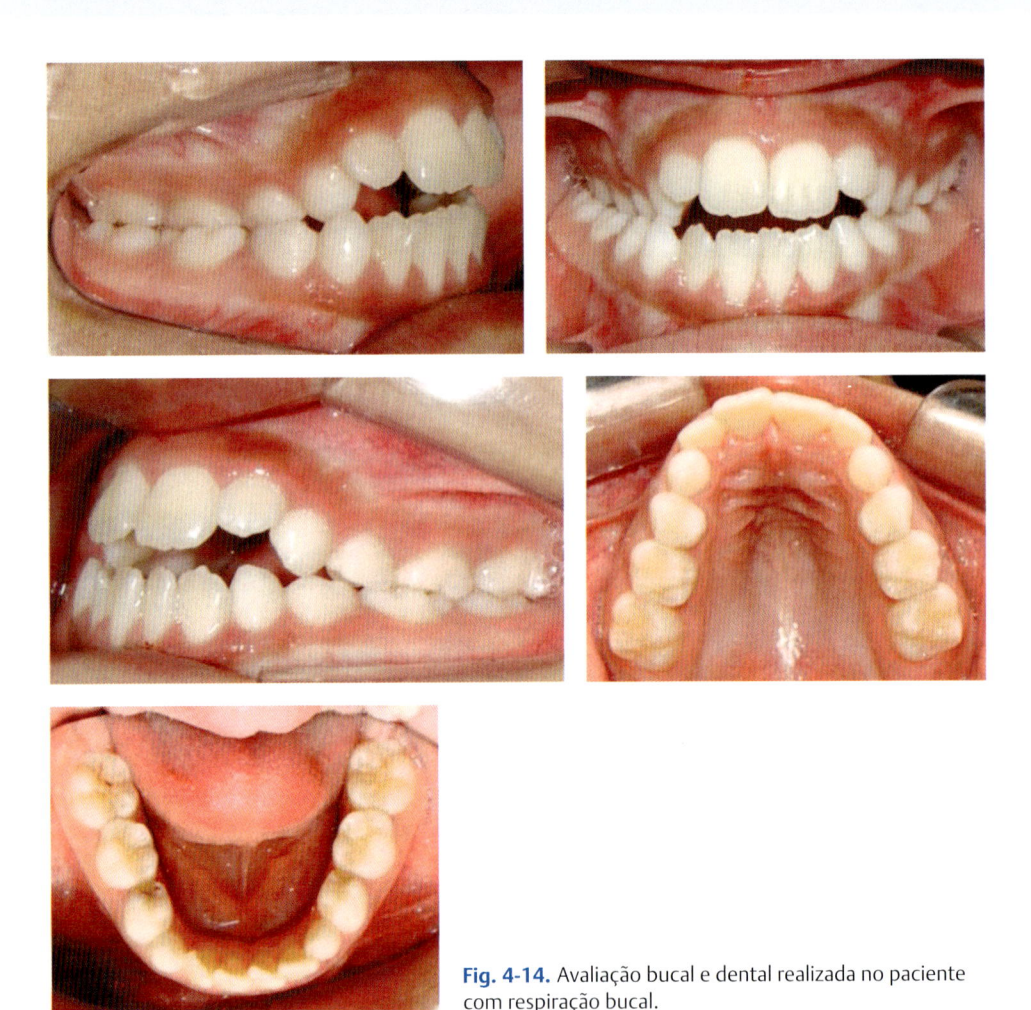

No exame funcional muitas avaliações da função oclusal e desvios mandibulares devem ser realizados. Associadas a estas observações, a deglutição, a mastigação, a fala, a respiração, as tonsilas faríngeas e palatinas também devem ser inspecionadas. A função e a tonicidade dos lábios superior e inferior, problemas na articulação temporomandibular (ATM), como dor à palpação, estalido, crepitação, limitação do movimento, desvios mandibulares laterais ou anteriores durante o fechamento permitem identificar se a má oclusão apresenta um componente funcional, e/ou esquelético e/ou dentário. A coincidência entre relação cêntrica (posição mais estável dos côndilos nas fossas articulares) e oclusão cêntrica (máxima intercuspidação habitual) deve ser avaliada indicando ausência de desvio funcional da mandíbula no fechamento. Há algumas alterações causadas por interferências oclusais que levam ao desvio funcional da mandíbula. Se o desvio promover movimento protrusivo, ocorrerá mordida cruzada anterior funcional. Se o desvio for em sentido lateral, haverá mordida cruzada posterior funcional.[19,21,22]

Alguns destes parâmetros podem ser inicialmente verificados pelo ortodontista, porém, outros como deglutição, fala e mastigação podem ser minuciosamente averiguados pelo fonoaudiólogo, que utiliza recursos apropriados com instrumentos de precisão para determinar a normalidade ou anormalidade funcional.

Paralelamente ao exame clínico, exames complementares como análise de modelos de gesso, resina ou digitais, radiografias (panorâmica, radiografia cefalométrica, radiografia oclusal), tomografias e fotografias são importantes para que o ortodontista efetue um diagnóstico completo e preciso com a finalidade de definir a abordagem de tratamento mais adequada para cada paciente. Entretanto, de forma alguma a clínica pode ser negligenciada, pois é a pedra fundamental de avaliação não só na ortodontia, mas em outras áreas da saúde.

CONSIDERAÇÕES FINAIS

A respiração bucal requer avaliação multidisciplinar e isto ficou evidente neste capítulo. Avaliações isoladas sem a devida integração das diversas áreas e especialidades que compõem a equipe multiprofissional e multidisciplinar devem ser evitadas, pois significa diagnosticar e tratar de forma parcial um paciente que exige cuidados múltiplos. Nenhuma área ou especialidade deve ser negligenciada ou esquecida nesta abordagem, pois o sucesso do tratamento dependerá da associação entre elas. Entretanto, não se deve esquecer que a interação deve ser vivenciada a todo o momento no tratamento do paciente com respiração bucal, da avaliação inicial a concepção das etapas do tratamento.

REFERÊNCIAS BIBLIOGRÁFICAS

1. Friedman M, Tanyeri H, La Rosa M et al. Clinical predictores of obstructive sleep apnea. Laryngoscope. 1999;109(12):1901-7.
2. Martins CAN, Deus MM, Abile IC et al. Translation and cross-cultural adaptation of the pediatric sleep questionnaire (PSQ*) into Brazilian Portuguese. Braz J Otorhinolaryngol. 2021.
3. Sole D, Wandalsen GF, Camelo-Nunes IC, Nasptiz CK. ISAAC Brazilian Group Prevalence of symptoms of Asthma, rhinits, and atopic eczema among Brazilian children and adolescentes identified by the International Study of Asthma and Allergies in Childhood(ISAAC)- Phase 3. J Pediatr. 2006;82(5):341-6.
4. American Academy of Pediatrics. Clinical practice guideline: diagnosis and management of childhood obstructive sleep apnea syndrome. Pediatrics. 2002;109(4):704-12.
5. Zhang Y, Xu M, Zhang J et al. Risk factors for chronic and recurrent otitis media – a meta-analysis. 2014;9(1):e86397. PLOS 2014;19(1):1-9
6. Felício CM, Ferreira CL. Protocol of orofacial myofunctional evaluation with scores. Int J Pediatr Otorhinolaryngol. 2008;72(3):367-75.
7. Pereira FC, Motonaga SM, Faria PM et al. Avaliação cefalométrica e miofuncional em respiradores bucais. Rev Bras Otorrinolaringol. 2001;67:43-9.
8. Valera FC, Travitzki LV, Mattar SC et al. Muscular, functional and orthodontic changes in pre school children with enlarged adenoids and tonsils. Int J Ped Otorhinolaryngol. 2003;67:761-70.
9. Brodsky L. Modern assessment of tonsils and adenoids. Pediatr Clinic N Am. 1989;36:1551-69.
10. Bozek JL, Bousquet J, Baena-Cagnani CE et al. Allergic Rhinitis and its Impact on Asthma (ARIA) guidelines: 2010 revision. J Allergy Clin Immunol. 2010;126(3):466-76.
11. Tan HL, Gozal LK, Abel F, Gozal D. Craniofacial syndromes and sleep-related breathing disorders. Sleep Med Rev. 2016;27:74-88.
12. Alvares BR, Della Torre OH, Mezzacappa MA. Sensitivity of upper gastrointestinal series in the diagnosis of gastroesophageal reflux in premature infants. Radiol Bras. 2011;44(4):211-4.

13. Cattoni DM. O uso do paquímetro na avaliação da morfologia orofacial. Rev Soc Bras Fonoaudiol. 2006;11(1):52-8.
14. Andrade CRF, Befi-Lopes DM, Fernandes FDM. ABFW: teste de linguagem infantile nas áreas de fonologia, vocabulário, fluência e pragmática. São Paulo: Pró-Fono; 2004.
15. Graziane AF, Fukushiro AP, Marchesan IQ et al. Ampliação e validação do protocolo de avaliação miofuncional orofacial para indivíduos com fissura labiopalatina. CoDAS. 2019;31(1):e20180109.
16. Bertolozi ANB, Fagondes SC, Hoff LS, Pedro VD, Barreto SSN, Johns MW. Validação da escala de sonolência de Epworth em português para uso no Brasil. J Bras Pneumol. 2009;35(9):877-83.
17. Fernandes FM, Teles RC. Application of the Portuguese version of the Obstructive Sleep Apnea-18 survey to children. Braz J Otorhinolaryngol. 2013;79(6):720-6.
18. Quinn GW. Are dentalfacial deformities a preventable disease? N C Dent J. Summer-Autumn. 1978;61:5-57.
19. Matsumoto MAN, Stuani MBBS, Romano FL. Ortodontia: abordagens clínicas na dentição mista. Barueri: Manole; 2020:360.
20. Proffit WR, Fields HW, Sarver DM. Contemporary orthodontics, 5th ed. [online], Elsevier: St. Louis;2013;19:685-724.
21. Zachrisson BU. Esthetic factors involved in anterior tooth display and the smile: vertical dimension. J Clin Orthod. 1998;32:432-45.
22. Graber TM. Ortodoncia - Teoria y Práctica, 3. ed. Interamericana; 1974.
23. Moyers RE. Ortodontia, 4. ed. Rio de Janeiro: Guanabara Koogan; 1991.
24. Angle EH. Classification of malocclusion. Dental Cosmos. 1899;41:248-64.

APNEIA OBSTRUTIVA DO SONO DA INFÂNCIA

CAPÍTULO 5

Leila Azevedo Almeida ▪ Heidi Haueisen Sander ▪ Alan Luiz Eckeli
Carolina Sponchiado Miura ▪ Fabiana Cardoso Pereira Valera

INTRODUÇÃO

Apneia obstrutiva do sono (AOS) é uma condição caracterizada pelo colapso parcial (hipopneia) ou total (apneia) das vias aéreas superiores durante o sono de forma recorrente.[1-3]

Durante o sono observamos o relaxamento da musculatura dilatadora da faringe e a atenuação do *drive* ventilatório, de forma que, mesmo em indivíduos normais, eventos respiratórios de apneias ou hipopneias podem estar presentes.

Em indivíduos portadores da AOS, tais eventos ocorrem em número aumentado, devido a múltiplos fatores. No entanto, esses fatores têm em comum a tendência ao colapso das vias aéreas, diante das variações de pressão intratorácica relacionadas com a respiração. Nesse caso, as condições obstrutivas, como hipertrofia de adenoide, hipertrofia de amígdalas, ou aumento da base da língua não são contrabalanceadas pela capacidade da musculatura dilatadora da faringe em manter a patência das vias aéreas durante o sono.

O aumento do número de eventos respiratórios durante o sono, de forma frequentemente associada ao aumento de sua duração, leva à fragmentação do sono, episódios intermitentes de hipoxemia e ativação autonômica, com as respectivas consequências clínicas.

Neste capítulo abordaremos as particularidades da apneia obstrutiva do sono da infância (AOS-I).

EPIDEMIOLOGIA

Acredita-se que a AOS-I apresente prevalência entre 1-4%.[1-4]

Estudos apontam para maior prevalência da apneia obstrutiva do sono no sexo masculino, porém, não há uma influência clara do gênero na prevalência ou gravidade da AOS-I em pré-adolescentes.[5]

Nas últimas décadas, houve mudanças nos critérios definidores da doença, aumentando a sensibilidade. Dessa forma, crianças anteriormente classificadas como portadoras de ronco primário são diagnosticadas hoje como portadoras de AOS-I.

A AOS-I pode acometer de neonatos a adolescentes, com variações nos seus aspectos determinantes e na sua apresentação clínica, conforme a faixa etária. Existe aumento da prevalência em pré-escolares devido ao aumento do tecido adenotonsilar nesse período do desenvolvimento.

FISIOPATOLOGIA
Uma Visão Integrativa

O principal fator de risco relacionado a AOS-I é a hipertrofia do tecido adenotonsilar, sendo que a obesidade apresenta importância crescente, podendo esses dois fatores coexistirem.[1]

Acredita-se, no entanto, que a manutenção da patência, ou ocorrência de colapso das vias aéreas durante o sono seja a resultante da interação de diferentes fatores envolvendo estreitamento de via aérea superior e/ou controle neuromuscular do tônus da mesma.[6] São determinantes para a AOS-I:

- A existência ou não de fatores obstrutivos, como a hipertrofia adenotonsilar, retroposicionamento e/ou aumento de base de língua, depósito de gordura em parede lateral de faringe;
- A conformação facial da criança, principalmente posição e desenvolvimento da maxila e da mandíbula;
- O tônus da musculatura dilatadora da faringe e sua capacidade de manter a patência das vias aéreas superiores durante o sono;
- As características herdadas ou adquiridas do controle neural da ventilação.

De acordo com esse modelo:

- Uma criança com hipertrofia de adenoide de 80% e amígdalas grau III pode apresentar menos eventos clínicos de colapso de vias aéreas em relação a uma segunda criança com o mesmo grau de obstrução, porém, com retroposicionamento maxilomandibular, hipotonia muscular ou síndrome genética interferindo no controle neural da ventilação;
- Duas crianças com o mesmo desenvolvimento maxilomandibular insatisfatório podem apresentar tendências diferentes ao colapso de vias aéreas durante o sono, de acordo com a existência ou não de hipertrofia do tecido adenotonsilar, acúmulo de células adiposas na base da língua e parede lateral da faringe, hipotonia muscular ou síndrome genética interferindo no controle neural da ventilação;
- Uma criança com flacidez muscular importante pode apresentar apenas roncos durante o sono, enquanto a mesma flacidez, em uma criança com hipertrofia adenotonsilar, acúmulo de células adiposas na base da língua e parede lateral da faringe, retroposicionamento maxilomandibular ou síndrome genética pode facilmente levar à AOS-I, interferindo no controle neural da ventilação;
- Duas crianças com sequela de anoxia e prejuízo do controle neural da ventilação podem apresentar tendências diferentes ao colapso das vias aéreas, de acordo com a existência ou não de hipertrofia adenotonsilar, acúmulo de células adiposas na base da língua e parede lateral da faringe, retroposicionamento maxilomandibular e hipotonia muscular;
- Duas crianças com as mesmas condições em relação ao tecido adenotonsilar podem apresentar evoluções diferentes após a adenotonsilectomia: a criança com acúmulo de células adiposas na base da língua e parede lateral da faringe, retroposicionamento maxilomandibular, hipotonia muscular ou síndrome neurológica apresenta maior risco de AOS-I residual.

Dessa forma, é possível compreender a falta de correlação direta entre o grau de hipertrofia adenotonsilar e a existência ou gravidade da AOS-I.[7] Assim como o fato de o procedimento de adenotonsilectomia não ser totalmente curativo em todas as crianças.[8] Ocorre que outros fatores, além da existência e grau de hipertrofia do tecido linfoide, concorrem para a obstrução de vias aéreas durante o sono, e para a sua manutenção mesmo após o procedimento de adenotonsilectomia.

Em neonatos, as malformações envolvendo face e vias aéreas são os principais fatores relacionados à AOS-I.

MANIFESTAÇÕES CLÍNICAS

A apresentação clínica da AOS-I pode variar conforme a faixa etária.

Neonatos e Lactentes

Apresentam, principalmente, sintomas noturnos de respiração ruidosa ou propriamente roncos, hiperextensão cervical como manobra de melhora da patência das vias aéreas, sudorese aumentada (principalmente em região cefálica e cervical), decúbito preferencial, cianose (principalmente perilabial), respiração dificultosa ou paradoxal, sono agitado e pausas respiratórias presenciadas pelos cuidadores. Bebês portadores de laringomalacia podem apresentar estridor durante o dia (principalmente aos esforços, como choro e amamentação) e critérios noturnos para a AOS-I. Em casos mais graves pode ser observado atraso de crescimento.

Pré-Escolares e Escolares

Aos sintomas noturnos descritos acrescenta-se a maior observação de outros transtornos do sono, como bruxismo do sono, parassonias do sono NREM (terror noturno, despertar confusional e sonambulismo), enurese do sono ou síndrome das pernas inquietas/doença de Willis-Ekbom. Algumas crianças podem verbalizar sensação de sufocamento noturno. Os sintomas diurnos passam a ser mais evidentes, principalmente sinais e sintomas associados à rinite alérgica e síndrome do respirador bucal. Ao contrário de adultos, que manifestam sonolência excessiva diante da fragmentação do sono, crianças pequenas são mais propensas à irritabilidade, agressividade, comportamento impulsivo, hiperatividade e déficit de atenção. No entanto, já surge tendência à dificuldade para levantar-se da cama após o despertar matinal.

Pré-Adolescentes e Adolescentes

As manifestações clínicas e polissonográficas tornam-se mais próximas das dos adultos, notadamente maior tendência à sonolência excessiva, e aumento do teor de sono superficial na polissonografia. Nessa faixa etária, após o pico de crescimento do tecido adenotonsilar, a obesidade passa a desempenhar condição comórbida mais importante na fisiopatologia.

A apneia grave não tratada em crianças pode associar-se a aumento do risco cardiovascular, além de alterações cognitivas e comportamentais. Ainda, a elevação de marcadores inflamatórios e alterações metabólicas, como resistência à insulina e dislipidemia.[9-19]

DIAGNÓSTICO

A abordagem da criança com sinais e sintomas de AOS-I envolve uma avaliação multiprofissional, para identificação e tratamento de condições associadas, como a síndrome do respirador bucal, rinite alérgica, infecções amigdalianas de repetição, hipoacusia de condução, atresia maxilar, alterações de mordida, prejuízo miofuncional e outros transtornos do sono. Neste capítulo discutiremos especificamente o diagnóstico de AOS-I.

Segundo critérios da Classificação Internacional das Doenças do Sono (Quadro 5-1), o diagnóstico de AOS-I baseia-se nos sintomas clínicos e na confirmação por estudo de polissonografia noturna, como discutido a seguir.[1]

A polissonografia (PSG) é o padrão ouro para diagnóstico de AOS-I.[20,21] Consiste no registro simultâneo durante o sono de diversos parâmetros biológicos: eletroencefalograma; eletro-oculograma; eletromiograma submentual; eletrocardiograma; registro de roncos; fluxo respiratório; esforço respiratório; posição corporal; oximetria de pulso; capnografia; eletromiograma em membros inferiores; e registro de áudio e vídeo simultâneos.

A critério clínico, a monitorização pode ser ampliada, com a inclusão de eletromiografia de masseteres, para estudo do bruxismo do sono, ou colocação de maior número de eletrodos para eletroencefalograma (Fig. 5-1).

Após registro das variáveis citadas ao longo da noite de sono, os dados obtidos são interpretados e posteriormente sistematizados por *softwares* específicos. Os eventos respiratórios são identificados de acordo com critérios internacionalmente padronizados:[22]

- Eventos de **apneia** são identificados diante da cessação praticamente completa de fluxo aéreo, traduzida pela diminuição de ao menos 90% de amplitude do sinal de curva de respiração, com duração equivalente a dois ciclos respiratórios da criança. As apneias são classificadas em: **apneia central**, quando ocorre sem esforço respiratório que possa ser identificado pelo sinal das cintas elásticas torácica e abdominal; **apneia obstrutiva**, quando ocorre esforço respiratório; e **apneia mista**, quando em um momento do evento o esforço está ausente, mas em outro momento encontra-se presente.
- Eventos de **hipopneia** são identificados diante da redução parcial de fluxo, traduzida pela diminuição de ao menos 30% (e < 90%) de amplitude do sinal da curva de respiração, com duração equivalente a dois ciclos respiratórios da criança. Por tratar-se de redução parcial de fluxo, para que seja valorizada como evento respiratório, deve estar associada a um despertar ou dessaturação de oxigênio ≥ 3%.
- Eventos de **RERA** (*Respiratory Effort-Related Arousal*) representam restrições mais sutis de fluxo, com esforço respiratório, levando a um despertar, mas sem critérios formais para hipopneias.

Quadro 5-1. Critérios diagnósticos da AOS-I segundo a Classificação Internacional das Doenças do Sono – 3ª Edição

Critérios A e B devem estar presentes

A) Presença de um ou mais dos seguintes:
- Roncos
- Respiração dificultosa, paradoxal ou obstrutiva durante o sono
- Sonolência, hiperatividade, problemas comportamentais ou de aprendizado

B) Polissonografia demonstra um ou mais dos seguintes:
- Um ou mais eventos de apneias obstrutivas, apneias mistas, ou hipopneias por hora de sono
- Padrão de hipoventilação obstrutiva, definida por ao menos 25% do tempo total de sono com hipercapnia ($PaCO_2$ > 50 mmHg), em associação a um ou mais dos seguintes:
  - Roncos
  - Achatamento da porção inspiratória da curva de pressão nasal
  - Respiração paradoxal

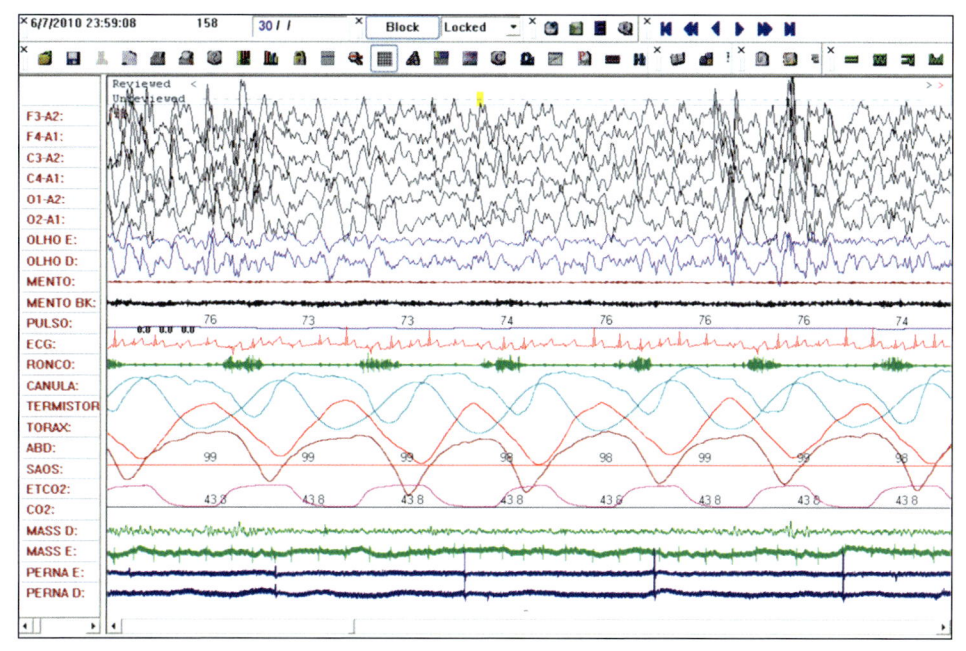

Fig. 5-1. Polissonografia. Demonstração correspondente a 30 segundos de sono.

Dois padrões polissonográficos podem confirmar o diagnóstico de AOS-I, na presença de sintomas clínicos:[1]

- Número elevado de eventos obstrutivos para a idade, ou seja, IAOH ≥ 1/hora (índice de apneias obstrutivas + hipopneias maior que 1 evento por hora de sono).
- Presença de hipoventilação obstrutiva.

Os parâmetros polissonográficos utilizados para estratificação de gravidade da AOS-I utilizado no centro do respirador bucal são:[8]

- *AOS-I leve*: 1/h ≤ IAOH < 5/h;
- *AOS-I moderada*: 5/h ≤ IAOH < 10/h;
- *AOS-I grave*: IAOH ≥ 10/h.

Idealmente, todas as crianças portadoras de roncos e outros sinais e sintomas de AOS-I devem ser encaminhadas para polissonografia para confirmação do diagnóstico.[23]

Na faixa etária infantil existe menor correlação entre queixa clínica e confirmação polissonográfica de AOS-I. Os eventos respiratórios são mais frequentes em sono REM, que tende a se concentrar na segunda metade da noite, quando as crianças são menos observadas. Os genitores podem negar observação de apneias. As queixas clínicas de roncos e sono agitado devem, portanto, ser valorizadas. Por outro lado, as pausas respiratórias observadas por genitores, podem, em algumas crianças, representar apenas eventos de apneias centrais idade-relacionados, fora do contexto de AOS-I.

Apesar de ser o exame conclusivo para diagnóstico, e único que estratifica a gravidade da AOS-I, a polissonografia é um exame de difícil acesso, mesmo em países desenvolvidos, por causa da complexidade envolvida. Assim, em nível mundial, a PSG acaba sendo indicada apenas para alguns casos específicos em muitos serviços.

No centro do respirador bucal, a polissonografia é indicada para todas as crianças com:

- Incompatibilidade entre queixa clínica e exame físico;
- Possibilidade de AOS-I residual (crianças obesas, crianças clinicamente graves, crianças com asma, crianças com outros fatores predisponentes para AOS-I além de hipertrofia adenotonsilar);
- Possibilidade de AOS-I grave e outros distúrbios ventilatórios associados como síndrome de apneia central e síndrome de hipoventilação (crianças com pneumopatias, síndromes neurológicas, síndromes genéticas e deformidades torácicas). São exemplos: sequelas de encefalopatias, síndrome de Down, mucopolissacaridose, síndrome de Pierre Robin, síndrome de Crouzon, síndrome de Apert, síndrome de Treacher Collins, síndrome de Prader Willi.

O PSQ (*Pediatric Sleep Questionnaire*) e a oximetria noturna de pulso são ferramentas de triagem que, principalmente quando combinados, aumentam a probabilidade pré-teste de AOS-I e podem orientar a tomada de decisão clínica quando a polissonografia não estiver disponível.[24]

Quadro 5-2. Questões do PSQ

Versão final do PSQ traduzida para o Português – Brasil – pontue 1 ponto para cada resposta sim, e 0 pontos para cada resposta não ou não sei

Durante o sono, seu filho:
A1. Ronca mais que a metade do tempo
A2. Sempre ronca
A3. Ronca alto
A4. Tem a respiração profunda ou ruidosa
A5. Tem dificuldade em respirar ou se esforça para respirar
A6. Você alguma vez já viu seu filho (ou filha) parar de respirar durante o sono?

O seu filho (ou filha):
A7. Tende a respirar com a boca aberta durante o dia
A8. Acorda com a boca seca
A9. Faz xixi na cama de vez em quando

O seu filho (ou filha):
B1. Acorda cansado de manhã?
B2. Tem problema de sonolência durante o dia?
B3. Algum(a) professor(a) ou outra pessoa já comentou que seu filho parece sonolento durante o dia?
B4. É difícil acordar seu filho de manhã?
B5. Seu filho acorda com dor de cabeça de manhã?
B6. Seu filho parou de crescer normalmente em algum momento desde o nascimento?
B7. Seu filho está acima do peso?

Seu filho, com frequência:
C1. Parece não ouvir quando falam diretamente com ele
C2. Tem dificuldade em organizar tarefas e atividades
C3. É facilmente distraído por estímulos alheios
C4. Fica com as mãos ou pés inquietos ou fica agitado quando sentado
C5. Não para quieto ou frequentemente age como se estivesse ligado na tomada
C6. Interrompe as pessoas ou se intromete em conversas ou brincadeiras

O PSQ é um questionário validado para o português (versão Brasil), e que tem alta acurácia para diferenciar pacientes com apneia dos controles.[25]

Apresentamos no Quadro 5-2 a tabela com as questões do PSQ. Para cada questão os pais preenchem sim (1 ponto para cada resposta), não (0 pontos) ou não sei (0 pontos). De acordo com nosso estudo prévio, de validação,[25] o escore de 9 é indicativo de que a criança possa ter AOS-I.

DIAGNÓSTICOS DIFERENCIAIS E CONDIÇÕES ASSOCIADAS

São diagnósticos diferenciais da AOS-I na criança:[1]

- *Apneia central do sono primária*: de ocorrência rara, caracterizada pela existência de mais de 5 eventos de apneias centrais por hora de sono, com ao menos 50% dos eventos polissonográficos representados por apneias centrais, na ausência de condições clínicas aparentes que justifiquem o quadro;
- *Apneia central do sono*: formas secundárias, diante dos mesmos critérios polissonográficos citados acima, mas atribuídas a uma condição clínica, como efeito medicamentoso, malformações de fossa posterior (malformação de Chiari) e cardiopatias. No último caso, em geral documenta-se apneia central do sono com respiração de Cheyne-Stokes;
- *Apneia central do sono do lactente*: na presença de eventos centrais com duração de ao menos 20 segundos, ou 5% ou mais do tempo total de sono em respiração periódica. Ocorre de forma primária, sem condições clínicas aparentemente associadas, ou diante de intercorrências como infecções, anemia, refluxo gastroesofágico;
- *Síndromes de hipoventilação*: ocorrem diante de condições clínicas como pneumopatias, doenças neuromusculares, deformidades torácicas, quando há registro de ao menos 25% do tempo total de sono com registro de CO_2 > 50 mmHg. Quando se associa a sinais polissonográficos de aumento de resistência de vias aéreas, pode constituir uma forma de apresentação de AOS-I;
- *Síndrome de hipoventilação-obesidade*: em crianças com obesidade importante, como na síndrome de Prader-Willi, na presença de gasometria em vigília com $PaCO_2$ > 45 mmHg;
- *Hipoventilação de origem central*: neurocristopatia associada à mutação do gene *PHOX2B*. Os fenótipos variam desde portador assintomático até dependência de ventilação mecânica desde o nascimento. Do ponto de vista polissonográfico, sugerem origem central da hipoventilação:
  - Piora da mesma durante o sono NREM;
  - Diminuição, e não aumento compensatório, da frequência respiratória;
  - Elevação importante de CO_2 sem reações de despertar.

TRATAMENTO

Adenotonsilectomia

Sendo a hipertrofia do tecido adenotonsilar o principal fator subjacente à AOS-I, a adenotonsilectomia é o procedimento terapêutico de eleição na grande maioria das crianças. A eficácia estimada em crianças é de 83%.[26] A adenotonsilectomia em crianças com AOS-I pode se associar à melhora comportamental e da qualidade de vida, além dos sintomas diretamente relacionados com a obstrução,[8,12,27,28] podendo melhorar, inclusive, desfechos cognitivos e comportamentais relacionados com AOS-I.

A adenotonsilectomia é indicada para todas as crianças com suspeita de AOS-I sem melhora após tratamento clínico inicial. No CERB, a adenotonsilectomia realizada é a total, com a exérese de todo tecido adenotonsilar. O procedimento é realizado em nível de cirurgia ambulatorial, na maioria dos casos. No entanto, crianças com menos de 3 anos de idade, com evidência de apneia moderada/grave ou hipoxemia na polissonografia diagnóstica, ou portadoras de comorbidades (principalmente se com envolvimento pulmonar, cardiológico ou neurológico), são observadas em terapia intensiva no pós-operatório imediato. As complicações mais frequentes são as respiratórias (9,4%), seguidas por hemorragia secundária (2,6%).[28]

AOS-I residual (após adenotonsilectomia) vem sendo documentada em proporções variáveis, a depender da metodologia de estudo, notadamente em crianças com obesidade, asma, comorbidades e aquelas com diagnóstico de apneia grave antes do tratamento. Nesses casos, a polissonografia auxilia no diagnóstico de apneia residual e na intensidade da mesma, para definir necessidade de tratamentos suplementares.

Alguns procedimentos adjuvantes podem ser indicados em momento anterior à cirurgia ou em:

1. Crianças sem hipertrofia adenotonsilar ou outros fatores anatômicos passíveis de correção cirúrgica;
2. Crianças com AOS-I residual após tratamento cirúrgico;
3. Crianças com contraindicação à cirurgia.

Podem ser indicados os seguintes tratamentos: associação de corticosteroides nasais e antagonistas de receptores de leucotrienos, terapia miofuncional, expansão maxilar, perda de peso, terapia posicional, terapia com pressão positiva, traqueostomia.

Ultimamente, temos adotado uma visão mais direcionada ao tratamento do paciente, de forma que os fenótipos identificados nos orientam para um tratamento específico. Por exemplo, pacientes com grandes alterações craniofaciais e sem hipertrofia adenotonsilar importante são inicialmente encaminhados para correção ortodôntica. Da mesma forma, os obesos são direcionados para o serviço de obesidade infantil.

Tratamento Clínico

O tratamento clínico para controle de AOS-I inclui profilaxia ambiental para controle de rinite alérgica, uso de corticosteroides tópicos nasais e antagonista de receptor de leucotrienos, tratamento simultâneo de condições associadas, como refluxo gastroesofágico e sobrepeso.

O corticosteroide tópico melhora sinais e sintomas de rinite alérgica, comprovadamente diminui o tamanho da adenoide[29] e melhora os sintomas e os parâmetros polissonográficos relacionados com AOS-I. O antagonista de receptor de leucotrienos montelucaste também se mostrou eficaz na redução da gravidade da AOS-I.[30,31]

A manutenção do quadro de rinite alérgica, com hipertrofia de conchas inferiores após a adenotonsilectomia pode contribuir para ocorrência de AOS-I residual, bem como para a recidiva da AOS-I, em graus variáveis, quando há recidiva de crescimento do tecido adenoideano.

A obesidade é a segunda causa mais comum para AOS-I, e é a principal causa de AOS-I residual. Assim, a perda de peso é considerada tratamento adjuvante essencial. No CERB, crianças com obesidade são referenciadas para ambulatório específico. A perda de peso pode representar a única alternativa em crianças obesas com AOS-I residual após adenotonsilectomia, de forma que crianças e genitores são esclarecidos e encorajados no sentido da adesão.

Apesar da ausência de estudos suficientes acerca da indicação de terapia posicional em crianças,[32] tal terapia é indicada no CERB em condições especiais: crianças sem indicação ao tratamento cirúrgico ou com AOS-I residual após o mesmo, quando os eventos respiratórios ocorrem exclusivamente em decúbito supino, conforme demonstrado pela polissonografia. É imprescindível que tal conclusão ocorra a partir de um exame de polissonografia representativo, ou seja, que a criança tenha dormido por tempo satisfatório em posições laterais e supino, e que a ausência de eventos respiratórios em posições laterais tenha sido documentada inclusive durante a fase REM do sono, quando existe maior relaxamento muscular. Ainda, é fundamental que genitores sejam orientados a utilizar dispositivo que garanta o decúbito lateral ao longo da noite. No CERB indicamos a confecção de vestuário específico, em que bolas de tênis são adicionadas em bolso vertical costurado na região dorsal, ou de travesseiros específicos, que mantenham a criança em posição lateral durante o sono.

Expansão Maxilar Rápida e Intervenções Ortognáticas

A expansão maxilar rápida encontra-se indicada primariamente em crianças com estreitamento maxilar, como consequência da apneia e da respiração oral persistente. Acredita-se que a falta de contato da musculatura da língua com o osso maxilar durante a fase de desenvolvimento facial em respiradores bucais contribua para o estreitamento ósseo e para o relaxamento da musculatura mastigatória. O dispositivo ortodôntico fornece pressão lateral sobre o maxilar, promovendo reabertura da sutura palatina e aumento do diâmetro transversal do palato duro.

A expansão maxilar, em crianças com indicação específica para o procedimento, contribuiu para resolução da AOS-I, de forma a ser considerada uma das formas de tratamento adjuvante. Acredita-se que a expansão maxilar rápida melhore eventos respiratórios noturnos por diminuir a resistência nasal e aumentar o espaço orofaríngeo.[32-35]

Intervenções ortognáticas podem estar indicadas em casos selecionados, como avanço de face média na craniossinostose e distração mandibular em crianças com Pierre Robin.[36]

Terapia com Pressão Positiva

A terapia com pressão positiva contínua nas vias aéreas, CPAP, encontra-se indicada em crianças com AOS-I moderada a grave, que não tenham indicação ao tratamento cirúrgico, ou de forma residual ao mesmo. Máscaras específicas para faixa etária infantil, incluindo lactentes, encontram-se disponíveis no mercado, e são acopladas ao aparelho gerador de fluxo com pressão positiva. Dessa forma ocorre prevenção do colapso da via área durante o sono, resolução da AOS-I e consolidação do sono (Fig. 5-2).

Especialmente em crianças, a pressão ideal deve ser observada em laboratórios de sono, em que acréscimos gradativos de pressão são realizados ao longo da noite, até a resolução de roncos, eventos respiratórios e hipoxemia, quando presente.[37] No mercado existem aparelhos automáticos que reconhecem eventos respiratórios ao longo da noite e promovem acréscimos de pressão, de forma a ser possível, na ausência de acesso a laboratório de sono infantil, estimar a pressão ideal com base em informações fornecidas pelo próprio aparelho.[37] No entanto, lembramos que titulações com esses equipamentos não foram validadas para uso automático nessa faixa etária. Em crianças até 12 anos, a faixa terapêutica encontra-se entre 4-15 cmH_2O.[37]

Algumas crianças precisam utilizar aparelho para terapia em dois níveis (BiPAP), com pressão inspiratória (IPAP) diferente da pressão expiratória (EPAP):

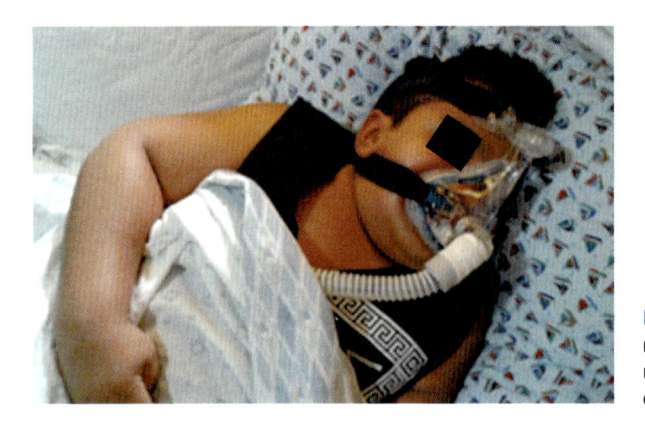

Fig. 5-2. Paciente com mucopolissacaridose e AOS-I residual após adenotonsilectomia, em uso de CPAP.

- Crianças com necessidade de pressões de tratamento maiores que 15 cmH$_2$0 (máximo de 20 cmH$_2$0), para facilitação da expiração, empregando-se menor EPAP.[37]
- Crianças com hipoventilação associada, exceto hipoventilação obstrutiva passível de tratamento cirúrgico;
- Crianças com necessidade de modo espontâneo controlado de ventilação devido a comorbidades que determinem prejuízo do *drive* ventilatório ou fraqueza muscular, com impossibilidade de acionar o gatilho inspiratório do aparelho.

A adesão à terapia com pressão positiva constitui importante aspecto no tratamento.[38,39] Torna-se necessário esclarecimento dos genitores acerca da AOS-I grave e de suas consequências, explicação detalhada do modo de funcionamento do aparelho, bem como das vantagens terapêuticas, reavaliações em períodos curtos para retirada de dúvidas e apoio diante do possível insucesso inicial. Orientamos dessensibilização da criança em relação à máscara, com familiarização a partir da manipulação livre, mesmo com emissão de fluxo de ar já ativa, postergação inicial do horário de dormir, para maior pressão para o sono, e persistência diante da recusa.

Traqueostomia

A traqueostomia pode ser indicada na criança com AOS nas seguintes situações:

- Lactentes com malformação laríngea obstrutiva não passível de correção cirúrgica em curto prazo;
- Crianças com paralisia cerebral, doenças neuromusculares, alterações craniofaciais ou mucopolissacaridose e apneia obstrutiva do sono grave após esgotadas as outras opções terapêuticas como adenotonsilectomia e equipamento de pressão positiva;
- Crianças com necessidade de ventilação com pressão positiva domiciliar mesmo durante o dia;
- Crianças com aspiração de saliva associada, doença pulmonar por aspiração ou pneumonias de repetição, para otimização da toalete traqueobrônquica;
- Crianças neuropatas com múltiplos níveis de obstrução na via aérea;
- Dificuldade de intubação orotraqueal.

O procedimento é realizado em centro cirúrgico de acordo com o protocolo da instituição.

As crianças traqueostomizadas devem ser submetidas a reavaliações periódicas acerca da necessidade de sua manutenção.

Um cuidado especial é na orientação aos genitores sobre a aspiração periódica da cânula, assim como medidas para caso ocorram intercorrências, que são muito mais frequentes nessa população do que em adultos. Ainda, os genitores devem estar cientes sobre a necessidade de trocas periódicas, e o fluxo de acompanhamento dos pacientes traqueostomizados deve ser bem explicado a eles antes que a criança receba alta hospitalar.

Uma vez que a criança não apresenta mais o fator de base para a necessidade da traqueostomia (p. ex., pela correção cirúrgica da malformação), a decanulação deve ser cogitada. De acordo com a literatura, tanto a endoscopia da via aérea como a polissonografia com a cânula ocluída são ferramentas úteis e objetivas para decisão definitiva de decanulação.[40,41]

CONCLUSÃO

Pelo exposto compreende-se que o tratamento da AOS-I envolve abordagem multiprofissional e individualizada, com necessidade de compreensão dos fatores determinantes da doença em cada criança, bem como comorbidades e particularidades.

REFERÊNCIAS BIBLIOGRÁFICAS

1. American Academy of Sleep Medicine. International Classification of Sleep Disorders, 3rd ed. Darien, IL: American Academy of Sleep Medicine; 2014.
2. Lumeng JC, Chervin RD. Epidemiology of pediatric obstructive sleep apnea. Proc Am Thorac Soc. 2008;5:242-52.
3. Bixler EO, Vgontzas AN, Lin HM et al. Sleep disordered breathing in children in a general population sample: prevalence and risk factors. Sleep. 2009;32:731-6.
4. Marcus CL, Brooks LJ, Draper KA et al. Diagnosis and management of childhood obstructive sleep apnea syndrome. Pediatrics. 2012;130:e714-55.
5. Brockmann PE, Koren D, Kheirandish-Gozal L, Gozal D. Gender dimorphism in pediatric OSA: Is it for real? Respir Physiol Neurobiol. 2016.
6. Arens R, Marcus CL. Pathophysiology of upper airway obstruction: a developmental perspective. Sleep. 2004;27(5):997-1019.
7. Valera FC, Avelino MA, Pettermann MB et al. OSAS in children: correlation between endoscopic and polysomnographic findings. Otolaryngol Head Neck Surg. 2005;132(2):268-72.
8. Bhattacharjee R, Kheirandish-Gozal L, Spruyt K et al. Adenotonsillectomy Outcomes in Treatmentof Obstructive Sleep Apnea in Children – A Multicenter Retrospective Study. Am J Respir Crit Care Med. 2010;182:676-83.
9. Tan HL, Gozal D, Kheirandish-Gozal L. Obstructive sleep apnea in children: a critical update. Nat Sci Sleep. 2013;5:109-23.
10. Lau EYY, Choi EW, Lai ES et al. Working memory impairment and its associated sleep-related respiratory parameters in children with obstructive sleep apnea. Sleep Med. 2015;16:1109-15.
11. Mulvaney SA, Goodwin JL, Morgan WJ et al. Behavior problems associated with sleep disordered breathing in school-aged children — The Tucson Children's Assessment of Sleep Apnea Study. J Pediatr Psychol. 2005;31:322-30.
12. Marcus CL, Moore RH, Rosen CL et al., A randomized trial of adenotonsillectomy for childhood sleep apnea, New England Journal of Medicine. 2013;368(25):2366-76.
13. Goyal A, Pakhare A, Bhatt G et al. Association of pediatric obstructive sleep apnea with poor academic performance: a school-based study from India. Lung India. 2018;35:132-6.
14. Galland B, Spruyt K, Dawes P et al. Sleep disordered breathing and academic performance: a meta-analysis. Pediatrics. 2015;136:e934-46.
15. Narang I, Mathew JL. Childhood obesity and obstructive sleep apnea. J Nutr Metab. 2012:134202.
16. Suratt PM, Barth JT, Diamond R et al. Reduced time in bed and obstructive sleep-disordered breathing in children are associated with cognitive impairment. Pediatrics. 2007;119:320-9.
17. Smith DF, Amin RS. OSA and Cardiovascular Risk in Pediatrics. Chest. 2019;156:402-3.

18. Smith DL, Gozal D, Hunter SJ, et al. Impact of sleep disordered breathing on behaviour among elementary school-aged children: a cross-sectional analysis of a large community-based sample. Eur Respir J. 2016;48(6):1631-9.
19. Taylor HG, Bowen SR, Beebe DW et al. Cognitive effects of adenotonsillectomy for obstructive sleep apnea. Pediatrics. 2016;138(2).
20. Das S, Mindell J, Millet GC, et al. Pediatric polysomnography: the patient and family perspective. J Clin Sleep Med. 2011;15;7(1):81-7.
21. Tan HL, Kheirandish-Gozal L, Gozal D. Pediatric home sleep apnea testing: slowly getting there! Chest. 2015;148(6):1382-95.
22. Berry RB, Quan SF, Abreu AR et al. The AASM Manual for the scoring of sleep and associated events: rules, terminology and technical Specifications – Version 2.6. American Academy of Sleep Medicine. 2020.
23. Marcus CL, Brooks LJ, Draper KA et al. Diagnosis and management of childhood obstructive sleep apnea syndrome. Pediatrics. 2012;130:576-84.
24. Chia-Rung Wu, Yu-Kang Tu, Li-Pang Chuang et al. Diagnostic meta-analysis of the Pediatric Sleep Questionnaire, OSA-18, and pulse oximetry in detecting pediatric obstructive sleep apnea syndrome. Sleep Med Rev. 2020.
25. Martins CAN, Deus MM, Abile IC et al. Translation and cross-cultural adaptation of the pediatric sleep questionnaire (PSQ*) into Brasilian Portuguese. Braz J Otorhinolaryngol. 2021:S1808-8694(21)00068-9.
26. Brietzke SE, Gallagher D. The effectiveness of tonsillectomy and adenoidectomy in the treatment of pediatric obstructive sleep apnea/hypopnea syndrome: a meta-analysis. Otolaryngol Head Neck Surg. 2006;134:979-84.
27. Ye J, Liu H, Zhang GH, et al. Outcome of adenotonsillectomy for obstructive sleep apnea syndrome in children. Ann Otol Rhinol Laryngol. 2010;119(8):506-13.
28. De Luca Canto G, Pachêco-Pereira C, Aydinoz S et al. Adenotonsillectomy complications: a meta-analysis. Pediatrics. 2015;136(4):702-18.
29. Rezende RM, Silveira F, Barbosa AP et al. Objective reduction in adenoid tissue after mometasone furoate treatment. Int J Pediatr Otorhinolaryngol. 2012;76(6):829-31.
30. Kheirandish-Gozal L, Bhattacharjee R, Bandla HP, Gozal D. Antiinflammatory therapy outcomes for mild OSA in children. Chest. 2014;146(1):88-95.
31. Kheirandish-Gozal L, Bandla HP, Gozal D. Montelukast for children with obstructive sleep apnea: results of a double-blind, randomized, placebo-controlled trial. Ann Am Thorac Soc. 2016;13(10):1736-41.
32. Cielo CM, Gungor A. Treatment options for pediatric obstructive sleep apnea. Curr Probl Pediatr Adolesc Health Care. 2016;46:27-33.
33. Machado-Júnior AJ, Zancanella E, Crespo AN. Rapid maxillary expansion and obstructive sleep apnea: A review and meta-analysis. Med Oral Patol Oral Cir Bucal. 2016;21(4):e465-9.
34. Villa MP, Malagola C, Pagani J et al. Rapid maxillary expansion in children with obstructive sleep apnea syndrome: 12-month follow-up. Sleep Med. 2007;8(2):128e34.
35. Pirelli P, Saponara M, Guilleminault C. Rapid maxillary expansion in children, with obstructive sleep apnea syndrome. Sleep. 2004;27(4):761e6.
36. Tan HL, Kheirandish-Gozal L, Abel F, Gozal D. Craniofacial syndromes and sleep-related breathing disorders. Sleep Med Rev. 2016;27:74-88.
37. Kushida CA, Chediak A, Berry RB et al. Clinical guidelines for the manual titration of positive airway pressure in patients with obstructive sleep apnea. J Clin Sleep Med. 2008;4(2):157-71.
38. Marcus CL, Rosen G, Ward SL, et al. Adherence to and effectiveness of positive airway pressure therapy in children with obstructive sleep apnea. Pediatrics. 2006;117(3):e442-51.
39. Uong EC, Epperson M, Bathon SA, Jeffe DB. Adherence to nasal positive airway pressure therapy among school-aged children and adolescents with obstructive sleep apnea syndrome. Pediatrics. 2007;120(5):e1203-11.
40. Robison JG et al. Role of polysomnography in the development of an algorithm for planning tracheostomy decannulation. Otolaryngol Head Neck Surg. 2015;152(1)180-4.
41. Wirtz N, et al. A pediatric decannulation protocol: outcomes of a 10-year experience. Otolaryngol Head Neck Surg. 2016;154(4):731-4.

A CRIANÇA RESPIRADORA BUCAL: CAUSAS E CONSEQUÊNCIAS

Wilma Terezinha Anselmo Lima ▪ Carolina Sponchiado Miura
Fabiana Cardoso Pereira Valera

INTRODUÇÃO

A função básica do nariz é levar o ar às condições de que precisa o alvéolo pulmonar para realizar a hematose. Assim, o nariz é uma estrutura respiratória importante, uma vez que não atue somente como passagem de ar, mas modula o fluxo aéreo. A respiração nasal permite mais tempo para a difusão máxima dos gases nos alvéolos em relação à oral, porque é mais lenta e profunda. Já nos primeiros meses pós-nascimento, a respiração nasal é obrigatória, facilitadora do movimento de sucção, dificultada significativamente quando a obstrução nasal ocorre, por exemplo, na atresia coanal bilateral. Entre as funções das fossas nasais, a respiração é a mais predisposta à disfunção, sendo causa comum da procura pelo especialista.

QUADRO CLÍNICO

Reconhecer a criança respiradora bucal não é difícil: a mãe geralmente refere que, tanto durante o dia, como à noite, ela permanece com a boca aberta. Essa é, sem dúvida, a queixa mais prevalente no nosso ambulatório. A criança apresenta, ainda, segundo os pais, na anamnese, roncos noturnos, pausas respiratórias, sono agitado, sudorese, enurese noturna e déficits cognitivos. Para vários autores,[1-3] o que mais chama a atenção é a ausência de concentração, hiperatividade, cansaço matinal, respiração bucal constante e roncos noturnos que incomodam o irmão que dorme no mesmo quarto. Alguns pais relatam escutar o ronco da criança do quarto em que dormem, associado ou não à apneia. A apneia é o que mais assusta os pais. Muitos relatam que dividem o horário de dormir entre si, para que um fique sempre acordado ao lado do filho, vigiando seu sono, com medo de que ele pare de respirar e não volte mais.

O ronco primário consiste em ruído transmitido pela respiração devido à passagem de ar pela via aérea superior sem, no entanto, causar alterações no sono, na ventilação alveolar e na saturação de hemoglobina oxigenada. A apneia do sono (AOS) em crianças é uma doença caracterizada por obstrução parcial prolongada e/ou obstrução completa das vias aéreas superiores, que interrompe a ventilação normal. Está associada a despertares ou dessaturação prolongada.[2,3]

Muitas vezes, a criança já apresenta a fácies adenoideana caracterizada por uma incompetência labial, um lábio superior curto com uma acentuada concavidade e um lábio inferior frequentemente protruído e eritematoso, o que origina um selamento labial incompleto.

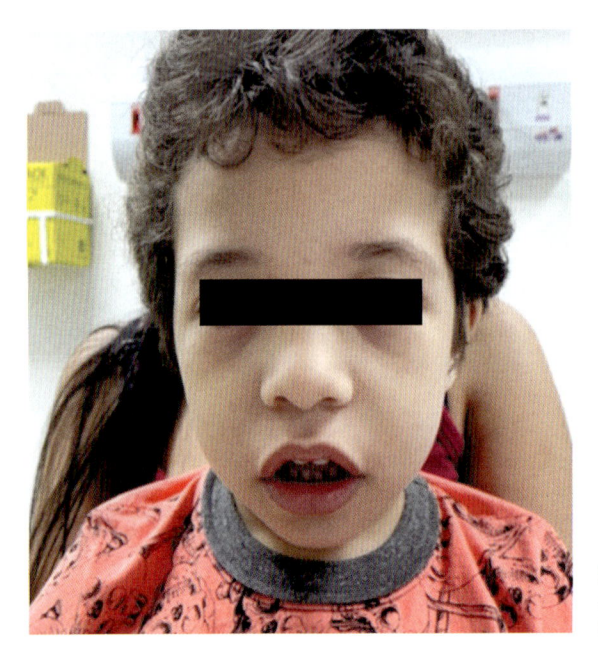

Fig. 6-1. Fácies adenoideana, característico da criança respiradora bucal.

Verifica-se igualmente um arco dentário maxilar estreito, com os incisivos mandibulares retroinclinados, com um aumento anterior da altura da face, um plano mandibular com um ângulo acentuado e uma mandíbula em posição retrognática, quando comparada a fácies de pacientes com respiração nasal (Fig. 6-1).[4-6] Bruxismo e hábitos deletérios orais estão presentes de forma significativa em estudo realizado em crianças respiradoras bucais.[7]

Muitas manifestações clínicas da respiração bucal aparecem nas estruturas craniofaciais. Respiradores bucais frequentemente sofrem de má oclusão dentária e anomalias ósseas craniofaciais. Tensão muscular crônica em torno da cavidade oral pode resultar na ampliação do ângulo craniovertebral, posição posterior dos arcos mandibular e maxilar estreitos. Entre as alterações dentárias mais comuns estão a Classe II (total ou parcial) com a protrusão dos dentes anteriores, mordida cruzada (unilateral ou bilateral), mordida aberta anterior e dentes apinhados primários. Compreender o desenvolvimento das estruturas craniofaciais, a sua interação no crescimento da face, a interação entre funções específicas no início da vida e crescimento maxilomandibular é fundamental se quisermos prevenir o desenvolvimento de apneia obstrutiva do sono e eliminar o risco de recorrência na fase adulta. Além de má oclusão, gengivite crônica, periodontite, infecções por *Candida* e halitose estão frequentemente presentes no respirador bucal.[5-7]

A criança que passa meses, ou anos, respirando pela boca, apresenta ainda outras consequências graves no seu desenvolvimento, entre elas: infecções de repetição, alterações no desenvolvimento da musculatura orofacial, bem como alterações comportamentais, com deficiências cognitivas.[8,9] Uma revisão sistemática demonstrou que indivíduos com respiração bucal apresentam maior tendência de dificuldades na aprendizagem do que os nasais.[10] Os autores estudaram 42 crianças respiradores orais e detectaram que os mesmos apresentaram baixo rendimento escolar e menor memória operacional fonológica em comparação ao grupo controle. Professores e profissionais da saúde devem atentar para a associação da respiração bucal com a saúde física e cognitiva das crianças.[10] Portanto, é fundamental fazer um diagnóstico precoce das causas que provocam a respiração bucal.[4] O paciente pode apresentar respiração bucal acompanhada de obstrução nasal (o que é mais comum), ou não. Pacientes com hábitos deletérios, como uso de chupeta e dedo, crianças com síndromes que provocam hipotonia generalizada, como na síndrome de Down, apresentam todas as alterações do respirador bucal sem necessariamente apresentarem obstrução nasal.

ETIOLOGIA DA RESPIRAÇÃO BUCAL

A presença de obstrução nasal uni ou bilateral em crianças deve ser diagnosticada o mais precocemente possível. A avaliação endoscópica é indicada para o correto diagnóstico e tratamento.

Os recém-nascidos (0-28 dias de vida) e lactentes (29 dias a 2 anos) são respiradores nasais exclusivos. Então, caso apresentem obstrução nasal, já vamos perceber um desconforto respiratório acentuado, associado ou não à rinorreia. Nos casos mais graves, podem aparecer cianose, dificuldade de alimentação e de ganho de peso, batimento de asas nasais, além de retração de fúrcula e intercostal. A avaliação clínica deve constar de rinoscopia anterior, oroscopia, sondagem das fossas nasais e endoscopia nasal faríngea e laríngea.

As principais causas de obstrução nasal na faixa etária pediátrica serão discutidas a seguir.

MALFORMAÇÕES

Atresia de Coanas

Trata-se de uma malformação nasal congênita com incidência aproximada de 1:5.000 nascidos vivos. De acordo com a composição da placa atrésica pode ser classificada em membranosa, óssea ou mista, sendo o tipo misto o mais comum. Pode ser unilateral (70%) ou bilateral (30%).[11,12] Como os recém-nascidos são respiradores nasais exclusivos, nos casos bilaterais a apresentação clínica é dramática com desconforto respiratório importante e necessidade de suporte ventilatório logo ao nascimento.

As crianças apresentam obstrução nasal, dificuldade na amamentação, secreção nasal mucoide e respiração bucal desde o nascimento. O diagnóstico pode ser feito por meio de avaliação endoscópica ou radiológica. Nos casos de atresia bilateral e total o desconforto respiratório é grande, e o diagnóstico tem que ser imediato. Podemos fazer uso de cânula de Guedel pelas primeiras 24 horas. Em 50% dos casos outras malformações podem estar associadas, sendo a Associação de CHARGE a mais comum delas (Quadro 6-1 e Fig. 6-2).[11]

No nosso serviço a preferência é pela correção cirúrgica imediata. Utilizamos a abordagem transnasal com ajuda do endoscópio de zero grau e a técnica dos retalhos.[12]

Não temos utilizado *stents*, cola biológica e nem mitomicina, cujo uso tem sido muito controverso na literatura.[12-15]

Na atresia de coana unilateral, o diagnóstico pode ser mais tardio, porque a criança se adapta à respiração bucal facilmente. Geralmente não apresenta desconforto respiratório, mas sim rinorreia, obstrução nasal e rinossinusites agudas de repetição, sempre unilateral (Fig. 6-3). A cirurgia de correção pode ser postergada para quando a criança estiver em boas condições clínicas.

Quadro 6-1. Critérios diagnósticos para diagnóstico de associação de CHARGE

Maior	Menor	Diagnóstico
1. Coloboma ocular	5. Malformações cardiovasculares	CHARGE típica: quatro maiores ou três maiores e três menores
2. Atresia de coanas	6. Hipoplasia genital	
3. Anormalidades de ouvido	7. Lábio/palato leporino	
4. Anormalidades do nervo craniano incluindo perda da audição neurossensorial	8. Fístula traqueoesofágica	
	9. Disfunção hipotálamo-hipofisária	
	10. Fácies característica da CHARGE	
	11. Atraso no desenvolvimento	

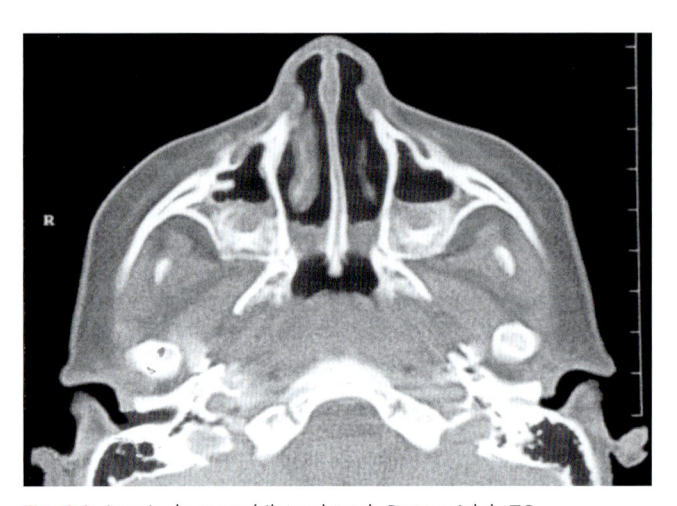

Fig. 6-2. Atresia de coana bilateral total. Corte axial da TC.

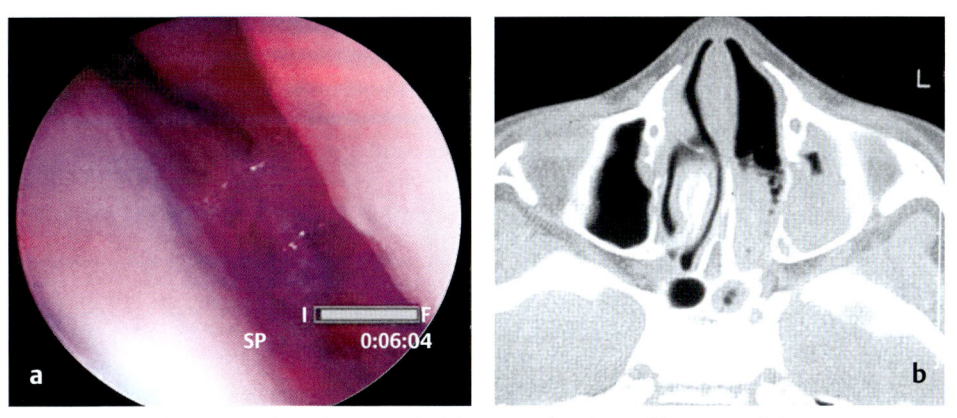

Fig. 6-3. Atresia de coana unilateral a esquerda: (**a**) visão endoscópica; (**b**) corte axial de TC.

Estenose Congênita da Abertura Piriforme

A estenose congênita da abertura piriforme é uma rara causa de obstrução nasal que pode ocorrer no recém-nascido. É provocada pelo crescimento excessivo do processo nasal medial da maxila, causando um estreitamento do terço anterior da fossa nasal (Fig. 6-4).[15]

Nese caso, o desconforto respiratório é importante desde o nascimento. A suspeita é feita pela dificuldade de progressão da sonda ou do endoscópio desde o vestíbulo nasal. Geralmente, está associada à presença de um grande dente incisivo central único. O momento correto da indicação cirúrgica vai depender das condições de melhora do paciente quando tratado com irrigação nasal e corticoide tópico. Em caso de boa resposta, preferimos aguardar o desenvolvimento facial, principalmente se à TC observa-se uma largura da abertura piriforme maior que 5-7 mm em neonato a termo.[15] Caso contrário, a cirurgia é indicada usando o acesso via sublabial e broqueamento do excesso de osso necessário para uma boa abertura.[15]

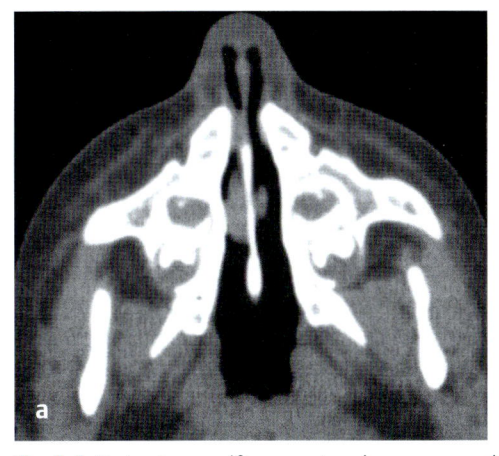

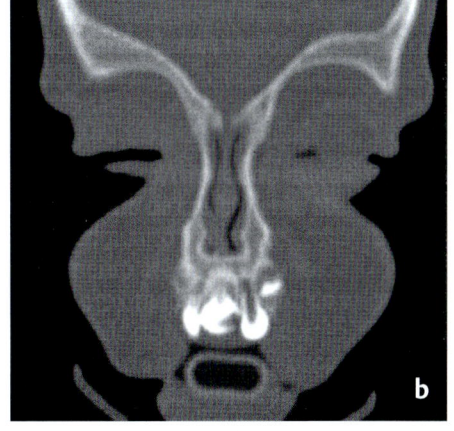

Fig. 6-4. Cortes tomográficos mostrando a presença de estenose de abertura piriforme e o incisivo central único: (**a**) corte axial; (**b**) corte coronal.

Malformações de Base de Crânio

Em relação às malformações de base de crânio, as mais comuns são os cistos dermoides, glioma nasal e encefaloceles.

Os **cistos dermoides** nada mais são do que falhas na regressão da dura embriológica para o sistema nervoso central (SNC). Podem-se manifestar em qualquer local do trajeto embriogênico (Fig. 6-5).[16] A suspeita deve ser feita em neonatos com edema persistente no dorso ou pela presença de fístula puntiforme, às vezes com tufos de cabelos no interior. A biópsia da massa é contraindicada até que a RNM de crânio exclua a comunicação com o SNC.

Muitas vezes estão infectados e podem provocar quadros de meningites. Uma média de 45% tem extensão intracraniana e, portanto, a RNM é essencial para avaliar adequadamente. O tratamento é sempre cirúrgico, via externa, com a ajuda do neurocirurgião, se necessário.[15,16]

O **glioma nasal** é um tecido glial ectópico, que se origina do espaço fontículo nasofrontal sem comunicação com o encéfalo, na maioria dos casos. Apenas 15% têm tecido fibroso e se interligam com o cérebro. Quando intranasal, pode ser confundido com pólipo nasal. RNM é sempre o exame de escolha, e o tratamento é cirúrgico via endonasal.[17]

Falhas no fechamento do forame cecum provocando herniações encefálicas ou meníngeas são conhecidas como **encefaloceles** ou **meningoencefaloceles**. Elas podem aparecer na região frontonasal, provocando alargamento da glabela (Figs. 6-5 a 6-7). Podem ser pré-nasal ou intranasal. São facilmente reconhecidas porque são massas pulsáteis. Diferente dos cistos dermoides e gliomas, são massas transilumináveis e se expandem com o choro e manobra de Valsalva. O tratamento é sempre cirúrgico, utilizando o endoscópio nasal.[15-17]

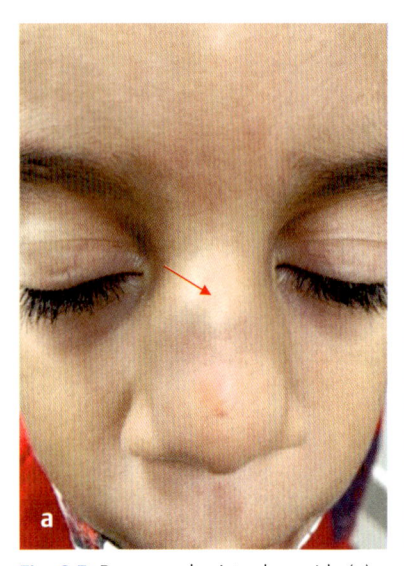

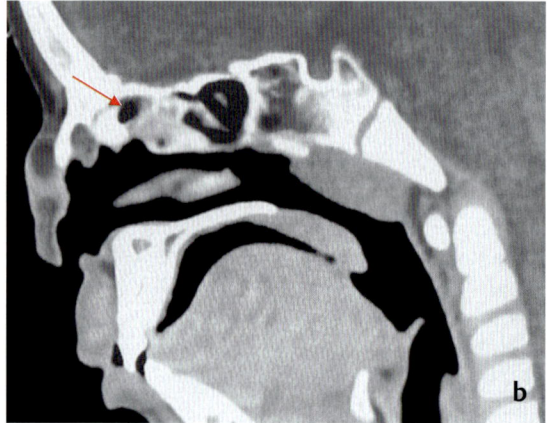

Fig. 6-5. Presença de cisto dermoide (**a**) na região do dorso nasal e (**b**) no corte sagital da TC.

Fig. 6-6. Presença de encefalocele frontonal (**a**), alargamento da glabela nos cortes tomográficos coronal (**b**) e sagital (**c**).

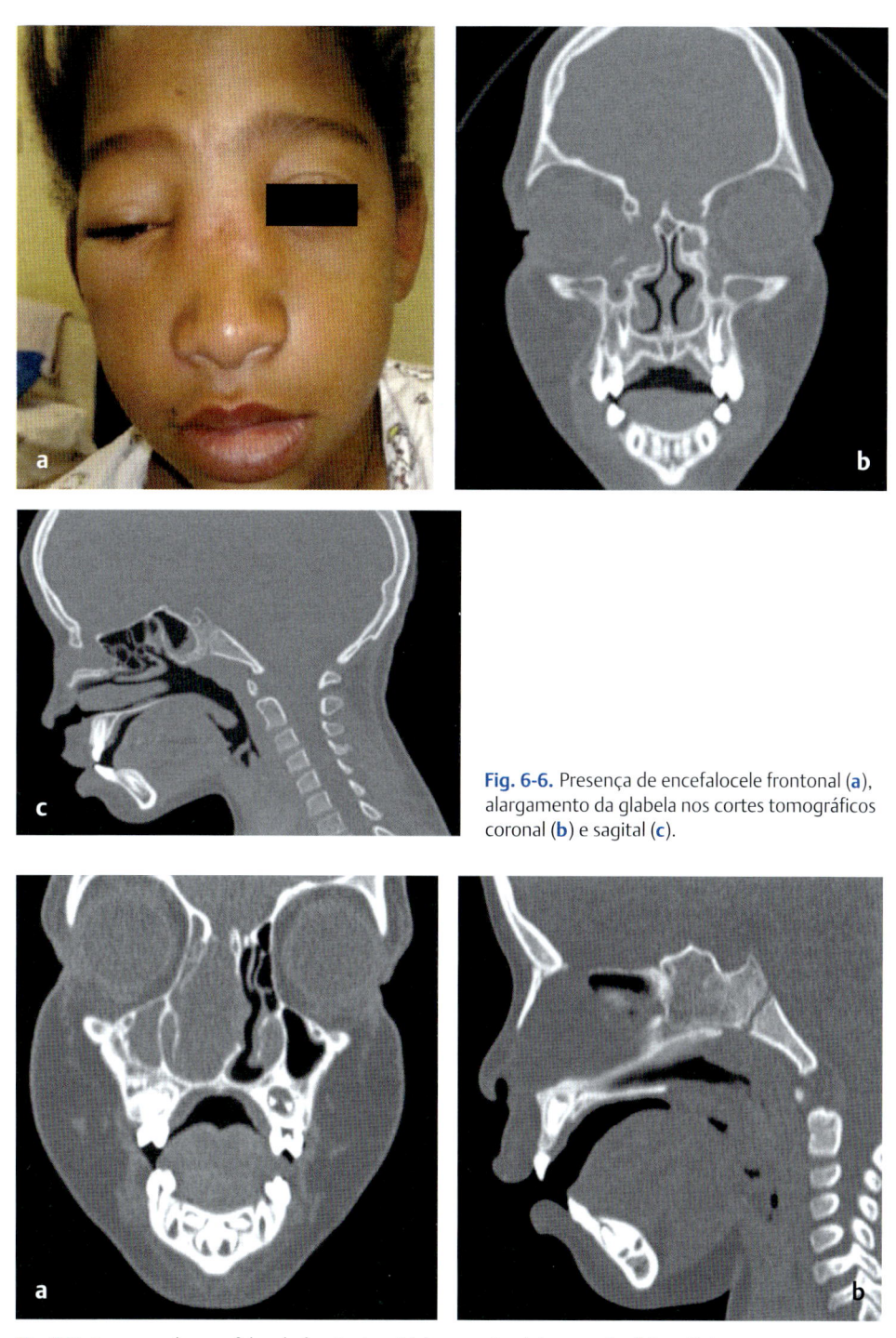

Fig. 6-7. Presença de encefalocele frontoetmoidal nos cortes (**a**) coronal e (**b**) sagital.

Dacriocistoceles

A dacriocistocele representa uma rara anomalia congênita da região medial da órbita,[18] causada pela obstrução distal (ao nível da válvula de Hasner) e proximal (ao nível da válvula de Rosenmüller) da via lacrimal, com subsequente dilatação do saco lacrimal. Acomete aproximadamente 0,1% das crianças com obstrução do ducto nasolacrimal, sendo comumente unilateral e mais frequente no sexo feminino e com predisposição familiar.[19,20]

As dacriocistoceles, principalmente nos bebês e recém-natos, podem evoluir e provocar obstrução nasal importante, muitas vezes deslocando a concha nasal inferior. O diagnóstico pode ser feito pelas próprias características clínicas, como a presença de lesão cística no canto da órbita acompanhada por epífora desde o nascimento e confirmada pela nasofibroscopia nasal e tomografia computadorizada (Fig. 6-8). O tratamento até 1 ano de idade é feito com massagem do saco lacrimal com o intuito de forçar o rompimento do cisto. Não havendo evolução adequada, a marsupialização do cisto por via endonasal endoscópica e irrigação do ducto nasolacrimal costumam ser efetivas.[15]

Hipertrofia Adenoideana e/ou Amigdaliana

O anel linfático de Waldeyer é constituído principalmente pelas tonsilas faríngeas ou adenoides e pelas tonsilas palatinas (amígdalas). Quando hipertrofiadas, elas provocam respiração bucal, roncos e apneia, que podem interferir com a qualidade do sono de toda a família. Quando essa sintomatologia perdura por muito tempo, pode alterar a fácies da criança para uma face alongada, conhecida como fácies adenoideana (Fig. 6-9).[4,5] Muitas crianças têm rinite alérgica associada e/ou infecções de repetição. O diagnóstico é feito muitas vezes pela radiografia simples de perfil. No entanto, a nasofibroscopia tem a vantagem de uma avaliação tridimensional e dinâmica da relação entre a adenoide e a nasofaringe (Figs. 6-9 e 6-10). As indicações cirúrgicas estão descritas no Capítulo 8.

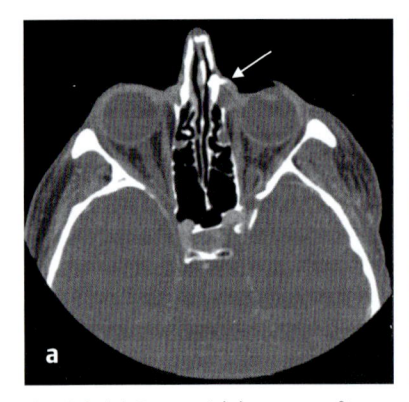

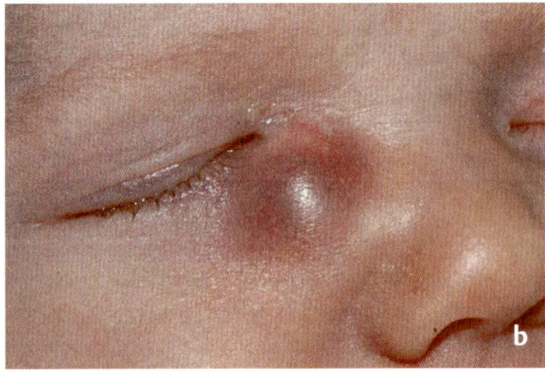

Fig. 6-8. (a) Corte axial de tomografia computadorizada mostrando dacriocistocele esquerda. (b) Face de outra criança mostrando a dacriocistocele à direita.

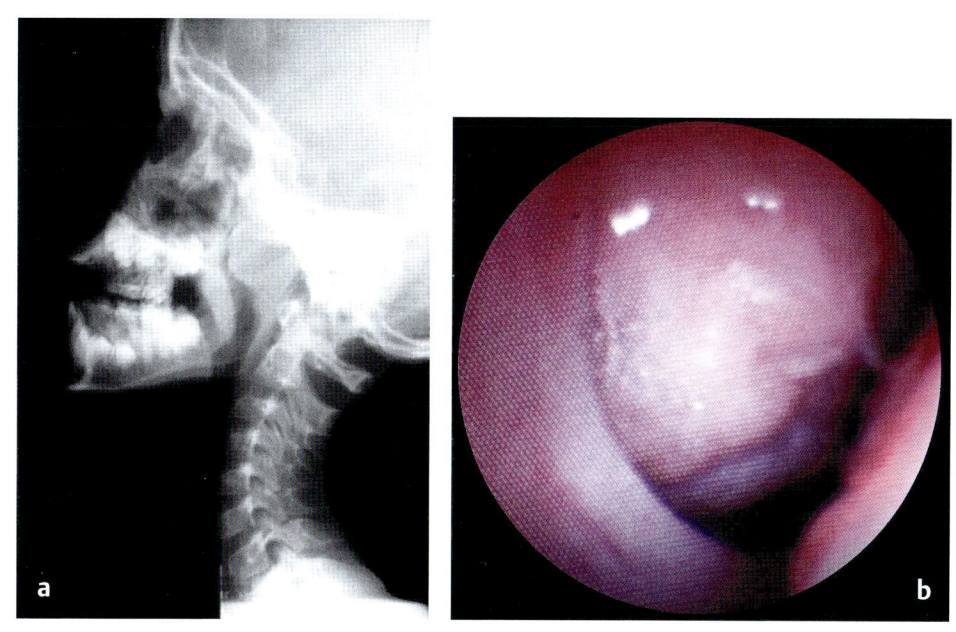

A CRIANÇA RESPIRADORA BUCAL: CAUSAS E CONSEQUÊNCIAS 71

Fig. 6-9. Hipertrofia adenoideana. (**a**) Raios X simples de perfil. (**b**) Visão endoscópica: obstrução importante da nasofaringe.

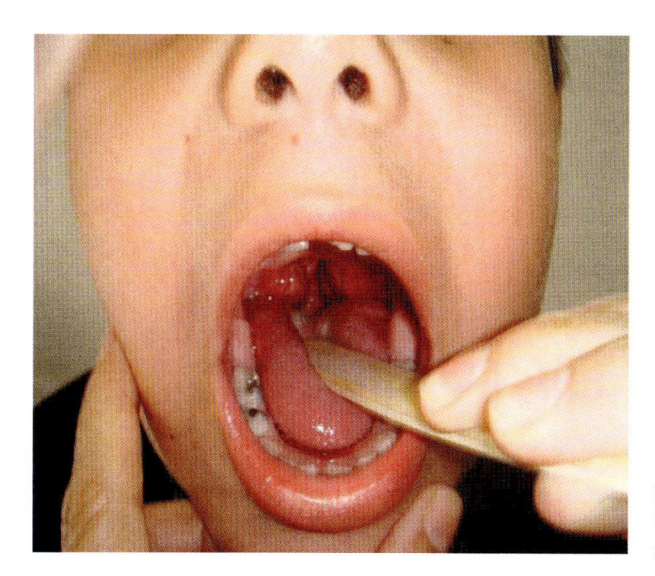

Fig. 6-10. Amígdalas hipertróficas bilateralmente:
grau IV bilateralmente.

Rinite Alérgica

As crianças com rinite alérgica, quando não tratadas adequadamente, podem apresentar conchas nasais bastante hipertróficas, dificultando a passagem livre do ar. Os pacientes queixam-se de obstrução nasal crônica, crises de espirros, prurido nasal e ocular, além da rinorreia hialina. Muitas vezes, existe associação com a hipertrofia adenoideana, intensificando os sintomas obstrutivos e provocando infecções de repetição. À rinoscopia anterior ou nasofibroscopia, as conchas nasais estão bem aumentadas, de coloração pálida ou azulada e cobertas com secreção hialina (Fig. 6-11) – (Ver Capítulo 7).

Variações Anatômicas das Conchas Nasais

A mais comum delas é a concha bolhosa, quando a concha média está pneumatizada. A prevalência é baixa em crianças, sendo presente em especial nas crianças escolares e/ou adolescentes. Ela pode não trazer qualquer repercussão para a função nasal, mas também pode provocar sintomas, como obstrução nasal ou rinossinusites de repetição. A suspeita diagnóstica feita pela nasofibroscopia é confirmada pela tomografia computadorizada (Fig. 6-12).[4]

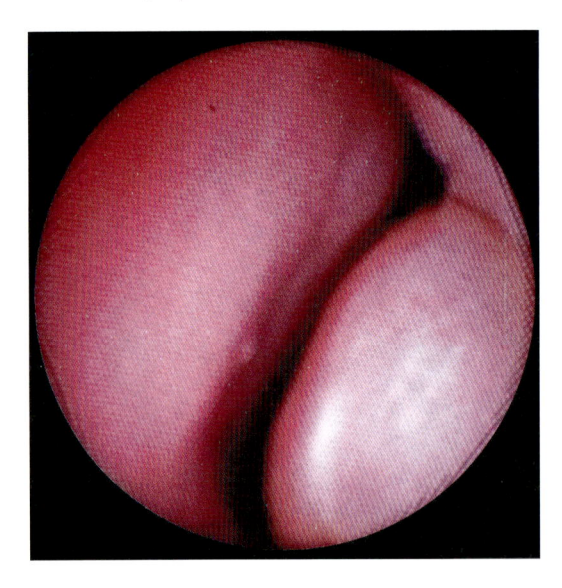

Fig. 6-11. Visão endoscópica: da concha nasal inferior esquerda hipertrofiada e pálida de um paciente com rinite alérgica.

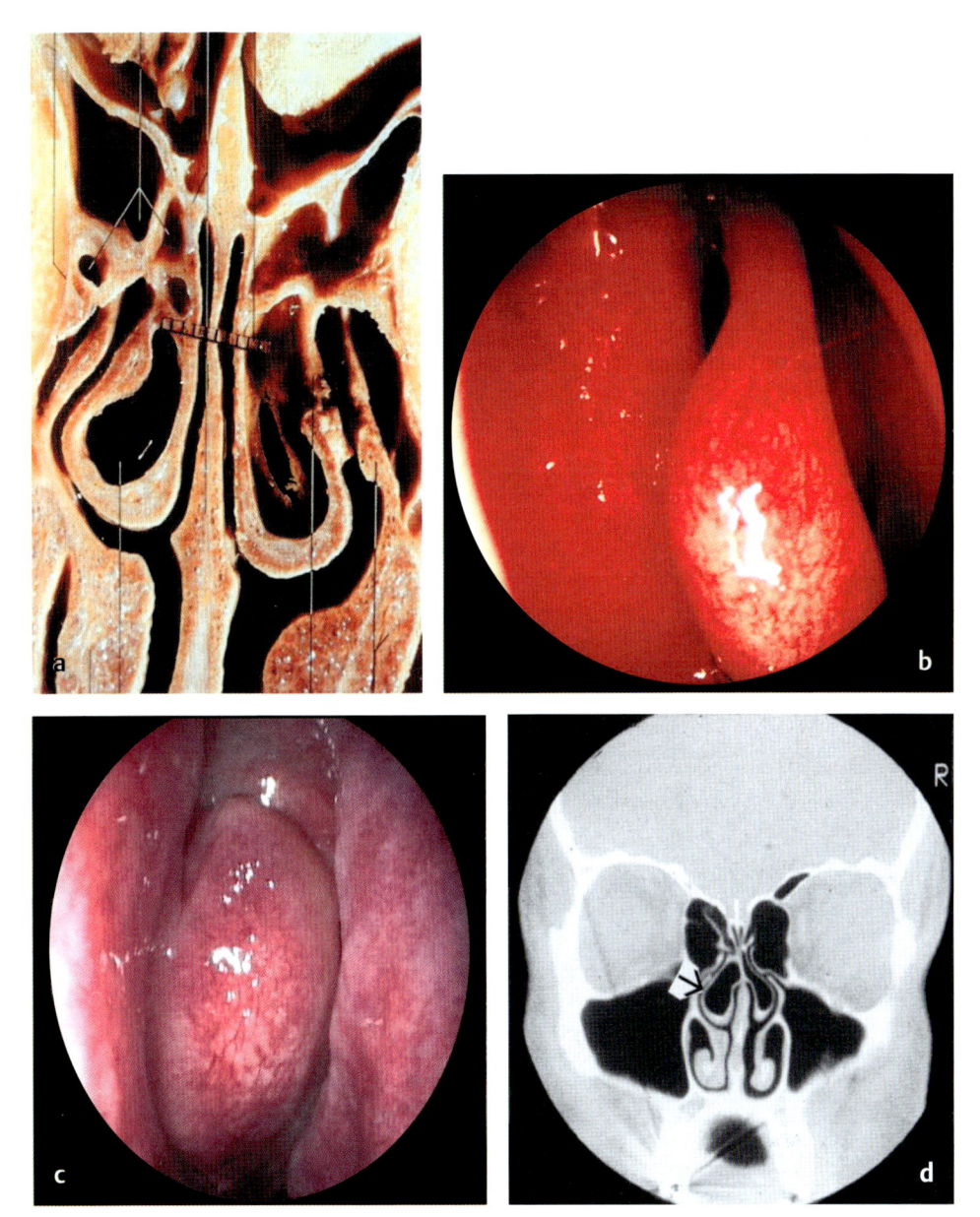

Fig. 6-12. Concha média bolhosa. (**a**) Corte de dissecção cadavérica mostrando concha média bolhosa bilateral. (**b**) Visão endoscópica de concha média normal. (**c**) Visão endoscópica de concha média bolhosa. (**d**) Corte coronal de TC mostrando concha média bolhosa bilateral.

Deformidades Septais

As deformidades septais importantes, cartilaginosas, ósseas ou mistas, podem ocorrer em crianças de todas as idades. O desvio septal pode ser congênito ou adquirido. Entre os desvios septais adquiridos na infância, os decorrentes de trauma nasal merecem destaque. Outro fator importante é o crescimento nasal que ocorre no estirão puberal, responsável por uma maior incidência de desvio septal em adolescentes quando comparado às crianças em idade escolar (Fig. 6-13).[4,15] Muitas vezes a obstrução é bilateral, porque com o tempo o paciente pode ter hipertrofia compensadora da concha nasal inferior contralateral ao desvio. Além disso, também pode estar associado a rinossinusites agudas de repetição ou mesmo rinossinusite crônica (Fig. 6-13). As deformidades septais quando causadoras de obstrução nasal importante podem ser corrigidas em qualquer idade com cirurgias pouco invasivas e resseções mais conservadoras, sob visão endoscópica.[21]

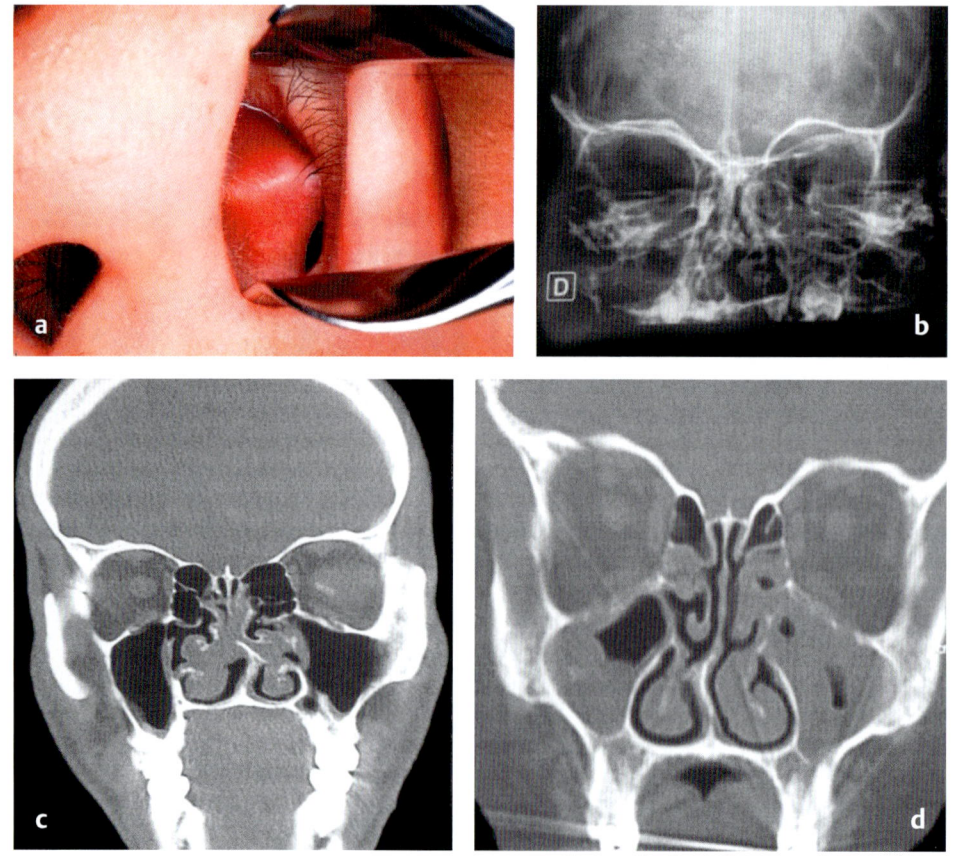

Fig. 6-13. (a) Desvio septal à esquerda em criança de 7 anos de idade. **(b)** Raio X simples, corte frontonaso, mostrando desvio septal para a direita em criança respiradora bucal de 4 anos sem história de trauma local. **(c)** Corte coronal tomográfico mostrando desvio septal à esquerda. **(d)** Corte coronal tomográfico mostrando desvio septal no paciente com rinossinusites agudas de repetição.

Corpos Estranhos Nasais

Provocam obstrução nasal crônica unilateral com secreção fétida. Quando ficam por muito tempo nas fossas nasais, alojando-se no meato médio, formam verdadeiro rinolito e causam rinossinusites agudas de repetição unilateral na criança.[4] É importante salientar que os pacientes com corpos estranhos, principalmente nasais, devem ser devidamente encaminhados ao otorrinolaringologista, que tem os materiais necessários para fazer a retirada da forma adequada (Fig. 6-14).

MASSAS NASAIS

Pólipo Antrocoanal

O pólipo antrocoanal tem origem no seio maxilar e cresce em direção à fossa nasal, acometendo a parede medial do seio maxilar.[22] Como fica difícil o crescimento em direção ao vestíbulo nasal por causa das conchas nasais eles evoluem em direção à coana. Na grande maioria dos casos ele é unilateral, e o paciente apresenta como queixa obstrução nasal progressiva, muita secreção catarral e rinossinusites agudas de repetição pela obstrução do meato médio pelo pólipo (Fig. 6-15). O tratamento é cirúrgico e deve envolver a excisão de todas possíveis implantações no seio maxilar, a fim de evitar recidivas.[15,22]

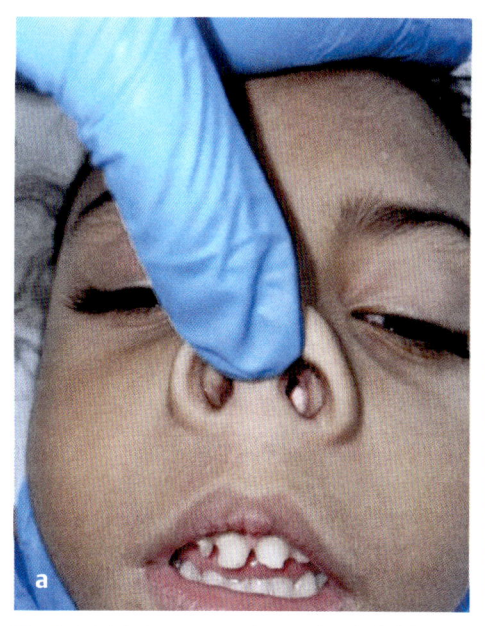

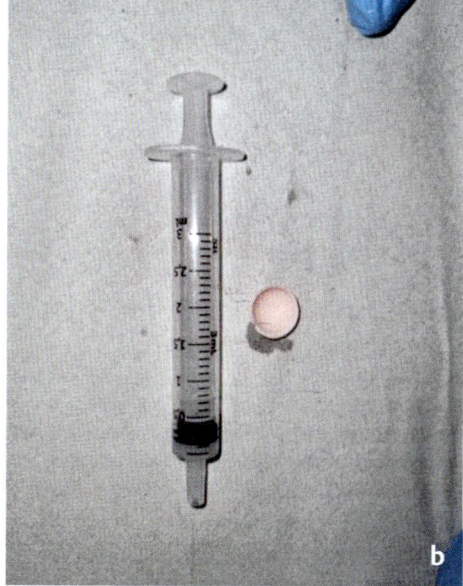

Fig. 6-14. (**a**) Corpo estranho nasal visível. (**b**) Pedaço de silicone.

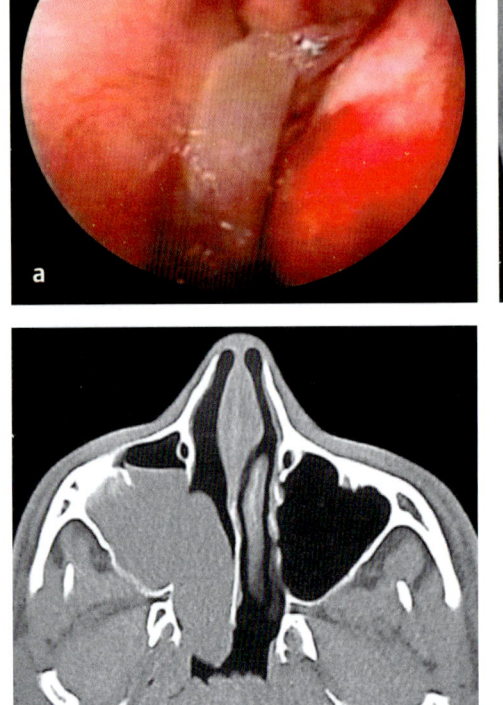

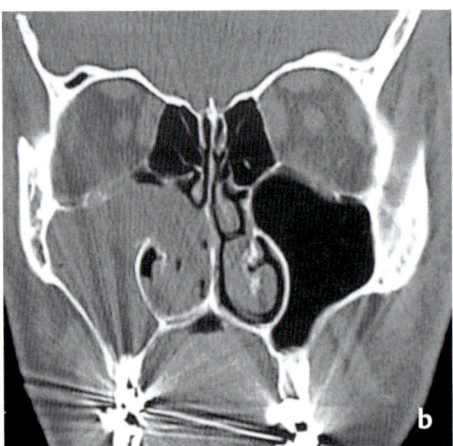

Fig. 6-15. (**a**) Visão endoscópica de um pólipo antrocoanal saindo pelo meato médio esquerdo. (**b**) Corte coronal de TC mostrando o pólipo antrocoanal à direita. (**c**) Corte axial de TC mostrando o pólipo em direção à coana à direita.

Pólipos Nasais Associados à Rinossinusite Crônica

A presença de pólipos nasais em crianças sempre levanta a suspeita de fibrose cística (ver Capítulo 13) – (Fig. 6-16). As crianças evoluem com obstrução nasal crônica, muita secreção anterior e posterior e episódios constantes de rinossinusites agudas de repetição ou rinossinusite crônica bilateral. Associado a essa queixa são crianças que apresentam muitas vezes diarreia crônica e pneumonias de repetição.

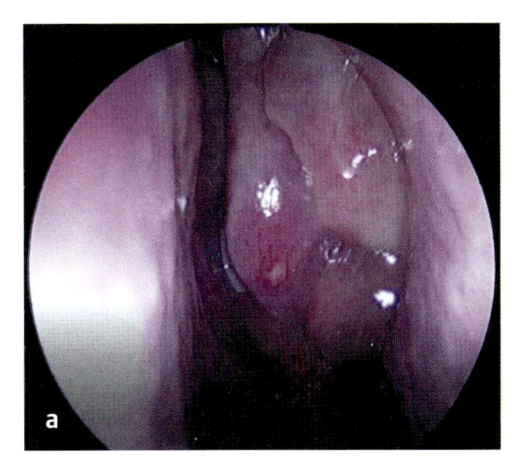

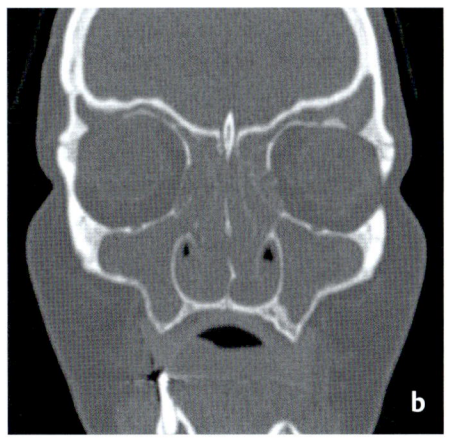

Fig. 6-16. (a) Visão endoscópica de pólipos nasais na fossa nasal de um adolescente com fibrose cística. (b) Corte coronal mostrando a presença de doença crônica em todos os seios paranasais de outro paciente.

Nasoangiofibroma Juvenil

Trata-se de um tumor benigno que acomete crianças e adolescentes do sexo masculino, extremamente vascularizado e ao mesmo tempo muito fibroso e duro. Raro, representa entre 0,05% a 0,5% de todos os tumores da cabeça e pescoço. Desenvolve-se na região posterior à maxila e medialmente à mandíbula, o que contribui para uma descoberta tardia. As principais queixas estão relacionadas com obstrução nasal crônica unilateral, e episódios de sangramento nasal progressivamente. À endoscopia visualiza-se o tumor avermelhado na região do *cavum*. Não se deve fazer biópsia da lesão e, sim, avaliar previamente com exame de imagem, em especial tomografia computadorizada (Fig. 6-17).

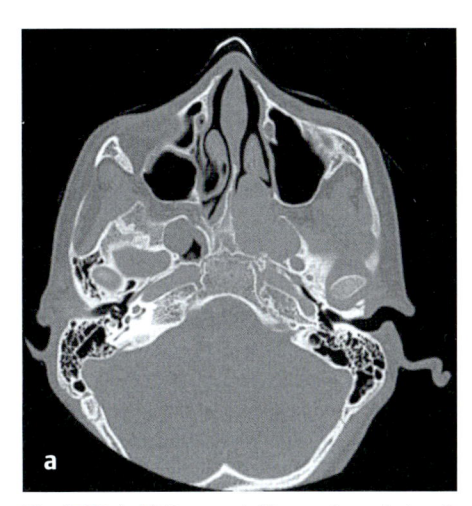

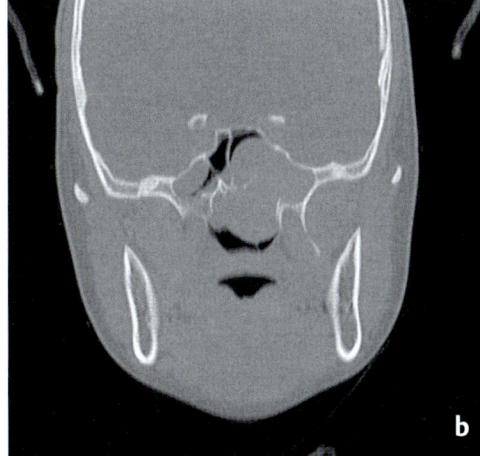

Fig. 6-17. (a,b) Nasoangiofibroma juvenil visualizado na TC nos cortes axiais.

CONCLUSÃO

Concluindo, fica claro que o diagnóstico precoce permite uma intervenção clínica e/ou cirúrgica, proporcionando um tratamento mais adequado. Para se conseguir o objetivo final, que é uma criança com harmonia da face estética e funcional, com bom desenvolvimento neuropsicomotor e somático, além de menor morbidade, todos os profissionais (médicos generalistas, pediatras, alergistas, odontopediatras, ortodontistas e fonoaudiólogos) devem estar envolvidos no momento certo de cada um fazendo a sua parte.

REFERÊNCIAS BIBLIOGRÁFICAS

1. Gill AI, Schaughency E, Galland BC. Prevalence and factors associated with snoring in 3-years olds: Early links with behavioral adjustment. Sleep Med. 2012.
2. Bonuck K, Freeman K, Chervin RD, et al. Sleep-disordered breathing in a population-based cohort: behavioral outcomes at 4 and 7 years. Pediatrics. 2012;129:e857-65.
3. Gottlieb DJ, Vezina RM, Chase C, et al. Symptoms of sleep-disordered breathing in 5-year-old children are associated with sleepiness and problem behaviors. Pediatrics. 2003;112:870-7.
4. Motonaga SM, Berti LCB, Anselmo-Lima WT. Respiração Bucal: causas e alterações no sistema estomatognático; [online]. Rev Bras Otorrinolaringol. 2000;66:373-81.
5. Valera FCP, Trawitzki LVV, Anselmo-Lima WT. Myofunctional evaluation after surgery for tonsils hypertrophy and its correlation to breathing pattern: a 2-year-follow up. Int J Pediatr Otorhinolaryngol. 2006;70:221-5.
6. Mattar SE, Valera FC, Faria G, et al. Changes in facial morphology after adenotonsillectomy in mouth-breathing children; [online]. Int J Paediatr Dent. 2011;21:389-96.
7. Grechi TH, Trawitzki LV, Felício CM, et al. Bruxism in children with nasal obstruction. Int J Pediatr Otorhinolaryngol. 2008;72:391-6.
8. Guilleminault C, Akhtar F. Pediatric sleep-disordered breathing: New evidence on its development. Sleep Medicine Reviews. 2015;24:e46056.
9. Ribeiro GCA, Santos ID, Santos ACN, et al. Influence of the breathing pattern on the learning process: a systematic review of literature. Braz J Otorhinolaryngol. 2016.
10. Kuroishi RCS, Garcia RB, Valera FCP, et al. Deficits in working memory, reading comprehension and arithmetic skills in children with mouth breathing syndrome: analytical cross-sectional study. Sao Paulo Med. J. 2015;133:18.
11. Blake KD, Prasad C. Charge syndrome. Orphanet J Rare Dis. 2006:1-34.
12. Stamm AC, Pignatari SS. N. Nasal Septal Cross-Over Flap Technique: A Choanal Atresia Micro-Endoscopic Surgical Repair. American Journal of Rhinology. 2001;15(2):143-148.
13. Ramsden JD, Campisi P, Forte V. Choanal Atresia and Choanal Stenosis. Otolaryngol Clin North Am. 2009;42(2):339-52.
14. Strychowsky JE, Kawai K, Moritz E, Rahbar R, Adil EA. To stent or not to stent? A meta-analysis of endonasal congenital bilateral choanal atresia repair. Laryngoscope. 2016;126(1):218-27.
15. Antonio MA, Sakano E. Obstrução nasal na população pediátrica. In. Balsalobre L, Tependino MS. Rinologia 360°: Aspectos Clínicos e Cirúrgicos. Thieme Revinter; 2021. p. 546.
16. Denoyelle F, Ducroz V, Roger G, Garabedian EN. Nasal dermoid sinus cysts in children. Laryngoscope. 1997;107(6):795-800.
17. Rahbar R, Resto VA, Robson CD, et al. Nasal Glioma and Encephalocele: Diagnosis and Management. Laryngoscope. 2003;113(12):2069-77.
18. Wong RK, Vander Veen DK. Presentation and management of congenital dacryocystocele. Pediatrics. 2008;122(5):e1108-12.
19. Greenlaw SM, Chaney KS, Belazarian L, Wiss K. Congenital dacryocystocele. J Am Acad Dermatol. 2009;61(6):1088-90.
20. Wang JC, Cunningham MJ. Congenital dacryocystocele: is there a familial predisposition? Int J Pediatr Otorhinolaryngol. 2011;75(3):430-2.
21. Metzembaum M. Replacement of the lower end of the dislocated septal cartilagem vs. submucous resection of the dislocated end of the septal cartilage. Arch Otolaryngol. 1929;9:282-92.
22. Maldonado M, Martínez A, Alobid I, Mullol J. The antrochoanal polyp. Rhinology. 2004;42(4):178–82.

RINITES ALÉRGICA E NÃO ALÉRGICA

CAPÍTULO 7

Ullissis Pádua de Menezes ▪ Fabiana Cardoso Pereira Valera
Wilma Terezinha Anselmo Lima

INTRODUÇÃO – DEFINIÇÃO E EPIDEMIOLOGIA

A rinite alérgica (RA) é definida como uma inflamação da mucosa nasal envolvendo anticorpos da classe IgE em resposta a um alérgeno ambiental e caracterizada por dois ou mais sintomas: congestão, obstrução nasal, alteração do olfato, rinorreia anterior ou posterior, espirros e prurido nasal, presentes em dois ou mais dias consecutivos geralmente por mais de uma hora. Quando sintomas oculares estiverem associados pode ser chamada de rinoconjuntivite alérgica. Nos Estados Unidos, afeta 60 milhões de pessoas anualmente, sendo que aproximadamente 80% desenvolvem sintomas antes dos 20 anos de idade, e 50% iniciam até os 6 anos de idade. Em recentes estudos, a prevalência em adultos, com diagnóstico confirmado, nos Estados Unidos de 14%; na América Latina, de 7%; na Ásia de 9%. O ISAAC (The International Study of Asthma and Allergies in Childhood) mostrou que a prevalência de RA vem aumentando e acomete 10%-40% das crianças no mundo. No Brasil, o estudo ISAAC mostrou prevalência de rinite alérgica em crianças de 6-7 anos de 26,6% e em adolescentes de 13-14 anos de 34,2%.[1,2] A ausência no trabalho chega a 10% nos Estados Unidos e 4% na América Latina, com índices de queda de produtividade acima de 20%. O impacto dos custos diretos causados pela RA chega a 3,5 bilhões de dólares, e os custos indiretos até 9,7 bilhões anuais.[3] A presença de Imunoglobulina E (IgE) sérica >100 ui/mL em menores de seis anos de idade, teste cutâneo de leitura imediata positivo, história familiar de atopia e elevado nível socioeconômico constituem fatores de risco para o desenvolvimento da RA.

Na rinite persistente e moderada à grave, a repercussão na qualidade de vida é evidente através de quadros de depressão, dificuldade de aprendizado e memória, irritabilidade, fadiga e distúrbios do sono. A RA constitui fator de risco para asma e rinossinusites em adultos e distúrbios psicológicos, comportamentais e de aprendizado em crianças. Várias multimorbidades associam-se à rinite alérgica, como espectro de doenças alérgicas, como asma, dermatite atópica e alergia alimentar. Ainda, a RA está associada a vários fatores locais, como conjuntivite alérgica, alterações laríngeas, doenças obstrutivas nasais, hipertrofia de órgãos linfoides, hipertrofia de conchas nasais e desvios septais.

FISIOPATOLOGIA

A rinite alérgica resulta de uma inflamação mediada por anticorpos da classe IgE em resposta a vários alérgenos ambientais, sendo os ácaros da poeira domiciliar os mais comuns, seguidos pelo grupo das baratas, pelos de animais e fungos. Reflexos neurogênicos são originados em terminações nervosas do nervo trigêmeo do nariz em receptores sensíveis a vários fatores, como: temperatura, estímulos químicos, osmolares e mudanças de PH. Neuropeptídeos atuam na indução da liberação de Interleucinas (IL): IL-3 IL-4 IL5 e TNF-α e ativam eosinófilos com ação em vasos, glândulas e batimentos ciliares nasais.

A fase de sensibilização se manifesta quando o indivíduo entra em contato com a proteína alergênica na mucosa nasal, e este alérgeno é captado pela célula apresentadora de antígeno (APC), processado e apresentado aos linfócitos T auxiliares. As células epiteliais ativadas secretam citocinas, como: linfopoetina tímica estrômica (TSLP), IL-17, IL-25, IL-33, que afetam células linfoides inatas do grupo 2 (ILC2) e linfócitos do tipo 2(Th2) diretamente ou via APC. Células ILC2 expressam CRTh2, CD127 (receptor de IL-7) e ST-2 (receptor para IL-33), que expressam preferencialmente citocinas Th2, IL-5 e IL-13 que aumentam a reação alérgica inflamatória local. As células T ativadas proliferam e secretam IL-4, IL-5, IL-9, IL-13, que promovem secreção de anticorpos da classe IgE levando à reação imediata após a reexposição ao alérgeno específico. A exposição da mucosa a um alérgeno leva a um aumento dos receptores de quimiocinas CCR4 e fatores transcricionais: STAT6 e GATA 3. Esta desregulação de fatores de transcrição Th1 pode ser responsável pela resposta Th2 na rinite alérgica. O epitélio pode interagir com interleucinas através de citocinas derivadas de células epiteliais, como TSLP e IL-33, e contribuir para a inflamação nasal (Fig. 7-1).[4]

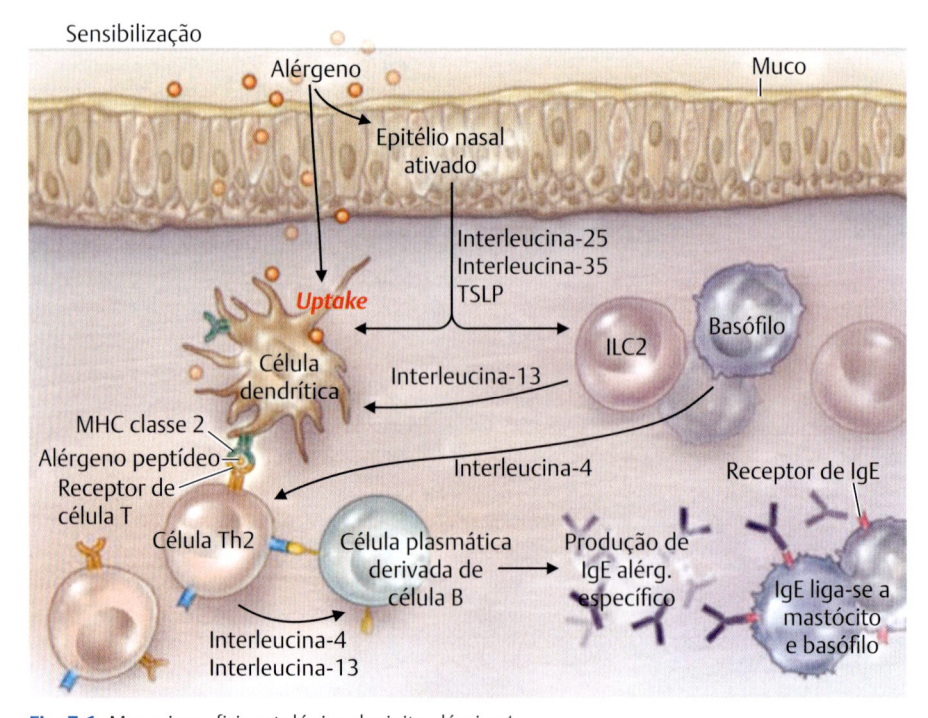

Fig. 7-1. Mecanismo fisiopatológico da rinite alérgica.[4]

CLASSIFICAÇÃO

A RA é classificada com base na duração e gravidade dos sintomas, segundo o *guideline* ARIA (Allergic Rhinitis and Its Impact on Asthma).[5] Quanto à duração, pode ser intermitente: sintomas menos de quatro dias por semana, ou menos de quatro semanas por ano, ou persistente: mais de quatro dias por semana e mais de quatro semanas por ano. Quanto à gravidade dos sintomas pode ser: leve (sono normal, atividades diárias normais – lazer, esporte, escola e trabalho, e moderada-grave (sono anormal, agitado, limitação de atividades diárias – esporte e lazer), absenteísmo escolar e no trabalho e sintomas persistentes (Fig. 7-2).[5]

Os três subgrupos de rinite mais aceitos são:

1. RA (induzida por alérgenos em pacientes sensibilizados);
2. Rinite infecciosa;
3. Rinite não alérgica não infecciosa, porém fenótipos combinados podem ocorrer em muitos indivíduos (mista).

A classificação da rinite considera critérios independentes, como: idade de início, gravidade da doença, frequência, padrão dos sintomas, agentes causais e a fisiopatologia de base. Do ponto de vista clínico, são classificados em bloqueadores e secretores; as anormalidades estruturais ou mecânicas são inclusas por alguns autores no subgrupo rinite não alérgica (Quadro 7-1).[6] A rinite ocupacional pode ser alérgica ou não alérgica. Estudos ressaltam a importância de desenvolver sistemas de classificação com base nos mecanismos fisiopatológicos (endótipo) (Fig. 7-3).[7]

O conhecimento dos mecanismos envolvidos na gênese da rinite (endótipo) permite caracterizar melhor os fenótipos e proporcionar ao paciente um tratamento individualizado de maior precisão.[7]

Intermitente Sintomas por < 4 dias por semana OU < 4 semanas	Persistente Sintomas por > 4 dias por semanas E > 4 semanas
Leve Sono normal Sintomas não comprometem atividades - Esporte/Lazer - Trabalho/Escola	Moderada/Grave Um ou mais itens: Sono comprometido Os sintomas comprometem - Esporte/Lazer - Trabalho/Escola

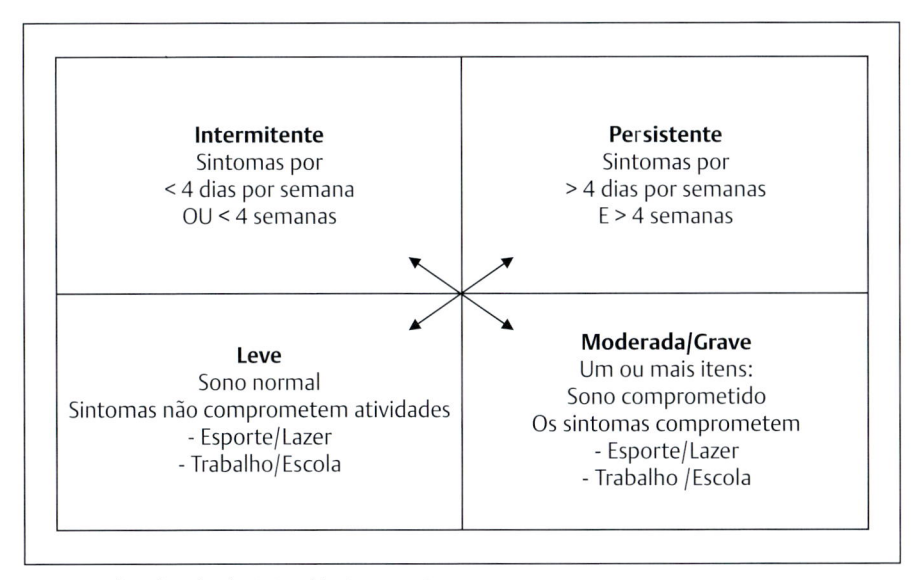

Fig. 7-2. Classificação da rinite alérgica ARIA.[5]

Quadro 7-1. Rinite alérgica/não alérgica fenótipos[6]

Fenotipos	Características
Rinite alérgica	Inflamação mediada por IgE
Rinite causa sistêmica ou estrutural	Doença sistêmica/causa estrutural
Rinite não alérgica	--
Rinite não alérgica eosinofílica	Esfregaço nasal com eosinófilos 5%-20%
Rinite gustatória	Sintomas relacionados à ingesta de alimentos
Rinite da gestacional	Gestação > 36 semanas
Rinite induzida por drogas	Sintomas relacionados à ingesta de drogas
Rinite medicamentosa	Relacionada ao uso prolongado de descongestionantes nasais
Rinite ocupacional	Sintomas relacionados ao local de trabalho
Rinite atrófica	Sintomas ocasionados por cirurgias/doença granulomatosa
Rinite do idoso	Sintomas relacionados à idade (idosos)
Rinite idiopática	Todos os outros fenótipos exclusos
Rinite alérgica local	Sintomas envolvidos por IgE local

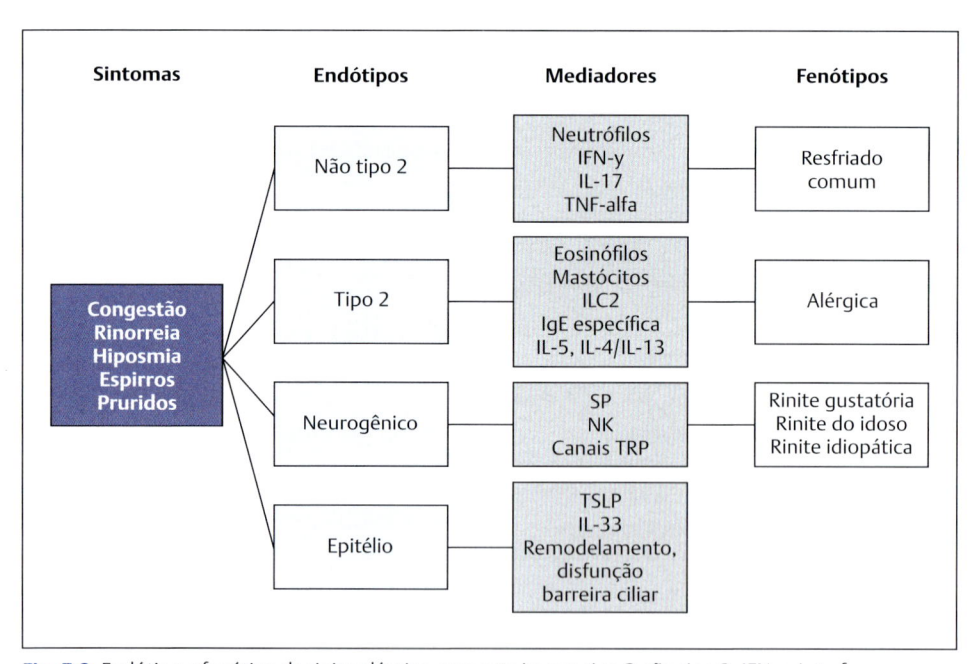

Fig. 7-3. Endótipo e fenótipo da rinite alérgica, resposta imune tipo 2 não tipo 2. IFN-γ: interferon gama; IL-17: interleucina 17; TNF-α: fator de necrose tumoral alfa; ILC2: celulas linfoides inatas do grupo 2; IgE: imunoglobulina da classe E; IL-4: interleucina 4; IL-5: interleucina 5; IL-13: interleucina 13; SP: substância P; NK: neurocinina; Canais TRP: receptor de potencial transitório; TSLP: proteína linfopoetina do estroma tímico; IL-33: interleucina 33.

QUADRO CLÍNICO

Os principais sintomas da RA são: obstrução, congestão nasal, rinorreia, espirros e prurido nasal. Outros sintomas, como lacrimejamento, hiperemia conjuntival, edema palpebral, prurido ocular ou orofaríngeo, também podem estar presentes. A associação da RA com a hipertrofia adenoamigdaliana é importante causa de respiração bucal, otite média secretora e alterações orofaciais. A obstrução nasal com retenção de secreção predispõe à rinossinusite. Aproximadamente 40% dos indivíduos com RA apresentam associação à asma, e cerca de 80% dos asmáticos relatam queixas nasais de RA. Ainda, o controle dos problemas nasais está associado à diminuição da gravidade e frequência dos sintomas pulmonares em asmáticos.[8] Ao exame físico ressalta-se a importância de sinais, como: olheiras e escurecimento periocular, pregas abaixo da linha dos cílios em pálpebras inferiores (sinal de Dennie-Morgan), prega rinítica horizontal no dorso nasal, secundária ao prurido nasal. A rinoscopia anterior avalia as características da mucosa nasal, como a coloração:

- Palidez importante como sinal de inflamação crônica;
- Presença de secreção hialina;
- Hipertrofia das conchas nasais.

A nasofibroscopia permite identificar alterações adicionais, como: desvios de septo nasal, edema de conchas nasais, eventuais outras alterações nasais, além da presença de tecido adenoideano obstruindo o *cavum* (Fig. 7-4).

A rinite pode ser sazonal, quando relacionada à sensibilização e exposição a alérgenos específicos (como pólens no sul do Brasil) e a forma perene, quando o indivíduo sensibilizado é exposto de forma contínua aos alérgenos, no geral intradomiciliares. Os principais alérgenos desencadeantes em nosso meio são: ácaros, baratas, pêlos de animais, fungos

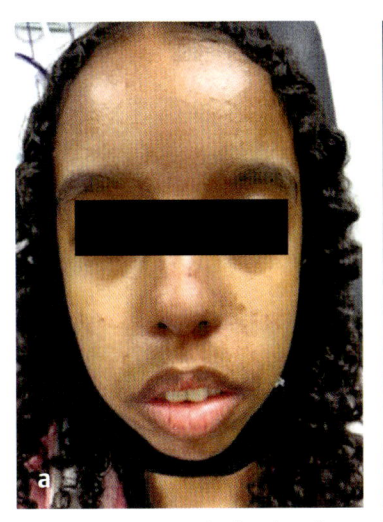

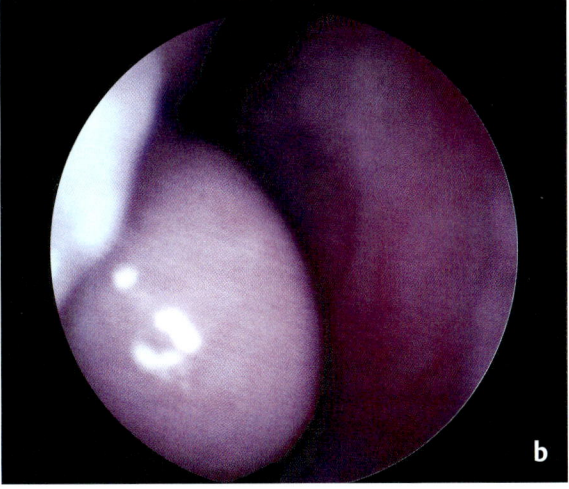

Fig. 7-4. Criança respiradora bucal portadora de rinite alérgica; (**a**) Prega Dennie-Morgan – prega abaixo da linha dos cílios/lábios entreabertos com hipertrofia de lábio inferior evertido e retração do lábio superior. (**b**) Visão endoscópica: hipertrofia, edema de concha nasal inferior.

e insetos; e são considerados irritantes: fumaça de cigarro, poluentes e gases. Anti-inflamatórios não esteroides podem desencadear e agravar a rinite e asma, especialmente em adultos. A baixa ventilação, elevada umidade, presença de carpetes e tapetes constituem fatores de proliferação de ácaros e fungos.[9]

Estudos mostram que a suscetibilidade genética e o aumento da exposição aos ácaros da poeira doméstica em crianças jovens estão associados à sensibilização e aumento do risco tardio de desenvolver RA.[10,11]

DIAGNÓSTICO

O diagnóstico de RA baseia-se na história clínica detalhada, no exame físico e nos exames complementares individualizados (Fig. 7-5).[9,12,13]

O exame endoscópico avalia a cavidade nasal (aspecto da mucosa, conchas nasais, septo nasal) e *cavum* (hipertrofia de adenoide, obstrução da tuba auditiva), assim como coleta de secreções e biópsias. Exames de imagens radiológicos (no geral tomografia computadorizada dos seios da face) são indicados para diagnósticos diferenciais nasossinusais. O diagnóstico de alergia pode ser confirmado pelo TCHI (teste cutâneo de hipersensibilidade imediata, também conhecido por *prick* teste) ou dosagem sérica de IgE específica ao alérgeno de suspeita. A identificação da sensibilização tem relevância por permitir medidas

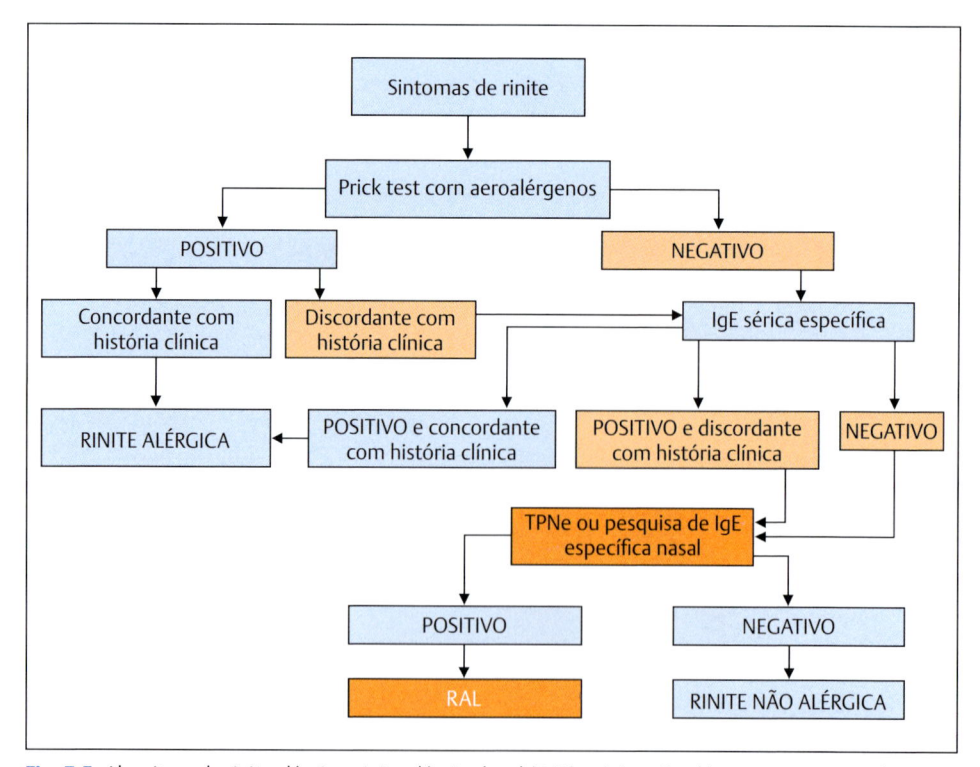

Fig. 7-5. Algoritmo da rinite alérgica, rinite alérgica local (RAL) e rinite não alérgica. TPNe: teste de provocação nasal específico.[13]

ambientais de higiene e realização de imunoterapia específica, quando o alérgeno for relevante clinicamente.

O *prick test* consiste na introdução do antígeno na pele através de um puntor para determinar a presença de anticorpos da classe IgE antígeno-específico. É o método mais utilizado para diagnosticar reações do tipo imediatas. O teste é realizado em pele sem lesões em face flexora do antebraço, ou dorso; os alérgenos são aplicados a distância de pelo menos 2 cm entre eles. Adiciona-se uma gota dos controles positivo (histamina 10 mg/mL) e negativo (solução salina) e dos extratos alergênicos padronizados (10 a 100 µg/mL) na pele. Insere-se o puntor na gota fazendo a puntura sem provocar sangramento. A leitura é realizada 15 minutos após a aplicação dos extratos. A reação é considerada positiva quando há formação de pápula com diâmetro médio ≥ 3 mm em relação ao controle negativo (Fig. 7-6). Deve-se suspender o uso de anti-histamínicos por período de 7 a 10 dias antes do teste pela interferência nos resultados. O teste tem elevada sensibilidade e especificidade comparáveis aos testes *in vitro* para determinação de IgE específica e elevado valor preditivo negativo. Em estudo ainda não publicado avaliamos através do *prick test* o perfil de sensibilização aos aeroalérgenos em 813 pacientes no Centro do Respirador Bucal (CERB) e cerca de 43% dos pacientes apresentaram sensibilização a pelo menos um aeroalérgeno testado (Fig. 7-7).

A sensibilização aos alérgenos dos ácaros foi mais frequente seguido pelas baratas e epitélios de animais (Fig. 7-8). Quando o paciente apresenta lesões de pele ou não consegue descontinuar o uso de anti-histamínicos, o teste cutâneo não deve ser realizado, e deve-se utilizar o teste *in vitro* na avaliação da alergia, que é a dosagem de IgE antígeno-específica no sangue através do Immuno-CAP (Phadia), método fluoroenzimático.[9] Em comparação aos testes cutâneos, a dosagem de IgE alérgeno-específica apresenta custo mais elevado, maior tempo para obtenção do resultado, porém tem como vantagens sofrer influência das condições da pele e do uso de medicações, não apresentar riscos de reações alérgicas e permitir avaliar maior número de alérgenos padronizados.

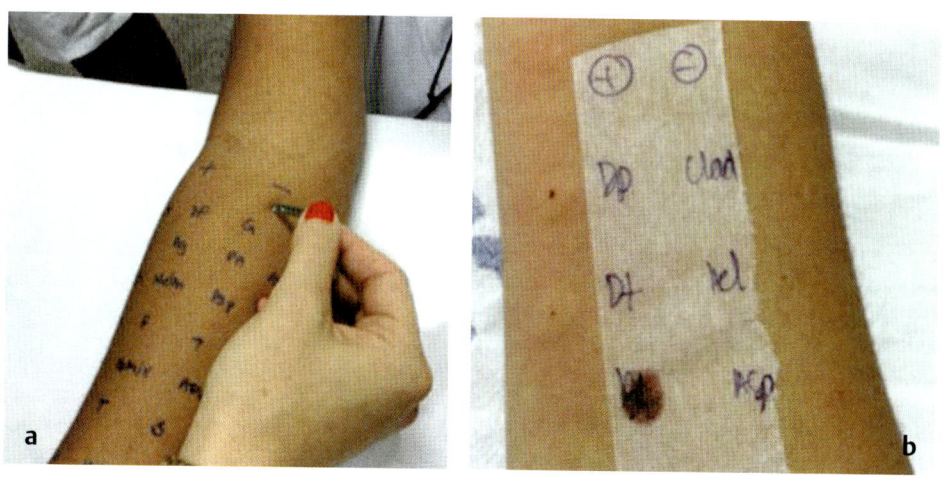

Fig. 7-6. (**a**) Teste cutâneo de leitura imediata (*prick teste*). (**b**) Teste cutâneo positivo para inalantes (Ácaros) com formação de pápulas.

Sensibilização em 813 pacientes do CERB

43%
57%

■ Não sensibilizados ■ Sensibilizados

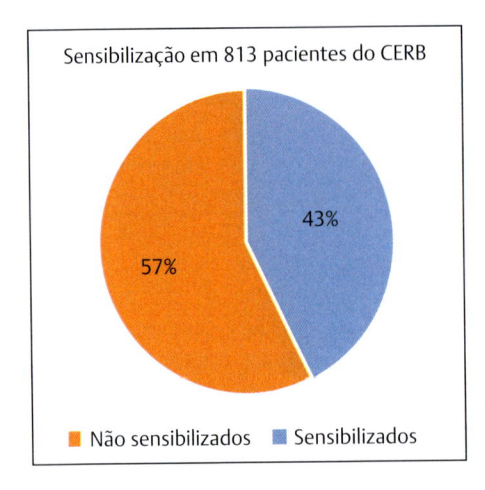

Fig. 7-7. Porcentagem de sensibilização aos aeroalérgenos em 813 pacientes do CERB da FMRP-USP.

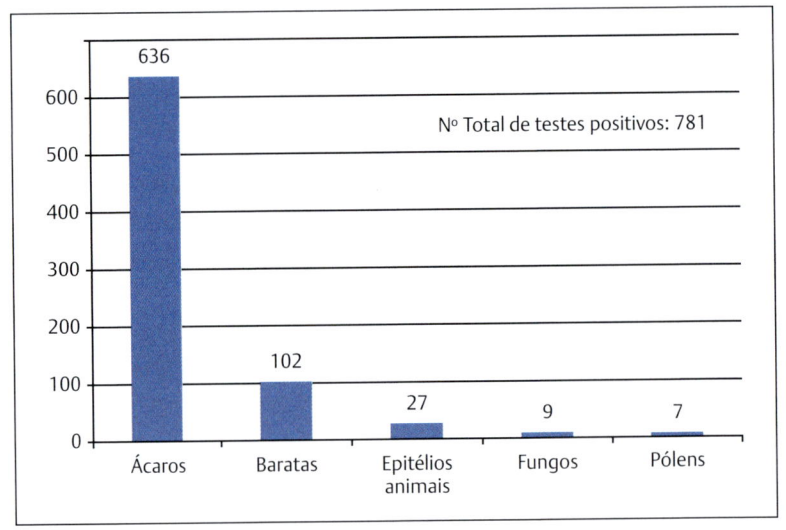

Nº Total de testes positivos: 781

- Ácaros: 636
- Baratas: 102
- Epitélios animais: 27
- Fungos: 9
- Pólens: 7

Fig. 7-8. Perfil de sensibilização aos aeroalérgenos em pacientes respiradores bucais do CERB-FMRP-USP.

O CRD (*component resolved diagnostics*) é um método de detecção de IgE específica que utiliza sistema de microarray (*immuno solid phase allergen* – ISAC), e também é de grande utilidade na prática clínica. O ImmunoCap ISAC apresenta uma plataforma de identificação de 112 componentes naturais e recombinantes, utilizando apenas 30 μg de sangue. Esta técnica permite identificar o componente alergênico e a família que pertence, a reatividade cruzada entre diferentes alérgenos e personalizar os extratos para imunoterapia específica. O CRD tem papel relevante na rinite na investigação da etiologia de comorbidades em polissensibilizados.[14] A IgE sérica total > 100 Ku/L é considerada elevada e auxilia no diagnóstico de alergia; entretanto é pouco específica e revela níveis elevados em outras doenças. O hemograma é um exame inespecífico: eosinofilia periférica de 5%-10% pode sugerir doença alérgica. A secreção nasal e a ocular em indivíduos atópicos podem conter quantidades aumentadas de eosinófilos. A presença de eosinófilos superior a 10% na secreção nasal sugere alergia.

O teste de provocação nasal específico (TPNe) auxilia na identificação do alérgeno clinicamente suspeito, quando a história clínica é sugestiva de ser desencadeada por um alérgeno específico e os testes (cutâneo e IgE sérica específica) forem negativos; tem seu papel nos casos de rinites ocupacionais e na identificação de indivíduos com rinite alérgica local (RAL). Necessita-se ainda de uma padronização adequada para que seja utilizada na prática clínica. O TPNe é um procedimento simples e seguro, avalia de forma objetiva a resposta da mucosa nasal a estímulos externos, permitindo estabelecer correlação entre a exposição ao alérgeno suspeito e os sintomas clínicos. As principais comorbidades que acompanham a rinite alérgica e podem influenciar no tratamento são: asma, conjuntivite alérgica, rinossinusites agudas e crônicas, otites, alterações do desenvolvimento craniofaciais, apneia e hipopneia obstrutiva do sono. A elevada variabilidade nos mecanismos fisiopatológicos (endótipo) e apresentação clínica (fenótipo) têm motivado esforços para se desenvolverem *guidelines* mais precisos para o diagnóstico e tratamento.[7,12,13]

TRATAMENTO

As principais estratégias no tratamento da RA são:

- Controle ambiental, educação e orientações;
- Farmacoterapia: medicamentos;
- Imunoterapia específica;
- Abordagem cirúrgica.

Os objetivos do tratamento são: manter o paciente assintomático ou oligoassintomático, melhorar sua qualidade de vida, diminuir o impacto negativo na produtividade no trabalho e no rendimento escolar, reduzir custos diretos e indiretos, assim como prevenir as complicações. São fundamentais, para o controle da doença, otimizar a aderência ao tratamento, e conhecer bem os mecanismos fisiopatológicos e os fenótipos da RA.[7,12,15,16]

O tratamento varia segundo a classificação da rinite, porém o consenso PRACTALL propõe uma abordagem prática, baseada em critérios subjetivos e objetivos, que incluem controle ou persistência dos sintomas nasais; interferência na qualidade de vida (atividades diárias e sono); e medidas objetivas (pico de fluxo inspiratório nasal, rinomanometria e a manutenção da boca fechada durante a consulta – (Quadro 7-2).[12] A resposta do paciente para as perguntas subjetivas deve referir-se às últimas 4 semanas à consulta e não depende da classificação prévia da gravidade. O aumento do uso de medicação de resgate e a presença de comorbidades podem influenciar no controle da doença.

Os diversos medicamentos de controle podem ser utilizados de forma gradual nas diversas etapas do tratamento da rinite (Quadro 7-3).[12] A utilização de algoritmos através da escala visual analógica (EVA) e a preferência do paciente têm permitido personalizar e otimizar o tratamento (Fig. 7-9).[16]

Quadro 7-2. Avaliação prática do controle da rinite[12]

Critérios de controle da rinite	Controlada
Sintomas	Nenhum sintoma (coriza, espirros, prurido, congestão, gotejamento pós-nasal)
Qualidade de vida (QOL)	Sem prejuízo na vida diária (escola; trabalho e lazer)
Medidas Objetivas	Pico de fluxo inspiratório nasal normal Teste de boca fechada* normal (se possível) Testes objetivos para avaliar permeabilidade nasal normais

1. Avaliar as últimas quatro semanas anteriores à consulta.
2. Avaliar a presença de comorbidades (asma, rinossinusite, apneia obstrutiva do sono) pode afetar o controle da rinite.
3. Necessidade de medicação de resgate pode indicar perda de controle.

*Solicitar ao paciente para fechar a boca e respirar somente pelo nariz por 30 segundos.

Quadro 7-3. Etapas no tratamento da rinite alérgica[12]

Etapas de medicação de controle			
1	2	3	4 (Especialista)
Uma opção dentre:	Uma opção dentre:	Combinação de Cl com um ou mais de:	Considerar Omalizumabe em pacientes com rinite grave e asma (não aprovado apenas para rinite)
- Anti-histamínico oral - Anti-histamínico - Intranasal - Cromona intranasal - Antagonista do receptor de leucotrienos (ARLT)	- Corticosteroide intranasal (Cl) (Preferencial) - Anti-histamínico Oral - Anti-histamínico intranasal - ARLT	- Anti-histamínico oral - Anti-histamínico Intranasal - ARLT	
			Considerar tratamento cirúrgico da doença concomitante
Imunoterapia			
Medidas de controle ambiental			
Medicação de resgate			

Descongestionante (oral/intranasal)
Anticolinérgicos (intranasal)
Corticosteroides orais

Reavaliar diagnóstico e/ou aderência e avaliar comorbidades potenciais e/ou anormalidades anatômicas antes de considerar *step up*.

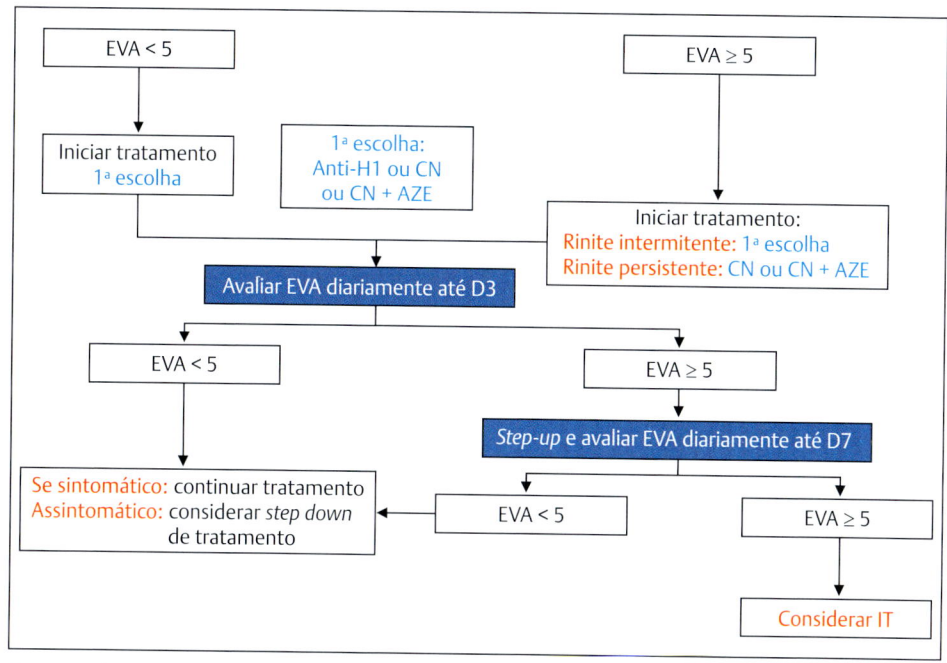

Fig. 7-9. Algoritmo de tratamento da RA utilizando escala visual analógica e considerando a opção do paciente pela medicação. EVA: escala visual analógica; Anti-H1: anti-histamínico oral; CN: corticosteroide nasal; CN+AZE: corticosteroide nasal associado à azelastina nasal; IT: imunoterapia específica.[16]

CONTROLE AMBIENTAL

O aumento na prevalência da rinite alérgica pode estar relacionado com a exposição a fatores ambientais associados à predisposição genética do indivíduo. Os mecanismos através dos quais os fatores ambientais modulam o risco de rinite alérgica ainda não estão bem elucidados. Estudos mostram que mudanças nos estilos de vida, alterações climáticas e a exposição alergênica podem desencadear sintomas em pacientes com rinite alérgica estabelecida. Entretanto a relação entre a exposição alergênica e o início do desenvolvimento da RA é complexa e pouco conhecida. A relação entre o efeito da exposição alergênica na infância e o risco de RA ainda é controversa em literatura.[12,16]

As principais medidas de higienização ambiental que diminuem a exposição aos desencadeantes, irritantes e que reduzem e a exacerbação dos sintomas estão expressas no Quadro 7-4.[17] Apesar de não haver estudos científicos adequados suficientes para comprovar o potencial benefício destas medidas,[12,15,16] estudos mostram que quando mantidas por um período mínimo de três a seis meses, essas medidas podem trazer benefícios na redução dos sintomas. Estratégias múltiplas combinadas de redução da exposição aos alérgenos de ácaros, como o uso de filtros de elevada eficácia, capas impermeáveis e acaricidas, mostraram reduzir os sintomas nasais. Fatores, como o número de alérgenos a que o paciente está sensibilizado e a aderência às medidas propostas, podem influenciar nos resultados. Consensos recomendam medidas profiláticas múltiplas associadas para afastar aeroalérgenos como etapas importantes no tratamento.[18]

Quadro 7-4. Medidas de profilaxia ambiental[17]

1. Revestir colchões e travesseiros com capas impermeáveis
2. Evitar carpetes, tapetes, estofados cobertores de lã e tecidos felpudos
3. Trocar roupas de cama e lavar em água quente
4. Evitar umidade e mofo
5. Limpar com pano úmido, evitar espanadores e vassouras
6. Evitar pelúcias
7. Evitar animais de pêlo dentro de casa
8. Evitar substâncias de cheiro forte, inseticidas, talcos e perfumes
9. Limpar periodicamente filtros de ar-condicionado e filtros de automóveis
10. Evitar exposição ao tabagismo
11. Praticar esportes e atividades ao ar livre
12. Utilizar aspiradores com filtros especiais, reduzir exposição aos alérgenos dos ácaros a níveis < 0,5 µg/g de poeira
13. Pisos devem ser de cerâmicas e cortinas de persianas
14. Evitar estantes de livros e revistas

Avanços na monitorização dos níveis de exposição alergênica e associação a sintomas já podem ser executados por dispositivos tecnológicos móveis e permitir maior interação entre ambiente, paciente e o alergista.[19]

FARMACOTERAPIA

Tratamento de Resgate

Descongestionantes

São fármacos agonistas alfa-adrenérgicos com propriedades de reduzir o fluxo sanguíneo nos capilares das conchas nasais, com boa eficácia na congestão nasal pela ação vasoconstritora. Os descongestionantes orais, podem causar insônia, irritabilidade, cefaleia, taquicardia, arritmias e hipertensão arterial. Recomenda-se evitar o uso em crianças menores de 4 anos de idade. Como representantes é possível citar: pseudoefedrina, fenilefrina e clorfeniramina. Podem ser utilizados em associação aos anti-histamínicos na apresentação oral, quando o controle da obstrução nasal não for alcançado.

Os descongestionantes tópicos possuem boa ação vasoconstritora local, apresentam menos efeitos colaterais sistêmicos, porém, se utilizados com frequência, podem desencadear taquicardia, hipertensão e irritabilidade.[20] A taquifilaxia, com efeito rebote após a suspensão, pode ocorrer no uso persistente do medicamento, pois induz a tolerância e rinite medicamentosa. Recomenda-se não utilizar descongestionantes tópicos nasais por período superior a 10 dias. Os representantes mais frequentes são fenoxazolina, nafazolina, fenilefrina e oximetazolina. Em lactentes, cardiopatas e idosos maiores que 60 anos, deve-se evitar o uso, por riscos de intoxicações e efeitos adversos.

Anticolinérgicos

Fármacos com ação antimuscarínica são indicados nas rinites com predominância de rinorreia, porém com pouca efetividade em sintomas de espirros, prurido e obstrução. Têm sido utilizados na rinorreia da rinite do idoso, induzida por ar frio, gustatória e na rinite induzida por vírus com predomínio de mecanismo neurogênico. Estudos mostram efeitos terapêuticos adicionais quando utilizados associados aos corticosteroides nasais e anti-histamínicos orais, sem efeitos adversos importantes.[15] O Ipratropium intranasal é o representante desta classe de fármacos, ainda não disponível em nosso país.

Corticosteroides Sistêmicos

Fármacos de maior potência anti-inflamatória, sendo indicados em casos seletos, quando os sintomas são refratários a outras modalidades terapêuticas. Devem ser utilizados com cautela por períodos geralmente curtos, não superiores a 7 dias pelos possíveis efeitos colaterais. Têm seu papel também no controle de comorbidades, como rinossinusites crônicas com pólipo nasal e também em pacientes com efeito rebote ao uso crônico de descongestionantes tópicos nasais. Os corticosteroides sistêmicos de depósito por via parenteral são contraindicados pelos seus possíveis efeitos sistêmicos colaterais.[21]

Tratamento de Controle

Cromoglicato Dissódico

Estabilizador de membrana de mastócitos apresenta boa segurança com poucos efeitos colaterais, com boa ação no prurido, rinorreia, mas pouco efeito na congestão nasal. Possui baixa potência anti-inflamatória, sendo menos eficaz que os corticosteroides nasais e anti-histamínicos no controle da rinorreia, espirros e prurido. Apresenta curta meia-vida, devendo ser administrados 4x ao dia, dificultando a adesão ao tratamento. Deve ser utilizado de forma profilática tópica nasal e até ocular. Formulações de soluções tópicas a 2% e 4% são disponíveis em nosso meio. É seguro em crianças e lactentes.[12,15,16]

Antileucotrienos

Os leucotrienos são importantes mediadores inflamatórios derivados do metabolismo do ácido araquidônico, desencadeando aumento da secreção, vasodilatação, congestão nasal e inflamação eosinofílica. Os leucotrienos LTC4, LTD4 e LTE4 ligam-se a receptores para exercerem suas ações inflamatórias. Os antileucotrienos bloqueiam a ligação dos leucotrienos nesses receptores, inibindo o processo inflamatório. São indicados em pacientes com rinite e asma associadas e naqueles que não apresentam boa adesão ao tratamento com medicações tópicas, pelos benefícios em ambas as doenças.[12,22] Podem ser considerados no tratamento de pacientes com rinite, pólipo nasal, asma e doença respiratória exacerbada por aspirina. Porém, estudos mostram poucas evidências de benefícios quando utilizados como monoterapia e mesmo em associação a outros fármacos no tratamento da rinite associada à rinossinusite crônica com pólipo nasal, com exceção do fenótipo da doença respiratória exacerbada pela aspirina ou anti-inflamatórios não esteroides (DREA).[23] A eficácia é inferior aos corticosteroides nasais, porém proporcionam ação de alívio da congestão e secreção nasal, com bom perfil de segurança. A combinação de antileucotrienos aos anti-histamínicos orais oferece apenas pequenos benefícios adicionais. As reações adversas são geralmente leves, como: cefaleia, dor abdominal, agitação, sonolência e raros relatos de suicídios, devendo ser utilizados com cautela em pacientes com doenças psiquiátricas de base. O montelucaste é o representante clássico desse grupo na apresentação oral de 4 mg (sachê ou comprimido mastigável) para crianças de 6 meses a 5 anos, 5 mg (comprimido mastigável) crianças de 6 a 14 anos e 10 mg (comprimido) para maiores de 15 anos.

Anti-Histamínicos

O processo inflamatório alérgico inicial ocorre em minutos e resulta da combinação do antígeno com anticorpos da classe IgE ligados à superfície de mastócitos e basófilos. A desgranulação dos mastócitos libera vários mediadores dentre os quais se destacam a histamina. Os anti-histamínicos exercem, portanto, importante papel no bloqueio de sintomas, como prurido, espirros e rinorreia, sendo menos eficazes na congestão nasal.

Os primeiros anti-histamínicos sintetizados foram os clássicos (1ª geração) com potentes ações nos receptores H1, porém com importante efeito sedativo (Quadro 7-5).[4] Os anti-histamínicos clássicos são menos recomendados pelos efeitos adversos bem documentados em estudos.[15,24]

Quadro 7-5. Anti-histamínicos clássicos[4]

Nome	Apresentação	Posologia	
		Crianças	Crianças > 12 anos e adultos
Cetotifeno	▪ Xarope: 0,2 mg/mL ▪ Solução oral: 1mg/mL ▪ Cp.: 1 mg	▪ 6 meses a 3 anos: 0,05 mg/kg 12/12 h ▪ > 3 anos: 5 mL 12/12 h	1 comprimido de 12/12 h
Clemastina	▪ Xarope: 0,05 mg/mL ▪ Cp.: 1 mg	▪ < 1 ano: 2,5 mL 12/12 h ▪ 1- 3 anos: 2,5-5 mL 12/12 h ▪ 3-6 anos: 5 mL 12/12 h ▪ 6-12 anos: 7,5 mL 12/12 h	20 mL 12/12 h ou 1 cp. 12/12 h
Ciroheptadina	▪ Xarope: 2 mg/5 mL ▪ Cp.: 4 mg	▪ 2-6 anos: 2 mg 8/8 h (Máx. 8 mg/dia) ▪ 6-12 anos: 4 mg 8/8 h (Máx. 16 mg/dia)	4 mg 8/8 h máximo 16 mg/dia
Dexclorfeniramina	▪ Xarope: 2 mg/5 mL ▪ Gotas: 2,8 mg/mL ▪ Cp.: 2 mg ▪ Drágeas: 6 mg	▪ 2-6 anos: 1,25 mL 8/8 h 1 gota/2 kg 8/8 (max. 3 mg = 30 gts./dia) ▪ 6-12 anos: 2,5 mL 8/8 h 1 gota/2 kg 8/8 h (max. 6 mg = 60 gts./dia)	5 mL, 20 gts. ou 1 comprimido 8/8 h (máximo de 12 mg/dia)
Hidroxizina	▪ Xarope: 2 mg/mL ▪ Cp.: 10 e 25 mg	▪ Até 6 anos: até 50 mg/dia ▪ > 6 anos: até 100 mg/dia	Até 150 mg/dia
Prometazina	▪ Xarope: 5 mg/5 mL ▪ Cp.: 25 mg	1 mg/kg/dia 2-3 vezes/dia	20 a 60 mg/dia

cp.: comprimidos, gts.: gotas.

Pesquisas permitiram a síntese de novos anti-histamínicos não clássicos (2ª geração), com potente ação seletiva anti-H1, rápido início de ação, meia-vida longa e baixos efeitos anticolinérgicos e sedativos. São os fármacos de escolha pelo melhor perfil de segurança e eficácia em relação aos anti-histamínicos clássicos (Quadro 7-6).[16,25,26]

Existem anti-histamínicos tópicos nasais e oculares. Eles proporcionam boa resposta nas rinites intermitentes, rápido início de ação e atuam na obstrução nasal.[27] Apresentam também eficácia nas rinites persistentes quando associados aos corticosteroides tópicos nasais no mesmo dispositivo de aplicação.

Os anti-histamínicos sistêmicos orais são preferidos pela eficácia, baixos efeitos colaterais e melhor aderência no tratamento da RA. Apresentam menor potência que os corticosteroides intranasais, e estudos mostram que há limitados efeitos adicionais quando são associados a estes fármacos.[28] Outra forma de apresentação dos anti-histamínicos orais é a associação a descongestionantes com efeitos adicionais na congestão nasal, devendo ser utilizados por períodos curtos. Estão disponíveis loratadina, desloratadina, ebastina e fexofenadina, associadas à pseudoefedrina. Alguns anti-histamínicos têm efeitos anti-inflamatórios na congestão nasal por bloquearem a quimiotaxia e a ativação de eosinófilos.

Quadro 7-6. Anti-histamínicos de 2ª geração (não clássicos)[4]

Nome	Apresentação	Posologia	
		Crianças	Crianças >12 anos e Adultos
Cetirizina	▪ Gotas: 10 mg/mL ▪ Cp.:10 mg ▪ Solução oral: 1 mg/mL	▪ 6 meses a 2 anos: 2,5 mg 1× dia ▪ 2 a 6 anos: 2,5 mg 12/12 h ▪ 6 a 12 anos: 5 mg 12/12 h	10 mg/dia
Levocetirizina	▪ Gotas: 2,5 mg/10 gotas ▪ Cp.: 5 mg	▪ 2 a 6 anos: 1,25 mg 5 gts. 12/12 h ▪ > 6 anos: 5 mg dia (20 gts. ou 1 cp.)	5 mg dia
Loratadina	▪ Xarope: 1 mg/mL ▪ Cp.: 10 mg	▪ > 2 anos: • < 30 kg: 5 mg • > 30 kg: 10 mg	10 mg/dia
Desloratadina	▪ Xarope: 0,5 mg/mL ▪ Gotas: 1,25 mg/mL ▪ Cp.: 5 mg	▪ 6 meses a 2 anos: 1 mg 1× dia (2 mL ou 16 gts.) ▪ 2-6 anos: 1,25 mg 1× dia (2,5 mL ou 20 gts.) ▪ 6-12 anos: 2,5 mg 1× dia (5 mL ou 40 gts.)	5 mg/dia
Ebastina	▪ Xarope: 1 mg/mL ▪ Cp.: 10 mg	▪ 2-6 anos: 2,5 mg 1× dia ▪ 6-12 anos: 5 mg 1× dia	10 mg dia
Epinastina	▪ Xarope: 2 mg/mL ▪ Cp.: 10 e 20 mg	▪ 6-12 anos: 5 a10 mg/dia	10 a 20 mg dia
Fexofenadina	▪ Xarope: 6 mg/mL ▪ Cp.: 30,60,120, 180 mg	▪ 6 meses a 2 anos: 15 mg (2,5 mL 12/12 h) ▪ 2-11 anos: 30 mg (5 mL 12/12h) ▪ 6- 12 anos: 60 mg/dia	60 mg 12/12 h ou 120 mg/dia
Rupatadina	▪ Cp 10 mg	Não recomendado	10 mg/dia
Bilastina	▪ Xarope: 2,5 mg/mL ▪ Cp.: 20 mg	▪ 6-11 anos: 10 mg (4 mL 1× dia)	20 mg/dia (1 h antes ou 2 h depois das refeições

cp.: comprimidos, gts.: gotas.

Corticosteroides Tópicos

São os fármacos com maior potência anti-inflamatória, que agem controlando a síntese proteica; atravessam a membrana celular, ligam-se a receptores citoplasmáticos, translocam-se para o núcleo das células, ligando-se finalmente ao DNA nuclear, em que aumentam ou inibem a expressão proteica. Os glicocorticoides inibem a ação de fatores de transcrição AP-1 e NF-κB e diminuem a produção de mediadores inflamatórios (citocinas). Os corticosteroides nasais (CN) são os fármacos mais eficazes no controle dos sintomas da RA, principalmente a congestão nasal, sendo superior à combinação de anti-histamínicos orais e antileucotrienos. Há limitados efeitos adicionais quando se associa anti-histamínicos orais aos corticoides nasais quando comparados ao uso isolado do corticoide nasal.[15] A utilização da via tópica em doses baixas diminui a ocorrência de efeitos colaterais. As doses variam de acordo com a potência do fármaco e a intensidade das manifestações clínicas (Quadro 7-7).[29]

A atividade do CN e seu efeito terapêutico dependem das características farmacocinéticas, farmacodinâmicas e da sua deposição na mucosa nasal.[30] A biodisponibilidade sistêmica (entrada do fármaco na circulação sistêmica) é um fator de segurança na utilização dos CN. A potência dos corticosteroides tópicos pode ser avaliada de acordo com sua afinidade pelos receptores de glicocorticoides. Os corticosteroides: furoato de fluticasona, furoato de mometasona, ciclesonida e propionato de fluticasona apresentam menores biodisponibilidades, maior segurança e potência anti-inflamatória (Quadro 7-8).[31] Portanto, devem ser os mais recomendados. Evidências mostraram que a associação de corticosteroide intranasal (Fluticasona) e anti-histamínico (Azelastina) proporciona maior benefício clínico do que quando usados de forma isolada e tem mostrado ser promissora como primeira linha de tratamento da rinite alérgica moderada à grave.[32] O tempo de utilização dos corticosteroides nasais deve ser o mais curto possível, com a menor dose capaz de controlar os sintomas nasais.

Outro aspecto importante são os efeitos colaterais que dependem da dose, técnica de utilização e biodisponibilidade. Os principais efeitos colaterais são: locais (perfuração septal, sangramento e irritação) e os sistêmicos (cutâneos, oculares, ósseos, desaceleração do crescimento e interferência no eixo HPA: hipotálamo – hipófise – adrenal). Dessa forma, torna-se fundamental explicar ao paciente ou aos familiares da criança a técnica correta do medicamento.

Quadro 7-7. Corticosteroides nasais: apresentação e doses[29]

Corticosteroide	Dose e apresentação	Dose	Idade
Beclometasona	50-100 mcg/jato 1 a 2 jatos/narina 1-2× dia	100-400 mcg/dia	> 6 anos
Budesonida	32, 50, 64, 100 mcg/jato 1 a 2 jatos/narina/1× dia	64-400 mcg/dia	> 4 anos
Propionato de Fluticasona	50 mcg/jato 1 a 2 jatos/narina/1× dia	100-200 mcg/dia	> 4 anos
Furoato de Mometasona	50 mcg/jato 1 a 2 jatos/narina 1× dia	100-200 mcg/dia	> 2 anos
Triancinolona	55 mcg/jato 1-2 jatos/narina 1-2× dia	110-440 mcg/dia	> 2 anos
Furoato de fluticasona	27,5 mcg/jato 1-2 jatos/narina 1× dia	55-110 mcg/dia	> 2 anos
Ciclesonida	50 mcg/jato 2 jatos cada narina 1× dia	200 mcg/dia	> 6 anos
Propionato de Fluticasona + Azelastina	50 mcg Fluticasona + 137 mcg azelastina/jato 1 jato cada narina 2× dia	100 mcg/dia	> 12 anos

Quadro 7-8. Corticosteroide intranasal – biodisponibilidade sistêmica[31]

Corticosteroide	Biodisponibilidade sistêmica
Dexametasona oral	76%
Flunisolida	49%
Acetonida de triancinolona	46%
Diproprionato de beclometasona	44%
Budesonida	34%
Propionato de fluticasona	< 1%
Furoato de fluticasona	0,5%
Furoato de mometasona	< 0,1%
Ciclesonida	< que limite inferior de detecção

Solução Salina

Importante na limpeza e higiene nasal. Remove secreções, alérgenos do muco nasal e mediadores inflamatórios. A solução salina isotônica é um bom adjuvante, indicado previamente ao uso de corticosteroides nasais. Devem-se evitar fórmulas contendo conservantes irritativos, como cloreto de benzalcônio. Especificamente para a rinite alérgica, estudos ainda não definiram se as soluções hipertônicas oferecem melhores efeitos comparados à solução salina normal isotônica.[33]

Imunoterapia Específica (IT)

A IT é a prática da administração de quantidades progressivamente maiores de determinado extrato alergênico em indivíduos comprovadamente alérgicos com o objetivo de diminuir o grau de sensibilização. A IT é um tratamento coadjuvante da RA e não exclui outras formas de abordagens, como o controle ambiental e a farmacoterapia. Induz a produção de anticorpos da classe IgG4 que bloqueiam alérgenos, e a geração de Linfócitos T reguladores (Treg) alérgeno-específico, levando ao estado de tolerância. Na IT convencional, as doses são semanais no período de indução e no período de manutenção as aplicações são a cada 4 a 8 semanas.

Este tratamento é indicado em pacientes maiores de 5 anos de idade, pacientes portadores de doenças alérgicas mediadas por IgE (incluindo RA moderada-grave intermitente, todas as formas de RA persistentes e asma) e pacientes com respostas inadequadas ao tratamento farmacológico, ou que apresentem efeitos indesejáveis provocados por medicamentos.[34] Alguns aspectos são fundamentais na indicação da imunoterapia: comprovação da sensibilização alérgica mediada por IgE, relevância do alérgeno no desencadeamento dos sintomas, impossibilidade de evitar a exposição ao alérgeno e a disponibilidade de extratos padronizados para o tratamento. Revisões sistematizadas atuais evidenciaram benefícios da imunoterapia para alérgenos da poeira domiciliar (ácaros), pólens e também para proteínas de animais. Ela atua também na prevenção de novas sensibilizações e da progressão da RA para asma, melhora de sintomas nasais, oculares e na qualidade de vida, sendo a única forma de tratamento que muda o curso natural da doença.[35] A IT altera a resposta imunológica, e os efeitos podem ser prolongados, mesmo após sua interrupção.

O tempo de tratamento preconizado varia de 3 a 5 anos, podendo ser aplicada por via subcutânea e também sublingual, contudo as doses por esta última via devem ser em concentrações mais elevadas que a subcutânea. A imunoterapia sublingual é segura, com efeitos benéficos na redução de sintomas e da necessidade do uso de medicações em pacientes com RA e asma. A IT é contraindicada em pacientes com doença coronariana, cardiopatas, hipertensos em uso de betabloqueadores, portadores de doenças autoimunes e imunodeficiências graves. Deve ser realizada em local adequado, sob supervisão médica e com material disponível para atendimento de potenciais reações graves. Atualmente, estudos são realizados com o objetivo de desenvolver alérgenos padronizados com maior antigenicidade e menor reatividade, uso de adjuvantes e alternância de vias de administrações para melhorar a eficácia e segurança. Avanços na tecnologia moderna permitirá a síntese de proteínas e vacinas com alérgenos recombinantes para um tratamento mais eficaz e personalizado.

Imunobiológicos

Os anticorpos monoclonais humanos ou humanizados estão sendo utilizados em doenças alérgicas direcionados a citocinas ou seus receptores, permitindo uma medicina de precisão.[37] Nas doenças alérgicas os principais alvos são IgE, IL4, IL5, IL 13. O Omalizumabe (Anti-IgE) é um anticorpo monoclonal humano DNA recombinante que age através da ligação com a molécula de IgE, impedindo sua ligação aos receptores de alta afinidade FCεRI na superfície de basófilos e mastócitos. Previne também a interação da IgE com FCεRI expressados na superfície de células dendríticas e eosinófilos. Como consequência inibe a apresentação de antígenos dependentes de IgE, a ativação de basófilos e mastócitos, infiltração de eosinófilos e diminui a expressão destes receptores FCεRI. Todos estes efeitos contribuem para diminuição da inflamação alérgica.[38] Estudos em pacientes asmáticos mostraram eficácia na RA sazonal (polínica) em diminuir os sintomas, a necessidade de medicações de resgate e os níveis de IgE. O Omalizumabe associado à imunoterapia na rinite alérgica sazonal mostrou aumentar a eficácia, tolerância e diminuir os efeitos adversos da imunoterapia. Na prática clínica a sua utilização na rinite alérgica é limitada pelos elevados custos, sendo indicado em pacientes que apresentam asma associada à rinite alérgica com melhora na qualidade de vida e diminuição das exacerbações.[39-41]

TRATAMENTO CIRÚRGICO

Objetiva corrigir as alterações nasossinusais crônicas obstrutivas e permitir melhor distribuição das medicações tópicas nas cavidades nasais. Procedimentos no septo nasal em casos de desvios ou deformidades, ou nas conchas nasais inferiores (como turbinoplastia, turbinectomia parcial, ou eletrocauterização de submucosa), têm sido realizados com frequência no controle da obstrução nasal. A indicação deve ser criteriosa, após tratamento clínico sem sucesso, e visa aliviar a obstrução nasal. A realização de técnicas menos invasivas preserva a anatomia ciliar da mucosa nasal, e deve-se evitar a turbinectomia total.[42] Ressalta-se a importância da continuidade do tratamento clínico mesmo após uma abordagem cirúrgica.

OUTRAS FORMAS DE TRATAMENTO

Revisão sistemática do uso da acupuntura na RA sugere efeitos benéficos na sintomatologia destes pacientes, porém devido à limitação dos estudos ainda não pode ser recomendada como terapêutica de rotina.[43] Sua utilização na RNA (rinite não alérgica) permanece indefinida. Ainda não há estudos consistentes recomendando a utilização de ervas medicinais chinesas e rinofototerapia na prática clínica.

ADESÃO AO TRATAMENTO

A RA é uma doença crônica e nas formas graves há impacto na qualidade de vida dos pacientes. Muitos sintomas são subestimados, sendo frequente o abandono ao tratamento. A adesão é fundamental na obtenção de respostas satisfatórias e está relacionada a importantes fatores, como: doença, medicamentos, paciente e o médico. Uma abordagem prática multidisciplinar otimiza o tratamento. O sucesso do tratamento depende da adequada adesão do paciente. Cabe ao médico explicar ao paciente sobre sua doença, salientar a importância de ele aprender a controlar a doença, uma vez que a mesma não tem cura, mas sim controle clínico. Essa boa e clara relação médico-paciente vai ajudar na adesão e obtenção de melhores resultados.

Rinites não Alérgicas (RNA)

Rinite não alérgica é uma inflamação da mucosa nasal heterogênea em que não há sensibilização IgE mediada, sendo de elevada prevalência na população adulta. Apesar de apresentar os mesmos sintomas da RA (espirros, prurido, coriza e obstrução nasal), há dificuldades em estabelecer sua real prevalência pela heterogeneidade clínica e também pelos diferentes critérios de classificação utilizados nos estudos. Perda do olfato, secreção pós-nasal e disfunção da tuba auditiva também são manifestações da RNA. Exposição a fatores irritantes, fumaça de cigarro, poluição, variações bruscas de temperatura e umidade podem agravar o quadro. A ocorrência de comorbidades deve ser investigada. Vários tipos de RNA são descritos de acordo com sua etiopatogenia. [15,21]

Rinite Eosinofílica Não Alérgica (RENA)

Acomete indivíduos acima de 20 a 30 anos, sendo que a causa ainda permanece desconhecida. Os sintomas nasais são perenes, como espirros, coriza, prurido nasal e principalmente obstrução, podendo ocasionar perda do olfato. Pode ser desencadeada por irritantes inespecíficos, sendo caracterizada por eosinofilia ao exame de esfregaço nasal, teste cutâneo de hipersensibilidade imediata negativo e baixos níveis de IgE sérica específica. A rinossinusite crônica com pólipo nasal pode ocorrer associada à hipersensibilidade à aspirina (DREA). O tratamento baseia-se na profilaxia de contato com irritantes, devendo-se evitar o uso de anti-inflamatórios não esteroides, como aspirina, e a utilização de corticosteroides tópicos nasais. No caso da associação com rinossinusite com pólipos nasais, cirurgia pode ser indicada. Ainda, dessensibilização à aspirina, tem melhorado a qualidade de vida destes pacientes, diminuindo as recidivas dos pólipos.

Rinite Hormonal

Alterações hormonais em diversas situações, como gestação, hipotireoidismo, acromegalia e uso de contraceptivos orais, levam à rinite hormonal. Na gestação, a congestão nasal é o principal sintoma da rinite e predomina no segundo e terceiro trimestres. A progesterona aumenta a expressão de receptores H1 da histamina no epitélio nasal e endotélio vascular, induz a migração de eosinófilos e sua desgranulação, exerce efeito vasodilatador, e o estrógeno inibe a acetilcolinesterase com predomínio no sistema nervoso parassimpático, causando edema na mucosa nasal, congestão vascular, aumento da secreção e obstrução nasal. O tratamento pode ser aplicado durante a gravidez, com anti-histamínicos, cromoglicato dissódico e até corticosteroides de baixa absorção.

Rinite Induzida por Drogas

Ocorre por efeitos adversos de tratamentos sistêmicos ou por uso prolongado de descongestionantes nasais. As principais medicações orais sistêmicas causadoras são: anti-hipertensivos, inibidores da ECA, betabloqueadores, reserpina e outros fármacos, aspirina, anti-inflamatórios não esteroides, sildenafila, clorpromazina, contraceptivos orais e cocaína. A rinite medicamentosa pode ser secundária ao uso prolongado de vasoconstritores nasais tópicos, com efeito rebote, de vasodilatação prolongada pela atonia vascular. No tratamento utilizam-se descongestionantes sistêmicos, corticosteroides tópicos nasais, solução salina e suspensão imediata dos vasoconstritores nasais.

Rinite por Irritantes

Os sintomas mais importantes são a congestão nasal e a rinorreia. Ocorrem por exposição a fatores físicos (ar frio e seco), químicos, como gases, partículas de óleos, poluentes (monóxido e dióxido de carbono, compostos halogenados, enxofre e nitrogênio). Estes irritantes agravam doenças respiratórias, sendo que alguns possuem efeitos carcinogênicos. Promovem danos nas mucosas nasal e respiratória, com aumento da produção de muco, diminuição de batimentos ciliares e espessamento epitelial, com aumento das conchas nasais e rinorreia. Os agentes irritantes podem agir diretamente nas terminações nervosas da mucosa por mecanismos reflexos parassimpáticos, provocam vasodilatação, transudações de líquidos, rinorreia e obstrução nasal. A fumaça de cigarro é fator importante em ambiente domiciliar. Sistemas de condicionamento e circulação de ar inadequados em edifícios também contribuem para o agravo das rinites. O principal aspecto no tratamento, além de medicações sintomáticas tópicas e/ou sistêmicas, é a profilaxia com medidas de controle destes fatores ambientais.

Rinite Associada a Alimentos

O principal sintoma clínico é a rinorreia aquosa após ingesta de alimentos quentes e/ou condimentados. O mecanismo IgE mediado é raro. Acredita-se que ocorra uma indução de reflexo gustatório associado ao sistema neural parassimpático. Alimentos quentes temperados e condimentados podem induzir à rinite gustatória e pela capsaicina, presente na pimenta. A inalação de trigo, milho e centeio pode ocorrer em ambientes de trabalho. Bebidas contendo álcool podem desencadear vasodilatação e obstrução nasal e também alergia a alguns dos componentes. A restrição do alimento suspeito é a principal medida. O brometo de ipratrópio tópico pode ter benefícios na rinite gustatória.

Rinite Atrófica

É uma condição que provoca atrofia progressiva da mucosa nasal, reabsorção óssea, ressecamento nasal, anosmia, formação de crostas nasais fétidas, secreção mucopurulenta. Quando se apresenta, o processo infeccioso pode ser atribuído à *Klebsiella ozenae*. A rinite atrófica secundária pode resultar de tratamentos cirúrgicos radicais, como turbinectomias totais ou amplas e exérese de tumores nasais. Fatores, como rinossinusites, granulomatose crônica e traumas, contribuem para a rinite atrófica. O tratamento é realizado por meio de lavagem nasal, antibióticos tópicos, sistêmicos, ou até abordagem cirúrgica.

Rinite Infecciosa

Pode ser classificada em aguda e crônica. Os vírus são os agentes mais comuns nos quadros agudos, sendo os rinovírus responsáveis por 30% a 50% dos casos. Caracterizada pelo edema da mucosa nasal, diminuição do transporte mucociliar e obstrução dos óstios dos seios paranasais, podendo evoluir com complicação infecciosa bacteriana. Os principais sintomas são: coriza, secreção pós-nasal, obstrução nasal, hiporexia e mialgia. A rinite por vírus é, geralmente, autolimitada em 7 a 10 dias, destacando-se: Rinovírus, *Influenza, Parainfluenza,* Adenovírus e Coronavírus. O tratamento é de suporte com as seguintes medidas: higiene local com solução salina, descongestionantes, analgésicos e imunizações anuais para vírus *Influenza,* com prioridade para grupos de riscos. Nas rinites bacterianas agudas, os agentes mais frequentes são: *S pneumoniae, H. influenzae, S pyogenes* e *S. aureus*. O tratamento é realizado com antimicrobianos. Alguns casos específicos de rinite crônica apresentam lesões ulcerosas e granulomatosas, associados à leishmaniose, hanseníase, blastomicose e até sífilis.

Rinite Idiopática

Possui fatores desencadeantes inespecíficos e mecanismos ainda não conhecidos, apresentando-se com obstrução nasal, rinorreia e gotejamento posterior. Os testes alérgicos são negativos, e os citogramas nasais sem eosinófilos. A reatividade da mucosa ocorre por estímulos ambientais, odores e irritantes. No tratamento são utilizados corticosteroides nasais.

Rinite Alérgica Local (RAL)

A RAL é uma entidade clínica caracterizada por sintomas sugestivos de RA, devido à resposta alérgica localizada na mucosa nasal na ausência de atopia sistêmica comprovada por teste cutâneo de leitura imediata (*prick test*) e dosagem de IgE sérica específica negativos. O diagnóstico é feito por meio do teste de provocação nasal, confirmado pela rinometria acústica, rinomanometria anterior, presença de IgE específica, mediadores, como proteína catiônica eosinofílica (PCE) e triptase no lavado nasal, assim como sintomas nasais e oculares.[13] Parte dos pacientes com RNA e rinite idiopática é, na verdade, portadora de RAL. Há necessidade de estudos mais abrangentes e delineados para esclarecer se os portadores de RAL evoluirão para quadros de RA. A asma e a conjuntivite alérgica são exemplos de comorbidades em indivíduos com RAL. O teste de provocação nasal é realizado com um ou mais alérgenos, avaliam-se os sintomas e a presença de IgE específica, PCE e triptase na secreção nasal nos seguintes períodos: 15 minutos, 1 hora, 2 horas e 24 horas. A triptase aumenta em minutos, e a IgE e PCE por volta de 24 horas após os estímulos. Tem sido observada elevada sensibilização a ácaros e polens em indivíduos adultos. O tratamento inclui educação e medidas profiláticas de exposição aos aeroalérgenos, utilização de anti-histamínicos nasais ou sistêmicos, e corticosteroides nasais.[15] A imunoterapia específica proporcionou alguns benefícios no escore de sintomas e reduziu o uso de medicações na RAL em sensibilizados aos polens e ácaros.[44]

REFERÊNCIAS BIBLIOGRÁFICAS

1. Strachan D, Sibbald B, Weeland S, et al. World Wide variation in prevalence of Symptoms of allergic rhinoconjunctivities in children: The International Study of Asthma and Allergies in childhood (ISAAC). Pediatr Allergy Immunol. 1997;8:161-76.
2. Sole D, Camello Nunes IC, Vana AT, et al. Prevalence of Rhinitis and related Symptoms in school children from differents cities in Brasil. Allergol Immunopathol. 2004;32:7-12.

3. Meltzer EO, Bukstein DA. The economic impact of allergic rhinitis and current guidelines for treatment. Ann Allergy Asthma Immunol. 2011;106:S12-16.
4. Sole D, Sakano E, Cruz AA, et al. IV Consenso Brasileiro sobre rinites; [Internet]. Documento conjunto da Associação Brasileira de Alergia e Imunologia, Associação Brasileira de Otorrinolaringologia e Cirurgia Cérvico-facial e Sociedade Brasileira de Pediatria. 2017.
5. Bousquet J, Schunemann HJ, Samolinski B, et al. Allergic rhinitis and its impact on asthma. Achievements in 10 years and future needs. J Allergy Clin Immunol. 2012;130:1049-62.
6. Scarupa MD, Kaliner MA. Nonallergic rhinitis, with a focus on vasomotor rhinitis: clinical importance, differential diagnosis, and effective treatment recommendations. World Allergy Organ J. 2009;2(3):20-5.
7. Muraro A, Lemanske RF, Hellings PW, et al. Precision medicine in patients with allergic diseases: Airway diseases and atopic dermatitis – PRACTALL document of the European Academy of Allergy and Clinical Immunology and The American Academy of Allergy, Asthma & Immunology. J Allergy Clin Immunology. 2016;137:1347-58.
8. Casake TB, Dykewicz MS. Clinical implications of the allergic rhinitis-asma link. An J Med Sci. 2004;327:127:38.
9. Scadding GK, Scadding GW. Diagnosing allergic rhinitis. Immunol Allergy Clin N Am. 2016;36:246-60.
10. Li J, Zhang Y, Zhang L. Discovering susceptibility genes for allergic rhinitis and allergy using a genome-wide association study strategy. Curr Opin Allergy Clin Immunol. 2015;15:33-40.
11. Dunlop J, Matsui E, Sharma HD. Allergic rhinitis: Environmental determinants. Immunol Allergy Clin N Am. 2016;36:367-77.
12. Papadopoulos NG, Bernstein JA, Demoly P, et al. Phenotypes and endotypes of rhinitis and their impact on management: A PRACTALL report. Allergy. 2015;70(5):474-94.
13. Rondón C, Fernandez J, Canto G, Blanca M. Local allergic rhinitis: Concept clinical manifestations, and diagnostic approach. J Investig Allergol Clin Immunol. 2010;20(5):364-71.
14. Matricardi PM, Kleini-Tobbe J, Hoffmann HJ, et al. EAACI. Molecular Allergology User's Guide. Pediatr Allergy Immunol. 2016;27(23):1-250.
15. Seidman MD. Gurgel RK, Lin SY, et al. Clinical Practice Guideline: Allergic Rhinitis. Otolaryngololgy Head Neck Surgery. 2015:(IS):S1-S43.
16. Bousquet J, Schunemann HJ, Togias A, et al. Next generation Allergic Rhinitis and Its Impact on Asthma (ARIA) guidelines for allergic rhinitis based on Grading of Recomendations Assessment, Development and Evaluation(GRADE) and real-world evidence. J Allergy Clin Immunol. 2020;145(1):70-80.e3.
17. Rubini NPM, Wandalsen GF, Rizzo MCV, et al. Guia prático sobre controle ambiental para pacientes com rinite alérgica. Arq. Asma Alerg Immunol. 2017;1(1):7-22.
18. Wise SK, Lin SY, Toskala E, et al. International Consensus Statement on Allergy and Rhinology: Allergic Rhinitis. Int Forum Allergy Rhinol. 2018;8(2):108-352.
19. Matricardi PM, Dramburg S, Alvarez-Perea A, et al. The role of mobilie health technologies in allergy care: An EAACI position paper. Allergy. 2020;75:259-72.
20. Laccourreyea O, Wernerb A, Giroud J-P, et al. Benefits, limitis and danger of ephedrine and pseudoephedrine as nasal decongestants Eur Ann Otorhinolaryngol Head Nech Dis. 2015;132:31-34.
21. Dykewicz MS, Wallace DV, Amrol DJ, et al. Rhinitis 2020: A practice parameter update. J Allergy Clin Immunol. 2020;146:721-67.
22. Philip G, Nayak AS, Berger VE, et al. The effect of montelukast on rhinitis symptoms in patients with asthma and seasonal allergic rhinitis. Clin Med Res Opin. 2004;20:1549-58.
23. Ragab S, Parikh A, Darby YC, et al. An open audit of montelukast, a leukotriene receptor antagonist, in nasal polyposis associated with asthma. Allergy. 2001;31:1385-91.
24. Church MK, Maurer M, Simons FE, et al. Risk of first-generation H(1)-antihistamines: a GA(2) LEN Position Paper. Allergy. 2010;65:459-66.
25. Yanai K, Rogala B, Chugh K, et al. Safety considerations in the management of allergic diseases: focus on antihistamines. Curr Med Res Opin. 2012;28(4):623-42.

26. Snidvongs K, Seresirikachorn K, Khattyawittoyakun L, et al. Effects of levocetirizine: A Systematic Review and Meta-Analysis of Randomized controlled. Studies. Drugs. 2017:77(2):175-86.
27. Kaliner MA, Berger WE, Ratner PH, et al. The efficacy of intranasal antihistamines in the treatment of allergic rhinitis. Ann Allergy Asthma Immunol. 2011;106:S6-S11.
28. Barnes ML, Ward JH, Fardon TC, et al. Effects of levocetirizine as add-on therapy to fluticasone in seasonal allergic rhinitis. Clin Exp Allergy. 2006;36:676-84.
29. Bernstein DJ, Schwartz G, Bernstein JA. Allergic Rhinitis Mechanisms and treatment. Immunol Allergy Clin N Am. 2016;36:261-78.
30. Karatzanis A, Chatzidakis A, Milioni A, et al. Contemporary use of corticosteroids in Rhinology. Curr Allergy Asthma Rep. 2017;17:1-11.
31. Sastre J, Moreges R. Local and Systemic safety of intranasal corticosteroids. J Investigol Allergol Clin Immunol. 2012;22:1-12.
32. Bousquet J, Bachert C, Bernstein J, et al. Advances in Pharmacotherapy for the treatment of allergic rhinitis; MP2902 (a novel formulation of azelastine hydrochloride and fluticasone propionate in an advanced delivery system) fills the gaps. Expert Opin Pharmacother. 2015;16(6):913-28.
33. Talbot AR, Herr TM, Parsons DS. Mucociliary clearance and buffered hypertonic saline solution. Laringoscope. 1997;107:500-03.
34. Jutel M, Agache I, Bonini S, et al. International consensus on allergy immunotherapy. J Allergy Clin Immunol. 2015;136:556-68.
35. Bousquet J, Pfaar O, Togias A, et al. 2019 ARIA Care pathways for allergen immunotherapy. Allergy. 2019;74:2087-2102.
36. Wilson DR, Lima MT, Durhan SR. Sublingual immunotherapy for allergic rhinitis: Systematic review and meta-analysis. Allergy. 2005;60:4-12.
37. Boyman O, Kaogi C, Akdis M, et al. EAACI IG biological task force paper on the use of biologic agents in allergic disorders. Allergy. 2015;70:727-54.
38. Pelaia G, Galleli L, Renda T, et al. Update on optimal use of omalizumab in management of asthma. J Asthma Allergy. 2014;4:49-59.
39. Surda P, Fokkens WJ. Novel, Alternative, and Controversial Therapies of Rhinitis. Immunol Allergy Clin N Am. 2016;36:401-23.
40. Vignola AM, Humbert M, Bousquet J, et al. Efficacy and tolerability of Anti-immunoglobulin E therapy with omalizumab in patients with concomitant allergy asthma and persistent allergic rhinitis. SOLAR. Allergy. 2004;59:707-17.
41. Meng Y, Wang C, Zhang L. Advances and novel developments in allergic rhinitis. Allergy. 2020;75:3069-76.
42. Karlsson TR, Shakeel M, Supriya M, et al. Septoplasty with concomitant inferior turbinate reduction reduces the need for revision procedure. Rhinology. 2015;53(1):59-65.
43. Feng S, Han M, Fan Y, et al. Acupuncture for the treatment of allergic rhinitis: a Systematic review and meta-analysis. Am J Rhinol Allergy. 2015;29(1):57-62.
44. Campo P, Salas M, Blanca-Lopéz N, Rondón C. Local allergic rhinitis. Immunol Allergy Clin N Am. 2016;36:321-32.

FARINGOTONSILITES

CAPÍTULO 8

Edwin Tamashiro ▪ Fabiana Cardoso Pereira Valera
Carolina Sponchiado Miura ▪ Wilma Terezinha Anselmo Lima

INTRODUÇÃO

Os quadros inflamatórios do revestimento mucoso e do tecido linfoide associados à mucosa da faringe, denominados clinicamente de faringotonsilites, são afecções bastante comuns na população pediátrica e uma das três principais causas de procura em unidades de pronto atendimento médico. Estima-se que até 7% dos indivíduos abaixo de 18 anos apresentem pelo menos um episódio anual de faringotonsilite aguda que necessite de atendimento médico.[1] Ainda, as faringotonsilites agudas são responsáveis pela prescrição de quase 50 tratamentos de antibióticos a cada 1.000 habitantes, sendo que pouco mais de 20% desses casos foram prescritos de maneira inadequada ou inapropriada.[2] Já as hipertrofias adenotonsilares, principal forma clínica das faringotonsilites crônicas, representam a principal causa de respiração bucal nas crianças e uma das principais indicações para a cirurgia de adenotonsilectomia.

Na população pediátrica, podemos destacar três formas clínicas de faringotonsilites com importância prática:

1. Faringotonsilites agudas infecciosas;
2. Faringotonsilites agudas recorrentes;
3. Formas crônicas.

FARINGOTONSILITES AGUDAS VIRAIS

Quadro Clínico e Diagnóstico

Os quadros virais são as formas mais prevalentes de faringotonsilites, responsáveis por pelo menos 70% dos quadros agudos. Inúmeros vírus podem provocar faringotonsilites agudas, entre eles os rinovírus, adenovírus, vírus da *Influenza*, *Parainfluenza*, Epstein-Barr (EBV), citomegalovírus, vírus sincicial respiratório, coronavírus, enterovírus, *Coxsackievirus*, HIV entre outros. Em virtude dos diferentes mecanismos patogênicos envolvidos em cada tipo viral, cada um desses agentes infecciosos apresenta certa particularidade distinta dos outros demais vírus respiratórios. Entretanto, muitos desses vírus apresentam características em comum, que são distintas das faringotonsilites bacterianas.

Em geral, a apresentação do quadro clínico das faringotonsilites virais é autolimitada, de evolução insidiosa, acompanhada por outros sintomas de vias aéreas superiores, como coriza, rinorreia, espirros, tosse ou disfonia; apresenta picos febris baixos e intermitentes ou mesmo ausentes. A ocorrência de úlceras de mucosa, exantema cutâneo, náuseas, vômitos e diarreia é mais comum em infecções virais, em relação às infecções bacterianas. Linfadenopatia cervical geralmente é notada de maneira simétrica, bilateral, com gânglios pequenos, menores que 1 cm, e com poucos sinais flogísticos. É incomum a ocorrência de exsudato sobre as amígdalas, mas, quando presente, costuma ser esbranquiçada, em pequena quantidade, e aderida à superfície das tonsilas.[3]

Duas infecções virais merecem destaque: a mononucleose infecciosa e a herpangina. A mononucleose infecciosa, causada pelo Epstein-Barr ou pelo citomegalovírus, pode apresentar cursos variados, desde as formas brandas e inespecíficas até as formas mais sintomáticas e mais graves. Os indivíduos com sintomatologia clássica são em geral adolescentes ou adultos jovens que se infectaram há 4-6 semanas, período de incubação viral. Em seguida, evoluem com picos febris variados, odinofagia, fadiga, anorexia e perda de peso, com duração de dias a semanas. Nesses indivíduos, há uma maciça hipertrofia do sistema linfonodular, com aparecimento de múltiplos gânglios palpáveis, hepatomegalia em um terço dos pacientes e do baço em cerca de metade dos casos.

Outra faringotonsilite aguda viral bastante relevante é a herpangina, causada pelo *Coxsackievirus*. Em geral acomete crianças pré-escolares, levando ao aparecimento de odinofagia, febre e queda do estado geral. Um achado característico são as lesões vesicobolhosas que aparecem preferencialmente no palato mole e, após ruptura, levam à formação de úlceras extremamente dolorosas, seguido pela formação de tecido cicatricial com fundo fibrinoso. A manifestação sistêmica dessa doença, caracterizada pelo aparecimento de palidez perioral, formação de vesículas nas palmas das mãos, plantas dos pés e região genital, é conhecida como doença mão-pé-boca.[4]

Para estabelecimento do diagnóstico, a maioria das faringotonsilites virais dispensa a realização de exames complementares. Alterações no hemograma são inespecíficas, como a presença de leucocitose (> 10.000 leucócitos/μL) ou mesmo neutropenia transitória. Em algumas situações específicas, a dosagem de IgM e IgG específica contra certos vírus pode auxiliar no diagnóstico diferencial, especialmente quando houver apresentações atípicas ou arrastadas, ou quando houver a necessidade de se descartarem outras doenças mononucleose-like, como infecção pelo vírus do HIV, herpes-vírus do tipo 6, rubéola e citomegalovírus. Para a testagem contra EBV, existem diferentes testes com anticorpos contra antígenos, entre eles o antígeno do capsídeo viral (VCA) e o antígeno precoce (EA). O IgM anti-VCA geralmente aparece precocemente após a fase aguda da infecção e desaparece em até 6 semanas. O IgG anti-VCA apresenta pico de detecção entre 2-4 semanas e persiste positivo pelo resto da vida do indivíduo. O IgG anti-EA aparece também precocemente e declina em níveis indetectáveis entre 3-6 meses, embora 20% dos indivíduos apresentam IgG anti-EA detectável por períodos prolongados.[4]

Tratamento

Em geral, as faringotonsilites virais apresentam evolução autolimitada e resolução espontânea dentro de 10 dias, requerendo apenas medidas de suporte com analgésicos sistêmicos e/ou tópicos, antitérmicos, hidratação, cuidados nasais e repouso relativo.

Apenas em algumas situações mais raras e com maior agressividade, como formas graves de *Influenza* ou mesmo de mononucleose infecciosa com risco de ruptura esplênica, medicamentos, como oseltamivir e valaciclovir, podem ser utilizados respectivamente nessas condições.

FARINGOTONSILITES AGUDAS BACTERIANAS
Quadro Clínico e Diagnóstico

Diversas bactérias patogênicas podem colonizar o anel linfático de Waldeyer e promover quadro infeccioso agudo. Dentre eles, podemos citar o pneumococo, *S. viridans*, *N. gonorrhoeae*, *M. pneumoniae*, *F. necrophorum* e, especialmente, o *S. pyogenes* (anteriormente designado como estreptococo beta-hemolítico do grupo A de Lancefield). Nas crianças e adolescentes entre 5-15 anos, estima-se que cerca de 32%-43% dos casos de faringotonsilites bacterianas sejam causados pelo *S. pyogenes*.

As infecções por *S. pyogenes* são geralmente caracterizadas por períodos curtos de incubação (2-5 dias), com evolução abrupta e manifestação exacerbada de sintomas. Habitualmente há a presença de febre mais frequente e elevada (> 38,5°C), odinofagia intensa e assimétrica no início do quadro, queda do estado geral e inapetência. De modo importante, as faringotonsilites causadas por *S. pyogenes* não cursam com sintomas nasais (coriza, congestão ou espirros) ou com sintomas laríngeos (tosse, rouquidão). Pode haver a presença de cefaleia ou dor abdominal, entretanto não há a ocorrência de náuseas, vômitos ou diarreia. Ao exame físico, é comum a ocorrência de exsudato friável sobre as tonsilas (Fig. 8-1), geralmente bilateral e assimétrico, além de gânglios dolorosos e aumentados (> 1 cm), de distribuição assimétrica nas cadeias submandibular e cervical anterior. Petéquias no palato mole são infrequentes (15% casos), mas altamente preditivas de infecção por *S. pyogenes*. Nas formas sistêmicas da doença, decorrentes da produção de exotoxinas pirogênicas estreptocócicas, podem levar ao quadro clínico conhecido como escarlatina: presença de "língua em framboesa" e exantema cutâneo em pescoço, tronco e face ventral dos membros superiores, inicialmente esbranquiçado e que se torna avermelhado, com aspereza ao toque.[5,6]

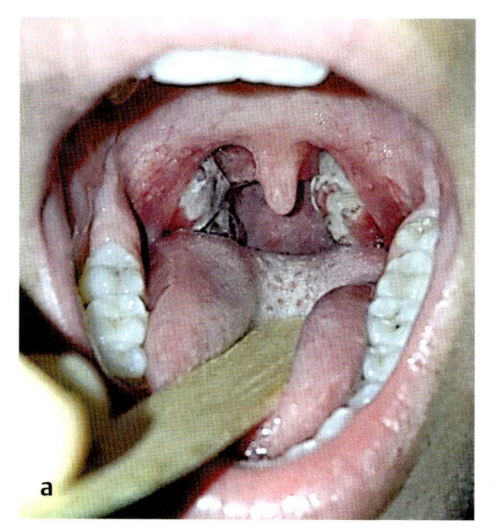

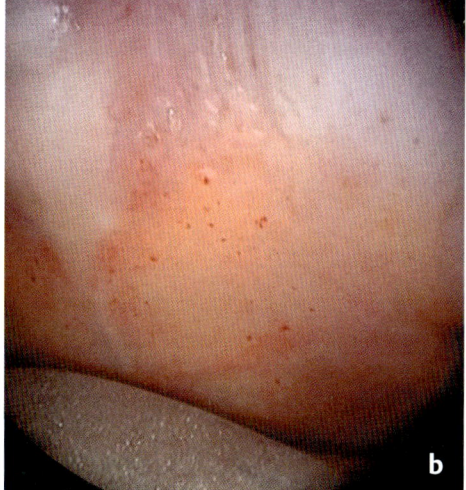

Fig. 8-1. Sinais característicos de infecção por *S. pyogenes*. (**a**) Exsudato amigdaliano. (**b**) Petéquias no palato.

O diagnóstico padrão-ouro para identificação bacteriana ainda é a cultura, que pode ser complementada por técnicas automatizadas de microbiologia. Como a confirmação ou a predição de uma infecção por S. pyogenes possui importância na terapêutica, a sua identificação por cultura ou por testes rápidos de detecção de antígeno-específico poderia ser útil na tomada de decisão. Entretanto, em virtude do tempo e dos custos associados a esses exames, considerados dispendiosos mesmo em países desenvolvidos, métodos alternativos baseados em características clínicas têm subsidiado a identificação da infecção causada por S. pyogenes. Dentre elas, o escore FeverPAIN (Quadro 8-1)[7] e o escore de Centor modificado (Quadro 8-2) têm sido os mais utilizados na prática clínica e de pesquisa para predição de infecção por S. pyogenes.

Quadro 8-1. Escore FeverPAIN para predição de faringotonsilite por S. pyogenes

Características clínicas	Pontuação
1. Febre nas últimas 24 h	1
2. Pus nas tonsilas	1
3. Abrupto (< 3 dias)	1
4. Inflamação intensa (tonsilas)	1
5. Sem tosse/coriza	1
Escore final	**Probabilidade de S. pyogenes**
0-1 (baixa probabilidade)	13%-18%
2-3 (moderada probabilidade)	34%-40%
4-5 (alta probabilidade)	62%-65%

Quadro 8-2. Escore de Centor modificado para predição de faringotonsilite por S. pyogenes

Características Clínicas	Pontuação
1. Idade	
a) 3-14 anos	1
b) 15-44 anos	0
c) ≥ 45 anos	-1
2. Ausência de tosse	1
3. Eritema ou exsudato tonsilar	1
4. Adenopatia cervical > 1 cm	1
5. Temperatura > 38°C	1
Escore final	**Probabilidade de infecção por S. pyogenes**
≤ 1	< 8%
2-3	15%-31%
≥ 4	52%-85%

Tratamento

Além dos medicamentos de alívio sintomático, os antibióticos podem ser utilizados em casos específicos. Dentre os três principais propósitos da utilização de antibiótico nessas situações (acelerar melhora clínica, reduzir chance de complicações supurativas e de complicações não supurativas), a única evidência robusta de efetividade é na profilaxia primária da febre reumática. Embora diferentes metanálises tenham demonstrado eficácia do uso de antibióticos, reduzindo de modo significativo a ocorrência das otites médias agudas (RR = 0,3; 95% IC = 0,15-0,58) e de abscessos peritonsilares, quando comparados ao placebo (RR = 0,15; 95% IC = 0,05-0,47, NNT = 50-200), assim como na aceleração de melhora clínica em poucas horas (16 horas, NNT = 6 para o 3º dia de tratamento, NNT = 21 para o 7º dia de tratamento), a relação custo-efetividade do uso de antibiótico para esses desfechos é modesta e deve ser considerada de modo individual, e não universal e sistemático. Dessa forma, o tratamento com antibióticos para os casos infecciosos não causados por S. pyogenes deve ser considerado somente nos casos mais graves, incluindo aqueles com complicações supurativas.[3,8-10]

Por outro lado, o tratamento universal das infecções por S. pyogenes, além do melhor controle sintomático dessas infecções que habitualmente são mais exuberantes, promove uma favorável relação de custo-benefício na prevenção primária de febre reumática. Apesar de certa controvérsia, a maioria dos consensos internacionais advoga o tratamento compulsório desse agente nas faringotonsilites agudas. Com base nas principais diretrizes, todo o quadro confirmado ou altamente suspeito (Centor modificado ≥ 4 ou FeverPAIN ≥ 4) deve ser considerado por antibioticoterapia de imediato. Por outro lado, em quadros de baixa probabilidade (Centor modificado ≤ 1 ou FeverPAIN ≤ 2), não devem ser oferecidos antibióticos. Para casos de moderada probabilidade (Centor modificado 2-3 ou FeverPAIN 2-3) deve ser considerada a não utilização de antibióticos mediante possibilidade de reavaliação ou deixada uma prescrição de antibiótico de retaguarda, caso o paciente apresente piora posteriormente.[3,11]

O tratamento recomendado para S. pyogenes inclui antibióticos que sejam eficazes em erradicar a infecção, apresentem espectro de ação específico, que tenham custo favorável e preferencialmente poucos efeitos colaterais. Neste contexto, as penicilinas são as drogas indicadas como primeira escolha no tratamento de faringotonsilites por S. pyogenes, especialmente a penicilina G benzatina (Quadro 8-3).[3,12,13] Outro antibiótico também considerado como de primeira escolha é a Penicilina V, administrada oralmente e com boa eficácia, com o inconveniente do gosto amargo da medicação e do número necessário de administrações ao longo de 10 dias.

Outra opção terapêutica bastante eficaz é amoxicilina, que em geral apresenta boa tolerabilidade e eficácia. Cefalexina também é uma boa opção terapêutica, especialmente em casos de faringotonsilites de repetição. Para indivíduos alérgicos a penicilinas ou betalactâmicos, o recomendado é a utilização de macrolídeos como primeira opção.[3,9]

Quadro 8-3. Opções terapêuticas recomendadas para o tratamento de faringotonsilites agudas causada por *S. pyogenes*[3,12,13]

Antibiótico	Dose	Duração/Quantidade
Para indivíduos sem alergia à penicilina		
Penicilina G Benzatina	- < 27 kg: 600.000 UI (375 mg) IM - ≥ 27 kg: 1.200.000 UI (700 mg) IM	1 dose
Penicilina V	- 1-5 anos: 125 mg 4× dia ou 250 mg 2× dia - 6-11 anos: 250 mg 4× dia ou 500 mg 2× dia - 12-17 anos: 500 mg 4× dia ou 1 g 2× dia	10 dias
Amoxicilina	50 mg/kg/dia, divididas em 1-3 doses, VO	10 dias
Cefalexina	20 mg/kg/dose, 2×/dia (máx.: 500 mg/dose), VO	10 dias
Para indivíduos com alergia à penicilina		
Eritromicina	7 mg/kg/dose, 3×/dia (máx.: 1,8 g/dia), VO	10 dias
Azitromicina	12 mg/kg, 1×/dia (máx.: 500 mg/dose), VO	5 dias
Claritromicina	7,5 mg/kg/dose, 2×/dia (máx.: 250 mg/dose), VO	10 dias

FARINGOTONSILITES AGUDAS DE REPETIÇÃO

A definição quantitativa e temporal de faringotonsilites agudas de repetição ainda não é bem estabelecida na literatura. Diante da escassez de dados, a definição é arbitrária: alguns definem como cinco ou mais episódios agudos em um ano, com quadros agudos mais intensos que promovam alteração funcional do indivíduo. Odinofagias leves que acompanham um quadro respiratório viral de vias aéreas superiores, que geralmente duram entre 24-48 horas, não devem ser incluídas nesse critério.[14] Outros definem quadros de repetição como sendo uma adaptação dos critérios de Paradise, utilizados para indicação de amigdalectomia em criança, que incluem:

A) Mais do que 7 episódios agudos em um ano;
B) Mais do que 5 episódios por ano durante um período de 2 anos consecutivos;
C) Mais do que 3 episódios por ano num período de 3 anos consecutivos.

Independentemente da frequência dos episódios agudos, a característica comum é que deva haver intervalos de recuperação completa dos sinais e sintomas inflamatórios entre os episódios.

Entre os diversos mecanismos fisiopatogênicos envolvidos, algumas evidências apontam que as tonsilas são verdadeiros reservatórios de bactérias e vírus, incluindo organismos viáveis e replicantes, mesmo em indivíduos sem sintomas de infecção aguda.[15,16] Outra recente descoberta foi a de que crianças com tonsilites de repetição apresentam centros germinativos menores, com menor quantidade de células B e maior densidade de células T *helper* foliculares. Ainda nesse estudo, demonstraram que a toxina de *S. pyogenes* (SpeA) induziu células T *helper* foliculares a promover a morte de células B, em vez de estimulá-las a produzirem anticorpos para inativar ou neutralizar tal toxina. Esse defeito na intercomunicação de células do sistema imunológico parece ter componente genético associado ao HLA, tendo em vista que as crianças com amigdalites recorrentes apresentam um forte histórico familiar com o mesmo problema.[17]

Uma condição comum que se apresenta com faringotonsilites de repetição é a síndrome PFAPA, do acrônimo do termo em inglês que remete à ocorrência de febre periódica (*Periodic Fever*), adenite (*Adenitis*), faringite (*Pharyngitis*) e estomatite aftosa (*Aphthous stomatitis*). A etiologia da PFAPA ainda não é bem estabelecida, mas acredita-se que esteja relacionada às síndromes hereditárias recorrentes, com provável relação genética com padrão de herança autossômica dominante. Acomete preferencialmente crianças entre 2-5 anos de idade e apresenta curso benigno. Embora ainda não haja um consenso em relação aos critérios para o diagnóstico, algumas das características são essenciais da PFAPA:[18,19]

A) Presença de faringotonsilites em crianças menores que 5 anos, com duração entre 3-6 dias, ocorrendo em uma periodicidade regular entre 3-8 semanas;
B) Associada à adenopatia e/ou estomatite aftosa;
C) Ocorrência de pelo menos 3 episódios;
D) Crescimento pondero-estatural normal, com recuperação completa entre os episódios;
E) Ausência de diarreia, dor torácica, *rash* cutâneo ou artrite.

Os exames complementares são inespecíficos, não havendo achados laboratoriais patognomônicos. O tratamento das crises envolve medicamentos sintomáticos e corticoide por via oral, dose única (prednisona 1-2 mg/kg ou betametasona 0,1-0,2 mg/kg), que geralmente aborta a crise de febre em poucas horas, quando utilizado no início do quadro. Outra medicação que possui boa eficácia, embora em menor taxa de resolução (~50% casos) é a cimetidina (20-40 mg/kg, dose única). Além de reverterem as crises agudas, tais medicações também parecem espaçar o intervalo de recorrência. Em casos seletos, a depender da gravidade dos quadros e da frequência das recorrências, tonsilectomia pode trazer benefício para algumas dessas crianças.

Um fato importante que deve ser lembrado nos quadros recorrentes ou de maior gravidade é a presença de doenças sistêmicas concomitantes, como neutropenia cíclica, neutropenia crônica ou mesmo a presença de imunodeficiências.

Em casos idiopáticos de faringotonsilites de repetição, os quadros agudos devem ser tratados de maneira semelhante a uma faringotonsilite aguda, exceto quando houve a utilização recente (< 3 meses) de antibióticos para tratamento dos quadros, por conta do risco de infecção por germes resistentes. Imunoestimulantes, como os lisados bacterianos, parecem reduzir o número de infecções respiratórias agudas em crianças em cerca de 40%, com bom nível de segurança. Entretanto, como a maioria desses estudos apresenta controle metodológico pouco rigoroso, tais resultados positivos devem ser interpretados com cautela.

FARINGOTONSILITES CRÔNICAS

As faringotonsilites crônicas são caracterizadas por persistência de inflamação nas estruturas linfoides do anel de Waldeyer (amígdalas e adenoide) e que tipicamente evoluem para hipertrofia/hiperplasia desses tecidos. Apesar de a fisiopatogenia das hipertrofias tonsilares não estar elucidada, acredita-se que deva ser um desbalanço das respostas imunes locais com a microbiota residente nesses tecidos. Recentemente, alguns estudos têm demonstrado que as amígdalas e adenoide são capazes de albergar inúmeros vírus respiratórios, muitos deles com capacidade replicativa. Além disso, quando tais crianças são submetidas à remoção cirúrgica desses tecidos, certos vírus respiratórios (como os vírus de DNA) tornam-se indetectáveis nas vias aéreas desses indivíduos.[15,16,20]

A hipertrofia das tonsilas tipicamente acontece a partir dos 3 anos de idade até a adolescência, com pico de crescimento por volta dos 4-6 anos de vida. A hipertrofia acentuada das amígdalas (grau 3 ou 4 de Brodsky) e/ou da adenoide (> 70% de ocupação do *cavum*) pode levar a uma série de consequências decorrentes da obstrução das vias aérea e digestiva. Entre elas, é comum a ocorrência de roncos noturnos ou mesmo a apneia obstrutiva durante o sono; respiração bucal de suplência com importantes alterações musculoesqueléticas orofaciais; alterações de mordida e desenvolvimento palatal, alterações de postura e comportamento durante a respiração, deglutição e mastigação; alteração de preferência de ingestão por alimentos pastosos ou líquidos; dificuldade de ganho pondero-estatural; rinossinusite crônica ou aguda de repetição e alterações da tuba auditiva, levando a otites médias agudas de repetição ou mesmo otite média serosa.

A hipertrofia da adenoide pode ser responsiva ao uso de corticoide sistêmico ou tópico. Por outro lado, o uso de corticoides possui pouco efeito sobre a hipertrofia das amígdalas, sendo necessária em muitas ocasiões a remoção cirúrgica. Para crianças não obesas, a taxa de resolução de roncos e apneia do sono após amigdalectomia para casos com hipertrofia acentuada é de 70%-80% dos casos, enquanto para crianças obesas a taxa de sucesso cai para 10%-25% dos pacientes.[21]

Indicações de Cirurgia

As principais indicações para cirurgia estão descritas a seguir.

Adenoidectomia
Distúrbio Respiratório Obstrutivo do Sono

Considerada uma das indicações mais comuns, principalmente para a criança que apresenta roncos e apneia, com o exame de nasofibroscopia e/ou radiológico simples mostrando adenoide obstruindo mais de 70% na região do *cavum*, sem melhora clínica após um tratamento de pelo menos 3 meses.

Adenoidites de repetição, otites médias agudas de repetição ou otite média secretora crônica.

A obstrução mecânica das vias de drenagem nasal e tubária é motivo de indicação cirúrgica de adenoidectomia. Para tanto, deve haver a confirmação dessa obstrução por nasofibroscopia. Em algumas situações, mesmo quando não há obstrução mecânica completa, alguns autores acreditam que o tecido adenoideano deva ser removido pois se trata de um nicho que alberga inúmeros patógenos envolvidos nesses quadros infecciosos.

Amigdalectomia (Tonsilectomia)
Distúrbio Respiratório Obstrutivo do Sono

Assim como para a adenoidectomia, essa tem sido a principal e mais comum indicação de cirurgia. A cirurgia é indicada em crianças que, além de apresentarem queixas importantes, como roncos e apneia do sono, apresentam sintomas sugestivos de apneia, como ao exame físico amígdalas grau III ou IV e os pais sempre ressaltam a presença do baixo rendimento escolar, retardo no crescimento, enurese noturna entre outros.

Segundo o *Clinical Practical Guideline – Tonsilectomy in Children*,[22] um dos mais recentes sobre o tema, a cirurgia é a principal recomendação para os casos de sintomas altamente sugestivos de apneia, especialmente nas crianças com amígdalas grau III ou IV, sendo a polissonografia indicada para casos especiais, incluindo a discrepância entre sintomas e tamanho de amígdalas (como já discutido no Capítulo 5).

Infecções de Repetição

Essa indicação tem sido cada vez mais controversa em literatura. Segundo o *Clinical Practical Guideline – Tonsilectomy in Children*,[22] a cirurgia, nesse tópico, estaria indicada para:

- Crianças com pelo menos 7 episódios no último ano; pelo menos 5 episódios nos últimos dois anos ou pelo menos 3 episódios nos últimos três anos;
- Quando diante de menor número de eventos de faringotonsilites agudas do que o descrito anteriormente, a cirurgia poderia ser uma opção, desde que o médico tivesse documentado no prontuário do paciente a presença de dor de garganta, associado, ao menos, a um dos fatores a seguir:
  - Temperatura maior que 38°C;
  - Adenopatia cervical;
  - Exsudato tonsilar;
  - Teste positivo estreptococo beta-hemolítico do grupo A.
- História de um abscesso peritonsilar prévio;
- História pessoal ou familiar de doença cardíaca ou reumática;
- Síndrome de Lemierre (infecção orofaríngea + septicemia e trombose jugular interna com êmbolos sépticos);
- Infecções graves com hospitalização e infecções repetidas na família, principalmente se com história de alergias/intolerância a antibióticos associada;
- História de PFAPA;
- Hipertrofia amigdaliana unilateral: pode indicar neoplasia, principalmente linfoma. A cirurgia é recomendada e, nesse caso, a análise por anatomopatológico é mandatória.

Outras Indicações Menores

- Tonsilites provocando convulsão febril;
- Tonsilites provocando infecção em outro foco;
- Halitose: nos casos de amigdalite caseosa;
- Aparecimento e/ou agravamento de doenças sistêmicas em decorrência de tonsilites.

Estão incluídos, nesses casos: pustulose palmoplantar, psoríase vulgar, hiperostose esternocostoclavicular, artrite reumatoide e nefropatia – IgA.

Cuidados Pré-Operatórios

Em condições normais, em crianças sem comorbidades, os exames pré-operatórios não são obrigatórios. No nosso serviço, solicitamos de rotina apenas os exames de hemograma (com contagem de plaquetas) e coagulograma (TP e TTPA) para descartar distúrbios de coagulação ou anemia. Em crianças com comorbidades, os exames pré-operatórios tornam-se necessários, de acordo com a doença associada. Nestes casos, a avaliação pré-anestésica torna-se essencial, e no nosso serviço ela é realizada pelo próprio anestesista. Podem ser ainda solicitados exames, como RX de tórax, eletrocardiograma, ou ecocardiograma, e avaliações clínicas adicionais, como a cardiológica, ou pulmonar.

Fundamental nessa etapa é a orientação aos pais sobre possível persistência ou recorrência dos sintomas de apneia ou infecções de repetição após a cirurgia, assim como os riscos de complicações inerentes ao procedimento. A assinatura do termo de consentimento é a garantia de que a família está ciente, e deve ser realizada antes do procedimento.

Cuidados no Peri e Pós-Operatório Imediato

Segundo alguns autores, a técnica cirúrgica pode ser feita com dissecção a frio ou a quente, dependendo da melhor experiência do cirurgião. Ressaltamos que a remoção completa da tonsila e sua cápsula deve ser feita dissecando o espaço peritonsilar entre a cápsula e a parede muscular. O eventual sangramento em leito cirúrgico pode ser controlado com ponto de Vicryl ou mesmo com o uso de bisturi elétrico.[23]

A taxa de complicação cirúrgica não é dependente da técnica utilizada, mas do perfil do paciente operado.[22-25] Assim, crianças sem comorbidades são submetidas às cirurgias em caráter de cirurgias ambulatoriais, mas em hospitais que tenham leito de retaguarda para eventuais complicações.

Já crianças com fatores de risco, entre elas menores de 2 anos de idade, obesas, com síndromes de Down ou craniofaciais, doença neuromuscular, mucopolissacaridose e outras, devem permanecer internadas ao menos por 24 horas de perioperatório, em leito de enfermaria. Para essas crianças, a reserva de vaga de UTI para o perioperatório é feita de rotina.[22,25] Crianças com anemia falciforme e crianças com pneumopatias são internadas previamente para avaliação pré-operatória, respectivamente do hematologista e pneumologista pediátricos, e acompanhamento por esses especialistas em todas as etapas.[22,24a]

Durante a cirurgia é recomendado o uso de Dexametasona EV, pois reduz a dor pós-operatória, aumenta a latência para uso de analgésicos e acelera a recuperação, facilitando a alimentação após a cirurgia.

Os *guidelines* recomendam o ibuprofeno e o acetaminofeno[22,25] (assim como dipirona no Brasil) para controle da dor no pós-operatório imediato, além de reavaliar o paciente sempre e tratar adequadamente suas queixas. A codeína ou quaisquer medicamentos opioides não são recomendados.

O uso de ácido tranexâmico tem sido recomendado em literatura para diminuir a chance de sangramento. Em contrapartida, o uso de antibióticos não é indicado em literatura para o perioperatório, exceto em situações específicas, como nos casos de profilaxia para os pacientes com doença cardíaca e os que tiveram indicação por causa de abscesso peritonsilar recente.

Atenção especial deve ser dada aos pacientes com anemia falciforme. Nesses casos, a hidratação endovenosa é recomendada para não aumentar a taxa de eritrofalciformação e prevenir complicações, como infarto e infecção pulmonar.[24]

Complicações no Pós-Operatório

Podem ser divididas em complicações precoces (ou primárias), aquelas que podem ocorrer nas primeiras 24 horas, ou tardias (ou secundárias), que ocorrem após esse período.

As complicações precoces podem ser complicações graves de acometimento de vias aéreas, como laringospamo, aspiração, infecções entre outras, que podem provocar inclusive o óbito. Ainda, a hemorragia, apesar de rara (incidência variando de 0,2% até 2,2%), também é potencialmente fatal em casos extremamente raros.

Outras complicações primárias menores incluem:

- Dor, náuseas e vômitos;
- Desidratação, atraso na alimentação;
- Trauma nos dentes.

Já entre as complicações secundárias, tardias, a principal é a hemorragia, que pode ser de grau:

- *Leve*: aquela que pode ser controlada sem intervenção invasiva, apenas com limpeza de coágulos, algodão com água oxigenada; uso ácido tranexâmico;
- *Moderada*: controlada com anestesia local;
- *Grave*: controlada com anestesia geral.

Alguns trabalhos apontam que a hemorragia é mais comum em cirurgia de adultos do que em crianças, em pacientes que foram operados por infecções de repetição que hipertrofia tonsilar, em pacientes operados com a técnica de eletrocautério bipolar (em comparação a dissecção a frio ou mesmo a quente, como coblation), e com otorrinolaringologistas mais jovens, com menos experiência.[25-27]

RECOMENDAÇÕES FINAIS

Para evitar complicações em pacientes submetidos à cirurgia de adenoides e amígdalas, orientamos total atenção:

- Focar nas indicações corretas;
- Discutir cada passo, orientar e educar os pais ou mesmo o paciente;
- Seguir as orientações mais contemporâneas de pré, peri e pós-operatórios para cada caso;
- Acompanhar, ouvir e checar queixas dos responsáveis e do próprio paciente;
- Assinatura do termo de consentimento.

REFERÊNCIAS BIBLIOGRÁFICAS

1. American Academy of Pediatrics, Committee on Infectious Diseases. Red Book: Report of the Committee on Infectious Diseases. 28. ed. Elk Grove Village, Ill: American Academy of Pediatrics. 2009.
2. Fleming-Dutra KE, Hersh AL, Shapiro DJ, et al. Prevalence of Inappropriate Antibiotic Prescriptions Among US Ambulatory Care Visits, 2010-2011. JAMA. 2016;315(17):1864-73.
3. Piltcher OB, Kosugi EM, Sakano E, et al. How to avoid the inappropriate use of antibiotics in upper respiratory tract infections? A position statement from an expert panel. Braz J Otorhinolaryngol. 2018;84(3):265-79.
4. Hess RD. Routine Epstein-Barr virus diagnostics from the laboratory perspective: still challenging after 35 years. J Clin Microbiol. 2004;42(8):3381-7.
5. Shaikh N, Swaminathan N, Hooper EG. Accuracy and precision of the signs and symptoms of streptococcal pharyngitis in children: a systematic review. J Pediatr. 2012;160:487-93.
6. Needham CA, McPherson KA, Webb KH. Streptococcal pharyngitis: Impact of a high-sensitivity antigen test on physician outcome. J Clin Microbiol. 1998;36:3468-73.
7. Little P, Moore M, Hobbs FDR, et al. PRimary care Streptococcal Management (PRISM) study: identifying clinical variables associated with Lancefield group A β-haemolytic streptococci and Lancefield non-group a streptococcal throat infections from two co-horts of patients presenting with an acute sore throat. BMJ Open. 2013;3(10):e003943.
8. McIsaac WJ, White D, Tannenbaum D, Low DE. A clinical escore to reduce unnecessary antibiotic use in patients with sore throat. CMAJ. 1998;158(1):75-83.
9. Chiappini E, Regoli M, Bonsignori F, et al. Analysis of different recommendations from international guidelines for the management of acute pharyngitis in adults and children. Clin Ther. 2011;33(1):48-58.
10. Del Mar CB, Glasziou PP, Spinks AB. Antibiotics for sore throat. Cochrane Database Syst Rev. 2006;(4):CD000023.
11. National Institute for Health and Care Excellence. NG84 Sore Throat (acute): antimicrobial prescribing visual summary; [online]. 2018.
12. Shulman ST, Bisno AL, Clegg HW, et al. Clinical practice guideline for the diagnosis and management of group A streptococcal pharyngitis: 2012 update by the Infectious Diseases Society of America. Clin Infect Dis. 2012;55(10):1279-82.

13. Pelucchi C, Grigoryan L, Galeone C, et al. Guideline for the management of acute sore throat: ESCMID Sore Throat Guideline Group. Clin Microbiol Infection. 2012;18(1):1-27.
14. Georgalas CC, Tolley NS, Narula PA. Tonsillitis. BMJ Clin Evid. 2014;22:0503.
15. Proenca-Modena JL, de Souza Cardoso R, Criado MF, et al. Human adenovirus replication and persistence in hypertrophic adenoids and palatine tonsils in children. J Med Virol. 2019;91(7):1250-62.
16. Proenca-Modena JL, Pereira Valera FC, Jacob MG, et al. High rates of detection of respiratory viruses in tonsillar tissues from children with chronic adenotonsillar disease. PLoS One. 2012;7(8):e42136.
17. Dan JM, Havenar-Daughton C, Kendric K, et al. Recurrent group A Streptococcus tonsillitis is an immunosusceptibility disease involving antibody deficiency and aberrant TFH cells. Sci Transl Med. 2019;11(478):eaau3776.
18. Vanoni F, Theodoropoulou K, Hofer M. PFAPA syndrome: a review on treatment and outcome. Pediatr Rheumatol Online J. 2016,14(1):38.
19. Gattorno M, Hofer M, Federici S, et al. Eurofever Registry and the Paediatric Rheumatology International Trials Organization (PRINTO). Classification criteria for autoinflammatory recurrent fevers. Ann Rheum Dis. 2019;78(8):1025-32.
20. Martins RB, Rocha LP, Prates MM, et al. Respiratory DNA viruses are undetectable in nasopharyngeal secretions from adenotonsillectomized children. PLoS One. 2017;12(3):e0174188.
21. Baugh RF, Archer SM, Mitchell RB, et al. American Academy of Otolaryngology-Head and Neck Surgery Foundation. Clinical practice guideline: tonsillectomy in children. Otolaryngol Head Neck Surg. 2011;144(1):S1-30.
22. Mitchell RB, Archer SM, Ishman SL, et al. Clinical Practice Guideline: Tonsillectomy in Children (Update)—Executive Summary. Otolaryngology–Head and Neck Surgery. 2019;160(2):187-205.
23. Baijal RG, Wyatt KE, Shittu T, et al. Surgical Techniques for Tonsillectomy and Perioperative Respiratory Complications in Children. Otolaryngology–Head and Neck Surgery; [online]. 2021.
24. Farrelli Farrell AN, Goudy SL, Yee ME, et al. Adenotonsillectomy in children with sickle cell disease and obstructive sleep apnea. International Journal of Pediatric Otorhinolaryngology. 2018;111:158-61.
25. Randall DA. Current Indications for Tonsillectomy and Adenoidectomy. The Journal of the American Board of Family Medicine. 2020;33(6):1025-30.
26. Greig SR. Current perspectives on the role of tonsillectomy. Journal of Paediatrics and Child Health. 2017;53(11):1065-70.
27. Lane JC, Dworkin-Valenti J, Chiodo L, Haupert M. Postoperative tonsillectomy bleeding complications in children: A comparison of three surgical techniques. International Journal of Pediatric Otorhinolaryngology. 2016;88:184-8.

OTITES MÉDIAS

Allyne Capanema Gonçalves • Camila de Giacomo Carneiro
Miguel Angelo Hyppolito

INTRODUÇÃO

As otites são inflamações das orelhas externa e/ou média que podem ser subdivididas em: externas, quando limitadas ao conduto auditivo externo até a membrana timpânica, e médias, quando acometem a caixa timpânica e/ou mastoide. As otites médias podem ser divididas ainda em otites médias agudas (OMA), otites médias crônicas (OMC) e otites médias agudas recorrentes (OMAR), conforme tempo de evolução.[1,2] A otite média é uma das causas mais importantes de atendimento médico em nível primário e a principal responsável pela prescrição de antibióticos na infância em países como os Estados Unidos. Estima-se que a maior parte das crianças apresente pelo menos 1 episódio de otite média aguda antes dos 3 anos de idade e que cerca de 40% tenham 3 ou mais infecções até os 6 anos. Caracterizada pela presença de efusão em orelha média, sem sintomas ou sinais de inflamação aguda, a otite média com efusão (OME) é a principal causa de perda auditiva em crianças e mais da metade dos casos é precedida por um episódio de OMA.[3]

Neste capítulo vamos discorrer principalmente sobre as otites médias e suas repercussões, devido a sua alta prevalência na população pediátrica e o importante impacto no desenvolvimento, aquisição de linguagem e desempenho escolar das crianças.

ANATOMIA E FISIOLOGIA DA ORELHA MÉDIA

A orelha média é constituída pela caixa timpânica, ou fenda auditiva, com extensão para as células da mastoide, e comunica-se com a nasofaringe, pela tuba auditiva, sendo que quaisquer destas cavidades podem ter sua mucosa de revestimento comprometida em processos inflamatórios agudo, subagudo ou crônico, podendo evoluir com complicações. As otites médias surgem em decorrência de uma confluência de fatores que envolvem a tuba auditiva e suas características anatômicas na criança: mais curta, mais larga e com cartilagem mais flácida, favorecendo sua colonização por bactérias ou vírus. Destacam-se ainda o comprometimento transitório do transporte mucociliar, em consequência de infecções de vias aéreas superiores (IVAS) frequentes em crianças na faixa etária escolar, a resposta imune local imatura e a pressão negativa da orelha média em relação à nasofaringe.

DIAGNÓSTICO

Otites Médias Agudas e Otites Médias Agudas Recorrentes (OMAR)

A OMA é a inflamação da orelha média associada à exsudação que ocupa toda fenda auditiva e que, na maioria das vezes, sucede uma infecção das vias aéreas superiores,

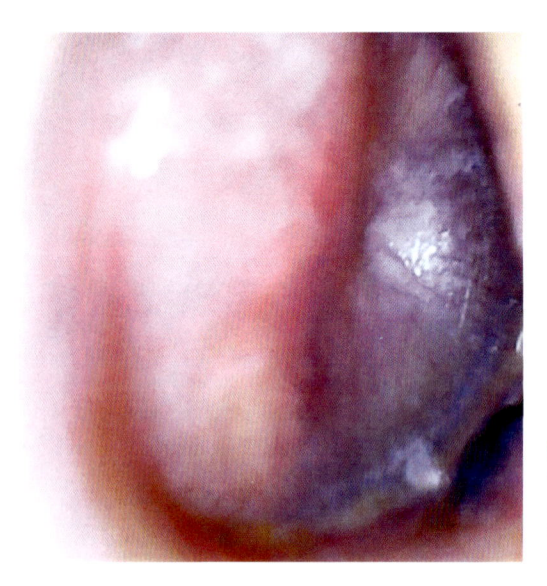

Fig. 9-1. Imagem de vídeo-otoscopia da orelha direita em que se nota abaulamento em região posterior da membrana timpânica, com hiperemia e presença de secreção em orelha média. (Imagens do acervo.)

causadas por vírus, por bactérias ou por ambos. A OMA pode ter uma evolução autolimitada ou ser prolongada, evoluindo com complicações. A OMA é caracterizada por ter início rápido com otalgia e hiperemia da membrana timpânica, presença de efusão infectada que leva ao abaulamento da membrana timpânica. Sendo assim, a otoscopia é fundamental para o disgnóstico (Fig. 9-1). Sinais sistêmicos sugestivos de infecção podem estar presentes, sendo a febre o principal. Embora a otalgia seja consistente com quadros de OMA, 50% até 60% das crianças não se queixam de dor.[1,2]

A OMAR é a denominação para episódios repetidos de OMA intercalados com períodos de tempo em que o paciente está assintomático, havendo ou não persistência de efusão na orelha média. A OMAR é definida como três ou mais episódios de OMA nos últimos seis meses ou quatro ou mais episódios dentro de um ano, sendo o último episódio nos seis meses precedentes.[2,4]

Otite Média com Efusão (OME)

A OME é uma condição inflamatória da orelha média caracterizada por secreção não purulenta na fenda auditiva, com membrana timpânica intacta, ausência de dor ou sinais de infecção e persistência por mais de 3 meses (12 semanas). Como não há queixa de otalgia e os sintomas auditivos são flutuantes, o diagnóstico é postergado na maioria das vezes. O inadequado desempenho escolar da criança e a preocupação dos pais quanto à perda auditiva levam à procura pelo atendimento. O exame clínico da membrana timpânica (Fig. 9-2) pode confirmar a presença de efusão, assim como o timpanograma tipo "B", método objetivo e não invasivo de investigação diagnóstica (Fig. 9-3).[4,5] A principal causa é a infecção de vias áreas superiores associada a hipertrofias de adenoides e amígdalas ou otites médias agudas, sendo que a maioria tem resolução espontânea em até três meses e em cerca de 30% a 40% dos casos haverá manutenção da OME.

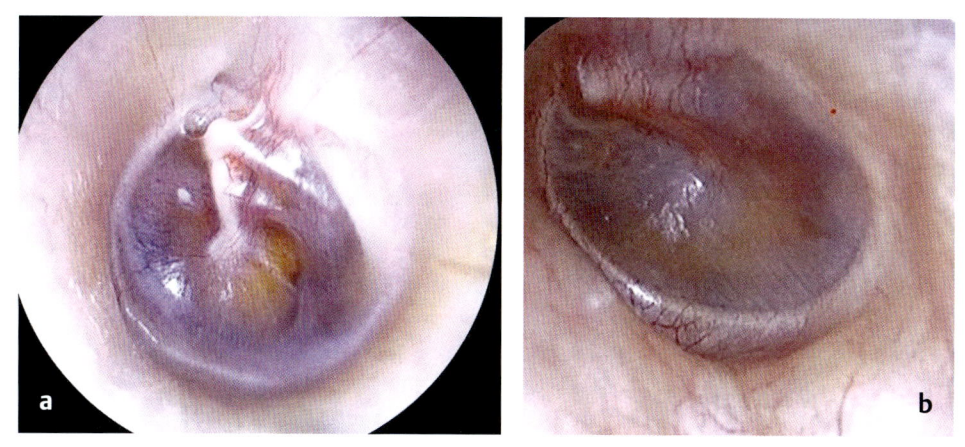

Fig. 9-2. (**a**) Otoscopia da orelha esquerda com presença de secreção em orelha média amarelada e retração em região do cabo do martelo e membrana de Shrapnell. (**b**) Otoscopia de orelha esquerda de outro paciente com membrana timpânica íntegra, aumento discreto da vascularização em região do cabo do martelo, secreção em orelha média e algumas bolhas superiormente, evidenciando nível hidroaéreo. (Imagens do acervo.)

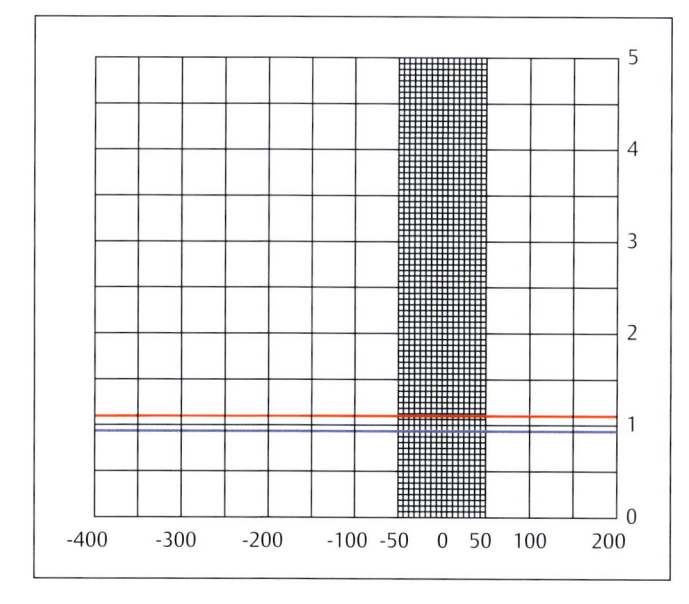

Fig. 9-3. Exame de timpanometria classificado como curva tipo B bilateral. A curva em vermelho representa o resultado da orelha direita e a curva em azul representa o resultado da orelha esquerda. No eixo X é representada a variação de pressão na orelha média, e no eixo Y, a complacência da membrana timpânica em mL. A curva é classificada como tipo B quando a complacência é muito reduzida ou inexistente durante o teste e é representada pela ausência de pico no eixo Y quando se varia a pressão no eixo X. (Imagem do acervo.)

FISIOPATOLOGIA E ETIOPATOGENIA

Na maioria dos casos a OMA ocorre junto ou logo após uma IVAS, e mais do que 90% das crianças com OMA têm sintomas concomitantes à IVAS. As três bactérias otopatogênicas mais comuns são o *Streptococcus pneumoniae*, o *Haemophilus influenzae* sp. e a *Moraxella catarrahalis*. Estes microrganismos colonizam a nasofaringe de crianças desde muito cedo e não infectam o trato respiratório ou causam sintomas até que ocorra uma nasofaringite viral que promova mudanças nasofaríngeas. Essa complexa interação entre a bactéria e os vírus afeta o curso da IVAS e pode levar à OMA. Os vírus respiratórios causam inflamação da nasofaringe e da tuba auditiva, levando a respostas imunológicas e inflamatórias, incluindo a liberação de citocinas, quimiocinas e mediadores inflamatórios. As propriedades químicas e imunológicas das substâncias secretadas por estes microrganismos alteram a mucosa, diminuindo o *clearance* mucociliar da nasofaringe e das células da mucosa timpanomastóidea o que favorece a aderência bacteriana e sua colonização. Uma disfunção da tuba auditiva leva a uma pressão negativa, facilitando o refluxo retrógrado de secreção contaminada proveniente da nasofaringe e a entrada de bactérias colonizadoras e de vírus da nasofaringe para dentro da cavidade timpânica. A inflamação da orelha média levará ao acúmulo de fluidos e aumento da pressão local, causando os sinais e sintomas da OMA. Uma forte evidência do papel do vírus é o achado de que, na OMA, vírus respiratórios são detectados na maioria das amostras da nasofaringe e em mais de 70% das amostras de fluido da orelha média. A OMA também pode ocorrer, em cerca de 5%-10% dos casos, na ausência de colonização bacteriana patogênica detectável. Esta confluência de fatores, atuando em maior ou menor grau em cada paciente, é responsável pelo surgimento da OMA.

Microbiologia

Os vírus envolvidos na OMA são os mesmos envolvidos nas infecções respiratórias agudas, como os vírus sincicial respiratório (VSR), adenovírus, coronavírus, enterovírus, *influenza, parainfluenza,* rinovírus, bocavírus humano tipo 1 e o metapneumovírus humano. As bactérias causadoras de OMA são o *Streptococcus pneumoniae* (30%-50%), o *Haemophilus influenzae* (20%-30%), a *Moraxella catarrhalis* (3%-20%) e o *Streptococcus pyogenes* (1%-5%).[4,6]

Estudos avaliando a presença de vírus e bactéria na secreção da orelha média de pacientes com OME mostraram positividade para vírus (rinovírus, VSR e coronavírus) em pelo menos 30% dos pacientes e aproximadamente 80% quando realizado PCR para bactérias (*M. catarrhalis, H. influenzae* e *S pneumoniae*). Estudo realizado no Brasil mostrou maior frequência de colonização bacteriana em fluido de orelha média de paciente com OME quando comparados a pacientes controles, o que não foi demonstrado quando comparada à presença de vírus entre os dois grupos. A presença aumentada de bactérias no fluido é esperada pela comunicação entre a orelha média e a nasofaringe. Apesar de não causarem infecção, essas bactérias estimulam um processo inflamatório crônico na orelha média e contribuem com a disfunção da tuba auditiva.[2,7]

FATORES DE RISCO

A etiopatogenia das otites é multifatorial. A imaturidade do sistema imunológico e a disfunção da tuba auditiva são os fatores mais importantes, e todos os modificadores destas condições podem influenciar no risco de OMAR ou OME. Esses fatores podem ser individuais ou ambientais.

O fator de risco mais importante nos casos de OMAR é frequentar a escola ou creche e tabagismo passivo.[5] Em relação à OME a idade parece ser o fator mais relevante, com baixa prevalência nos primeiros meses de vida, aumento a partir do décimo mês e pico entre 2 e 5 anos.[7] Outros fatores de risco importantes estão dispostos nos Quadros 9-1 e 9-2.

Quadro 9-1. Fatores de risco para OMA

Fatores de risco para OMA
Infecção respiratória alta recente
Disfunções tubárias
Malformações craniofaciais (p. ex.: fendas palatina e submucosa)
Síndrome de Down
Sexo masculino
Fatores perinatais (baixo peso ao nascer; prematuridade < 33 semanas)
Apgar baixo
Predisposição genética
Imunodeficiências
Doenças crônicas
Refluxo gastroesofágico
Permanência em creches nos primeiros anos de vida
Aleitamento materno inferior a seis meses
Posição inadequada da criança durante o aleitamento - horizontalização da cabeça
Tabagismo passivo
Estações frias: outono e inverno
Poluentes
Nível socioeconômico baixo (devido às condições de vida, à alimentação e à falta de acesso a tratamento de saúde).

Quadro 9-2. Fatores de risco para OME

Fatores de risco para OME
Idade entre 2-5 anos
Hipertrofia de adenoide
Malformações craniofaciais (p. ex.: fendas palatina e submucosa)
Atopia
Sexo masculino
Fatores perinatais (baixo peso ao nascer; prematuridade < 33 semanas)
Permanência em creches nos primeiros anos de vida
Tabagismo passivo
Uso de chupeta após 11 meses
Infecções respiratórias
Poluentes

Obstrução Tubária Crônica

A obstrução da tuba auditiva persistente e otites de repetição geram pressão negativa na orelha média, levando à vasodilatação, o que permite a transudação de plasma para a OM e inicia o quadro de otite média crônica serosa. Com a manutenção da pressão negativa há um aumento de células caliciformes da mucosa da orelha média que produzirão líquido rico em proteína e que se torna mais espesso, iniciando a otite média crônica secretora. A persistência de secreção na orelha média por mais de 3 meses, sem dor ou sinais de infecção, caracteriza a otite média crônica com efusão.[8,9]

Associação entre OME e Hipertrofia de Adenoide

A hipertrofia de adenoide é considerada uma causa frequente de OME devido à proximidade da adenoide com o óstio da tuba auditiva, podendo levar à sua obstrução. Esta relação é mais comum em crianças menores, pois, após os 13 anos, há redução do tecido linfoide associado ao aumento da nasofaringe, desta forma, a adenoide ocupa um espaço proporcionalmente menor no *cavum* e, consequentemente, observamos menor obstrução da tuba auditiva.[3]

Estudo publicado pelo Journal of Otology, em 2019, avaliou crianças com hipertrofia adenoideana quanto à otoscopia, audiometria e timpanometria. Das 100 crianças avaliadas, 61% apresentavam otoscopia normal, porém menos de 55% apresentaram timpanometria com curva A, sendo que desses, apenas 75% apresentaram curva A bilateralmente o que representaria um paciente com pressão normal na orelha média (Fig. 9-4). Da população estudada, 36% apresentaram fluido na orelha média não identificado pela otoscopia, mas confirmado pela timpanometria.[3] O estudo mostra que a associação entre OME e hipertrofia adenoideana pode ser ainda maior, sendo a OME muitas vezes subdiagnosticada nesses pacientes.

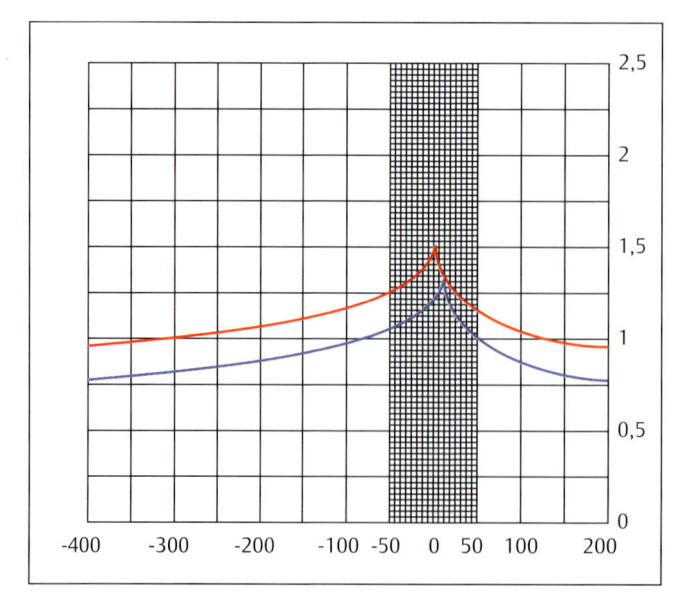

Fig. 9-4. Exame de timpanometria classificado como curva tipo A bilateral. A curva em vermelho representa o resultado da orelha direita, e a curva em azul representa o resultado da orelha esquerda. No eixo X é representada a variação de pressão na orelha média, e no eixo Y, a complacência da membrana timpânica em mL. A curva é classificada como tipo A, quando a complacência máxima é observada à pressão atmosférica, observada como 0 no eixo X. (Imagem do acervo.)

Associação entre OME e Atopia

A associação entre OME e atopia tem sido alvo de estudos recentes. A maior prevalência de OME em crianças atópicas, principalmente nas crianças com rinite alérgica, associadas ao acometimento frequentemente bilateral e perda auditiva objetiva, sugere o importante papel da alergia na sua gênese e recorrência. Essa relação é significativa em pacientes maiores de 6 anos, mas não é evidenciada nas crianças menores.

Diferentes estudos tiveram por objetivo avaliar a composição da secreção da orelha média desses pacientes a fim de compreender melhor a imuno-histoquímica da doença e sua possível associação aos casos de rinite alérgica mediada por IgE. Foi verificada elevação de mieloperoxidase e citocinas pró-inflamatórias, sugerindo assim elevada atividade de neutrófilos na OME. Foram evidenciados ainda aumento da prevalência de OME em pacientes com alergia alimentar e alergia ao leite de vaca. Outros autores sugerem o importante edema da mucosa nos pacientes com rinite, como principal mecanismo causador da OME, pois levaria à obstrução da tuba auditiva e alteração dos mecanismos de drenagem da orelha média.

Contudo os mecanismos fisiopatológicos ainda não são bem compreendidos. As evidências apontam uma associação multifatorial entre as duas afecções e a idade como fator modificador independente da associação entre OME e atopia.[7]

REPERCUSSÕES DAS OTITES NA INFÂNCIA

A otite média pode afetar a qualidade de vida tanto da criança, como de seu cuidador. O líquido presente na orelha média dificulta a vibração da membrana timpânica, causando perda auditiva condutiva e alterações vestibulares e, consequentemente, baixo rendimento escolar, dificuldade de relacionamento e dificuldade de aquisição de linguagem. Em última instância essas alterações levam à diminuição do quociente de inteligência.

Estudo realizado com crianças com quadro de OME e OMAR demonstrou que 88% dos cuidadores apresentavam preocupação em relação às infecções da criança, com 42% apresentando-se preocupados a maior parte do tempo; 31% já tiveram que cancelar atividades familiares devido aos quadros infecciosos, 29% apresentaram alteração no sono e 12% já tiveram que faltar ao trabalho ou escola. Quando avaliadas as próprias crianças, 85% associam as infecções a sofrimento físico, 76% a sofrimento mental e 57% a limitações das atividades diárias.[10-12]

TRATAMENTO

O tratamento da OMA deve ser baseado no diagnóstico correto do quadro clínico, considerando os sinais e sintomas, a idade da criança, a intensidade das manifestações clínicas, a possibilidade ou não de observação da criança antes do início da antibioticoterapia. Devem ser avaliados o dano e o benefício da antibioticoterapia logo no início do quadro e a possibilidade de conduta expectante, desde que haja garantia de reavaliação da criança, dentro de 48 a 72 horas após o diagnóstico. As taxas de prescrição de antibióticos variam de 56% na Holanda a 95% nos Estados Unidos. Embora os números sejam elevados, a prática clínica e as diretrizes recomendam um foco no alívio da dor, sem a prescrição de antibióticos. Nos casos com sinais e sintomas acentuados, nas complicações, em crianças menores de 6 meses, em OMA bilateral, em presença de otorreia purulenta, em imunodeprimidos, em deformidades craniofaciais, em crianças com histórico de OMA recorrente não está recomendada a conduta expectante, devendo ser iniciada a antibioticoterapia imediatamente após o diagnóstico.[5,8,9]

O antibiótico de escolha nestes casos é amoxicilina (80-90 mg/kg/dia), exceto se a criança recebeu a mesma nos últimos 30 dias, apresente conjuntivite purulenta concomitante ou seja alérgica à penicilina. Amoxicilina com clavulanato (90 mg/kg/dia de amoxicilina e 6,4 mg/kg/dia de clavulanato) está indicada, como primeira escolha, se a criança recebeu amoxicilina nos últimos 30 dias, ou se houver OMA associada à conjuntivite purulenta (pois pode ser uma infecção por *H. influenzae*) ou se a criança se apresentar com história de OMAR não responsiva à amoxicilina. Cefuroxima (30 mg/kg/dia dividida em 2 doses) ou a Ceftriaxona (50 mg/kg/dia intramuscular por 3 dias) podem ser administradas como segunda escolha. Na OMAR não é recomendada a antibioticoterapia preventiva.

Em relação à OME, de acordo com as últimas diretrizes da Academia Americana de Otorrinolaringologia, não existe tratamento clínico eficiente, sendo recomendado o acompanhamento destes pacientes periodicamente após 3 meses do início do quadro ou 3 meses desde o diagnóstico (se início do quadro incerto). Uso de corticoterapia tópica, antibioticoterapia sistêmica, anti-histamínicos e descongestionantes nasais e de uso sistêmico estão contraindicados; não existem evidências de que possam mudar a evolução da doença. Os corticosteroides sistêmicos, apesar de eficazes, apresentam uma razão de risco e benefício desfavorável.

O uso de probióticos permanece controverso e tem sido cada vez mais estudado. Um estudo de metanálise, publicado, em 2019, mostrou benefício dos probióticos na prevenção de OMA em praticamente todos os casos, excluindo apenas os pacientes em que otite esteja associada ao hábito de mamar deitado. Não foi observada associação entre probióticos e a gravidade dos quadros. Devido à ausência de padronização entre os estudos em relação ao tipo de probiótico, dose e frequência de uso, ainda não temos evidência de qual tipo de regime deve ser instituído.[1]

O tratamento antirrefluxo parece ter efeito benéfico tanto para os casos de OMAR, como para os casos de OME, mas os estudos sobre o tema ainda são escassos.[10,11]

Dado o exposto, as crianças que mantiverem quadro persistente devem ser avaliadas quanto à necessidade de tratamento cirúrgico. A timpanotomia para a colocação de tubos de aeração pode ser uma opção para o tratamento, associada ou não à adenoidectomia.

Tubo de Ventilação: Indicações e Cuidados

A timpanotomia para colocação de tubo de ventilação é a cirurgia mais realizada em crianças após o período neonatal.[7] Entre as principais indicações estão: efusão persistente na orelha média, otite média aguda recorrente ou infecção persistente após tratamento com antibiótico.[10]

Nos casos de OME, quando optado pelo tratamento cirúrgico, a timpanotomia para tubo de ventilação é a opção preferencial. São levados em consideração: avaliação auditiva, sintomas associados – não incluindo otorreia/efusão – e presença de fatores de risco. Quando for optado pelo tratamento clínico, a criança deve ser reavaliada a cada 3-6 meses até melhora completa da efusão ou ainda se houver alguma suspeição de anormalidade estrutural da membrana timpânica/orelha média ou alteração auditiva significativa.

Rosenfeld *et al*, 2022 orientam a indicação da cirurgia para os casos de OME com duração igual ou maior a 3 meses, uni ou bilateral, e sintomas atribuídos, parcial ou totalmente, à condição (por exemplo: alterações do equilíbrio, baixo rendimento escolar, alterações de comportamento, desconforto no ouvido ou piora na qualidade de vida). Deve-se realizar uma avaliação auditiva objetiva pré-operatória, e a cirurgia deve ser bilateral quando há doença bilateral e alteração auditiva documentada. Caso a criança apresente outro fator de risco (Quadro 9-2)[10] e timpanometria com curva tipo B (forte preditor de persistência da efusão por mais de 3 meses) pode-se indicar o procedimento precocemente.

Em relação a indicação de colocação de tubo de ventilação em casos de OMAR, um estudo publicado pelo New England, em 2021, mostrou não haver diferença estatística na frequência dos episódios de OMA nos pacientes submetidos a tratamento com tubo de ventilação quando comparados a tratamento clínico com antibiótico via oral, bem como não mostrou aumento da resistência bacteriana em pacientes tratados clinicamente.[8] Contudo, crianças submetidas à timpanotomia apresentaram intervalo maior até o primeiro episódio de otite, com redução em até 32% da prevalência de efusão da orelha média no primeiro ano, menos dias de sintomas relacionados à otite diferentes de otorreia e menor falha no tratamento.

O tubo de ventilação, nesses casos, trata a perda auditiva causada pela efusão, promove mecanismos de drenagem e permite a administração de medicação tópica em casos de otorreia aguda. Além disso, foi demonstrada melhora nos questionários de qualidade de vida em crianças com OME e OMAR.[10] Visto isto, a recomendação é a realização de cirurgia bilateral nos casos de OMA recorrente com secreção em pelo menos uma orelha no momento da avaliação, mas não deve ser indicado o procedimento na ausência de efusão no momento da avaliação do especialista.[10]

O médico deve sempre questionar ativamente o cuidador sobre alterações na linguagem, na fala, aprendizado e em relação ao rendimento escolar da criança.[10] Apesar de não se estabelecerem evidências robustas associando a timpanotomia com o tubo de ventilação e melhora no desenvolvimento da fala e da linguagem, um estudo não randomizado mostrou que, na percepção dos cuidadores, pode existir melhora no desenvolvimento, especialmente naquelas crianças com outras deficiências associadas.[8]

Os principais riscos do procedimento são: presença de otorreia refratária, obstrução do tubo de ventilação, extrusão precoce, formação de tecido de granulação ao redor do tubo, deslocamento para orelha média, alterações cicatriciais na membrana timpânica, possibilidade de desenvolvimento de perda auditiva condutiva e aqueles riscos inerentes à anestesia.[9,12] Essas sequelas são geralmente transitórias ou não alteram a função da membrana timpânica, sendo a otorreia a mais frequente, atingindo até 16% das crianças. Em relação às sequelas cirúrgicas tardias, a mais prevalente é a perfuração timpânica residual após queda do tubo, com fechamento cirúrgico bem-sucedido após um único procedimento, em 80%-90% dos casos.[10]

Em relação à escolha do tubo de ventilação, dá-se preferência aos tubos de ventilação de curta permanência na primeira cirurgia, que duram em média 8-18 meses. O tubo Sheppard (Fig. 9-5) é o mais frequentemente usado e apresenta extrusão geralmente após 8 meses. O tubo T e o Paparella tipo II (Fig. 9-5) são considerados de longa permanência, com extrusão após 2 anos ou mais. Os tubos de longa permanência devem ser indicados já na primeira cirurgia nos casos de fenda palatina, trissomia do 21, mucopolissacaridose e estenose do canal auditivo externo e devem ser considerados em casos de atelectasia da membrana timpânica ou em caso de extrusão prematura do tubo nos dois primeiros procedimentos.

Os cuidadores devem ser exaustivamente orientados em relação ao procedimento, tempo médio de permanência do tubo, necessidade de seguimento especializado e quanto à detecção de possíveis complicações. Há alguns anos, era rotina a orientação em relação aos cuidados da orelha seca, contudo, estudos recentes mostraram não haver diferença entre o número de infecções em crianças que evitavam contato com a água e aquelas que não evitavam. Dessa forma, não mais se recomenda a proteção contra água nos pós-operatórios de timpanotomia para tubo de ventilação.[9] Os pacientes devem ser reavaliados após 3 meses do procedimento e devem fazer seguimento periódico com otoscopia até queda do tubo de ventilação.

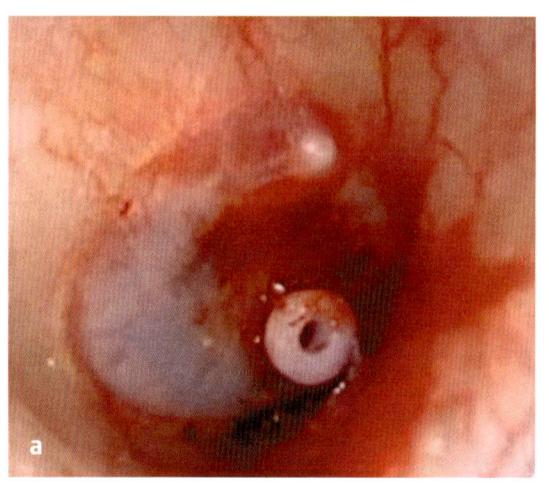

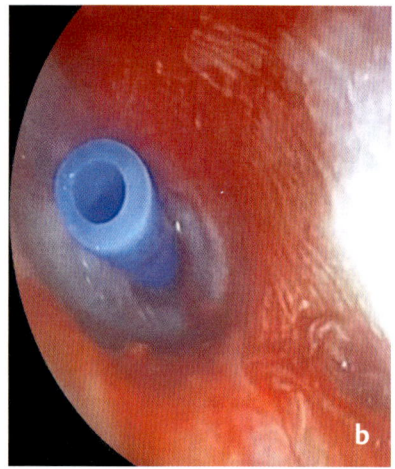

Fig. 9-5. (a) Imagem de otoscopia mostrando a membrana timpânica direita com tubo de ventilação tipo Sheppard em quadrante anteroinferior. **(b)** Imagem de otoscopia mostrando membrana timpânica esquerda com tubo T posicionado em região anteroinferior da membrana timpânica esquerda. (Imagens do acervo.)

Indicações de Adenoidectomia

A adenoidectomia deve ser associada à timpanotomia com tubo de ventilação e está indicada em crianças com sintomas diretamente relacionados à adenoide (adenoidite ou obstrução nasal) não responsivos ao tratamento medicamentoso. Nestes casos há evidência de melhora da recuperação da mucosa da orelha média, redução do risco de recorrência e da necessidade de repetição de procedimentos cirúrgicos. Já em maiores de 4 anos, o procedimento é indicado para reduzir a incidência de OMAR ou necessidade de nova timpanotomia e não está associado ao tamanho da adenoide, mas à formação de biofilme, sendo indicada mesmo em adenoides pequenas.[2,3,13]

MEDIDAS PREVENTIVAS

As medidas preventivas para os quadros de OMA, OMAR e OME consistem principalmente em modificar o ambiente em que a criança está inserida, a fim de modular os fatores de risco ambientais aos quais ela é exposta e agir em alguns fatores individuais que podem aumentar a imunidade a todos os tipos de infecção.

Entre as medidas individuais podemos citar o incentivo ao aleitamento materno exclusivo nos primeiros seis meses de vida; adiar a entrada da criança na creche, após seis meses de idade; imunização com a vacina pneumocócica conjugada em crianças menores de 2 anos. Os principais fatores ambientais moduláveis são a exposição ao tabaco e poluentes ambientais; o melhor acesso à saúde, saneamento e seguimento pré-natal das mães também são fatores que atuam indiretamente na prevenção.[4,8,13,14]

A associação de deficiência de vitamina D com o aumento de risco para IVAS e OMA, em crianças, tem sido reportada. Dessa forma, a manutenção de nível sérico adequado de vitamina D poderia ser uma medida eficaz e de baixo custo contra as infecções respiratórias devido às diferentes propriedades imunomoduladoras desta vitamina.[15]

REFERÊNCIAS BILBIOGRÁFICAS

1. Lieberthal AS, Carroll AE, Chonmaitree T, et al. The diagnosis and management of acute otitis media. Pediatrics. 2013;131(3):e964-e999.
2. Buzatto GP, Tamashiro E, Proenca-Modena JL, et al. The pathogens profile in children with otitis media with effusion and adenoid hypertrophy. Plos One. 2017;12(2):e0171049.
3. Bhat V, Paraekulam Mani I, Aroor R, et al. Association of asymptomatic otitis media with effusion in patients with adenoid hypertrophy. Epub 2018 Dec 15. PMID: 31467508; PMCID: PMC6712285. J Otol. 2019;14(3):106-10.
4. Venekamp RP, Damoiseaux RA, Schilder AG. Acute Otitis Media in Children. Am Fam Physician. 2017;95(2):109-10.
5. Rosenfeld RM, Kay D. Natural history of untreated otitis media. The Laryngoscope; [online]. 2003;113:1645-57.
6. Marsh RL, Aho C, Beissbarth J, et al. Panel 4: Recent advances in understanding the natural history of the otitis media microbiome and its response to environmental pressures. Epub 2019 Dec 18. PMID: 31879084; PMCID: PMC7085411. Int J Pediatr Otorhinolaryngol. 2020;130(1):109836.
7. Zernotti ME, Pawankar R, Ansotegui I, et al. Otitis media with effusion and atopy: is there a causal relationship? World Allergy Organ J. 2017;10(1):37.
8. Hoberman A, Preciado D, Paradise JL, et al. Tympanostomy Tubes or Medical Management for Recurrent Acute Otitis Media. N Engl J Med. 2021;384(19):1789-99.
9. Miyake MM, Tateno DA, Cançado NA, et al. Water protection in patients with tympanostomy tubes in tympanic membrane: a randomized clinical trial;[online]. Einstein (São Paulo). 2019;17(2):eAO4423.
10. Rosenfeld RM, Tunkel DE, Schwartz SR, et al. Clinical Practice Guideline: Tympanostomy Tubes in Children (Update). Otolaryngol Head Neck Surg. 2022;166(1):S1-S55.
11. Sánchez-Borges M, Filho NR. Fatores de risco para otite média secretora. Arq Asma Alerg Imunol. 2017;1(1):55-8.
12. Scott AM, Clark J, Julien B, et al. Probiotics for preventing acute otitis media in children. Cochrane Database Syst Rev. 2019;6(6):CD012941.
13. Rosenfeld RM, Shin JJ, Schwartz SR, et al. Clinical Practice Guideline: Otitis Media with Effusion Executive Summary (Update). Otolaryngol Head Neck Surg. 2016;154;(2):201-14.
14. Esposito S, Lelii M. Vitamina D and respiratory tract infections in childhood. BMC Infectious Diseases. 2015;15:487.
15. Pichichero ME. Otitis media. Pediatr Clin North Am. 2013;60(2):391-407.

RINOSSINUSITES AGUDAS

CAPÍTULO 10

Andrea Arantes Braga Biagiotti ▪ Ullissis Pádua de Menezes
Wilma Terezinha Anselmo Lima

INTRODUÇÃO

A rinossinusite aguda (RSA) é uma das infecções mais comuns em todo o mundo e repercute em considerável impacto na qualidade de vida das crianças.[1] Segundo o International Consensus Statement on Allergy and Rhinology: Rhinosinusitis (ICAR, 2021),[2] anualmente, 9% da população apresenta RSA. Normalmente é de etiologia viral e, felizmente, de evolução autolimitada. Dentre os pacientes que procuram atendimento médico por rinossinusite viral (mais conhecido por resfriado comum), 17%-21% desenvolvem rinossinusite pós-viral e apenas 0,5% a 2% evoluem para RSA bacteriana (RSAB) (EPOS, 2020).[3] RSA viral (RSAV) e bacterianas (RSAB) são enfermidades cujos sintomas se sobrepõem consideravelmente, e ainda não existe exame complementar com acurácia suficiente para diferenciá-las.

O diagnóstico da RSA é estritamente clínico e definido a partir de sinais, sintomas e da evolução temporal da infecção. O diagnóstico preciso é imprescindível para que o tratamento seja instituído de forma rápida e precisa. Desta forma, é possível acelerar a recuperação, evitar gastos desnecessários com uso indiscriminado de antibióticos e prevenir a resistência bacteriana.[4]

QUADRO CLÍNICO E DIAGNÓSTICO

A RSA é definida como inflamação da mucosa nasal e dos seios paranasais, de início súbito, com duração menor que doze semanas com remissão completa dos sinais e sintomas entre os episódios.[3] Segundo Consenso Europeu de 2020 (EPOS, 2020),[3] crianças com RSA apresentam dois ou mais dos seguintes sintomas:

- Rinorreia;
- Obstrução/congestão nasal;
- Tosses diurna e noturna.

Ressalta-se a importância da tosse no diagnóstico da doença, pois ela é o sintoma predominantemente, especialmente nas crianças menores de cinco anos. A tosse tem como característica ser produtiva e com piora noturna.[5]

A apresentação clínica das RSA depende do grau de desenvolvimento dos seios paranasais. Ao nascimento, apenas os seios maxilares e etmoidais podem ser foco de infecção, pois são os únicos suficientemente desenvolvidos nessa fase, completando seu crescimento aproximadamente aos 15 anos. Os seios esfenoidais também estão presentes ao nascimento, porém, se tornam radiologicamente visíveis aos 3 anos e completam seu desenvolvimento aos 15 anos. Os seios frontais começam a se desenvolver depois do nascimento, tornam-se radiologicamente visíveis aos 6 anos e completam seu crescimento aos 19 anos. Em virtude de o desenvolvimento dos seios esfenoidais e frontais ocorrer mais tardiamente, manifestações clínicas relacionadas a esses seios vão aparecer somente a partir da idade escolar.[3]

O diagnóstico de RSA em criança é um desafio, pois a coleta de história clínica e a realização do exame físico são difíceis nesta faixa etária.[2,3]

Rinossinusite Aguda Viral (RSAV)

A RSAV, mais conhecida como resfriado comum, é uma infecção das vias aéreas superiores (IVAS), normalmente caracterizada por sintomas nasais (obstrução e rinorreia), e/ou tosse. A secreção normalmente é hialina e fluida. Pode evoluir, em alguns casos, para mucoide ou até para purulenta. Febre ocorre no início do quadro e se resolve no máximo em 24 a 48 horas e, normalmente, vem associada a outros sintomas, como mialgia e cefaleia. O pico dos sintomas nasais acontece nos primeiros dias da infecção e duram normalmente de cinco a sete dias.[3,4] Em média, crianças menores de cinco anos apresentam de cinco a sete episódios de IVAS por ano, enquanto que aquelas que frequentam a creche podem manifestar até 14 episódios.[3] Os principais vírus envolvidos nos quadros de IVAS são rinovírus, coronavírus, vírus sincicial respiratório, parainfluenza e adenovírus.[3]

O EPOS (2020) reconhece a RSA pós-viral (RSAPV) como uma RSA que piora no quinto dia ou que persiste por mais de 10 dias (e menos de 12 semanas). Considera-se que seja uma evolução da rinossinusite viral, mas não um fator indicativo de evolução para RSAB, já que apenas uma pequena porcentagem de pacientes evolui para infecção bacteriana. Diante de um quadro clínico sugestivo de RSAV, com evolução benéfica, mas lenta, a orientação é manter a observação para além de 10 dias, e não iniciar o antibiótico.

Rinossinusite Aguda Bacteriana (RSAB)

Os sintomas de RSAB e RSAV se sobrepõem consideravelmente, e é justamente a evolução e gravidade dos sintomas que levam ao diagnóstico de infecção bacteriana.[4] De todas as crianças que procuram atendimento médico por queixas respiratórias, aproximadamente 6% a 7% receberão o diagnóstico de RSAB.[4] Esta porcentagem pode ser maior em crianças menores de um ano, e naquelas que frequentam creches.[2] No entanto, dados referentes à prevalência e incidência de RSAB são muito limitados dada a heterogenicidade dos estudos e dos critérios diagnósticos utilizados.[2]

As bactérias mais comumente envolvidas em quadros de RSAB são: *Streptococcus pneumoniae, Hemophilus influenzae* e *Moraxella catarrhalis*. Após a introdução da vacina pneumocócica heptavalente conjugada observou-se decréscimo de culturas positivas para *S. pneumoniae* e aumento das culturas positivas para *H. influenza* para crianças.[3] Segundo o ICAR,[2] existem fatores que podem contribuir para a ocorrência da RSAB, como rinites alérgica e não alérgica, comorbidades (como imunodeficiência, fibrose cística, e discinesia ciliar) e fatores ambientais (como tabagismo e creches).

De acordo com o Guia Prático Clínico de Diagnóstico e Manejo da Rinossinusite Aguda Bacteriana em Crianças,[4] a suspeita de RSAB ocorre em crianças com infecção das IVAS que evoluem de três maneiras:

- *Sintomas persistentes*: rinorreia de qualquer qualidade (fluida ou espessa, serosa, mucoide ou purulenta), e/ou tosse diurna (com possibilidade de piora noturna), com duração maior que 10 dias, sem sinais de melhora;
- *Piora dos sintomas (double sickening ou "dupla piora")*: manifestada por agravamento ou novo início de sintomas, como rinorreia, tosse diurna ou febre, que ocorre normalmente entre o quinto e sétimo dias da doença, após quadro inicial de melhora;
- *Sintomas de gravidade*: febre > 39°C e rinorreia purulenta concomitantes por mais de três dias consecutivos.

Para o EPOS,[3] no diagnóstico clínico sugestivo de RSAB na criança, devem estar presentes no mínimo três sintomas/sinais, dentre eles:

- Rinorreia;
- Dor intensa local (com predominância unilateral);
- Febre (> 38°C);
- Elevação da proteína C reativa (PCR) ou da velocidade de hemossedimentação (VHS);
- Piora do quadro após uma fase mais branda (quadro chamado de "dupla piora").

Devido à sobreposição de sintomas da RSAB com outras doenças respiratórias, os diagnósticos diferenciais devem sempre ser lembrados, sendo os mais comuns:

- *Adenoidite aguda*: apresenta o mesmo quadro clínico da RSAB, sendo muitas vezes conconcomitante. Por ser causada pelas mesmas bactérias que a RSAB, deve ser tratada da mesma forma;[2,3]
- *Rinite alérgica (RA)*: a obstrução nasal é a queixa principal. Crises de espirros e prurido são sintomas comumente associados, e raramente existe rinorreia purulenta, ou dor;[3]
- *Corpo estranho nasal e atresia de coana*: a obstrução nasal é unilateral, acompanhada de rinorreia (fétida no caso de corpo estranho) persistente, que não melhora com o uso de antibióticos. Neste caso, exames complementares, como endoscopia nasal ou exames radiológicos, são essenciais para o diagnóstico.[1,3]

Exames Complementares

O diagnóstico é eminentemente clínico e, portanto, não há necessidade de se pedir exames complementares para diferenciar RSAB da RSAV ou RSAPV, a não ser que haja suspeita de RSA com complicações orbitárias ou de sistema nervoso central. Isto acontece, pois a maioria dos exames não consegue diferenciar uma RSAV de uma RSAB. Apesar de um Raios X simples (RX), tomografia computadorizada (TC) ou ressonância nuclear magnética (RNM) de seios paranasais negativos poderem afirmar a ausência de doença, o exame positivo não necessariamente confirma o diagnóstico.[4]

A endoscopia nasal pode auxiliar o diagnóstico de RSA, principalmente quando a rinoscopia anterior for duvidosa. Ela possibilita a visualização das porções mais posteriores das fossas nasais e a coleta de secreção para cultura ou de biópsia de lesões de maneira mais precisa. Ademais, a endoscopia nasal é muito importante em casos persistentes ou complicados de RSA, especialmente se houver suspeita de imunodeficiência em que o diagnóstico de RSA fúngica invasiva deve ser descartado. Quando é observada secreção purulenta drenando no meato médio, o diagnóstico é confirmado. Porém, o exame negativo não exclui o diagnóstico.[2,3,5]

As indicações para coleta de secreção nasal em pacientes com RSA estão detalhadas no Quadro 10-1.[2,3]

Quadro 10-1. Indicação de coleta de secreção nasal para cultura em pacientes com RSA

1. Pacientes que não responderam ao tratamento em até 72 horas
2. Pacientes imunocomprometidos
3. Pacientes com quadro grave e aspecto toxemiado
4. Pacientes com complicações de RSAB

Se necessária investigação complementar, a TC é o exame de imagem de escolha para avaliação de fossas nasais e seios paranasais. Em caso de complicações tanto a TC com contraste como a RNM podem auxiliar para identificar acometimento extrasinusal.[3]

TRATAMENTO

Rinossinusites Agudas Virais (RSAV)

Segundo o EPOS,[3] antibioticoterapia e corticosteroide tópico não são recomendados para tratamento da RSAV. Irrigação nasal com solução salina diminui sintomas nasais e deve sempre ser indicada. O uso de anti-histamínico reduz discretamente os sintomas gerais nos primeiros dois dias da infecção. Paracetamol pode reduzir obstrução nasal e rinorreia. Anti-inflamatórios não esteroides diminuem o desconforto e a dor, e a combinação de anti-histamínico-analgésico-descongestionante repercute em benefícios gerais para crianças maiores. A suplementação de vitamina C e zinco, quando deficientes e realizada de forma adequada, reduz a duração da RSAV; alguns medicamentos fitoterápicos (BN1016, *Cineole* e *Andrographis paniculata* SHA-10) proporcionam melhora significativa dos sintomas da RSAV sem efeitos colaterais importantes.[3]

Com relação aos métodos preventivos da RSAV, o EPOS[3] destaca o uso de probióticos e a prática de exercício de moderada intensidade, como fatores contribuintes para a redução de eventos.

O EPOS[3] contraindica o uso de antibiótico em pacientes com RSAPV, baseado em dados científicos com moderado nível de evidência e por considerá-lo um quadro autolimitado. O uso de corticosteroides tópicos pode auxiliar na melhora dos sintomas nasossinusais nestes casos.[6]

Rinossinusite Aguda Pós-Viral (RSAPV) e Bacteriana (RSAB)

Tratamento Antimicrobiano Empírico

Estudos clínicos mostram que 65% dos casos de RSAB se resolvem espontaneamente sem a necessidade de antibioticoterapia.[5] Baseado nessa informação o EPOS[3] recomenda que os casos de RSAB sem complicações sejam tratados apenas com sintomáticos, e a antibioticoterapia seja reservada para casos de complicações ou para pacientes com comorbidades que pudessem ser exacerbadas pela RSA, como bronquite crônica ou asma. A metanálise de dois estudos publicados, bem delineados e com critérios diagnósticos adequados de RSAB, concluiu que a adição de antibiótico (90 mg/kg/dia de amoxicilina com 6,4 mg/kg/dia de clavulanato e 100 mg/kg/dia de amoxicilina, respectivamente) não foi superior para melhora dos sintomas, quando comparada ao tratamento-padrão, e houve aumento de efeitos colaterais.[3,7,8]

A retirada dos fatores associados (como o controle da rinite, evitar tabagismo passivo, ou creches) pode amenizar a frequência dos eventos de agudização.

De acordo com Piltcher *et al.*[6] a amoxicilina na dose de 45 mg/kg/dia é o antibiótico de escolha para RSA bacteriana não complicada. Quando há suspeita de resistência bacteriana é sugerida a dose de 80-90 mg/kg/d ou amoxicilina com clavulanato na dose habitual (45 mg/kg/dia). Se a criança tiver menos de dois anos, frequentar creche, for tratada com antibiótico nas últimas quatro semanas ou apresentar doença moderada à grave, deve ser tratada com amoxicilina-clavulanato na dose de 80-90 mg/kg/dia (amoxicilina) e 6,4 mg/kg/dia (clavulanato) dividido em duas doses. Antibióticos alternativos incluem cefuroxima, claritromicina, ceftriaxona ou clindamicina.[6]

O uso de azitromicina ou sulfametoxazol-trimetropim não está indicado neste último caso, pois essas drogas apresentam alta resistência bacteriana, principalmente pelo *S. pneumoniae* e *H. influenzae*.[4]

Se a criança estiver sendo tratada com amoxicilina e apresentar piora do quadro em 72 horas, o antibiótico deve ser transicionado para alta dose de amoxicilina com clavulanato (80-90 mg/kg/dia/6,4 mg/kg/dia).

Quanto ao tempo de duração do tratamento, a recomendação é de que seja no mínimo de 10 dias ou por mais sete dias após início da melhora clínica. É recomendável reavaliação médica se em até 72 horas não houver melhora clínica ou se houver piora dos sintomas.[3,4]

Tratamento Adjuvante
Lavagem Nasal

São poucos os estudos clínicos randomizados controlados avaliando a lavagem nasal em RSAPV ou RSAB, e os que existem apresentam resultados variáveis.[3,4] No entanto, a experiência mostra que a lavagem nasal com solução salina isotônica é importante e auxilia na melhora dos sintomas da RSA por intensificar o transporte mucociliar, diminuir o edema da mucosa, regredir os mediadores inflamatórios e ajudar na remoção mecânica do muco espesso.[5] A porcentagem de crianças que aderem a este tratamento pode ser baixa, mas se houver persistência dos cuidadores ela pode chegar a 90%.[9]

Corticosteroides Orais e Tópicos

A justificativa para o uso do corticoide no tratamento de RSAB ou pós-viral é que, por ser um agente anti-inflamatório, o mesmo pode reduzir o edema ao redor dos óstios dos seios paranasais e acelerar a melhora clínica. O EPOS[3] não recomenda seu uso em crianças com RSAPV, pois a considera uma doença autolimitada, e as evidências científicas são muito fracas a seu favor.

Vários estudos em adultos e crianças com RSAB indicam o uso do corticoide tópico como monoterapia ou terapia adjuvante à antibioticoterapia.[10-12] Metzer *et al.*,[10] em estudo prospectivo, duplo-cego e randomizado, mostraram que o uso de mometasona, dose de 200 mcg duas vezes ao dia, foi superior ao placebo e à amoxicilina isolada para a melhora dos sintomas da RSAB em pacientes acima de 12 anos; e a associação da amoxicilina ao corticoide foi superior à amoxicilina isolada. Desde então, os principais consensos enfatizam a importância do corticoide tópico como monoterapia para crianças maiores de 12 anos com RSAB, nas formas leves ou moderadas não complicadas (com o intuito de se evitar o uso do antibiótico), ou associado ao antibiótico nas formas mais graves.[3,5] Os corticoides intranasais, avaliados até este momento, incluem budesonida, fluticasona e mometasona.[13] A duração do tratamento deve ser de, no mínimo, 14 dias para que haja melhora dos sintomas.[5] O uso de corticoide tópico em crianças pode aumentar o custo do tratamento, diminuir a aderência por dificuldade de aplicação, causar irritação nasal, epistaxe e efeitos colaterais sistêmicos. Isso deve ser levado em conta pelo médico que instituirá a terapia para que oriente de forma adequada seus pacientes.[4]

A principal indicação do corticoide sistêmico (prednisolona ou metilprednisolona) é para pacientes com RSAB com dor intensa, principalmente crianças mais velhas e adultos, devendo ser usado nos primeiros três a cinco dias de infecção. No entanto, seu uso não é respaldado por estudos clínicos randomizados, e os riscos de efeitos colaterais são consideravelmente maiores quando comparados ao uso dos corticoides tópicos nasais.[3,5]

Outros Tratamentos

O EPOS, 2020,[3] não encontrou dados científicos suficientemente fortes para recomendar o uso de anti-histamínico, antileucotrieno, inalação de solução salina, lisado bacteriano ou homeopatia para crianças com RSAPV ou RSAB.

RINOSSINUSITE AGUDA BACTERIANA DE REPETIÇÃO

A RSA bacteriana de repetição (RSABR) é definida quando há quatro ou mais episódios de RSAPV ou RSAB com intervalos assintomáticos por um ano.[2,3,5] O ICAR[2] descreve a tendência de alguns estudos considerarem cinco episódios/ano a fim de justificar procedimentos cirúrgicos.[2] O EPOS[3] aconselha a confirmação diagnóstica por endoscopia nasal ou TC de seios da face em pelo menos um dos episódios de RSAPV para determinação deste diagnóstico. Portanto, é interessante solicitar que o paciente retorne ao consultório durante um episódio agudo, por exemplo, para confirmar o diagnóstico ou diferenciá-lo de exacerbação de RA ou cefaleias por outras causas.[2,14]

Crianças com RSABR e RA se beneficiam com uso de corticoide tópico e anti-histamínico, assim como aquelas com diagnóstico de DRGE se beneficiam do tratamento antirrefluxo; e crianças com alterações anatômicas nasais podem-se beneficiar com cirurgias nasais que reduzem a obstrução ostiomeatal.[4] Da mesma forma, crianças com HA e RSABR podem-se beneficiar da adenoidectomia.[15]

COMPLICAÇÕES DAS RSAs

As principais complicações das RSAs em crianças são: orbitárias (60%-75%), intracranianas (15%-20%) e ósseas (5%-10%). Sinais e sintomas sugestivos de RSAB complicada incluem letargia, cefaleia, dor ocular, dor à movimentação ocular, edema periorbitário, febre alta, náuseas/vômitos, diplopia, fotofobia, edema papilar, convulsões, alterações de pares cranianos e déficits neurológicos focais.[2,3] Estima-se que a cada 12.000 casos de RSA em criança, uma possa evoluir com complicação. As complicações são mais frequentes em meninos e ocorrem principalmente durante o inverno. Interessante notar que vários estudos demonstram que o uso de antibiótico não previne complicações e pode ainda mascarar as complicações intracranianas. Essas informações reforçam a importância da definição rigorosa da indicação de antibioticoterapia em RSAB a fim de se prevenir a resistência bacteriana e a necessidade de manter grande vigilância quanto às complicações, esteja o paciente usando ou não antibióticos. O manejo das complicações da RSA deve ser multidisciplinar, envolvendo o oftalmologista, quando há acometimento orbitário, e o neurologista e neurocirurgião, quando há acometimento intracraniano, além do pediatra e infectologista.[2,3]

Complicações Orbitárias

São sinais das complicações orbitárias: presença de edema conjuntival (quemose), proptose, restrição de abertura ocular e redução da acuidade visual.[16] Sinais flogísticos oculares, como dor, calor e hiperemia local, podem ser sinais de complicação orbitária, porém devem ser excluídos os diagnósticos diferenciais, como trauma, picada de inseto, conjuntivite e blefarite.[17] Nos casos de abscesso em porções mais posteriores do cone orbitário, as alterações inflamatórias em regiões anteriores podem não ser exuberantes. A maioria das complicações orbitárias de RSA em crianças manifesta-se com sinais e sintomas oculares e poucos sintomas nasais e, portanto, é de suma importância a interação entre médicos otorrinolaringologistas, pediatras e oftalmologistas para que o diagnóstico seja feito o mais rápido possível e assim evite a progressão da complicação.[18] A avaliação por um oftalmologista é essencial para análise, acompanhamento e documentação da proptose/exoftalmia, pressão ocular, movimentação ocular, fundo de olho e acuidade visual, inclusive para cores.[3]

Na suspeita de complicação orbitária a realização de TC com contraste das órbitas e seios paranasais ou RNM é mandatória.[5] Além de demonstrar o comprometimento do seio que faz limite com a órbita (maxilar, etmoidal e/ou frontal), a TC é capaz de diferenciar um quadro de celulite orbitária, abscesso subperiosteal, abscesso orbitário ou até mesmo complicações intracranianas. Fornece ainda informações das estruturas ósseas, essenciais para o planejamento cirúrgico. Idealmente, o exame de TC deve ser feito com cortes finos (3-5 mm), nos planos axial e coronal e com contraste para que até mesmo pequenas alterações sejam identificadas e para a melhor caracterização da inflamação.[16] A RNM, apesar de discriminar melhor tecidos e estruturas que compõem a órbita, nem sempre é um exame acessível e fácil. Possibilita melhor definição do conteúdo gorduroso intraorbitário, do grau de comprometimento de músculos e nervos, assim como revela a presença de edema ou coleções purulentas no interior da órbita. No entanto, a definição das estruturas ósseas é ruim, e por este motivo, a TC é preferencial nesses casos. Além disso, por ser um exame demorado, necessita de maior cooperação do paciente e, portanto, a sedação é mais frequentemente necessária.[17]

Velasco e Cruz et al.,[19] propuseram uma classificação das complicações orbitárias, baseada em TC de alta resolução. De acordo com o grupo, o septo orbitário é uma camada de fáscia que se estende do periósteo do rebordo orbitário e constitui o limite anterior da órbita. A partir deste conceito anatômico, os autores consideram que as celulites pré-septais não pertencem a este grupo de complicações, visto que estas infecções ocorrem na pálpebra e não na órbita. Dessa forma, propuseram uma classificação com divisão simples e clara baseada em achados de TC que pode ser aplicada facilmente num cenário de primeiro atendimento ao paciente; orientando, inclusive, a conduta ao paciente.

Tem-se utilizado a classificação de Velasco e Cruz et al.,[19] para estabelecer o diagnóstico e, consequentemente, o tratamento. A celulite orbitária, o abscesso subperiosteal e o abscesso orbitário, habitualmente, representam um *continuum* de evolução do mesmo processo fisiopatogênico. À medida que as celulites tendem a evoluir para a formação de abscesso, o comprometimento ocular tende a se agravar.[16]

Celulite Orbitária

Tipicamente, o paciente apresenta quemose, proptose, sensibilidade e dor ocular com restrição e dor à movimentação ocular. Em exame de TC é observado aumento da densidade da gordura intra e extracoanal (Fig. 10-1).[19] Esses pacientes devem ser, necessariamente, tratados com antibioticoterapia de largo espectro e ter o diagnóstico de abscesso subperiosteal ou orbitário excluído.[3] Há controvérsias quanto ao cuidado com as complicações. A maioria dos autores considera ideal que os pacientes, independentemente da gravidade, devam ser tratados sob regime de internação com antibiótico endovenoso.[2,3,19] No entanto, alguns recomendam que indivíduos com celulite orbitária, em bom estado geral, sem oftalmoplegia, proptose, alteração de reflexos pupilar, alterações visuais ou sinais de complicação intracraniana (cefaleia, náuseas e vômitos), podem ser tratados ambulatorialmente com reavaliação periódica entre 24-48 horas, ou antes, em caso de piora (Quadro 10-2).[17]

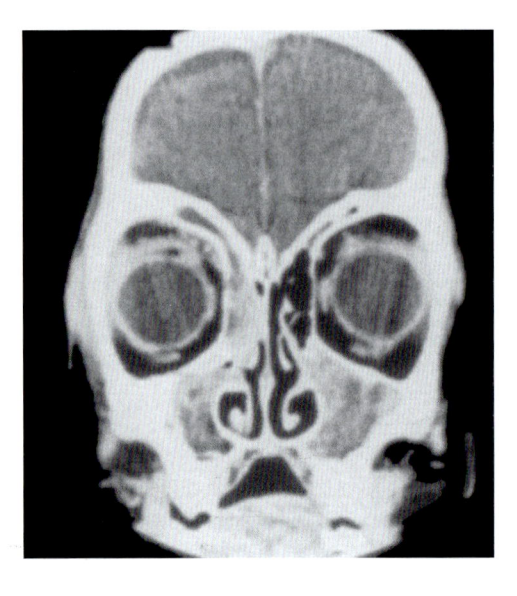

Fig. 10-1. Corte coronal de TC de criança com celulite orbitária: velamento em todo seio etmoidal à direita e no seio maxilar bilateral. Presença de borramento na região orbitária com proptose leve.

Quadro 10-2. Critérios para internação de paciente com RSA complicada

1. Proptose
2. Diplopia ou oftalmoplegia
3. Redução da acuidade visual
4. Redução do reflexo pupilar
5. Mau estado geral com aspecto toxemiado
6. Sinais e sintomas de acometimento de sistema nervoso central
7. Impossibilidade de realizar exame oftalmológico completo

Abscesso Subperiosteal

Os pacientes apresentam sintomas semelhantes aos da celulite orbitária (quemose, proptose, sensibilidade e dor ocular com restrição e dor à movimentação ocular) e também podem apresentar paralisia ocular (oftalmoplegia) e alteração de acuidade visual. Febre alta, leucocitose e presença de formas imaturas dos neutrófilos em sangue periférico são altamente sugestivos de abscesso subperiosteal ou orbitário.[2] Em exame de TC, o abscesso subperiosteal se apresenta como coleção líquida entre a periórbita e a parede óssea da órbita. Pode ser visto também edema do músculo reto medial, lateralização da periórbita e deslocamento do globo ocular lateral (Fig. 10-2).[3,19] A depender da apresentação inicial e da idade do paciente, pode ser tratado clinicamente antes de se considerar a drenagem imediata do abscesso. Estudos de casos pediátricos têm demonstrado que abscessos, em crianças abaixo de quatro anos, pequenos (< 1 mL em volume), localizados medialmente, sem alterações visuais, e sem envolvimento sistêmico significativo respondem muito bem à terapia antimicrobiana endovenosa (EV) em 24-48 horas, não necessitando de tratamento cirúrgico (Quadro 10-3).[3,20]

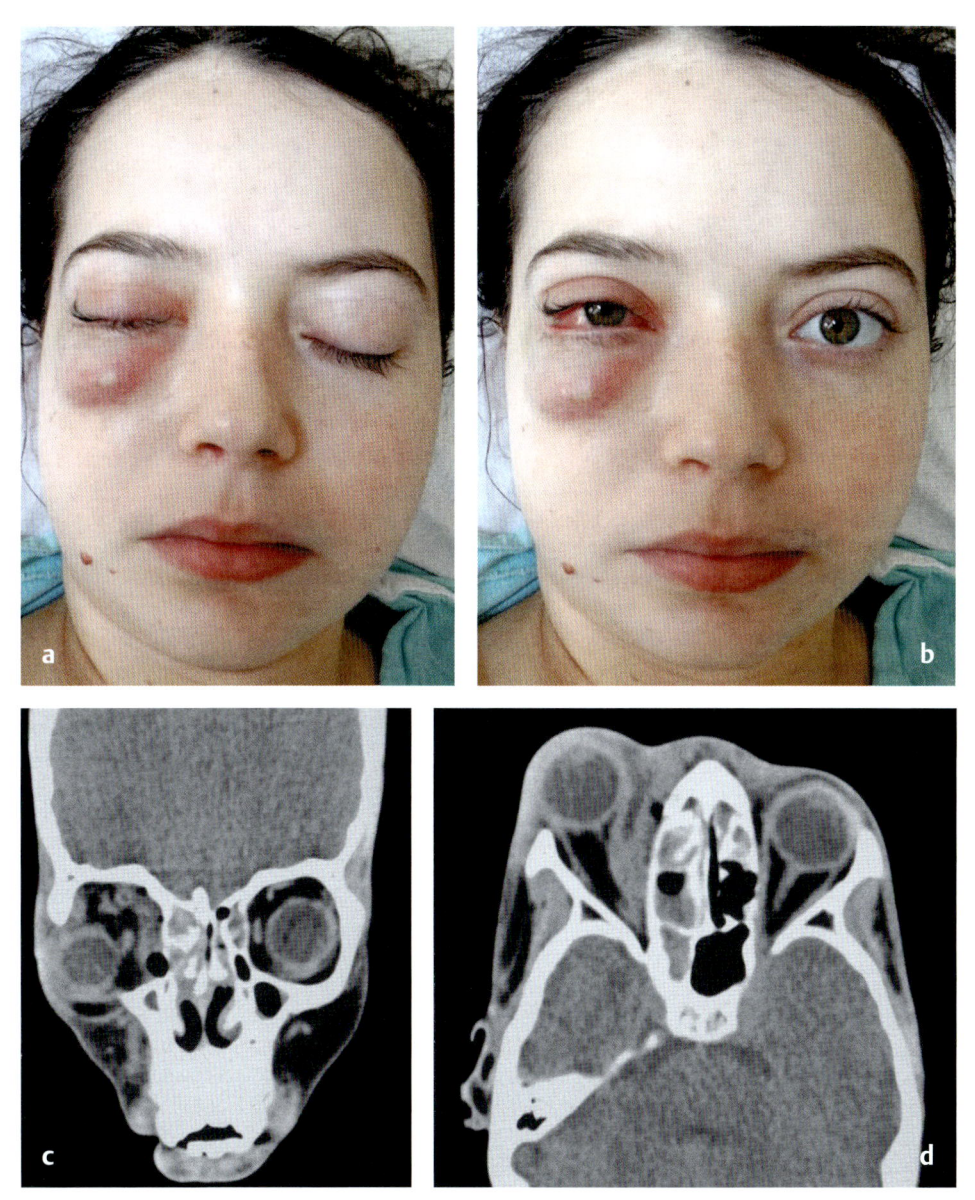

Fig. 10-2. Criança com rinossinusite aguda complicada com abscesso subperiosteal. (**a**) Edema orbitário importante nas pálpebras superior e inferior à direita com sinais inflamatórios no olho. (**b**) Hiperemia conjuntival e proptose com o olho aberto. (**c**) Corte coronal mostrando coleção purulenta entre periórbita e lâmina papirácea. Velamento no seio etmoidal bilateral e seio maxilar direito. Proptose à direita com deslocamento ocular no sentido latero-inferior. (**d**) Corte axial mostrando os mesmos achados: coleção purulenta entre periórbita e parede óssea da órbita. Velamento no seio etmoidal bilateral, seio maxilar e esfenoidal à direita. Proptose à direita.

Quadro 10-3. Indicação de tratamento clínico endovenoso, não cirúrgico, em crianças com RSA complicada com abscesso subperiosteal

1. Menores de 2-4 anos
2. Melhora clínica evidente em 24-48 horas de antibioticoterapia endovenosa
3. Sem acometimento da acuidade visual
4. Abscesso subperiosteal pequeno (0,5-1mL) localizado medialmente
5. Sem grande envolvimento sistêmico

Abscesso Orbitário

Os pacientes apresentam proptose, quemose, dor ocular, oftalmoplegia e também papiledema, e até mesmo perda visual (isquemia ou neurite). Esses são os casos mais graves, em que em exame de TC é visualizada coleção purulenta dentro da órbita (Fig. 10-3). Normalmente, são decorrentes de atraso no diagnóstico ou imunocomprometimento.[2,3] Devido ao maior risco de desenvolvimento de sequelas visuais e até mesmo disseminação para o SNC, recomenda-se a drenagem de urgência em centro cirúrgico (Quadro 10-4);[3,20] a abordagem pode ser endoscópica, com abertura da lâmina papirácea e drenagem do abscesso após etmoidectomia anterior completa. As vias externas transconjuntival e transpalpebral podem ser usadas dependendo da localização do abscesso.

A decisão do melhor esquema antimicrobiano a ser adotado deve levar em consideração o uso de antibióticos prévios, as características imunológicas do paciente e as orientações da Comissão de Controle de Infecção Hospitalar (CCIH) local. Para os pacientes internados, é importante que sejam avaliados pelo menos duas vezes ao longo do dia quanto ao aparecimento de complicações do sistema nervoso central (SNC), alteração da acuidade visual, motricidade ocular e reflexos pupilares.[17] Se a criança apresentar melhora substancial dos sintomas e sinais oftalmológicos, com período afebril de pelo menos 48 horas, a antibioticoterapia EV pode ser transicionada para via oral, com duração total de pelo menos 14 dias.[3,20]

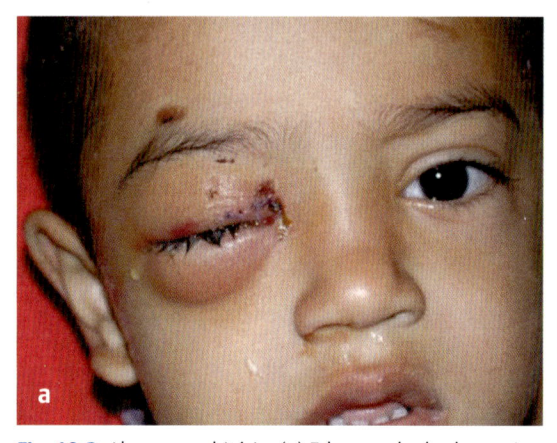

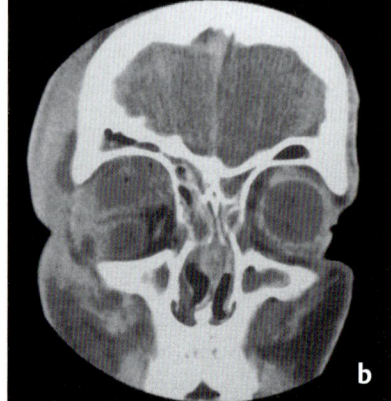

Fig. 10-3. Abscesso orbitário. (**a**) Edema palpebral superior e inferior à direita com sinais inflamatórios. (**b**) Corte coronal de TC mostrando presença de velamento em ambos os seios maxilares e etmoidais, além de coleção no interior da órbita.

RINOSSINUSITES AGUDAS

Quadro 10-4. Indicação de tratamento cirúrgico em pacientes com RSAB complicada

1. Abscesso orbitário evidenciado pela TC ou RNM
2. Abscesso subperiosteal evidenciado pela TC ou RNM sem os critérios do Quadro 10-3
3. Redução da acuidade visual
4. Redução da visão de cores
5. Alteração de reflexo pupilar
6. Impossibilidade de avaliar a visão
7. Progressão ou falta de melhora de sinais orbitários (diplopia, oftalmoplegia, proptose, edema e quemose) em 48 horas de antibioticoterapia endovenosa
8. Progressão ou falta de melhora de padrões infecciosos, como febre em 48 horas de antibioticoterapia endovenosa

Algumas sugestões de antibioticoterapia para pacientes internados:[5]

- Amoxicilina + Clavulanato EV 8/8 horas (50 mg/kg/dia) por 14 dias;
- Ceftriaxona EV 1×/dia (40-80 mg/kg/dia) + Oxacilina EV 6/6 horas (100 mg/kg/dia) por 14 dias;
- Ceftriaxona (40-80 mg/kg/dia) EV 1×/dia + Clindamicina EV 8/8 horas (25-40 mg/kg/dia) por 14 dias;
- Oxacilina EV 6/6 horas (100 mg/kg/dia) + Ciprofloxacina EV 12/12 horas (10 mg/kg/dia) por 14 dias;

Em nosso serviço, quando suspeitamos de *S. aureus* resistentes, comprovadamente resistentes ou não responsivos à Oxacilina, optamos pela associação de Ceftriaxona EV 1×/dia (40-80 mg/kg/dia) + Vancomicina EV 10 mg/kg 6/6 horas.

Complicações Intracranianas

São complicações intracranianas da RSA os abscessos epidural, subdural e cerebral, meningite, cerebelite e trombose de seios cavernoso e sagital. Podem-se manifestar, inicialmente, com sintomas pouco específicos, como febre, letargia e cefaleia; porém, na maioria das vezes, manifestam-se com sintomas focais, como náuseas, vômitos, redução da consciência ou déficits neurológicos. Abscessos intracranianos normalmente se manifestam com sinais de aumento da pressão intracraniana, sinais irritativos meníngeos e déficits neurológicos focais, como paralisia do terceiro, sexto e sétimo pares cranianos.[2,3]

O exame de TC de crânio com contraste é essencial para diagnóstico e permite a avaliação acurada do envolvimento ósseo (Fig. 10-4). A RNM tem sido cada vez mais utilizada por auxiliar no diagnóstico de trombose de seio cavernoso e por disponibilizar mais dados referentes ao acometimento de tecidos moles. Quando existe suspeita de meningite, a punção lombar para avaliação do líquido cefalorraquidiano é importante, porém este exame deve ser realizado apenas após exclusão do diagnóstico de abscesso devido ao risco de herniação de tronco encefálico.[2,3]

Complicações intracranianas estão mais frequentemente associadas à RSAB de seios frontais e esfenoidais e apresentam alta incidência de patógenos anaeróbios e de *Staphylococcus* e *Streptococcus*. O tratamento baseia-se em antibioticoterapia de longa duração e, dependendo da localização e do tamanho do abscesso, procedimento neurocirúrgico para sua drenagem pode ser concomitante à abordagem endoscópica do seio paranasal acometido.[2,3,5]

Segundo tratado de otorrinolaringologia (terceira edição) a associação de ceftriaxona com antibióticos para Gram-positivos (como vancomicina ou oxacilina) ou o meropenem tem boas respostas no tratamento de complicações intracranianas.[21]

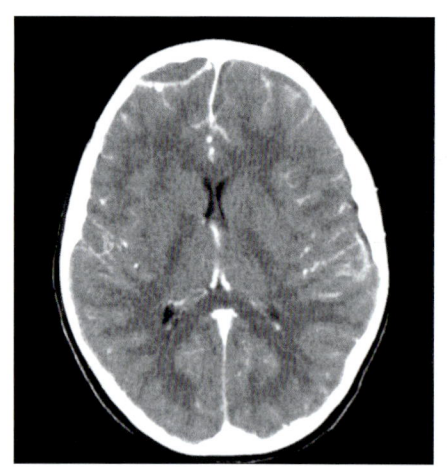

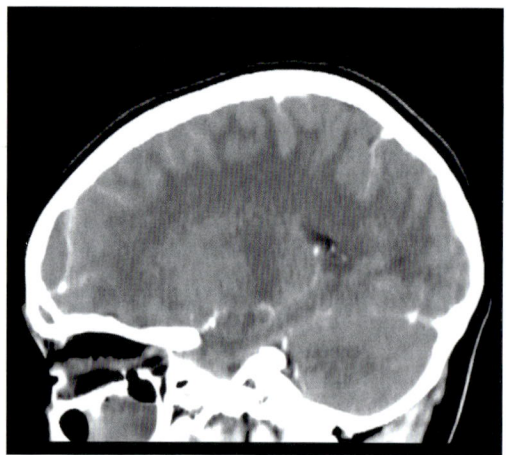

Fig. 10-4. Cortes tomográficos apresentando complicação intracraniana de criança com rinossinusite aguda bacteriana.

A trombose do seio cavernoso é uma complicação rara da RSAB etmoidal ou esfenoidal. Os principais sintomas são proptose palpebral bilateral, exoftalmia, dor retro-ocular intensa, anestesia corneana, oftalmoplegia, papiledema, sinais de irritação meníngeos, febre e prostração. Os exames de RNM e TC com contraste favorecem o diagnóstico ao se evidenciar ausência de fluxo venoso do seio afetado. O uso de anticoagulantes é controverso, porém pode ser usado se tiver sido comprovada a ausência de hemorragias cerebrais. Antibióticos e corticoides sistêmicos também podem ser indicados, assim como a drenagem endoscópica dos seios paranasais acometidos.[2,3,5]

Complicações Ósseas

A complicação óssea mais comum é a osteomielite de seios maxilar (típico da infância) e frontal. A osteomielite da parede anterior do seio frontal pode-se manifestar por um edema flutuante da região frontal chamado de tumor de Pott (*Pott's puffy tumour*) ou por fístula cutânea. Quando a parede posterior é acometida pode acarretar meningite e abscessos intracranianos.[3] O tratamento envolve cirurgia endoscópica nasossinusal para drenagem do seio acometido e debridamento do osso necrosado, seguido de antibioticoterapia prolongada.

RECOMENDAÇÕES IMPORTANTES

- O diagnóstico de RSA, viral ou bacteriana é clínico e, portanto, não necessita de nenhum exame complementar;
- O diagnóstico correto é imprescindível para se evitar o uso indiscriminado de antibióticos. Para isso, a orientação e o seguimento do paciente são fundamentais para diferenciar os casos que realmente necessitem do uso dos mesmos;
- No CERB estão disponíveis o exame endoscópico nasal e o teste cutâneo que, apesar de não serem necessários para diagnóstico de RSA, podem auxiliar no diagnóstico de comorbidades, como HA e RA, que podem contribuir para instalação ou recorrência do

quadro de RSA, ou para auxiliar no diagnóstico de enfermidades que podem ser confundidas com RSA, como corpo estranho nasal, atresia de coanas ou adenoidite aguda;
- É fundamental que seja orientado ao paciente e aos familiares a importância do tratamento clínico da RSAB e também o modo de uso/aplicação dos medicamentos para que o paciente seja aderente ao tratamento e assim se evitem recorrências e cronificações;
- Também é muito importante orientar aos pacientes e familiares sobre a evolução dos sintomas e sinais de alerta de complicações para que a qualquer sinal de gravidade eles procurem ajuda médica imediata.
- Toda suspeita de complicação orbitária ou intracraniana deve ser investigada o mais precocemente possível, com avaliação otorrinolaringológica, oftalmológica, neurológica e TC com contraste;
- Em casos de RSAB complicada, internação, pedido de TC com contraste e a instituição de tratamento clínico com antibiótico EV e/ou cirúrgico devem ser imediatos.

REFERÊNCIAS BIBLIOGRÁFICAS

1. Orlandi RR, Kingdom TT, Hwang PH, et al. International Consensus Statement on Allergy and Rhinology: Rhinosinusitis. Int Forum Allergy Rhinol. 2016;6(1):S22-209.
2. Orlandi RR, Kingdom TT, Smith TL, et al. International consensus statement on rhinology and allergy: rhinosinusitis. Int Forum Allergy Rhinol. 2021;11(3):213-739.
3. Fokkens WJ, Lund VJ, Hopkins C, et al. European Position Paper on Rhinosinusitis and Nasal Polyps 2020. Rhinology. 2020;58(S29):1-464.
4. Wald ER, Applegate KE, Bordley C, et al. Clinical practice guideline for the diagnosis and management of acute bacterial sinusitis in children aged 1 to 18 years. Pediatrics. 2013;132(1):e262-80.
5. Anselmo-Lima WT, Sakano E, Tamashiro E, et al. Rhinosinusitis: evidence and experience. A summary. Braz J Otorhinolaryngol. 2015;81(1):8-18.
6. Piltcher OB, Kosugi EM, Sakano E, Mion O, Testa JRG, Romano FR, Santos MCJ, Di Francesco RC, Mitre EI, Bezerra TFP, Roithmann R, Padua FG, Valera FCP, Lubianca Neto JF, Sá LCB, Pignatari SSN, Avelino MAG, Caixeta JAS, Anselmo-Lima WT, Tamashiro E. How to avoid the inappropriate use of antibiotics in upper respiratory tract infections? A position statement from an expert panel. Braz J Otorhinolaryngol. 2018 May-Jun;84(3):265-279.
7. Wald ER, Nash D, Eickhoff J. Effectiveness of amoxicillin/clavulanate potassium in the treatment of acute bacterial sinusitis in children. Pediatrics. 2009;124(1):9-15.
8. Ragab A, Farahat T, Al-Hendawy G, et al. Nasal saline irrigation with or without systemic antibiotics in treatment of children with acute rhinosinusitis. Int J Pediatr Otorhinolaryngol. 2015;79(12):2178-86.
9. Shaikh N, Wald ER, Pi M. Decongestants, antihistamines and nasal irrigation for acute sinusitis in children. Cochrane database of systematic reviews. Cochrane Database Syst Rev. 2010;(12):CD007909.
10. Meltzer EO, Bachert C, Staudinger H. Treating acute rhinosinusitis: comparing efficacy and safety of mometasone furoate nasal spray, amoxicillin, and placebo. J Allergy Clin Immunol. 2005;116(6):1289-95.
11. Zalmanovici A, Yaphe J. Intranasal steroids for acute sinusitis. Cochrane Database Syst Rev. 2009;(4):CD005149.
12. Yilmaz G, Varan B, Yilmaz T, Gurakan B. Intranasal budesonide spray as an adjunct to oral antibiotic therapy for acute sinusitis in children. Eur Arch Otorhinolaryngol. 2000;257(5):256-9.
13. Daley-Yates PT, Larenas-Linnemann D, Bhargave C, Verma M. Intranasal Corticosteroids: Topical Potency, Systemic Activity and Therapeutic Index. J Asthma Allergy. 2021 Sep 8;14:1093-1104.
14. Beswick DM, Ayoub NF, Mace JC, et al. Acute exacerbations in recurrent acute rhinosinusitis: differences in quality of life and endoscopy. 2020;130(12):E736-E741.

15. Türkoğlu Babakurban S, Aydın E. Adenoidectomy: current approaches and review of the literature. Kulak Burun Bogaz Ihtis Derg. 2016;26(3):181-90.
16. Eustis HS, Mafee MF, Walton C, Mondonca J. MR imaging and CT of orbital infections and complications in acute rhinosinusitis. Radiol Clin North Am. 1998;36(6):1165-83.
17. Howe L, Jones NS. Guidelines for the management of periorbital cellulitis/abscess. Clin Otolaryngol Allied Sci. 2004;29(6):725-8.
18. Wan Y, Shi G, Wang H. Treatment of orbital complications following acute rhinosinusitis in children. Balkan Med J. 2016;33(4):401-6.
19. Cruz AAV, Demarco RC, Valera FCP, et al. Complicações orbitárias da rinossinusite aguda: uma nova classificação. Rev Bras Otorrinolaringol. 2007;73(5):684-8.
20. Anselmo-lima WT, Valera FCP, Demarco RC, et al. Complicações das rinossinusites: diagnóstico e conduta. In: Costa SS. Pro-Orl. Porto Alegre: Artmed. 2007;2(1). p. 39-50.
21. Pignatary, Shirley Shizue Nagata (Org.); Anselmo-Lima, Wilma Terezinha (Org.). Tratado de otorrinolaringologia. 3. ed. Rio de Janeiro: Elsevier; 2018.

RINOSSINUSITE CRÔNICA NA CRIANÇA

CAPÍTULO 11

Andrea Arantes Braga Biagiotti ▪ Fabiana Cardoso Pereira Valera
Carolina Sponchiado Miura ▪ Wilma Terezinha Anselmo Lima

INTRODUÇÃO

Rinossinusite crônica (RSC) é uma inflamação nasossinusal com duração de mais de 90 dias.[1,2] De acordo com o EPOS 2020[1] ela é caracterizada pela presença de dois ou mais sintomas, um dos quais deve ser obstrução/congestão nasal ou secreção nasal (rinorreia anterior/posterior) além de dor facial/pressão, tosse por mais de 12 semanas. É uma doença que causa grande impacto na qualidade de vida das crianças (principalmente em termos de aulas perdidas e concentração na escola, qualidade do sono e saúde física e emocional), podendo ser igual ou até pior do que os relatados por pacientes com outras doenças crônicas como asma, artrite reumatoide juvenil e epilepsia.[1]

O diagnóstico preciso é fundamental para estabelecer um tratamento eficaz. Exames complementares auxiliam na confirmação diagnóstica e na identificação de fatores contribuintes como rinite alérgica (RA), alterações anatômicas das vias aéreas, hipertrofia adenoideana (HA), doença do refluxo gastroesofágico (DRGE), imunodeficiências, fibrose cística (FC) e discinesia ciliar primária (DCP). Estudos atuais apontam também a importância da raça e do status socioeconômico na prevalência da doença.[2,3]

Estima-se um gasto médio anual de 2.609 dólares na abordagem do paciente com RSC.[1] A elevada prevalência, estimada entre 2 a 4% nas crianças,[4] e frequentes agudizações aumentam os custos com exames complementares e realizações de cirurgias complexas, superando os gastos de outras doenças crônicas como asma.[1,3] Apesar do crescente conhecimento relacionado com diagnóstico e tratamento dessa doença em crianças, sua verdadeira epidemiologia no mundo ainda não está bem descrita.[1] Os fatores que contribuem para a dificuldade no diagnóstico preciso incluem a falta de conhecimento por médicos ou cuidadores sobre a ideal propedêutica nesses casos, seja para confirmação dessa doença, seja para diagnósticos diferenciais.

Estudos devem priorizar uma investigação diagnóstica sistematizada que permita tratamento eficaz e, ao mesmo tempo, uma redução dos custos diretos e indiretos causados pela RSC em nossas crianças.

FATORES E COMORBIDADES

Alterações Anatômicas

As principais alterações anatômicas descritas em crianças são conchas médias bolhosa ou paradoxal, concha superior pneumatizada, célula de Haller e *agger nasi*. O desvio septal é menos frequente em crianças com RSC quando comparado com os adultos.[5] Entretanto, não existe a comprovação de associação entre estas alterações anatômicas e o desenvolvimento da RSC.[1,3,5,6] Os atuais estudos não encontraram associação entre o grau de comprometimento dos seios paranasais e a presença de alterações anatômicas, nem encontraram maior frequência de alterações anatômicas nos pacientes com RSC com ou sem pólipos do que na população geral pediátrica.[1,3,5,6]

Para investigação de alterações anatômicas, tomografia (TC) de seios paranasais ou exame endoscópico nasal são indicados.[2] Se houver indicação de cirurgia endoscópica dos seios paranasais (CES), é imprescindível a identificação de variações anatômicas principalmente para programar abordagem com o intuito de evitar complicações e otimizar resposta ao tratamento.[7]

Fatores Ambientais

Infecção Viral

Apesar de as viroses respiratórias serem consideradas um fator de risco comum para o desenvolvimento da RSA, seu papel na RSC ainda é controverso. No entanto, pode-se imaginar que múltiplas infecções virais e bacterianas podem provocar um risco potencial para o desenvolvimento da RSC pelo edema da mucosa e produção e retenção de muco.[8] No entanto, até o momento não existem evidências que apoiem a importância de infecções virais na RSC em crianças.[1,9]

Exposição à Fumaça de Cigarro

Segundo alguns autores[10,11] a exposição ambiental ao fumo do cigarro inibe a depuração mucociliar e a regeneração epitelial. Os pais fumantes apresentam disbiose e são uma fonte de patógenos que podem colonizar e infectar o trato respiratório de seus filhos. Tanto o tabagismo ativo quanto o passivo foram identificados como fatores de risco importantes para o desenvolvimento de RSC em adultos e crianças. Para esses autores, as crianças com RSC expostas ao tabagismo apresentam doença mais grave, piores escores clínicos e taxas mais altas de cirurgia revisionais. Portanto, já temos evidências claras de que a fumaça do cigarro está relacionada com a RSC, mas estudos longitudinais e fisiopatogênicos são necessários para determinar um efeito causal principalmente em crianças.

Rinite Alérgica e Asma

A relação entre RA e RSC é controversa.[1] Acredita-se que, assim como ocorre nas infecções virais, a rinite alérgica cause edema e obstrução nasal com retenção de secreção nos seios paranasais, o que pode predispor à infecção bacteriana. No entanto, estudos de incidência de RA em crianças com RSC mostram que ela é similar à encontrada na população geral pediátrica (aproximadamente 30%), o que contradiz, de alguma forma, essa associação.[1,3] Da mesma forma, Sedaghat et al.[12] demonstraram que o grau de atopia não está associado ao desenvolvimento de RSC em crianças. Em 2013 avaliaram uma série consecutiva de pacientes (N = 4.044) com idade menor ou igual a 18 anos no ambulatório de otorrinolaringologia ou alergia e imunologia com diagnóstico de rinossinusite crônica. De todas as crianças com RSC, 1.086 crianças (26,9%) foram diagnosticadas com rinite alérgica (RA) e 18,1% apresentavam diagnóstico de asma. A idade média dessas crianças com RSC e RA foi de 8,9 anos (variação: 0,7-18,9 anos). A prevalência de RA neste grupo de RSC "sem complicações" foi de 26,5% e houve uma prevalência consideravelmente maior de asma nesta população de crianças com RSC com RA (40,7%) em comparação com aquelas crianças sem RA (9,8%) estatisticamente significante (OR = 4,16, IC 95%: 3,53-4,92, P < 0,001). Quanto à prevalência no outro grupo (165 crianças com RSC e FC), apenas 6 (3,6%) crianças também foram diagnosticadas com RA e 4,8% com asma. O diagnóstico concomitante de asma foi várias vezes mais comum em crianças com RSC que também apresentavam RA. De fato foi detectada uma forte associação positiva entre o diagnóstico de asma e RA em crianças com RSC. Os autores, diante desses resultados, apontam para a importância dos testes formais alérgicos como avaliação da rotina para esses pacientes. Assim, os exames atuais sugerem que os pacientes com RSC têm frequente associação com RA e/ou asma. No entanto, estudos de coorte que avaliem a prevalência de RSC na população com ou sem RA são necessárias para apoiar essa correlação.

Hipertrofia Adenoideana

Muitos trabalhos apontam para a relação da rinossinusite de difícil controle com HA. Alguns estudos defendem a hipótese de que a HA pode predispor à infecção dos seios paranasais por agir como uma barreira que causa estase da secreção nasal e consequente ciclo de inflamação e infecção, ou por servir como um abrigo de bactérias patogênicas ou até mesmo de biofilmes.[13,14] Existe uma tendência a se achar que o quadro de RSC seja favorecido sobretudo por alterações no microbioma adenoideano, e não pelo grau de hipertrofia. Para sustentar essa hipótese, um estudo realizado por Coticchia *et al.*[15] observou que a área de superfície das adenoides cobertas por biofilme era de 94,9% nos pacientes com RSC em comparação com 1,9% nos pacientes com apneia obstrutiva do sono sem RSC.[15,16]

De qualquer forma, está bem estabelecido que a adenoidectomia resulta em melhora dos sintomas em crianças que apresentam rinossinusite de difícil controle com tratamento clínico convencional. Artigo de revisão com metanálise de 2008 evidenciou que mais da metade das crianças com RSC que não responderam ao tratamento habitual melhoraram dos sintomas de rinossinusite após adenoidectomia.[17] Por ser uma cirurgia com baixos riscos e aparentemente de alta efetividade, ela é recomendada como tratamento de primeira linha em crianças com RSC refratárias ao tratamento clínico e sem sinais de complicações.[1,3,17]

Doença do Refluxo Gastroesofágico, Fibrose Cística e Imunodeficiência

Serão descritas nos Capítulos 12, 13 e 14, respectivamente.

Discinesia Ciliar Primária

A discinesia ciliar primária (DCP) é uma doença congênita rara, geralmente de herança autossômica recessiva, mas também é descrita a herança ligada ao X.[18] Até 2014 foram descritos 32 genes responsáveis pela transmissão da DCP.[1,3,18,19] Esta doença é causada por alterações ultraestruturais e/ou funcionais irreversíveis dos cílios da mucosa ciliar respiratória e se caracteriza clinicamente por infecções crônicas das vias aéreas superiores e inferiores.[19]

A prevalência de rinossinusite crônica com pólipo nasal em pacientes com DCP é de 18 a 33%.[3] Ela normalmente se instala na adolescência e raramente é descrita em crianças.[1,3] Quando as anormalidades ciliares estão associadas à RSC, bronquiectasias e situs inversus, esta condição é descrita como síndrome de Kartagener.[20] Metade das crianças com DCP apresentam esta síndrome.[1]

A suspeita de DCP deve ser feita em crianças que apresentam: asma atípica, tosse crônica produtiva, rinossinusites e otite média crônica grave (especialmente se houver otorreia pelo tubo de ventilação), *situs inversus*, bronquiectasia de causa desconhecida ou desconforto respiratório inexplicado em neonatos.[1,21] Testes diagnósticos consistem em exames laboratoriais de triagem, testes de função ciliar, análise estrutural da mucosa dos seios paranasais e testes genéticos.

Até o momento, o teste mais definitivo para diagnóstico é a avaliação dos cílios por microscopia eletrônica de mucosa coletada da carina ou das conchas nasais inferior ou média.[3,20,21] Recentemente, pesquisadores britânicos descobriram que a coloração imunofluorescente de marcadores específicos pode identificar com precisão a ultraestrutura axonemal anormal e pode superar algumas limitações da microscopia eletrônica.[22] Essa abordagem é frequentemente usada por muitos centros de DCP na Europa, mas não foi amplamente adotada nos Estados Unidos. Com maior padronização e otimização dos painéis de anticorpos, essa abordagem pode-se tornar um teste de diagnóstico de primeira linha.[22]

Demarco *et al.*[20] mostraram que 85% dos pacientes com suspeita de DCP apresentaram alterações ultraestruturais nos microtúbulos das células ciliadas. A alteração do braço da dineína (externo ou interno) é a mais frequente, seguida das alterações microtubulares e pares centrais (Fig. 11-1).[19,23,24]

O tratamento da RSC em pacientes com DCP tem como objetivo melhorar a depuração mucociliar prevenindo e tratando clinicamente as infecções de forma a não permitir o dano pulmonar crônico. Os pacientes são orientados a evitar irritantes ambientais como o fumo e a fazer fisioterapia pulmonar.[25] O tratamento com irrigação nasal com solução salina, corticosteroides tópicos nasais, antibióticos e uso prolongado de macrolídeos podem ser opções.[1,3] A cirurgia endoscópica dos seios paranasais é indicada para melhorar a sintomatologia local, a rinorreia purulenta e a obstrução nasal, e também reduzir as sequelas nas vias aéreas inferiores.[3,24]

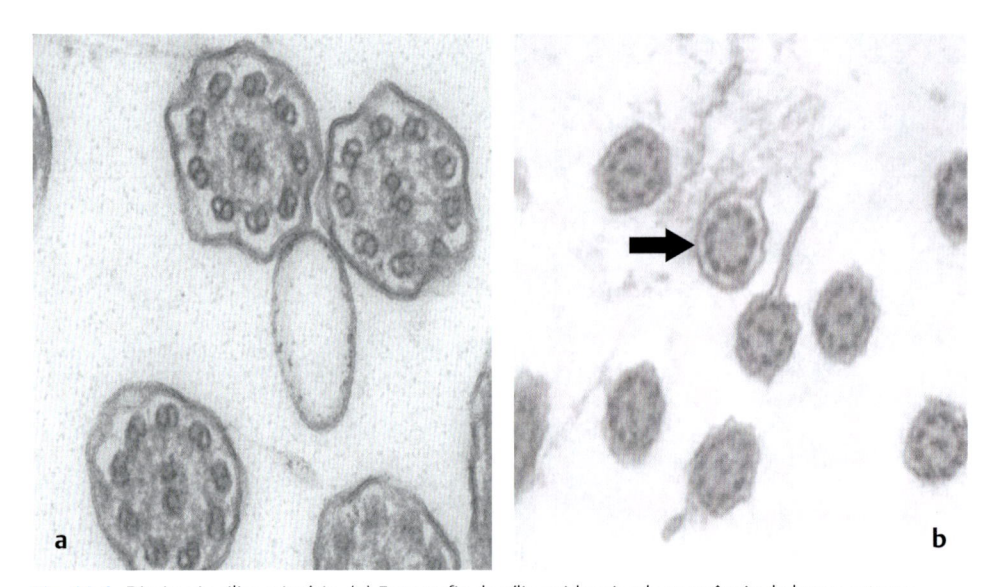

Fig. 11-1. Discinesia ciliar primária. (**a**) Fotografia de cílio evidenciando a ausência de braço externo de dineína, em aumento 80.000x (MET). (**b**) Imagem de axonema evidenciando ausência de par de microtúbulo central (MET, aumento 60.000x).

QUADRO CLÍNICO E DIAGNÓSTICO DA RSC

Na prática, torna-se complicado o diagnóstico da RSC pela alta sobreposição de sintomas com outras enfermidades, como RA, infecção de vias aéreas superiores (IVAS) e adenoidite ou HA. Ainda, na faixa etária pediátrica os sintomas são pouco claros e pode existir grande resistência ao exame físico e exames complementares. Portanto, a confirmação diagnóstica, e também a estimativa da incidência e da prevalência desta doença, é muito difícil na população pediátrica.

Pacientes com RSC podem procurar atendimento médico com queixas diversas como: obstrução nasal, rinorreia anterior ou posterior de diferentes aspectos, cefaleia ou dor facial em peso, tosse, hiposmia, cacosmia, odinofagia, mal-estar geral ou febre. Importante ressaltar que alguns sintomas desses são dificilmente caracterizados em crianças, como, por exemplo, a cefaleia, dor facial e alterações do olfato, e se acredita que seja porque crianças menores têm dificuldade de os mencionar. Na prática, esses sintomas são excepcionalmente referidos com crianças pré-escolares. Assim, em crianças, os sintomas mais comuns são obstrução/congestão nasal, rinorreia (anterior/posterior) e tosse noturna. Em alguns casos, os quadros se apresentam já pelos sinais de complicações, sejam orbitárias (como edema, hiperemia e dor ocular) ou intracranianas (sinais de irritação meníngea ou de hipertensão intracraniana). Gravidade, evolução e recorrências dos sintomas determinarão a suspeita clínica dessas enfermidades.[26]

Segundo EPOS 2020,[1] o diagnóstico de RSC é definido quando a criança apresenta dois ou mais dos seguintes sintomas por 12 semanas ou mais:

- Obstrução nasal;
- Secreção nasal (anterior ou posterior);
- Dor facial;
- Tosse.

Para o diagnóstico é necessária, obrigatoriamente, a presença de obstrução nasal ou secreção nasal. Este quadro clínico deve estar associado a alterações sugestivas de RSC em algum dos seguintes exames complementares:

- Exame endoscópico nasal evidenciando pólipos nasais e/ou secreção purulenta em meato médio e/ou edema/obstrução de meato médio;
- Tomografia computadorizada (TC) de seios paranasais evidenciando alteração da mucosa no complexo osteomeatal ou nos seios paranasais.

É importante saber que, ocasionalmente, a asma persistente mesmo após tratamento convencional pode ser o único sintoma de RSC em crianças.

DIAGNÓSTICO DIFERENCIAL E EXAMES COMPLEMENTARES

Diferenciar quadro de RSC da RA pode ser desafiador, pela alta associação dessas duas doenças, e pela alta prevalência da RA. Os testes alérgicos podem ajudar.

Crianças podem apresentar adenoidite crônica sem, na verdade, terem RSC, e os exames que permitem esta diferenciação é a TC de seios paranasais ou a endoscopia nasal.

A endoscopia nasal auxilia o diagnóstico de RSC, identificando o edema em região de complexo ostiomeatal ou no recesso do esfenoide, a presença de pólipos ou local de drenagem da secreção purulenta. Ainda, é importante, nos pacientes que não respondem ao tratamento convencional, a coleta de cultura de secreção do meato médio, via endoscópica, para auxiliar na escolha do melhor antibiótico.[1] Em alguns casos, a biópsia da mucosa nasal pode ser necessária, para caracterização dos pólipos nasais (em eosinofílicos ou neutrofílicos, esse segundo grupo sendo altamente associado a Fibrose Cística) ou de mucosa nasal de concha média, para diagnóstico de Discinesia Ciliar. Quando necessária, a biópsia de mucosa nasal em crianças é realizada em centro cirúrgico, com a criança sedada ou anestesiada.

Na TC de seios paranasais da face, o escore de Lund-Mckay é utilizado para avaliar todos os seios paranasais e o complexo ostiomeatal quanto ao grau de opacificação podendo variar de 0 a 24.[27] Escores menores que 2, têm ótimo valor preditivo negativo e escores maiores que 5, ótimo valor preditivo positivo para RSC em crianças.[1,3] Porém, é importante enfatizar que o exame de TC deve ser reservado para casos mais graves e resistentes às terapias clínicas convencionais ou para casos que já tenham indicação cirúrgica, pois expõe as crianças aos riscos da radiação.

O exame de Raios X simples não auxilia no diagnóstico por apresentarem baixa sensibilidade e especificidade e também expõe a criança à radiação.[3] Portanto, não são indicados para o auxílio do diagnóstico.

O exame de RNM de seios paranasais, órbita ou encéfalo devem ser reservados para casos com suspeita de complicações, especialmente as intracranianas ou na suspeita de diagnósticos diferenciais, como tumores nasossinusais[1,3]

Quando há suspeita de associação com fatores contribuintes, as investigações especificas se fazem necessárias. Testes genéticos podem auxiliar no diagnóstico, por exemplo, de DC ou FC (como descrito anteriormente e no capitulo 13 respectivamente). Da mesma forma, se existe a suspeita de associação com imunodeficiência, a investigação imunológica (com pelo menos quantificação de IgG e suas subclasses e títulos de anticorpos contra antígeno polissacarides principalmente de S. pneumoniae) é necessária.[3] No que se refere a DRGE, quando ha suspeita clínica é importante confirmar com exame especifico (maiores detalhes no capítulo 12) em especial a a pHmetria esofágica de 24 horas associada à impedanciometria.[26]

TRATAMENTO

O tratamento da RSC é um desafio para o otorrinolaringologista e para os pacientes e familiares, já que muitas vezes é uma doença de difícil controle e com alto impacto na qualidade de vida.[1,3] Além das terapias habituais com antibiótico, irrigação nasal e corticosteroide (CE) tópico, também é importante avaliar e tratar fatores contribuintes, uma vez que o controle desses fatores pode contribuir muito para a resolução da inflamação. Na população pediátrica, a maioria dos pacientes melhora com tratamento clínico e apenas uma pequena porcentagem necessitará de cirurgia.[1,3]

Com relação ao uso de antibiótico tópico nasal, os estudos atuais sugerem que não haja benefício do uso adicional desse medicamento em comparação ao tratamento convencional com o uso de irrigação nasal com solução salina isoladamente.[29]

Lavagem Nasal

É consenso que o uso de solução salina isotônica para irrigação nasal é recomendado para crianças com rinossinusites. Foi observado que a solução salina, isoladamente, pode promover melhora clínica significativa tanto no que se refere ao grau de inflamação da mucosa nasal como na patência nasal e na qualidade de vida dos pacientes. A aderência a este tratamento pode ser difícil em muitas crianças, porém, quando há persistência dos cuidadores, ela pode chegar a 90%.[3] Em revisão recente observou-se que a lavagem nasal, além de ser benéfica no tratamento de RSC em crianças, é bem tolerada em diversas formas de aplicação.[1,30]

Corticosteroides Tópicos Nasais

Apesar de muitos estudos sobre a eficiência do tratamento com corticosteroides (CE) tópicos nasais em crianças apresentarem falhas metodológicas, vários deles mostram benefício do seu uso na RSC. Ademais, a comprovada eficácia no tratamento de adultos com RSC e a comprovada eficácia e segurança no tratamento de RA em crianças fazem dos CE tópicos nasais os medicamentos de primeira linha para estas doenças. Furoato de fluticasona e de mometasona foram os dois CE tópicos mais avaliados para RSC (com ou sem pólipos nasais), pela sua baixa biodisponibilidade sistêmica, conferindo mais segurança ao uso crônico. Não existem estudos testando o valor preventivo dos CE tópicos nestas enfermidades.[1,3]

Corticosteroides Orais

Os corticosteroides orais têm sido usados nas crianças devido às suas potentes propriedades anti-inflamatórias. Estudo prospectivo duplo-cego randomizado evidenciou melhora clínica e radiológica de crianças com RSC quando tratadas com corticosteroide sistêmico associado à antibioticoterapia.[31] No entanto, é importante pesar os riscos-benefícios dessa terapia em crianças por questões de segurança, e talvez reservá-la para casos que não responderam à terapia habitual ou para tratamento pós-operatório.[3]

Tratamento Antimicrobiano

Não existem evidências na literatura de que crianças com RSC se beneficiem com tratamento antimicrobiano em curto ou longo prazos, oral ou EV.[1,3] Assim, o tratamento com antibióticos fica reservado para algumas crianças com RSC em exacerbação, tendo como indicação os mesmos antibióticos utilizados para tratamento das rinossinusites agudas bacterianas. Os consensos consideram antibióticos de primeira linha: amoxicilina com clavulanato, cefalosporina de segunda geração (cefuroxima) e de terceira geração (ceftriaxona). Em pacientes com alergia à penicilina e cefalosporina podem ser prescritos macrolídeos ou clindamicina.[1,3,28]

Outros

Descongestionante Nasal

Estudos atuais[31] sugerem que não existe benefício do uso de descongestionante nasal quando comparada à lavagem nasal no tratamento de crianças com RSC, além de haver risco de abuso desta droga que possui efeitos colaterais potencialmente graves.

Anti-Histamínico e Antileucotrieno

Apesar de serem indicados por vários médicos na esperança de melhorarem os sintomas de pacientes com RSC como melhoram os sintomas de pacientes com RA, não existe nenhuma evidência do benefício do uso destes medicamentos em crianças com RSC, a não ser que a mesma apresente RA associada.[1,3,15]

Lisado Bacteriano

No geral, esses medicamentos não são recomendados para tratamento de RSC em crianças.[1,3,15]

Medicamento Antirefluxo

Indicado em pacientes com DRGE, diagnosticado clinicamente ou por exames complementares. O tratamento pode ser feito por orientações de medidas comportamentais, uso de medicações ou cirurgias.[33]

TRATAMENTO CIRÚRGICO

O tratamento cirúrgico é indicado após a falha do tratamento medicamentoso otimizado (que deve incluir um curso de antibioticoterapia, corticosteroide tópico nasal e/ou sistêmico e lavagem nasal). O tipo de cirurgia indicada depende da idade da criança já que depende do grau de desenvolvimento dos seios paranasais. EPOS 2020[1] defende que, em crianças, a primeira opção deve ser adenoidectomia com lavagem antral, e se houver recorrências dos sintomas é indicada a Cirurgia Endoscópica dos Seios Paranasais (CES).

Adenoidectomia e/ou Lavagem Antral

Artigo de revisão com metanálise de 2008 evidenciou que mais da metade das crianças com RSC que não responderam ao tratamento habitual melhoraram dos sintomas de rinossinusite após adenoidectomia.[28] Não é possível saber se esta melhora é devida à eliminação de um fator contribuinte da RSC ou se da própria retirada do tecido adenoideano. Por ser uma cirurgia simples, com baixos riscos e, aparentemente, com alta efetividade, é recomendada por vários autores, inclusive o EPOS[1,25] como tratamento de primeira linha em crianças com RSC refratárias ao tratamento clínico e sem sinais de complicações. A adenoidectomia isolada tem-se mostrado eficiente no tratamento da RSC e apresenta benefício adicional quando associada à lavagem de seio maxilar, principalmente em crianças com escore tomográfico de Lund-Mackay superior a 6 antes da cirurgia.[34] Crianças com menos de 7 anos e com asma têm piores resultados com adenoidectomia e maiores chances de precisar de CES.[24]

Cirurgia Endoscópica dos Seios Paranasais (CES)

A CES, quando bem indicada, promove melhora clínica significativa e tem baixos índices de complicação na população pediátrica.[1,3,25] Tem como princípio otimizar a irrigação nasal e o uso de corticosteroide tópico. É a primeira opção em casos de FC, RSC com pólipo nasal, pólipo antrocoanal, rinossinusite fúngica alérgica (RSFA) ou RSC sem melhora dos sintomas após adenoidectomia com lavagem antral.[1,3]

Muitos defendem a abordagem limitada na CES em crianças com remoção de fatores obstrutivos óbvios como pólipos e concha média bolhosa, etmoidectomia anterior e antrostomia maxilar. Exceto nos casos de concha bolhosa, a concha média também deve permanecer intacta. O cirurgião deverá estar devidamente habilitado para fazê-la, isto é, ter um treinamento específico e refinado, além do material cirúrgico adequado para trabalhar em crianças menores e adolescentes, pois o campo operatório é extremamente pequeno, delicado e a anatomia difere consideravelmente da do adulto.[1,3]

A porcentagem de falha da CES varia muito entre os estudos (13-40%) e as alterações mais observadas na cirurgia de revisão são: sinéquias de cavidade nasal e sinéquias ou obstrução do óstio maxilar. Fatores associados à falha da CES são sexo masculino, rinite alérgica e pólipo nasal.[1]

Existia uma preocupação de que a CES poderia alterar o crescimento nasal e facial das crianças por poder afetar áreas de crescimento, porém, um estudo retrospectivo que comparou, após 10 anos, crianças com RSC submetidas e não submetidas a esta cirurgia, não comprovou esta preocupação.[33]

REFERÊNCIAS BIBLIOGRÁFICAS

1. Fokkens WJ, Lund VJ, Hopkins C et al. European position paper on rhinosinusitis and nasal polyps 2020. Rhinology. 2020;58(S29):1-464.
2. Wald ER, Applegate KE, Bordley C et al. Clinical practice guideline for the diagnosis and management of acute bacterial sinusitis in children aged 1 to 18 years. Pediatrics. 2013;132(1):e262-80.
3. Orlandi RR, Kingdom TT, Smith TL et al. International consensus statement on rhinology and allergy: rhinosinusitis. Int Forum Allergy Rhinol. 2021;11(3):213-739.
4. Sidell D, Shapiro NL, Bhattacharyya N. Obesity and the risk of chronic rhinosinusitis, allergic rhinitis, and acute otitis media in school-age children. Laryngoscope. 2013;123:2360-3.
5. Sivasli E, Sirikçi A, Bayazýt YA et al. Anatomic variations of the paranasal sinus area in pediatric patients with chronic sinusitis. Surg Radiol Anat. 2003;24(6):400-5.
6. Al-Qudah M. The relationship between anatomical variations of the sino-nasal region and chronic sinusitis extension in children. Int J Pediatr Otorhinolaryngol. 2008;72(6):817-21.
7. Shpilberg KA1, Daniel SC, Doshi AH et al. CT of anatomic variants of the paranasal sinuses and nasal cavity: poor correlation with radiologically significant rhinosinusitis but importance in surgical planning. AJR Am J Roentgenol. 2015;204(6):1255-60.
8. Heath J, Hartzell L, Putt C, Kennedy J. Chronic rhinosinusitis in children: pathophysiology, evaluation, and medical management. Current Allergy and Asthma Reports. 2018;18.1-4.
9. Wood AJ, Antoszewska H, Fraser J, Douglas RG. Is chronic rhinosinusitis caused by persistent respiratory virus infection? Int Forum Allergy Rhinol. 2011;1:95-100.15.
10. Reh DD, Higgins TS, Smith TL. Impact of tobacco smoke on chronic rhinosinusitis: a review of the literature. International Forum of Allergy and Rhinology. 2012;16:362-9.
11. Christensen DN, Franks ZG, McCrary HC et al. A Systematic Review of the Association between Cigarette Smoke Exposure and Chronic Rhinosinusitis. Otolaryngology--head and neck surgery: official journal of American Academy of Otolaryngology. Head and Neck Surg. 2018;158:801-16.
12. Sedaghat AR, Phipatanakul W, Cunningham MJ. Atopy and the development of chronic rhinosinusitis in children with allergic rhinitis. J Allergy Clin Immunol Pract. 2013;1(6):689-91. e1-2.
13. Tuncer U, Aydogan B, Soylu L et al. Chronic rhinosinusitis and adenoid hypertrophy in children. Am J Otolaryngol. 2004;25:5-10.
14. Shin KS, Cho SH, Kim KR et al. The role of adenoids in pediatric rhinosinusitis. Int J Pediatr Otorhinolaryngol. 2008;72(11):1643-50.
15. Coticchia J, Zuliani G, Coleman C et al. Biofilm surface area in the pediatric nasopharynx: Chronic rhinosinusitis vs obstructive sleep apnea. Arch Otolaryngol. Head Neck Surg. 2007;133:110-4.
16. Eun YG, Park DC, Kim SG, et al. Immunoglobulins and transcription factors in adenoids of children with otitis media with effusion and chronic rhinosinusitis. Int J Pediatr Otorhinolaryngol. 2009;73:1412-6.
17. Brietzke SE, Brigger MT. Adenoidectomy outcomes in pediatric rhinosinusitis: a meta-analysis. Int J Pediatr Otorhinolaryngol. 2008;72(10):1541-5.
18. Lucas JS, Alanin MC, Collins S et al. Clinical care of children with primary ciliary dyskinesia. Expert Rev Respir Med. 2017 Aug 2:1-12. (a)
19. Demarco RC, Tamashiro E, Rossato M et al. Ciliary ultrastructure in patients with chronic rhinosinusitis and primary ciliary dyskinesia. Eur Arch Otorhinolaryngol. 2013;270(7):2065-70.
20. Pennekamp P, Menchen T, Dworniczak B, Hamada H. Situs inversus and ciliary abnormalities: 20 years later, what is the connection? Cilia. 2015;4:1.

21. Barbato A, Frischer T, Kuehni CE et al. Primary ciliary dyskinesia: a consensus statement on diagnostic and treatment approaches in children. Eur Respir J. 2009;34(6):1264-76.
22. Horani A, Ferkol TW. Understanding primary ciliary dyskinesia and other ciliopathies. J Pediatr. 2021;230(1):15-22.
23. Lucas JS, Burgess A, Mitchison HM et al. Diagnosis and management of primary ciliary dyskinesia. Arch Dis Child. 2014;99(9):850-6.
24. Mirra V, Werner C, Santamaria F. Primary ciliary dyskinesia: an update on clinical aspects, genetics, diagnosis, and future treatment strategies. Frontiers in Pediatrics. 2017;5:135.
25. Anselmo-Lima WT, Sakano E, Tamashiro E et al. Rhinosinusitis: evidence and experience. A summary. Braz J Otorhinolaryngol. 2015;81(1):8-18.
26. Vandenplas Y, Rudolph CD, Di Lorenzo C et al. Pediatric gastroesophageal reflux clinical practice guidelines: joint recommendations of the North American Society for Pediatric Gastroenterology, Hepatology, and Nutrition (NASPGHAN) and the European Society for Pediatric Gastroenterology, Hepatology, and Nutrition (ESPGHAN). J Pediatr Gastroenterol Nutr. 2009;49(4):498-547.)
27. Hopkins C, Browne JP, Slack R, Lund V, Brown P. The Lund-Mackay staging system for chronic rhinosinusitis: how is it used and what does it predict? Otolaryngol Head Neck Surg. 2007 Oct;137(4):555-61.
28. Brietzke SE, Shin JJ, Choi S et al. Clinical consensus statement: pediatric chronic rhinosinusitis. Otolaryngol Head Neck Surg. 2014;151:542-53.
29. Wei JL1, Sykes KJ, Johnson P et al. Safety and efficacy of once-daily nasal irrigation for the treatment of pediatric chronic rhinosinusitis. Laryngoscope. 2011;121(9):1989-2000.
30. Harvey R, Hannan SA, Badia L, Scadding G. Nasal saline irrigations for the symptoms of chronic rhinosinusitis. Cochrane database of systematic reviews (Online). 2007(3):CD006394.
31. Ozturk F, Bakirtas A, Ileri F, Turktas I. Efficacy and tolerability of systemic methylprednisolone in children and adolescents with chronic rhinosinusitis: a double-blind, placebo-controlled randomized trial. J Allergy Clin Immunol. 2011;128:348-52.
32. Michel O, Essers S, Heppt WJ et al. The value of Ems Mineral Salts in the treatment of rhinosinusitis in children: Prospective study on the efficacy of mineral salts versus xylometazoline in the topical nasal treatment of children. International Journal of Pediatric Otorhinolaryngology. 2005;69(10):1359-65.
33. Sofokleous, V.; Papadopoulou, A.-M.; Giotakis, E.; Delides, A.; Kyrodimos, E.; Maragoudakis, P.; Psarommatis, I. Pediatric Laryngopharyngeal Reflux in the Last Decade: What Is New and Where to Next? J. Clin. Med. 2023, 12, 1436.
34. Ramadan HH, Cost JL. Outcome of adenoidectomy versus adenoidectomy with maxillary sinus wash for chronic rhinosinusitis in children. Laryngoscope 2008 May;118(5):871-3.

O PAPEL DA DOENÇA DO REFLUXO GASTROESOFÁGICO NA CRIANÇA COM RSC

Andrea Arantes Braga Biagiotti ▪ Wilma Terezinha Anselmo Lima
Maria Inez Machado Fernandes

IINTRODUÇÃO

Refluxo gastroesofágico (RGE) é um processo fisiológico definido como um fluxo involuntário do conteúdo gástrico voltando ao esôfago. Estes episódios, em sua maioria, acontecem no esôfago distal, com duração breve, e são assintomáticos. Nas crianças representam um fenômeno sem gravidade, especialmente em lactentes com regurgitações inocentes. Acometem 41 a 73% dos lactantes, com pico aos 4º e 5º meses e com resolução em 80 a 95% dos casos até o final do primeiro ano de vida.[1-3]

A doença do refluxo gastroesofágico (DRGE) ocorre quando o refluxo do conteúdo gástrico resulta de doenças do trato gastrointestinal ou causam sintomas relevantes, com ou sem complicações, tanto gastrointestinais quanto extraintestinais.

Existem poucos dados epidemiológicos, porém, estima-se que 10% das crianças tenha RGE e 1,8 a 8,2% tenham DRGE. Esta prevalência estimada é maior nas idades de 0 a 23 meses (2,2 a 12,6%), ficando entre 0,6 a 4,1% de 2 a 11 anos, e entre 0,8 a 7,6% em adolescentes de 12 a 17 anos.[4]

Apesar das controvérsias, muitos estudos apontam a DRGE como possível fator contribuinte para o desenvolvimento de RSC.[5,6] Quanto ao mecanismo pelo qual o refluxo age sobre os seios paranasais, cogita-se a hipótese de que ocorra edema e consequente obstrução do óstio de drenagem devido à ação local direta do conteúdo refluído sobre a mucosa nasossinusal. Vários estudos tentaram testar esta hipótese através da identificação de refluxo na hipofaringe e nasofaringe ou pela constatação da presença de pepsina/pepsinogênio ou *H. pylory* na mucosa nasal de pacientes com RSC, porém, apresentaram falhas metodológicas ou não obtiveram resultados significativos.[6-9] Uma segunda hipótese é de que ocorra uma hiperatividade do sistema nervoso autônomo (SNA) devido reflexo vagal originado pela irritação da porção inferior do esôfago, acarretando novamente edema e obstrução.[10,11] Em paralelo a esta última hipótese, alguns autores acreditam que a alteração do SNA seja a causa tanto da RS como da DRGE e que, portanto, estas doenças coexistem, pois são consequências da mesma disfunção.[12]

Phipps *et al.*[13] evidenciaram uma prevalência de 63% de DRGE em pacientes com RSC, o que é significativamente maior que a prevalência da DRGE na população geral de crianças (0-14,8%).[14-18] Eles também mostraram que o tratamento antirrefluxo melhora acentuadamente o quadro clínico da doença (79%).[13] Vários outros estudos realizados tanto em adultos como em crianças também avaliam a prevalência de DRGE em pacientes com rinossinusite e o efeito do tratamento antirrefluxo nos sintomas nasais.[19-21] Porém, falhas metodológicas importantes e falta de padronização de métodos diagnósticos dificultam a extrapolação dos dados para definição de relação causal entre as doenças e determinação do real benefício deste tratamento. Em 2017, Leason *et al.*[22] publicaram uma metanálise de estudos avaliando a implicação da DRGE no desenvolvimento de rinossinusites crônicas. Estes estudos consideram fatores patogênicos, associação epidemiológica, interação prognóstica e associação dos fatores. Os autores concluíram que existe uma quantidade robusta de evidências demonstrando associação entre DRGE e RSC. Considerando que a rinossinusite crônica é uma entidade multifatorial, existem evidências que a DRGE possa representar um cofator importante a ser considerado no tratamento, principalmente na rinossinusite refratária, e deve ser investigada.

O diagnóstico clínico de DRGE em criança é muito difícil, pois a maioria delas não percebe a presença do conteúdo gástrico refluído ou não conseguem expressar suas queixas.[23] Existem diversos sintomas sugestivos de DRGE em crianças, porém, nenhum deles, isoladamente ou em conjunto, é capaz de fazer diagnóstico de DRGE ou prever resposta ao tratamento clínico em crianças com menos de 12 anos (Quadro 12-1).[24] Já em crianças acima de 12 anos, a hipótese de DRGE é forte se houver relato de quadro típico com pirose caracterizado por dor retroesternal em queimação com ou sem regurgitação.[24-26] Em revisão sistemática, Bolier *et al.* [27] identificaram 65 questionários para avaliação da DRGE, sendo 8 para crianças. Após análise de todos, concluíram que nenhum é capaz de avaliar todos os aspectos da doença; sintomas, diagnóstico, resposta ao tratamento e qualidade de vida. Portanto, dados clínicos podem levantar a suspeita, mas às vezes são necessários exames complementares para melhor avaliação do quadro.[25]

Quadro 12-1. Sintomas que podem estar associados a refluxo gastroesofágico[24]

1. Regurgitação recorrente com ou sem vômitos
2. Perda de peso ou baixo ganho de peso
3. Irritabilidade em bebês
4. Ruminação
5. Pirose ou dor retroesternal
6. Hematêmese
7. Disfagia ou odinofagia
8. Sibilância
9. Estridor
10. Tosse
11. Ronco

O diagnóstico de DRGE é confirmado por exames que evidenciam alta frequência ou duração do refluxo, esofagite ou associação temporal do refluxo com sintomas quando não há diagnósticos alternativos.[24] Os exames mais usados são:

- pHmetria esofágica de 24 horas (quantifica o tempo e a intensidade de exposição ácida do esôfago);
- Impedanciometria esofágica (qualifica o conteúdo refluído);
- Manometria esofágica (avalia a motilidade esofágica);
- Estudo radiológico contrastado do esôfago (avalia a anatomia e a motilidade esofágica);
- Endoscopia digestiva alta com biópsia (avalia a mucosa esofágica).[25]

Os exames têm o objetivo de identificar refluxo patológico e suas complicações, estabelecer relação causal entre o refluxo e sintomas, avaliar a terapia e excluir outras enfermidades com manifestações semelhantes.[24] Apesar de nenhum deles ser capaz de fazer todas estas avaliações, a pHmetria esofágica de 24 horas associada à impedanciometria (impedanciopHmetria esofágica) aparentemente é a que melhor caracteriza o conteúdo refluído (líquido, gasoso ou misto; ácido, levemente ácido ou não ácido) e o que melhor identifica a relação temporal dos sintomas com os episódios de refluxo.[26,28]

Quando diagnosticado DRGE, clinicamente ou por exames complementares, o tratamento pode ser feito por orientações de medidas comportamentais (Quadro 12-2),[29,30] uso de medicações ou cirurgias.[29,30] Referente ao tratamento farmacológico, o uso de procinéticos como a domperidona é indicado apenas em casos de dismotilidade intensa caracterizada por vômitos e regurgitações. Porém, seus efeitos colaterais muitas vezes são maiores que os benefícios e, portanto, não são indicados para tratamento de rotina em crianças com DRGE.[24] Os medicamentos antissecretores são os de primeira linha, porém, também apresentam potenciais efeitos colaterais como aumento de pneumonias e infecções gastrointestinais que devem ser levados em conta quando prescritos.[24] Os inibidores de bomba de prótons (IBP) são melhores que os antagonistas de receptor H2 (AH2), tanto na melhora dos sintomas como na cura de lesões esofágicas, além de não ter seu efeito reduzido com uso prolongado (taquifilaxia/tolerância) como ocorre com os AH2.[26] No Quadro 12-3[25] estão listados medicamentos com doses pediátricas indicadas para tratamento de DRGE em crianças. Se confirmado diagnóstico de DRGE, o acompanhamento com pediatra gastroenterologista é imprescindível.

Quadro 12-2. Medidas comportamentais no tratamento da DRGE[30]

1. Elevação da cabeceira da cama (15 cm)

2. Moderar a ingestão dos seguintes alimentos, na dependência da correlação com os sintomas: gordurosos, cítricos, café, bebidas gasosas, menta, hortelã, produtos de tomate, chocolate

3. Cuidados especiais para medicamentos associados ao risco de DRGE: anticolinérgicos, teofilina, antidepressivos tricíclicos, bloqueadores de canais de cálcio, agonistas beta-adrenégicos, alendronato

4. Evitar deitar-se nas 2 horas imediatamente após as refeições

5. Evitar refeições copiosas

6. Redução da exposição à fumaça de cigarro

7. Reduzir o peso corporal (emagrecimento)

Quadro 12-3. Doses pediátricas de medicações prescritas para tratamento de DRGE[25]

Medicação	Dose	Formulação	Idade indicada pela FDA (*Food and Drug Administration*)
Omeprazol	0,7-3,3 mg/kg/dia	Cápsula* 20 mg comprimido revestido# 10 ou 20 mg	2-16 anos
Esomeprazol	0,7-3 mg/kg/dia	Cápsula* 20 e 40 mg	1-17 anos
Lansomeprazol	0,7-3,3 mg/kg/dia	Cápsula* 15 e 30 mg	1-17 anos

* Caso a criança tenha dificuldade para engolir, as cápsulas podem ser abertas e o seu conteúdo pode ser misturado com líquido (água ou suco, mas não leite) e ingerido. Os microgrânulos não devem ser esmagados ou mastigados.
# Caso a criança tenha dificuldade para engolir, o comprimido pode ser colocado em meio copo de água ou suco de fruta, mexendo até o comprimido se desintegrar. Os pequenos grânulos não devem ser esmagados ou mastigados.

REFERÊNCIAS BIBLIOGRÁFICAS

1. Lightdale JR, Gremse DA. Gastroesophageal reflux: management guidance for the pediatrician. Pediatrics. 2013;131(5):684-95.
2. Barnhart DC. Gastroesophageal reflux disease in children. Seminars in Pediatric Surgery. 2016;25:212-8.
3. Rybak A, Pesce M, Tapar N, Borrelli O. Gastriesophageal reflux in chlidren. Int J Med Sci. 2017;18:1671-88.
4. Mousa H, Hassan M. Gastroesophageal Reflux Disease. Pediatr Clin N Am. 2017;64:487-505.
5. Tan J, Li L, Huang X, et al. Associations between gastro-oesophageal reflux disease and a range of diseases: an umbrella review of systematic reviews and meta-analyses. BMJ Open 2020;10:e038450.
6. Jecker P, Orloff LA, Wohlfeil M, Mann WJ. Gastroesophageal reflux disease (GERD), extraesophageal reflux (EER) and recurrent chronic rhinosinusitis. Eur Arch Otorhinolaryngol. 2006;263(7):664-7.
7. DelGaudio JM. Direct nasopharyngeal reflux of gastric acid is a contributing factor in refractory chronic rhinosinusitis. Laryngoscope. 2005;115(6):946-57.
8. Dinis PB, Subtil J. Helicobacter pylori and laryngopharyngeal reflux in chronic rhinosinusitis. Otolaryngol Head Neck Surg. 2006;134(1):67-72.
9. Hanna BC, Wormald PJ. Gastroesophageal reflux and chronic rhinosinusitis. Curr Opin Otolaryngol Head Neck Surg. 2012;20(1):15-8.
10. Dibaise JK, Sharma VK. Does gastroesophageal reflux contribute to the development of chronic sinusitis? A review of the evidence. Dis Esophagus. 2006;19(6):419-24.
11. Wong IWY, Rees G, Geriff L et al. Gastroesophageal reflux disease and chronic sinusitis: in search of an esophageal – nasal reflex. Am J Rhinol Allergy. 2010;24:255-9.
12. Loehrl TA, Smith TL, Darling RJ et al. Autonomic dysfunction, vasomotor rhinitis, and extraesophageal manifestations of gastroesophageal reflux. Otolaryngol Head Neck Surg. 2002;126(4):382-7.
13. Phipps CD, Wood WE, Gibson WS, Cochran WJ. Gastroesophageal reflux contributing to chronic sinus disease in children: a prospective analysis. Arch Otolaryngol Head Neck Surg. 2000;126(7):831-6.
14. Thakkar K, Boatright RO, Gilger MA, El-Serag HB. Gastroesophageal reflux and asthma in children: a systematic review. Pediatrics. 2010;125(4):925-30.
15. Stordal K, Johannesdottir GB, Bentsen BS et al. Asthma and overweight are associated with symptoms of gastrooesophageal reflux. Acta Paediatr. 2006;95(10):1197-201.

16. Debley JS, Carter ER, Redding GJ. Prevalence and impact of gastroesophageal reflux in adolescents with asthma: a population-based study. Pediatr Pulmonol. 2006;41(5):475-81.
17. Petersen KK, Bertelsen V, Dirdal M et al. The incidence of gastrooesophageal reflux in children with exogenic and endogenic asthma tested by a new radiological method. Rontgenblatter. 1989;42(12):527-9.
18. Gustafsson PM, Tibbling L. 24-hour oesophageal two-level pH monitoring in healthy children. Scand J Gastroenterol. 1988;23:91-4.
19. DiBaise JK, Olusola BF, Huerter JV, Quigley EM. Role of GERD in chronic resistant sinusitis: a prospective, open label, pilot trial. Am J Gastroenterol. 2002;97(4):843-50.
20. Flook EP, Kumar BN. Is there evidence to link acid reflux with chronic sinusitis or any nasal symptoms? A review of the evidence. Rhinology. 2011;49(1):11-6.
21. Sella GC, Tamashiro E, Anselmo-Lima WT, Valera FC. Relation between chronic rhinosinusitis and gastroesophageal reflux in adults: systematic review. Braz J Otorhinolaryngol. 2016;S1808-8694(16):30131-8.
22. Leason SR, Barham HP, Oakiey G et al. Association of gastroesophageal reflux and chronic rhinosinusitis systematic review and meta-analysis. Rhinology. 2017;55:03-16.
23. Montovani JC. Doença do refluxo gastroesofágico na criança. In: Anselmo-Lima WT, eds. Otorrinolaringologia para o Pediatra. Rio de Janeiro: Atheneu; 2006:297-312.
24. Vandenplas Y, Rudolph CD, Di Lorenzo C et al. Pediatric gastroesophageal reflux clinical practice guidelines: joint recommendations of the North American Society for Pediatric Gastroenterology, Hepatology, and Nutrition (NASPGHAN) and the European Society for Pediatric Gastroenterology, Hepatology, and Nutrition (ESPGHAN). J Pediatr Gastroenterol Nutr. 2009;49(4):498-547.
25. Lightdale JR, Gremse DA. Gastroesophageal reflux: management guidance for the pediatrician. Pediatrics. 2013;131(5):684-95.
26. Ferreira CT, Carvalho Ed, Sdepanian VL et al. Gastroesophageal reflux disease: exaggerations, evidence and clinical practice. J Pediatr (Rio J). 2014;90(2):105-18.
27. Bolier EA, Kessing BF, Smout AJ, Bredenoord AJ. Systematic review: questionnaires for assessment of gastroesophageal reflux disease. Dis Esophagus. 2015;28(2):105-20.
28. Nasi A, de Moraes-Filho JP, Cecconello I. [Gastroesophageal reflux disease: an overview. Arq Gastroenterol; [Article in Portuguese]. 2006;43(4):334-41.
29. Sofokleous, V.; Papadopoulou, A.-M.; Giotakis, E.; Delides, A.; Kyrodimos, E.; Maragoudakis, P.; Psarommatis, I. Pediatric Laryngopharyngeal Reflux in the Last Decade: What Is New and Where to Next? J. Clin. Med. 2023, 12, 1436.
30. Moraes-Filho J, Cecconello I, Gama-Rodrigues J et al. Quigley E. Brazilian consensus on gastroesophageal reflux disease: proposals for assessment, classification, and management. Am J Gastroenterol. 2002;97:241-8.

FIBROSE CÍSTICA E RSC NA CRIANÇA

CAPÍTULO 13

Andrea Arantes Braga Biagiotti ▪ Inaê Mattoso Compagnoni
Wilma Terezinha Anselmo Lima ▪ Maria Inez Machado Fernandes

INTRODUÇÃO

A fibrose cística (FC) é uma doença genética de padrão de hereditariedade autossômica recessiva causada por mutações do gene do braço longo do cromossomo 7 (7q31), que codifica a proteína CFTR (*Cystic Fibrosis Transmembrane Conductance Regulator*). Modificações nesta proteína levam à condutância anormal do cloro que acarreta alterações viscoelásticas do muco produzido pelas glândulas mucosas. Como consequência, ocorre uma hiperviscosidade destes líquidos, o que resulta em uma doença multissistêmica e concentrações elevadas de cloro no suor.[1]

A fibrose cística foi reconhecida como uma entidade nosológica em 1938, quando, em estudos de autópsias de crianças que morriam com desnutrição e má absorção, foram observadas alterações glandulares do pâncreas. Ao conjunto dessas alterações foi dado o nome de fibrose cística. Com a observação de alteração em secreções glandulares em vários outros tecidos, tentou-se a denominação de mucoviscidose, porém, o nome inicial ficou incorporado. A FC tornou-se conhecida como uma doença genética, de herança autossômica recessiva, potencialmente letal, caracterizada por exocrinopatia generalizada, com alta prevalência em caucasianos.

Em 1948, em uma onda de calor em Nova York, observou-se que as crianças com quadros graves de prostração e desidratação eram portadoras de FC. Verificou-se que havia até 5 vezes mais sódio e cloro no suor destas crianças, sugerindo que o defeito não era só no muco e sim na secreção de macromoléculas. A concentração de Na^+ e Cl^- no suor passou a ser o teste diagnóstico, utilizado até hoje através de técnica de iontoforese e pilocarpina de Gibson & Cooke.[1-3] Em 1989, o gene reponsável pela mutação foi descoberto, localizado no cromossomo 7. Esse gene codifica uma proteína de 1.480 aminoácidos, que funciona como um canal de Cloro regulado pelo AMP cíclico (Regulador Transmembrana de Condutância da Fibrose Cística – *CFTR*), expresso em células epiteliais do ducto de glândulas sudoríparas, vias aéreas, ductos pancreáticos, intestino, árvore biliar e vasos deferentes. A partir deste achado já foram descritas em torno de 2.000 mutações envolvidas, sendo a F508del a mais frequente, principalmente nos norte-europeus.

As mutações no gene *CFTR* são classificadas em grupos de acordo com alterações na função final decorrente da síntese da proteína, em quantidade, função e estabilidade. Atualmente são descritos 7 grupos de mutações que têm sido instrumentos para desenvolvimento de moléculas para terapêutica de acordo com o tipo de defeito, chamados: corretores, moderadores e potenciadores da proteína CFTR.[4]

Inicialmente conhecida como uma doença genética de população caucasiana, as investigações têm revelado incidência variada em toda população mundial. Relatos de incidência de 1:2.000, no norte da Europa a 1:10.000 em diversas partes do continente. Parece ser uma doença de prevalência baixa nas populações asiáticas e africanas. No Brasil, alguns estudos têm revelado incidências de 1:8.400, 1:7.576 e 1:6.675 de nascidos vivos em programas de triagem neonatal.[5]

Indivíduos com esta doença podem desenvolver insuficiência pancreática, doença pulmonar crônica com bronquiectasias, doença biliar e rinossinusite crônica com pólipo nasal.[6]

O diagnóstico de FC é baseado em critérios clínicos (doenças nasossinusal e pulmonar crônicas, anormalidades gastrointestinais crônicas, síndromes perdedoras de sal), história familiar de FC e exames laboratoriais. Recentemente, a triagem neonatal ganhou importância para o diagnóstico da FC, melhorando consideravelmente a morbimortalidade da FC devido ao diagnóstico precoce. Dessa forma, triagem neonatal positiva, teste de cloro no suor > 60 mEq/L (pelo menos dois testes positivos) ou identificação de mutações patogênicas no gene *CFTR* favorecem o diagnóstico e o início do tratamento o mais precoce possível (Fig. 13-1).[7]

A manifestação otorrinolaringológica mais comum na fibrose cística é a rinossinusite crônica com pólipos nasais. Sedaghat *et al.*[12] verificaram que de 4.044 crianças diagnosticadas com RSC, 165 (4,1%) tinham diagnóstico de FC.

Em estudos radiológicos, a prevalência é de aproximadamente 100%. Na população pediátrica, o achado de pólipos nasais à nasofibroscopia é muito sugestivo de fibrose cística e deve ser sempre investigado.[8-11] Segundo o EPOS 2020,[3] o achado de expansão dos seios paranasais (pseudomucocele dos seios maxilares), hipodesenvolvimento dos seios frontal e esfenoidal, sem evidência de erosão óssea na tomografia computadorizada, é forte indicativo radiológico de FC.[9] (Figs. 13-2 a 13-5).

Apesar de os pólipos nasossinusais observados por imagem e endoscopia serem muito frequentes, não há correlação clínica com os sintomas referidos. Apenas aproximadamente 10 a 15% dos adultos e 20% das crianças com fibrose cística relatam sintomas compatíveis. Nos adultos, os sintomas são obstrução nasal, cefaleia e dor facial, enquanto nas crianças, além da obstrução nasal, são relatadas rinorreia, descarga posterior, anosmia, respiração bucal simulando rinite alérgica e hipertrofia de adenoide. Thamboo *et al.*, em 2014,[13] na tentativa de predizer a presença de pólipos nasais em um grupo de pacientes com FC de 6 a 18 anos, avaliaram o impacto da doença nos escores do SNOT-22. Eles sugeriram que escores sueperiores a 11 tiveram sensibilidade de 75% e especificidade de 59% para predizer pólipos nasais em crianças com FC.[14,15]

O tratamento e o controle adequados da doença nasossinusal em pacientes com FC é muito importante para alívio dos sintomas para melhora da qualidade de vida, e a interferência possível na evolução da doença pulmonar, principal fator de morbidade e mortalidade da FC. A cirurgia otorrinolaringológica também é de importância para o transplante pulmonar, melhorando a sobrevida destes pacientes.

FIBROSE CÍSTICA E RSC NA CRIANÇA

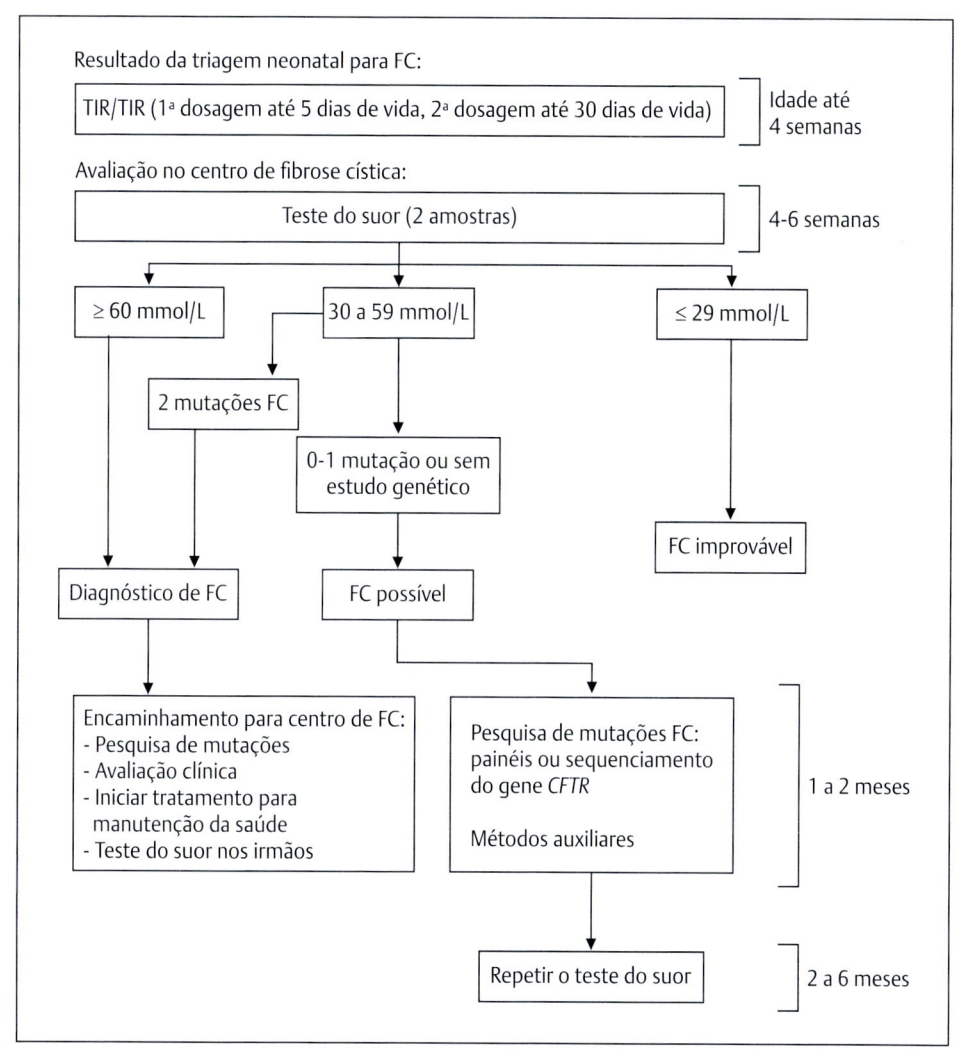

```
Resultado da triagem neonatal para FC:
┌─────────────────────────────────────────────────────────┐     Idade até
│ TIR/TIR (1ª dosagem até 5 dias de vida, 2ª dosagem até 30 dias de vida) │     4 semanas
└─────────────────────────────────────────────────────────┘

Avaliação no centro de fibrose cística:
┌─────────────────────────────────────────────────────────┐     4-6 semanas
│              Teste do suor (2 amostras)                 │
└─────────────────────────────────────────────────────────┘
        │                    │                    │
        ▼                    ▼                    ▼
   ≥ 60 mmol/L          30 a 59 mmol/L        ≤ 29 mmol/L
        │                    │                    │
        ▼                    ▼                    ▼
   2 mutações FC      0-1 mutação ou sem       FC improvável
        │             estudo genético
        ▼                    │
 Diagnóstico de FC      FC possível

Encaminhamento para centro de FC:       Pesquisa de mutações FC:
- Pesquisa de mutações                  painéis ou sequenciamento     1 a 2 meses
- Avaliação clínica                     do gene CFTR
- Iniciar tratamento para
  manutenção da saúde                   Métodos auxiliares
- Teste do suor nos irmãos
                                              │
                                              ▼
                                     Repetir o teste do suor          2 a 6 meses
```

Fig. 13-1. Condução dos casos com triagem neonatal positiva para fibrose cística. FC: fibrose cística; TIR: tripsinogênio imunorreativo. (Diretriz brasileira de diagnóstico e tratamento da fibrose cística.)[8]

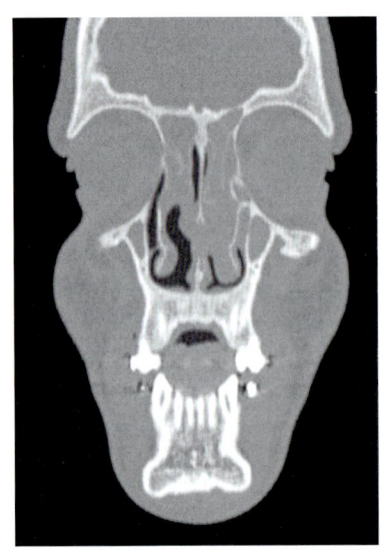

Fig. 13-2. Tomografia de seios da face, corte coronal. Velamento de células etmoidais e conteúdo de partes moles em fossas nasais compatível com pólipos nasais e hipoplasia de seio frontal bilateralmente.

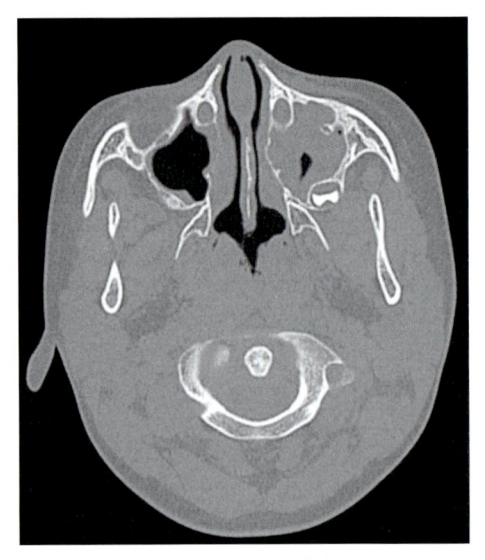

Fig. 13-3. Tomografia de seios da face em corte axial mostrando abaulamento de parede medial de seio maxilar à esquerda (pseudomucocele à esquerda).

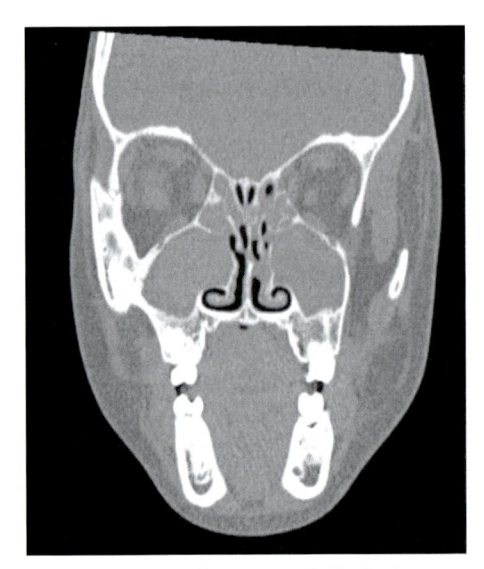

Fig. 13-4. Tomografia computadorizada de seios da face de paciente com fibrose cística evidenciando medialização de parede medial de seio maxilar bilateral.

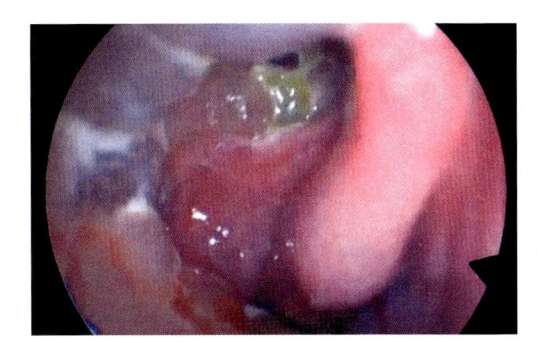

Fig. 13-5. Nasofibroscopia de paciente com fibrose cística com rinossinusite crônica com pólipo nasal em fossa nasal direita recidivada após cirurgia.

P. aeruginosa e S. aureus são os microrganismos mais frequentemente observados em cultura em seios da face.[6-8] O tratamento conservador (irrigação nasal com solução salina, corticosteroides tópicos nasais, antibióticos e uso prolongado de macrolídeos) é indicado, inicialmente, para pacientes com FC e RSC.[3,6] Para os pacientes que não respondem a este tratamento é indicada cirurgia endoscópica dos seios paranasais.[11] Macdonald *et al.*[11] relataram que os pacientes mais beneficiados com cirurgia são aqueles que apresentam quadros recorrentes devido a uma anormalidade anatômica obstruindo drenagem dos seios paranasais principalmente na presença de polipose nasossinusal. Relataram que nestes casos a cirurgia é bem tolerada e leva à melhora na qualidade de vida. Segundo EPOS 2020,[3] crianças com FC submetidas à cirurgia podem, inclusive, apresentar melhora da função pulmonar. Como pacientes com FC apresentam grande acúmulo de secreção nos seios maxilares e, por este motivo, necessitam de frequentes reabordagens cirúrgicas, existe a recomendação de se realizar uma antrostomia ampla e estendida inferiormente para favorecer a drenagem e facilitar a lavagem.[6]

Por ser uma doença multissistêmica, outros tratamentos são importantes para o controle e melhora da qualidade de vida. Alguns dos principais tratamentos empregados são:

- Nebulização com solução salina hipertônica e manitol: atuam como hidratantes da superfície das vias aéreas, como agentes osmóticos, alterando as propriedades reológicas do muco;
- Alfadornase inalatória: tem eficácia comprovada na melhora da função pulmonar e da qualidade de vida, assim como da redução de exacerbações respiratórias;
- Uso de antibióticos tópicos e sistêmicos para erradicação de colonização bacteriana: azitromicina, astreonam, meticilina, tobramicina entre outros;
- Oxigenoterapia: PaO_2 < 55 mmHg ou SpO_2 < 88% já apresentam indicação de oxigenoterapia, independentemente da sintomatologia;
- Tratamentos gastrointestinal e nutricional;
- Tratamento para insuficiência pancreática: uso de enzimas e acompanhamento para diabetes melito;
- Terapia gênica;
- Corretores da CFTR: ivacaftor e tezacaftor. Indicados para alguns tipos de mutações.

A mensagem final que fica é a deixada pelo EPOS 2020:[3] diante de pólipos nasais em pacientes pediátricos, a FC deve ser investigada. O teste de cloreto no suor continua sendo importante para confirmar a doença, embora a triagem neonatal tenha diminuído significativamente a idade de diagnóstico dessa doença.

REFERÊNCIAS BIBLIOGRÁFICAS

1. Kang SH et al. Rinossinusite crônica e polipose nasossinusal na fibrose cística: atualização sobre diagnóstico e tratamento. J Bras Pneumol. São Paulo. 2015;41(1):65-76.
2. Davis PB. Cystic fibrosis since 1938. Am J Resp and Crit Care Medicine. 2006;173:475-82.
3. Fokkens WJ, Lund VJ, Hopkins C et al. European position paper on rhinosinusitis and nasal polyps 2020. Rhinology. 2020;58(S29):1-464.
4. De Boeck K. Cystic fibrosis in the year 2020: a disease with a new face. Acta Paediatricca. 2020;109:893-9.
5. Maciel LMZ et al. The first five-year evaluation of cystic fibrosis neonatal screening program in São Paulo State, Brazil. Cad Saude Publica. 2020:e00049719.
6. Orlandi RR, Kingdom TT, Smith TL et al. International consensus statement on rhinology and allergy: rhinosinusitis. Int Forum Allergy Rhinol. 2021;11(3):213-739.
7. Farrell PM, Rosenstein BJ, White TB *et al.* Cystic Fibrosis Foundation. Guidelines for diagnosis of cystic fibrosis in newborns through older adults: Cystic Fibrosis Foundation consensus report. J Pediatr. 2008;153(2):S4-S14.
8. Athanazio RA, Silva Filho LVRF da, Vergara AA et al. Brazilian guidelines for the diagnosis and treatment of cystic fibrosis. Jornal Brasileiro de Pneumologia. 2017;43(3):219-45.
9. Oomen KPQ, April MM. Sinonasal manifestations in cystic fibrosis. International Journal of Otolaryngology. 2012:789572.
10. Nishioka GJ, Cook PR, McKinsey JP, Rodriguez FJ. Paranasal sinus computed tomography scan findings in patients with cystic fibrosis. Otolaryngol Head Neck Surg. 1996;114(3):394-9
11. Macdonald KI, Gipsman A, Magit A, et al. Endoscopic sinus surgery in patients with cystic fibrosis: a systematic review and meta-analysis of pulmonary function. Rhinology. 2012;50(4):360-9.
12. Sedaghat AR, Phipatanakul W, Cunningham MJ. Atopy and the development of chronic rhinosinusitis in children with allergic rhinitis. J Allergy Clin Immunol Pract. 2013;1(6):e1-2.
13. Thamboo A, Santos RC, Naidoo L, et al. Use of the SNOT-22 and UPSIT to appropriately select pediatric patients with cystic fibrosis who should be referred to an otolaryngologist: cross-sectional study. JAMA Otolaryngol Head Neck Surg. 2014;140:934-9.
14. Krajewska J et al. Chronic rhinosinusitis in cystic fbrosis: a review of therapeutic options. European Archives of Oto-Rhino-Laryngology. 2022;279:1-24
15. Okafor S, et al. Management of sinusitis in the Cystic Fibrosis patients. Immunol Allergy Clin N Am. 2020;40:377-83.
16. Johnson BJ, Choby GW, O´Brien EK. Chronic rhinosinusitis in patients with cystic fibrosis — Current management and new treatments. Laryngoscope Investigative Otolaringology. 2020;5:368-74.
17. Kimple AJ, Senior BA, Naureckas ET, et al. Cystic Fibrosis Foundation otolaryngology care multidisciplinary consensus recommendations. Int Forum Allergy Rhinol. 2022 Sep;12(9):1089-1103.

IMUNODEFICIÊNCIAS E RINOSSINUSITES

CAPÍTULO 14

Persio Roxo-Junior ▪ Ullissis Pádua de Menezes

INTRODUÇÃO

Rinossinusite (RS) é uma condição clínica frequente na população infantil e adulta, acarretando absenteísmo escolar, redução de dias de trabalho e grande impacto econômico e na qualidade de vida dos pacientes.

Rinossinusite aguda (RSA) caracteriza-se por quadro de secreção nasal purulenta, obstrução nasal e dor facial, com duração inferior a 4 semanas. A RSA recorrente se caracteriza por 4 ou mais episódios de sinusite bacteriana aguda por ano, com resolução completa dos sintomas entre os episódios. Na rinossinusite crônica (RSC), os sintomas persistem por mais de 12 semanas.[1]

As principais manifestações clínicas da RSC são rinorreia ou descarga pós-nasal, obstrução ou congestão nasal, hiposmia, dor ou pressão facial e a tosse produtiva.

Alguns exames complementares são úteis no diagnóstico, como a nasofibroscopia e a tomografia, que podem evidenciar inflamação, presença de secreção purulenta proveniente dos seios paranasais ou complexos osteomeatais e deformidades anatômicas.

Um subgrupo de pacientes com RSC são refratários aos tratamentos clínico e cirúrgico. Nestas situações, devem ser investigadas algumas comorbidades: rinite alérgica (RA), polipose nasal, doença respiratória exacerbada por AINEs (anti-inflamatórios não esteroidais); fibrose cística, granulomatose com poliangiite, discinesia ciliar (primária ou secundária) e imunodeficiências.

No caso de pacientes com RSC refratária ao tratamento, especialmente na faixa etária pediátrica, deve-se investigar quanto à presença de imunodeficiências primárias.[2]

IMUNODEFICIÊNCIAS PRIMÁRIAS

As imunodeficiências primárias (IDP), atualmente denominadas também como erros inatos da imunidade, e as secundárias podem resultar em alteração quantitativa ou funcional da resposta imune inata e adaptativa, acarretando aumento da suscetibilidade a infecções dentre elas as rinossinusites.

As IDP são um grupo heterogêneo de doenças hereditárias, causadas por mutações monogênicas na linhagem germinativa, resultando em perda ou ganho de função da proteína codificada. Estas doenças podem ser ligadas ao X ou autossômicas, de caráter dominante ou recessivo. Já foram descritos 485 fenótipos distintos, com a identificação de vários genes, classificando as IDP em 10 diferentes grupos (Quadro 14-1).[3]

Quadro 14-1. Classificação das imunodeficiências primárias[3]

Classificação das imunodeficiências primárias	Exemplos
1. Imunodeficiências combinadas	Imunodeficiência combinada grave (SCID)
2. Imunodeficiências combinadas associadas a síndromes	DiGeorge, Wiskott-Aldrich, Hiper-IgE, ataxia-telangiectasia
3. Imunodeficiências predominantemente humorais	Agamaglobulinemia ligada ao X, Deficiência seletiva de IgA Imunodeficiência comum variável (IDCV)
4. Doenças de imunodesregulação	Linfo-histiocitose hemofagocítica familiar (HLH), Griscelli, Chediak-Higashi Síndrome Linfoproliferativa Autoimune, Distrofia Ectodérmica, candidíase e Poliendocrinopatia Autoimune, Enteropatia ligada ao X, Poliendrocrinopatia e Imuno-disrregulação
5. Defeitos de fagócitos	Doença granulomatosa crônica (DGC), deficiência de adesão leucocitária (LAD)
6. Defeitos da imunidade inata	Candidíase mucocutânea crônica (CMC), Suscetibilidade Mendeliana às Doenças por Micobactérias
7. Síndromes autoinflamatórias	Febre familiar do mediterrâneo – TRAPS, Hiper-IgD, criopirinopatias
8. Deficiências do complemento	Deficiência de C1q Deficiência do Inibidor de C1-esterase Deficiência de C3, C5-C9
9. Falência de medula óssea	Disceratose congênita, anemia de Fanconi
10. Fenocópias de IDP	Clínica de IDP, mas sem mutações germinativas, mecanismos adquiridos

Estas doenças são bastante heterogêneas em sua apresentação clínica e idade de início, mas, de modo geral, manifestam-se por aumento da suscetibilidade à infecções, autoimunidade, desregulação, alergias e malignidade.

Com a finalidade de facilitar a suspeita de IDP pelo médico não especialista foram criados os dez sinais de alerta para IDP, elencados no Quadro 14-2. A presença de 2 ou mais desses sinais sugere a necessidade de investigação para uma possível IDP.[4]

Quadro 14-2. Sinais de alerta para imunodeficiências primárias[4]

1	Duas ou mais novas otites no período de 1 ano
2	Duas ou mais novas sinusites no período de 1ano
3	Uma pneumonia por ano por mais que 1 ano
4	Diarreia crônica com perda de peso
5	Infecções virais de repetição (herpes, verrugas, condilomas)
6	Uso de antibiótico intravenoso de repetição para tratar infecções
7	Abscessos profundos de repetição na pele ou órgãos internos
8	Monilíase persistente ou infecção fúngica na pele ou outros locais
9	Infecções por *Mycobacterium tuberculosis* atípicas
10	História de imunodeficiências familiares

Dentre as IDP, as que envolvem comprometimento dos linfócitos B (humorais), afetando a produção de anticorpos, de forma quantitativa ou funcional, são as principais causas de infecções respiratórias recorrentes (especialmente sinusites, otites e pneumonias), bem como infecções invasivas como meningites, septicemias e osteomielites.

Na população adulta destacam-se a deficiência seletiva de IgA, imunodeficiência comum variável, deficiência seletiva de subclasses de IgG e a deficiência específica de anticorpos aos polissacárides. A agamaglobulinemia ligada ao X manifesta-se na infância.

A prevalência combinada das imunodeficiências humorais (imunodeficiência comum variável, deficiência seletiva de IgA e deficiência subclasses de IgG) foi de 9,4% para RSC e de 21,8% para RSC refratárias ao tratamento.[5] O diagnóstico precoce e o início do tratamento com antibioticoterapia profilática e/ou reposição de imunoglobulina melhoram o prognóstico destes pacientes.

ERROS INATOS DA IMUNIDADE RELACIONADOS COM RSC OU RSC RECORRENTES

Principais Fenótipos e Diagnósticos

Agamaglobulinemia Congênita (ALX)

ALX é uma doença rara, causada por mutações no gene *BTK*, presente no cromossomo X, comprometendo a função da enzima tirosina quinase, que apresenta importante função sinalizadora em linfócitos B. Consequentemente ocorre um grave distúrbio na diferenciação do estágio de pré-linfócito B para linfócito B maduro, afetando profundamente a produção e função de todas as classes de imunoglobulinas.

A incidência aproximada é de 1:190.000 nascidos vivos, afetando apenas indivíduos do sexo masculino.

As manifestações clínicas iniciam-se, principalmente, a partir dos 6 meses de vida, quando ocorre a queda dos anticorpos maternos transferidos via placentária.

As infecções predominantes são do sistema respiratório, especialmente RSA, RSC, otites e pneumonias, causadas por patógenos encapsulados, como *Streptococcus pneumoniae*, *Moraxella catarrhalis*, *Staphylococcus aureus* e *Haemophilus influenzae*. Gastroenterites também são frequentes e podem ser causadas por *Giardia Lamblia* e enterovírus. Infecções causadas por germes atípicos podem ocorrer, especialmente *Mycoplasma pneumoniae* e *Ureaplasma urealiticum*, afetando as articulações (artrites). Infecções do sistema nervoso central são menos frequentes, podendo ser causadas por bactérias encapsuladas, enterovírus, *ECHO* vírus e por cepas vacinais atenuadas de poliovírus.

O exame físico revela, usualmente, ausência de linfonodos ou tonsilas. O diagnóstico laboratorial é confirmado por níveis séricos extremamente reduzidos de todas as classes de imunoglobulinas. Usualmente a IgG é < 100 mg/dL; IgM < 20 mg/dL e IgA < 7 mg/dL. Além disso, os pacientes apresentam profunda linfopenia de células B (CD19+ < 2%) em sangue periférico e na medula óssea.

A ALX corresponde a aproximadamente 85% dos casos de agamaglobulinemia. Fenótipos mais leves e com níveis mais elevados de IgG podem ocorrer, caracterizados por herança autossômica recessiva, e o defeito molecular se dá em outros genes. Portanto, o diagnóstico diferencial da ALX se faz com outros tipos de agamaglobulinemia autossômica e Imunodeficiência Comum Variável.

O tratamento requer administração de antibioticoterapia agressiva para os quadros infecciosos. Antibioticoprofilaxia deve ser ponderada nos casos de sequelas pulmonares, especialmente bronquiectasias. O tratamento considerado padrão ouro é a reposição de imunoglobulinas, que pode ser realizada por via intravenosa ou subcutânea. Este procedimento é essencial para a redução das infecções e das disfunções pulmonares por sequelas inflamatórias.[2,6]

Imunodeficiência Combinada Grave (SCID)

SCID é um grupo de doenças raras e graves, caracterizadas por deficiência combinada de linfócitos T e linfócitos B, podendo comprometer células *natural killer*, refletindo em profundo comprometimento da imunidade. A sua incidência é de 1:54.000 nascidos vivos.

Os pacientes apresentam contagem de células T (< 2.500/mm^3) com linfopenia e níveis reduzidos de IgG, IgA e IgM.

As manifestações infecciosas são graves e precoces, inclusive podendo ocorrer reações vacinais graves ("BCG-ites"), o que representa importante sinal de alerta para SCID no lactente. São frequentes as infecções multissistêmicas, diarreia crônica, déficit de crescimento, resultando em elevada mortalidade até os 2 anos de vida. Os principais agentes infecciosos são vírus, bactérias, fungos e protozoários.

O tratamento precoce com antibioticoterapia profilática, antifúngicos e antivirais associados à reposição de imunoglobulina diminui a gravidade, mortalidade e permite ao paciente ter condições para ser submetido ao transplante de células-tronco hematopoiéticas, que é curativo em mais de 90% dos casos, dependendo da idade que for realizado.[2,6]

Hipogamaglobulinemia Transitória da Infância (HTI)

Nos primeiros meses de vida o lactente é protegido pela IgG materna, adquirida por transferência transplacentária. Entretanto, entre 3 e 9 meses de vida ocorre uma redução natural da IgG materna, conhecida como hipogamaglobulinemia fisiológica do lactente. Após este período, ocorre a produção normal das imunoglobulinas, de acordo com a faixa etária.

Em algumas crianças, ocorre um atraso na produção normal da IgG além do primeiro ano de vida. Geralmente, estes lactentes apresentam concentrações séricas normais de IgM e IgA e resposta vacinal inalterada. Esta condição imunológica caracteriza a HTI, que se trata de uma imaturidade da imunidade humoral. Estudos mostram que a normalização espontânea dos níveis de IgG ocorre entre 2 e 4 anos de idade. A HTI é uma condição frequente em lactentes e pré-escolares e pode estar associada a infecções sinopulmonares de repetição, de causa viral ou bacteriana, mas de evolução clínica favorável e autolimitada. O diagnóstico é retrospectivo e somente poderá ser confirmado após a normalização dos níveis de IgG.

A maioria dos pacientes com HTI não requer tratamento, por ser uma condição benigna e sem repercussão no desenvolvimento ponderoestatural e neurológico. Entretanto, no caso de infecções sinopulmonares recorrentes com repercussão da qualidade de vida, a primeira opção é a utilização de antibioticoprofilaxia. Caso esta conduta não seja eficaz ou os níveis de IgG sejam inferiores a 200 mg/dL, a terapia de reposição com imunoglobulinas passa a ser uma boa opção, mostrando benefícios na redução significativa do número e gravidade das infecções sinopulmonares. O aumento da produção de IgG própria do paciente poderá ser monitorizado mantendo a dose de infusão em intervalos regulares. Periodicamente, a infusão deverá ser suspensa por 3 a 6 meses, com checagem dos níveis séricos de IgG.[6]

Deficiência Seletiva de IgA (DIgA)

A DIgA é a imunodeficiência primária mais frequente, cuja incidência varia entre 1:223 a 1:1.000 na população geral. Os critérios diagnósticos são níveis séricos de IgA abaixo de 7 mg/dL e IgG e IgM normais para a faixa etária, em indivíduos com mais de 4 anos de idade.

As alterações genéticas são multifatoriais e ainda não bem determinadas, porém, algumas deleções mostram associações da DIgA com doenças autoimunes como diabetes e tireoidite.

Aproximadamente metade dos pacientes são oligossintomáticos. Com relação aos pacientes sintomáticos, destacam-se as infecções sinopulmonares e gastrointestinais recorrentes, doenças alérgicas graves, manifestações inflamatórias, autoimunes e neoplasias. Estudos descreveram indivíduos com RSC refratária e portadores de DIgA associada à deficiência de anticorpos aos polissacárides (DAP) e/ou deficiência de subclasses de IgG.

O tratamento da deficiência seletiva de IgA consiste nas medidas de prevenção, higiene ambiental e utilização de antibióticos profiláticos em caso de infecções recorrentes. Abordagem das doenças alérgicas leva a maior controle das infecções nestes pacientes. A reposição de imunoglobulinas é controversa e com pouco benefício, mesmo em casos de DIgA associadas à deficiência de subclasses de IgG e ou DAP. Outro aspecto importante é a monitorização contínua devido aos riscos de surgimento de doenças autoimunes, inflamatórias e oncológicas.[2,6]

Deficiência de Subclasses de IgG

A deficiência de subclasses de IgG (DSIgG) caracteriza-se pela redução dos níveis séricos de uma das 4 subclasses de IgG (< que 2 desvios-padrão da média para a idade) e níveis normais de IgG, IgM e IgA. Há descrição de associação entre DSIgG com DIgA, bem como com a Deficiência de Anticorpos aos Polissacarídeos (DAP).

As subclasses IgG1 e IgG3 são ativas contra toxinas e antígenos proteicos virais; IgG2 e IgG4 contra antígenos bacterianos polissacárides encapsulados. Estudos mostraram que até 20% dos indivíduos saudáveis apresentam redução dos níveis de 1 ou mais subclasses de IgG. Entretanto, esta deficiência tem sido descrita em indivíduos com RS refratárias ao tratamento.[2,5,6]

Com relação à proporção da IgG sérica total, a IgG1 representa 60%, a IgG2 30%, IgG3 5% e IgG4 5%. A deficiência de IgG2 é mais frequente em crianças e está associada à ocorrência de infecções sinopulmonares recorrentes devido ao seu papel na defesa contra bactérias encapsuladas. A deficiência de IgG3 é mais frequente em adultos e a deficiência de IgG4 tem sido associada à ocorrência de infecções pulmonares e autoimunidade. A deficiência de IgG4 associada à deficiência de IgG1 e IgG2 foi descrita em indivíduos com RSC e RSA recorrentes.[7]

Com relação ao tratamento das DSIgG, para os pacientes pouco sintomáticos, preconiza, apenas, medidas de higiene ambiental. Para os pacientes com infecções sinopulmonares recorrentes, pode-se utilizar antibioticoprofilaxia. Para os pacientes com resposta ineficiente à antibioticoprofilaxia ou com outros defeitos associados, como DAP, deve-se ponderar a terapia de reposição com imunoglobulina.[2,6]

Imunodeficiência Comum Variável (ICV)

A ICV acomete crianças a partir de 4 anos de idade e, principalmente, adultos, com incidência em torno de 1:25.000 nascidos vivos.

É uma imunodeficiência que se apresenta com grande heterogeneidade clínica, o que está associado à ocorrência de diversos defeitos moleculares e mutações gênicas. Mutações no gene *TACI* aumentam o risco para linfoproliferação e autoimunidade. Mutações no gene *ICOS* podem levar a todas as formas clínicas de ICV. Mutações nos genes *CD19*, *CD20* e *BAFFR* relacionam-se com profunda deficiência na produção de anticorpos e hipogamaglobulinemia. A identificação destas mutações através do estudo genético pode ser benéfica em termos de prognóstico e aconselhamento genético.

As infecções do sistema respiratório superior, especialmente RSC recorrentes, otites e rinossinusites, ocorrem em torno de 63% dos casos. Pneumonias de repetição são frequentes e predispõem ao desenvolvimento de bronquiectasias e doença pulmonar linfocítica intersticial granulomatosa. Infecções gastrointestinais e diarreia crônica podem estar associadas à esplenomegalia e doença hepática com hipertensão portal. Aproximadamente 25% dos pacientes desenvolvem doenças autoimunes, especialmente anemia hemolítica e citopenias. Doenças malignas são frequentes e 6-8% dos pacientes desenvolvem linfomas de células B.

O diagnóstico laboratorial mostra redução importante dos níveis de IgG (< 450 mg/dL) e IgA (< que 2 desvios-padrão da média), com ou sem redução de IgM, associada à baixa produção de anticorpos para antígenos vacinais e de isoemaglutininas. O número de linfócitos B (CD19+/CD20+) pode estar normal ou diminuído e os linfócitos T podem estar reduzidos em número e função.

O tratamento da ICV geralmente requer antibioticoprofilaxia em longo prazo, principalmente quando em presença de sequelas pulmonares. A reposição de imunoglobulina é o principal tratamento, resultando em redução da ocorrência e gravidade das infecções e de internações hospitalares. É muito importante a monitorização dos portadores de ICV quanto ao aparecimento de doenças autoimunes, neoplásicas e hematológicas. Alguns pacientes podem ter benefícios com a utilização de imunomoduladores e imunossupressores. O transplante de medula óssea pode ser indicado em casos seletos de pacientes com ICV e doenças malignas associadas a lesões graves de órgãos e autoimunidade, sem resposta a outros tratamentos.[6,8]

Deficiência de Anticorpos aos Polissacarídeos (DAP)

Fisiologicamente, crianças com menos de 2 anos de idade não apresentam resposta adequada aos antígenos polissacarídeos não conjugados. A DAP é uma imunodeficiência primária caracterizada por uma resposta inadequada da produção de anticorpos aos antígenos polissacarídeos não conjugados, especialmente *S. pneumoniae* e *H. influenzae*, com níveis normais de imunoglobulinas e subclasses de IgG.[2] O fator genético ainda não foi bem determinado, porém, ocorre diminuição de linfócitos B de memória.

DAP tem sido associada à RSC e RSA recorrentes, otites, rinite alérgica e asma. Estudos realizados em crianças com infecções de repetição mostraram incidência de DAP em torno de 14,9%.[9] Carr et al.[10] avaliaram a resposta vacinal antipneumocócica em 129 indivíduos com RSC refratárias e 11,6% destes pacientes foram diagnosticados como DAP, apresentando níveis de anticorpos inferiores a 1,3 mcg/mL para menos de 50% dos sorotipos testados. Algumas síndromes, como Wiskott-Aldrich, DiGeorge, ataxia-telangiectasia e Down podem estar associadas à baixa resposta de anticorpos aos antígenos polissacarídeos.

O diagnóstico da DAP pode ser desafiador devido às variações da resposta imune com a idade, presença de comorbidades e da interpretação da resposta imune aos sorotipos pneumocócicos.[11] Os critérios diagnósticos da DAP têm mudado nos últimos anos devido à escassez de estudos clínicos controlados e ausência de padronização da definição da resposta inadequada de produção de anticorpos aos antígenos polissacarídeos. Os níveis protetores de anticorpos não são uniformes e podem variar dependendo dos tipos de imunizantes utilizados. As vacinas mais utilizadas na avaliação da resposta aos antígenos polissacarídeos são a vacina pneumocócica 23 valente não conjugada (sorotipos 1, 2, 3, 4, 5, 6B, 7F, 8, 9N, 9V, 10A, 11A, 12F, 14, 15B, 17F, 18C, 19A, 19F, 20, 22F, 23F e 33F) e a vacina pneumocócica 13 valente conjugada (sorotipos 1, 3, 4, 5, 6A, 6B, 7F, 9V, 14, 18C, 19A, 19F e 23F).

Estudos sugerem níveis de anticorpos > 1,3 mcg/mL como sendo protetores contra doenças invasivas por pneumococos após imunização com a vacina pneumocócica 23 valente não conjugada[12] e > 0,35 mcg/mL para vacinas conjugadas.[13]

Resposta adequada à vacina era considerada como um incremento de 4 vezes dos níveis de base de anticorpos protetores de sorotipos específicos, 4 a 6 semanas após a imunização. Entretanto, estudos mostraram que indivíduos com níveis de anticorpos protetores de base não conseguiam apresentar o incremento de 4 vezes após a imunização. Dessa forma, estudos atuais sugerem que, em indivíduos com níveis de base de anticorpos > 1,3 mcg/mL, considera-se como resposta adequada o incremento de 2 vezes após a imunização.[12]

Em relação ao número de sorotipos necessários para se considerar uma resposta normal, depende do tipo de vacina utilizada e da idade do paciente. Estudos sugerem que indivíduos com idade inferior a 6 anos respondam a pelo menos 50% dos sorotipos testados; em indivíduos com mais de 6 anos de idade espera-se resposta adequada a pelo menos 70% dos sorotipos, 4 a 6 semanas após a imunização.[12]

As vacinas conjugadas avaliam a capacidade de produção de anticorpos aos sorotipos específicos, através da resposta dependente de linfócitos T, estando já bem desenvolvida em crianças menores de 2 anos de idade. A vacina pneumocócica 23 valente não conjugada avalia a produção de anticorpos através da resposta não dependente de linfócitos T, estando mais madura e desenvolvida em crianças com mais de 2 anos de idade e adultos.

A maioria das crianças com resposta inadequada à vacina pneumocócica 23 valente não conjugada poderá responder adequadamente à vacina conjugada.[14]

Antibioticoprofilaxia profilática pode ser utilizada na ocorrência de infecções recorrentes. Nos pacientes com resposta ineficaz à antibioticoprofilaxia, a terapia de reposição com imunoglobulina diminui a frequência e a gravidade das infecções.[11]

DIAGNÓSTICO DOS ERROS INATOS DA IMUNIDADE (EII)

O otorrinolaringologista deve encaminhar o paciente à avaliação do sistema imune nas seguintes situações: RSC; RSA recorrentes e/ou refratárias ao tratamento; RS associadas a otites, pneumonias e bronquiectasias; persistência de infecção sinusal apesar da abordagem cirúrgica dos seios paranasais; resposta inadequada à antibioticoterapia; infecções sinusais por patógenos não usuais; infecções graves em outros sítios e história familiar de EII.[2,15]

Avaliação laboratorial da imunidade deverá incluir: hemograma completo, eletroforese de proteínas, dosagem sérica das imunoglobulinas (IgA, IgM, IgG, IgE), dosagem de subclasses de IgG e avaliação da resposta de anticorpos específicos aos antígenos polissacarídeos. Os níveis de imunoglobulinas e subclasses de IgG devem ser comparados aos valores normais por faixa etária na população brasileira, conforme exposto no Quadro 14-3.[16] A avaliação da imunidade celular, através da quantificação de células CD4+ e CD8+, bem como a sorologia para HIV, deverão ser realizadas para pacientes com RSC por germes não usuais como fungos.[2,6] Os valores de referência de subpopulações de linfócitos para a população brasileira encontram-se no Quadro 14-4.[17]

Quadro 14-3. Tabela mostrando valores normais de imunoglobulinas e subclasses de IgG (mg/dL) na população brasileira.[16]

	IgG	IgA	IgM	IgG1	IgG2	IgG3	IgG4
				3 a 6 meses			
Percentil	338	4	25	119	9	1	2
P10	338	4	29	147	10	3	2
P25	406	7	32	192	16	17	3
P05	491	16	38	249	32	22	6
P75	589	22	42	369	43	42	9
P97	698	27	52	426	58	55	12
				6 a 9 meses			
Percentil 3	338	4	30	192	4	1	2
P10	338	7	35	239	9	3	2
P25	406	14	47	274	26	23	3
P05	491	30	61	319	43	33	5
P75	589	42	73	406	65	47	7
P97	698	73	86	436	82	59	11
				9 a 12 meses			
Percentil 3	364	7	37	169	22	2	3
P10	425	7	44	231	30	2	3
P25	532	21	51	343	44	8	5
P05	711	38	59	412	55	25	6
P75	792	66	78	466	85	41	9
P97	918	83	87	543	112	65	13
				12 a 18 meses			
Percentil 3	520	7	47	323	22	4	3
P10	586	7	54	349	22	7	3
P25	667	21	78	369	34	23	6
P05	746	48	99	483	83	25	7
P75	829	84	113	559	97	40	13
P97	875	130	138	643	128	52	16
				18 a 24 meses			
Percentil 3	526	7	40	399	14	14	3
P10	586	7	67	439	28	15	5
P25	693	30	76	479	45	25	6
P05	820	55	103	499	62	33	11
P75	875	77	126	533	139	35	14
P97	951	149	154	543	208	49	16
				3 a 3,9 anos			
Percentil 3	513	29	43	169	18	1	5
P10	651	35	44	439	18	1	7
P25	773	51	73	504	27	12	10
P05	838	68	97	574	142	44	17
P75	951	118	120	689	198	63	22
P97	1046	142	158	818	272	87	34

(*Continua.*)

Quadro 14-3. Tabela mostrando valores normais de imunoglobulinas e subclasses de IgG (mg/dL) na população brasileira.[16]

				4 a 4,9 anos			
Percentil 3	564	28	58	288	58	15	3
P10	616	40	64	426	72	33	4
P25	799	56	87	496	112	40	7
P05	892	85	103	99	167	50	12
P75	1051	123	138	732	187	82	23
P97	1318	215	176	857	247	118	67
				5 a 5,9 anos			
Percentil 3	564	50	59	306	27	19	10
P10	616	64	74	410	37	22	11
P25	799	88	86	530	90	29	13
P05	892	124	114	628	151	53	20
P75	1051	155	133	760	227	90	25
P97	1318	191	166	834	242	140	30
				6 a 7,9 anos			
Percentil 3	665	47	48	204	89	19	19
P10	580	66	54	347	102	26	22
P25	799	85	75	496	112	50	28
P05	892	127	86	597	173	62	38
P75	1100	174	120	791	217	86	49
P97	1465	267	218	1065	261	110	63
				8 a 9,9 anos			
Percentil 3	672	70	67	439	95	28	0
P10	680	98	69	482	112	28	10
P25	799	112	80	531	180	41	21
P05	892	153	91	619	189	65	43
P75	1166	203	114	799	242	81	59
P97	1537	311	139	917	331	105	75
				10 a 11,9 anos			
Percentil 3	739	113	65	256	86	19	16
P10	793	150	76	767	12	24	22
P25	860	166	82	545	125	36	24
P05	923	192	103	661	218	65	45
P75	1182	213	125	757	277	80	51
P97	1475	248	134	844	368	104	66
				Adultos			
Percentil 3	739	84	81	256	180	12	13
P10	793	99	92	256	192	29	23
P25	860	132	103	401	214	43	30
P05	986	179	124	579	266	55	45
P75	1116	255	144	756	304	72	71
P97	1390	354	167	877	372	92	78

Quadro 14-4. Tabela mostrando valores de referência de subpopulações de linfócitos/mm³ na população brasileira saudável.[17]

		Cordão	0-3 m	3-6 m	6-12 m	1-2 a	2-6 a	6-12 a	12-18 a	19-44 a
CD 3	p10	798	2438	1919	2156	1969	1515	1280	1161	844
	p50	1532	3352	3404	3413	3209	2180	1845	1505	1331
	p90	2994	5247	5368	5004	4392	3701	2413	2077	1943
CD 4	p10	485	1686	1358	1360	957	780	618	630	476
	p50	115	2282	2248	2064	1620	1178	907	837	813
	p90	2263	3417	3375	3066	2727	2086	1348	1182	1136
CD 8	p10	264	486	523	560	563	453	390	332	248
	p50	421	877	881	1108	1030	730	612	449	418
	p90	987	1615	1798	1803	1753	1700	1024	776	724
CD 19	p10	278	395	955	811	711	631	471	460	138
	p50	548	1053	1795	1278	1184	962	728	690	234
	p90	1228	1697	2596	1792	1553	1283	1031	1143	544
CD 16/56	p10	279	239	199	164	153	135	127	114	134
	p50	674	499	379	416	318	269	236	228	235
	p90	2151	1020	731	801	703	601	515	446	545

TRATAMENTO

O tratamento das RSC é prolongado e desafiador. O objetivo é a melhora da qualidade de vida e o controle dos sintomas através da diminuição da inflamação. A utilização de solução salina e corticosteroide intranasal melhora o processo inflamatório e os antimicrobianos reduzem a gravidade e frequência das exacerbações.

O diagnóstico dos EII em indivíduos com RSC permite que o tratamento seja realizado precocemente, abordando as exacerbações através do uso de antimicrobianos de forma terapêutica e profilática, sempre que possível, direcionada pelo resgate dos patógenos através de culturas. Antibioticoprofilaxia pode ser utilizada de forma contínua ou sazonal. Os principais antimicrobianos utilizados são: azitromicina (crianças: 5 mg/kg, 3 vezes/semana; adultos: 250 ou 500 mg, 3 vezes/semana); sulfametoxazol-trimetoprim (crianças 5 mg/kg/dia; adultos 160 mg/dia); amoxicilina (crianças 10-20 mg/kg/dia; adultos 500 a 1.000 mg/dia). São necessários mais estudos para se determinar a escolha da classe de antimicrobiano, dose ideal e duração de tratamento.[2,6,11]

Dependendo da imunodeficiência, estarão indicadas vacinas antipneumocócicas conjugadas e/ou não conjugadas e reposição de imunoglobulina.

Diversos estudos têm investigado a eficácia da utilização de imunoglobulina em pacientes portadores de RSC e EII. Deve-se considerar a utilização de imunoglobulinas em indivíduos com RSC a despeito de utilizar antimicrobianos profiláticos. Alguns estudos mostraram boa eficácia na redução da frequência de RS e da utilização de antimicrobianos profiláticos em 56% dos pacientes portadores de ICV e DAP.[18] Entretanto, outro estudo mostrou que a terapia de reposição de imunoglobulina em ICV retardou a progressão para doença pulmonar crônica, porém, resultou em pouca eficácia na redução de RS nestes pacientes.[19]

A cirurgia endoscópica sinusal mostrou melhorar a oxigenação, a drenagem de secreções, diminuição de utilização de antimicrobianos e melhora da qualidade de vida dos pacientes com RSC portadores de EII.[2] Outros estudos avaliaram o impacto da cirurgia endoscópica sinusal através de escores de qualidade de vida, melhora de sintomas, achados radiológicos tomográficos e endoscópicos, comparando indivíduos com RSC portadores de imunodeficiências primárias e secundárias e casos-controles, tendo observado resultados semelhantes em ambos os grupos após seguimento de 18 meses.[20]

CONSIDERAÇÕES FINAIS

Em pacientes portadores de RSC refratárias ao tratamento deve-se considerar a presença de comorbidades como as IDP. Uma avaliação preliminar incluindo hemograma completo e dosagem das imunoglobulinas auxilia muito no *screening* diagnóstico das IDP. O tratamento com antimicrobianos, de forma terapêutica ou profilática, direcionado pela identificação do agente microbiano por culturas, infusão de imunoglobulina e a cirurgia endoscópica sinusal, quando bem indicadas, podem melhorar a evolução das infecções e evitar complicações sinopulmonares.

Estudos evidenciaram que as IDP, principalmente as humorais, podem estar associadas às RSC refratárias ao tratamento convencional. O entendimento da correlação das IDP e a sintomatologia das RSC permitirá aperfeiçoar o tratamento clínico e cirúrgico personalizado. A imunomodulação, através da reposição com imunoglobulina, tem mostrado ser mais benéfica em diminuir a progressão de doenças pulmonares crônicas do que controlar o quadro de RSC. Apesar de a cirurgia endoscópica nososinusal melhorar a sintomatologia e qualidade de vida dos pacientes com RSC associadas às IDP, mais estudos são necessários para melhor definir o momento e as indicações deste procedimento.

REFERÊNCIAS BIBLIGRÁFICAS

1. Orlandi RR et al. International Consensus Statement on Allergy and Rhinology: Rhinosinusitis 2021. Int Forum Allergy Rhinol. 2021;11:213-739.
2. Huwyler C et al. Primary Immunodeficiency and rhinosinusitis. Immunol Allergy Clin N Am 2020;40(2):233-49.
3. Bousfiha Aziz, Moundir A, Tangye S. The 2022 Update of IUIS Phenotypical Classification for Human Inborn Errors of Immunity. Journal of Clinical Immunology 2022;42:1508-20.
4. Carvalho BC, Grumach AS, Franco JL et al. Attending to warnings signs of primary immunodeficiency diseases across the range of clinical practice. J Clin Immunol. 2014;34(1):10-22.
5. Vanlerberghe L et al. The prevalence of humoral immunodeficiency in refractory rhinosinusitis: a retrospective analysis. B-ENT. 2006;2(4):161-6.
6. Bonilla FA, Khan DA, Ballas ZK et al. Practice Parameter for the diagnosis and management of primary immunodeficiency. J Allergy Clin Immunol. 2015;136:1186-205.
7. Seppanen M, Suvilehto J, Lokki ML et al. Immunoglobulins and complement factor C4 in adult with rhinosinusitis. Clin Exp Immunol. 2006;145(2):219-27.
8. Yazdani R, Habibi S, Sharifi L et al. Common variable immunodeficiency: epidemiology, pathogenesis, clinical manifestations, diagnosis, classification and management. J Investig Allergol Clin Immunol. 2020;30(1):14-34.
9. Boyle R, Le C, Balloch A et al. The clinical Syndrome of specific antibody deficiency in children. Clin Exp Immunol. 2006;146(3):4:86-92.
10. Carr TF, Koterba AP, Chandra R et al. Characterization of specific antibody deficiency in adults with medically refractory chronic rhinosinusitis. Am J Rhinol Allergy. 2011;25(4):241-4.

11. Perez EE, Ballow M. Diagnosis and management of Specific Antibody Deficiency. Immunol Allergy Clin n Am. 2020;40:499-510.
12. Orange JS, Ballow M, Stiehm ER, et al.Use and interpretation of diagnostic vaccination in primary immunodeficiency a working group report of the Basic and Clincal Immunology. J Allergy Clin Immunol. 2012;130(3):S1-24).
13. World Health Organization. Weekly epidemiological record; [online]. 2021;87:129-44.
14. Sorensen RU, Leiva LE, Giangrosso PA et al. Response to a heptavalent conjugate Streptococcus pneumoniae vaccine in children with recurrent infections who are unresponsive to the polysaccharide vaccine. Pediatr Infect Dis J. 1998;17(8):685-91.
15. Sethi DS, Winkelstein JA, Leaderman H, et al. Immunologic defects in patients with chronic recurrent sinusites: diagnosis and management. Otolaryngol Head Neck Surg. 1995;112(2):242-7.
16. Fujimura MD. Níveis séricos das subclasses de IgG em crianças normais e nefróticas. Tese de doutorado-FMUSP. Área de Pediatria. 1991.
17. Moraes-Pinto MI, Ono E, Santos-Valente E et al. Lymphocyte subsets in human immunodeficiency virus-unexposed Brazilian individuals from birth to adulthood. Mem Inst Oswaldo Cruz. 2014;109(8):989-98.
18. Walsh JE, Gurrola JG, Grahan SM et al. Immunoglobulin replacement therapy reduces chronic rhinosinusitis in patients with antibody deficiency. Int Forum Allergy & Rhinol. 2017.
19. Quinti I, Soresina A, Spadaro G et al. Long-term follow-up and outcome of a large co-hort of patients with common variable immunodeficiency. J Clin Immunol. 2007;27(3):308-16.
20. Khalid NA, Mace JC, Smith TL. Outcomes of sinus surgery in ambulatory patients with immune disfunction. Am J Rhinol Allergy. 2010;24(3):230-3.

SÍNDROMES COM ALTERAÇÕES CRANIOFACIAIS

CAPÍTULO 15

Inaê Mattoso Compagnoni ▪ Wilma Terezinha Anselmo Lima
Fabiana Cardoso Pereira Valera ▪ Carolina Sponchiado Miura

INTRODUÇÃO

As anomalias congênitas afetam cerca de 5% dos nascidos vivos em todo o mundo.[1] Além de serem comuns, dados na Organização Mundial da Saúde (OMS) mostram que elas estão entre as maiores causas de mortalidades de recém-nascidos, afetando cerca 2-3% dessa população.[2]

Os distúrbios craniofaciais são centrais para o diagnóstico de algumas síndromes genéticas e malformações. Frequentemente um geneticista pode suspeitar de uma síndrome apenas observando as características faciais do recém-nascido.

Outro destaque é a correlação das alterações craniofaciais com a apneia obstrutiva do sono. Estima-se que a apneia obstrutiva do sono acomete 1 a 3% da população geral pediátrica, enquanto nas crianças com fissura de lábio ou palato esse número sobe para 22 a 65%.[3] Outro estudo prospectivo em crianças com craniostose identificou que a prevalência de apneia obstrutiva do sono nelas era de 68%.[4]

Neste capítulo falaremos sobre as principais síndromes de alterações craniofaciais.

SÍNDROMES DE PRIMEIRO E SEGUNDO ARCOS BRANQUIAIS

Durante a formação do embrião humano, por volta da 4ª semana de vida intrauterina, são formados os arcos branquiais, ou arcos faríngeos. Estes são revestidos externamente pelo ectoderma e internamente pelo endoderma e preenchidos pelo mesoderma. Essas estruturas embrionárias, em número de 1 a 5, serão responsáveis por originar estruturas importantes na cabeça e pescoço.[5]

O primeiro arco dá origem aos processos mandibulares, também chamados de cartilagem de Meckel, e aos processos maxilares. Os dois processos originarão o martelo, a bigorna, ossos da mandíbula, maxila, zigoma, escama do temporal, vômer e palatino, além dos músculos da mastigação e tensor do tímpano, nervo trigêmeo e artéria maxilar.[5]

Já o segundo arco, cuja cartilagem é denominada de Reichert, originará a supraestrutura do estribo, estapédio, processo estiloide dos ossos temporais, corno menor e parte superior do osso hioide, ligamento estilo-hióideo, músculos da expressão facial, occipital, estilo-hióideo, ventre posterior do digástrico, nervo facial e artérias estapédicas.[5]

Entendendo essa parte da embriologia pode-se perceber que prejuízos na formação desses arcos poderão causar inúmeras malformações e síndromes.

Espectro Óculo-Aurículo-Vertebral

O termo "espectro" é utilizado para descrever doenças genéticas que se apresentam com variabilidade clínica de achados. O espectro óculo-aurículo-vertebral, conhecida também como síndrome de Goldenhar, é uma condição etiológica e fenotipicamente heterogênea que acomete cerca de 1:5.600 a 1:45.000 nascidos vivos.[6]

A maioria dos casos parece ocorrer de forma esporádica, contudo, acredita-se tratar de uma herança autossômica tanto recessiva quanto dominante.[6] Em relação ao sexo, observa-se uma proporção de 3:2 entre os sexos masculino e feminino.[7]

Clinicamente, a síndrome de Goldenhar caracteriza-se por anomalias, geralmente assimétricas, envolvendo orelhas, face, olhos e coluna:

- *Alterações craniofaciais*: protuberância frontal, microcefalia, assimetria craniana, plagiocefalia, dolicocefalia, macrocefalia, macrostomia, fenda facial, agenesia de ramo mandibular, micrognatia, retrognatia, fenda labial e/ou palatina, palato ogival, apinhamento dentário, hipoplasia de musculatura perioral e mastigatória e insuficiência velofaríngea;[7]
- *Alterações auriculares e em ouvidos*: microtia, encontrada em 92-100% dos pacientes, apêndices auriculares, estenoses de conduto auditivo externo, mastoide ebúrnea, malformações de cadeia ossicular, de membrana timpânica e de orelha interna. Esses pacientes cursam com perda auditiva, geralmente condutiva;[7]
- *Alterações oftalmológicas*: fenda palpebral estreita, blefaroptose, micro ou anoftalmia, lipodermoide, coloboma palpebral e distúrbios na motilidade ocular;
- *Malformações cardíacas*: a frequência de acometimento pode ser alta e constitui a principal causa de mortalidade nesses pacientes. Pode-se observar, principalmente, defeito de septo ventricular e tetralogia de Fallot. Outros defeitos que podem estar presentes são a transposição dos grandes vasos, hipoplasia do arco aórtico, coarctação da aorta;[7]
- *Outras alterações que podem aparecer*: alterações de SNC, pares de nervos cranianos, urogenitais, pulmonares etc.

Atualmente não existe um teste diagnóstico específico para esse espectro. Assim, a avaliação clínica continua sendo a primeira ferramenta a ser utilizada associada à análise citogenética e aos exames de imagem.

Síndrome de Treacher-Collins

Também chamada de disostose mandibulofacial, acomete cerca de 1:40.000 a 1:70.000 nascidos vivos, sem predileção por raça ou sexo e acredita tratar-se de uma doença autossômica dominante com expressão variável.[8] O gene causador da STC foi mapeado no braço longo no cromossomo 5 (5q31-33), sendo denominado de *TCOF1*.[9]

As alterações encontradas nesses pacientes são, basicamente, as craniofaciais. As principais incluem inclinação antimongoloide das fendas palpebrais, hipoplasia da região malar, hipoplasia de mandíbula, alterações em articulação temporomandibular e em músculos da mastigação, coloboma da pálpebra inferior, ausência parcial ou completa dos cílios nas pálpebras inferiores, microtia, atresia do conduto auditivo externo, perda auditiva do tipo condutiva, presença de cabelos na parte externa das faces e fenda palatina.[8]

Nesses pacientes, a redução do ângulo da base do crânio, associado a narinas estreitas, hipoplasia da maxila e micrognatia estão intimamente relacionados com apneia do sono (Fig. 15-1).

Outras malformações que podem ocorrer em menor proporção são cardiopatia congênita, criptorquidia e deficiência mental.[8]

O diagnóstico faz-se com base na avaliação clínica e mutação genética.

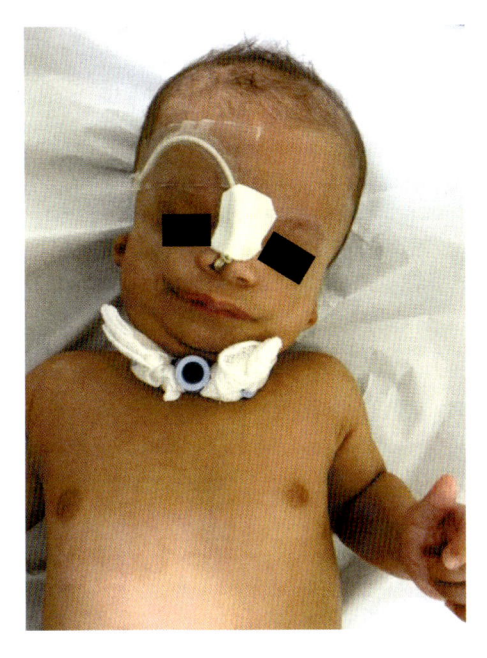

Fig. 15-1. Paciente com Síndrome de Treacher-Collins com necessidade de uso de traqueostomia e sonda nasoentérica. Observe hipoplasia da maxila, narinas estreitas, micrognatia e inclinação antimongoloide das fendas palpebrais.

SEQUÊNCIA DE PIERRE-ROBIN

Define-se "sequência" como um conjunto de anomalias que se origina de uma única alteração primária ou de um único fator mecânico que pode desencadear múltiplas anomalias secundárias. O exemplo clássico é a sequência de Pierre-Robin (SPR), em que a micrognatia grave é a alteração primária, que leva a uma glossoptose que impede o fechamento do palato, culminando na fenda palatina.[7]

A sequência de Pierre-Robin consiste na tríade de micrognatia congênita, glossoptose e obstrução das vias aéreas com ou sem fenda palatina.[10] Acomete de 1:8.000 a 1:14.000 nascidos vivos, com mortalidade podendo chegar a 26%.

Quanto à herança genética, aproximadamente 26 a 83% dos diagnósticos de SPR fazem parte de uma síndrome, mais comumente síndrome de Stickler, síndrome de deleção 22q11.2 (velocardiofacial ou de DiGeorge), síndrome de Treacher-Collins, entre outras.[11]

A síndrome de Stickler é de herança autossômica dominante conhecida como artro-oftalmopatia hereditária progressiva, caracterizada pela miopia de alto grau, degeneração vitrorretiniana, descolamento de retina e perda auditiva neurossensorial. Classicamente os sintomas aparecem a partir dos 10 anos de vida.[12]

A síndrome velocardiofacial ou síndrome de DiGeorge é de herança autossômica dominante, que acomete cerca de 1:2.000 a 1:6.000 nascidos. A principal causa é pela deleção de um gene no braço longo do cromossomo 22. Clinicamente pode-se observar hipertelorismo, inclinação antimongoloide dos olhos, orelhas chanfradas e com implantação baixa, micrognatia, insuficiência velofarígena, laringotraqueomalacia, fístula traqueoesofágica.

Além das alterações craniofaciais e de via aérea, cerca de 75% dos pacientes possuem algum tipo de malformação cardíaca, sendo as mais comuns a Tetralogia de Fallot, interrupção de arco aórtico, *truncus arteriosus* e defeitos do septo ventricular.[13] Outras alterações envolvem malformações urogenitais, deficiência do sistema imune, entre outras.

Por estar envolvida em diversas síndromes, o quadro clínico é bastante variável, envolvendo aspectos já citados das síndromes de primeiro e segundo arco branquial.

Um ponto importante nesta síndrome é a variabilidade na obstrução das vias aéreas superiores. Em 1923, Robin atribuiu comprometimento das vias aéreas neonatais ao deslocamento posterior da base da língua. A glossoptose não é a única envolvida como sugere a classificação abaixo:[14]

- *Tipo 1*: a obstrução resulta do retroposicionamento da língua, que entra em contato com a parede posterior da faringe, sem comprimir o palato;
- *Tipo 2*: a obstrução resulta do retroposicionamento da língua, com compressão do palato mole ou da fissura contra a parede posterior da faringe (Fig. 15-2);
- *Tipo 3*: as paredes laterais da faringe fazem obstrução laterolateral, e a língua não entra em contato com a parede posterior da faringe;
- *Tipo 4*: a contração da faringe é concêntrica e a língua não entra em contato com a parede posterior da faringe.

O manejo de via aérea nesses pacientes varia de acordo com a intensidade do desconforto respiratório e quanto a idade do paciente.

Nos casos em que há necessidade de intubação traqueal, tende-se a optar pela intubação nasofaríngea. Porém, a intubação orotraqueal não está contraindicada. Nas emergências muitas vezes esses pacientes não são intubáveis e, nesses casos, a traqueostomia deve ser realizada de emergência.

Os procedimentos cirúrgicos craniofaciais realizados nesses casos variam quanto à gravidade e idade do paciente. Os principais são glossopexia, distração osteogênica mandibular e traqueostomia.

Nesses pacientes o diagnóstico é clínico, genético e pode ser suspeitado ainda intraútero por meio de ultrassonografia.

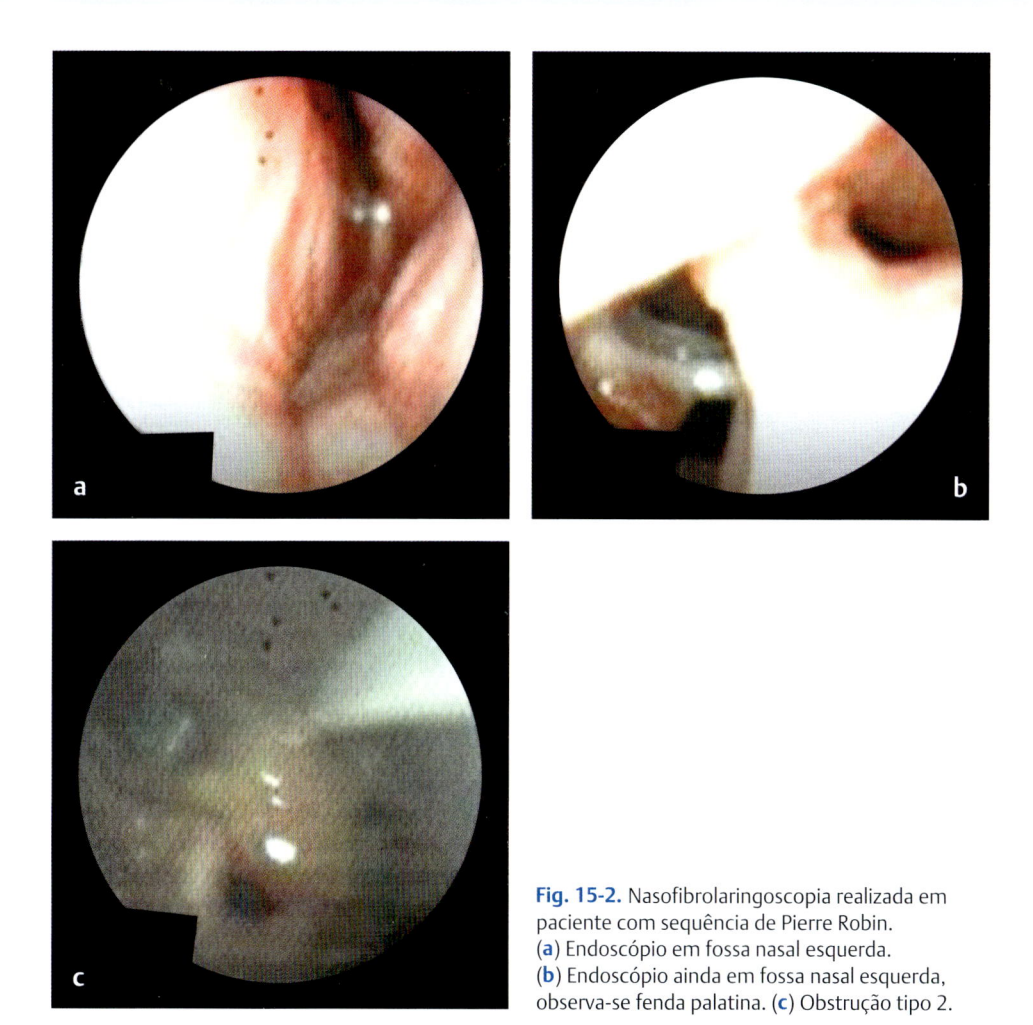

Fig. 15-2. Nasofibrolaringoscopia realizada em paciente com sequência de Pierre Robin. (**a**) Endoscópio em fossa nasal esquerda. (**b**) Endoscópio ainda em fossa nasal esquerda, observa-se fenda palatina. (**c**) Obstrução tipo 2.

CRANIOSSINOSTOSES SINDRÔMICAS

Craniossinostoses (CS) são malformações congênitas comuns, caracterizadas pelo fechamento precoce das suturas cranianas, que acometem cerca de 1:2.000 nascidos vivos.[14]

A classificação mais utilizada baseia-se na sutura em que houve o fechamento precoce podendo ser:[16]

- *Escafocefalia ou dolicocefalia*: fechamento precoce da sutura sagital;
- *Trigonocefalia*: fechamento precoce da sutura metópica;
- *Plagiocefalia*: fechamento precoce da sutura coronal ou lambdoide, unilateral;
- *Braquicefalia ou turricefalia*: fechamento precoce das suturas coronais e/ou lambdoides bilateralmente.

Quanto à etiologia, essas malformações ocorrem por motivo desde força biomecânica sob o crânio em formação, até distúrbios metabólicos e síndromes, as que serão abordadas neste capítulo.

As principais síndromes descritas, associadas às CS, são as síndromes de Apert, Crouzon, Saethre-Chotzen, Pfeiffer e Carpenter.

De forma geral, o diagnóstico nas craniossinostoses sindrômicas é clínico e genético e o tratamento é multiprofissional, envolvendo o otorrinolaringologista, pediatra, neurocirurgião, ortodontista, cirurgião craniofacial, oftalmologista, cirurgião plástico, fonoaudiólogo, imunologista, ortopedista e médico do sono.

Síndrome de Apert

A síndrome de Apert é uma doença genética de herança autossômica dominante com prevalência de cerca de 1:65.000 nascidos vivos.[17] É causada pela mutação do gene que codifica o receptor de fator de crescimento de fibroblasto tipo 2 (*FGFR2*).[18]

A craniossinostose geralmente ocorre por fechamento precoce das suturas coronais (bilateral).

Dentre as alterações craniofaciais e orais observa-se braquicefalia, hipoplasia maxilar, hipertelorismo e nariz disforme, agenesia dentária, hipoplasia do esmalte, dentes ectópicos ou supranumerários, erupção retardada dos dentes (6 meses a 3 anos), fendas labiais e/ou palatinas, úvula bífida, entre outras. Outros achados são sindactilia, que pode estar presente nas quatro extremidades, malformações cerebrais, com hidrocefalia geralmente não progressiva, hipertensão intracraniana e perda auditiva (Fig. 15-3).[19]

Síndrome de Crouzon

A síndrome de Crouzon, também chamada de disostose craniofacial tipo I, é uma doença genética de herança autossômica dominante também decorrente de uma mutação do gene responsável pela codificação dos receptores do fator de crescimento fibroblástico tipo 2 (*FGFR2*), localizado no braço longo do cromossomo 10. Tem incidência variável, acometendo cerca de 1:50.000 nascidos.[20]

Assim como na síndrome de Apert, a craniossinostose geralmente ocorre por fechamento precoce das suturas coronais (bilateral).

As alterações craniofaciais mais encontradas são fronte alta e larga, com abaulamento na região da fontanela anterior, achatamento da região occipital e protuberância fronto-occipital, maxila hipoplásica, micrognatia e hipoplasia centrofacial e maxilar. Em cavidade oral observa-se palato ogival, úvula bífida, má oclusão dentária, espaçamentos entre os dentes e língua proeminente.

É comum, ainda, esses pacientes apresentarem malformações de orelha média, atresia de conduto auditivo externo e mastoide ebúrnea e, como consequência, perda auditiva principalmente condutiva.

Outras alterações incluem anormalidades oculares (principalmente exoftalmia), retardo mental, hipertensão intracraniana, entre outras.[20]

Síndrome de Pffeifer

A síndrome de Pffeifer é uma doença autossômica dominante que acomete cerca de 1:100.000 nascidos vivos. Ocorre devido à mutação do gene responsável pela codificação dos receptores do fator de crescimento fibroblástico (FGFR) tipos 1 e 2.[12]

A craniossinostose aqui é variada, porém, geralmente, com comprometimento das suturas coronais (bilateral) e sagital.

Clinicamente são divididas em 3 tipos, sendo o tipo II a forma mais grave da doença. Nestes pacientes observa-se hipertelorismo com exorbitismo e estrabismo, orelhas com implantação baixa, braquicefalia associada a sindactilias membranosas, hipoplasia do

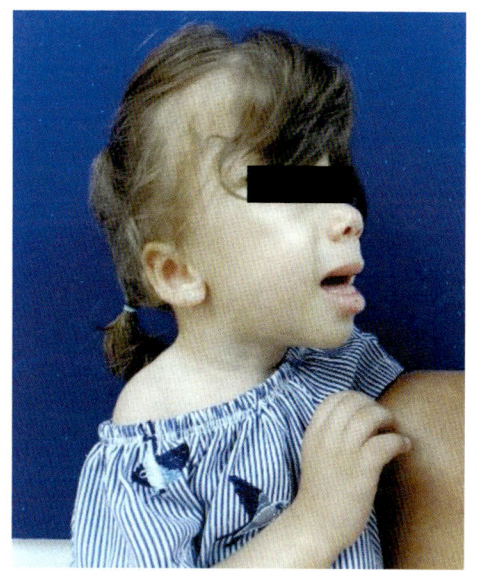

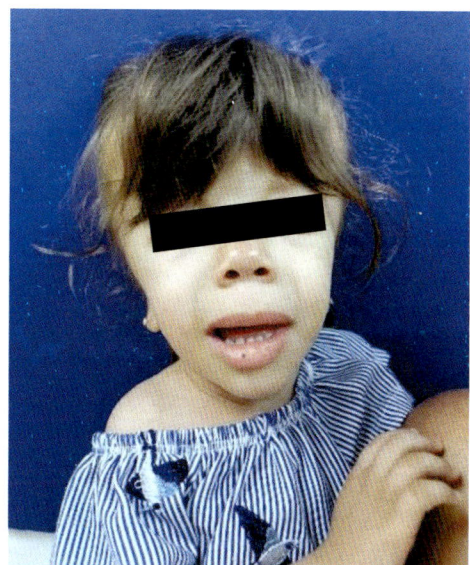

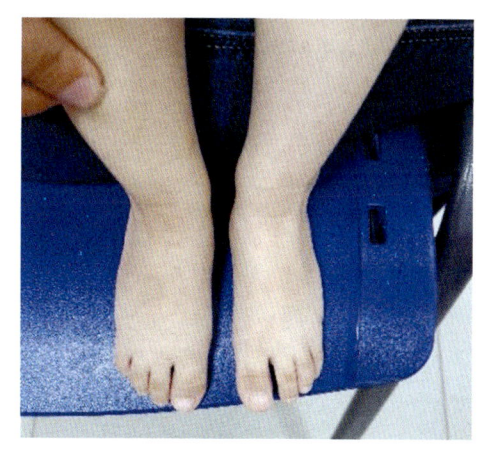

Fig. 15-3. Menina de 4 anos com síndrome de Apert. Observa-se hipoplasia maxilar, hipertelorismo, braquicefalia e ausência de quinto pododáctilo bilateral.

maxilar superior, alargamento dos polegares e hálux, com desvio tipo varo e hidrocefalia. Outras alterações encontradas são atraso do desenvolvimento neuropsicomotor, malformações do conduto auditivo externo e deformidades da orelha média e ossículos e, portanto, cursam com perda auditiva geralmente condutiva.

DIAGNÓSTICO

Como vimos anteriormente, a suspeição diagnóstica dessas síndromes é realizada, principalmente, com avaliação clínica. Nesses casos, anamnese e exame físico completo são cruciais.

Diante das malformações craniofaciais, é rotina em nosso serviço a realização de:

- *Nasofibrolaringoscopia*: realizada em todos os pacientes na primeira consulta e nas subsequentes, sempre que necessário. Avaliam-se sempre possíveis estreitamentos ósseos em fossas nasais, abertura piriforme, septo nasal, meatos e conchas nasais, tubas auditivas,

coanas e *cavum*. Depois, movimentação e avaliação de suficiência velofaríngea, base de língua, estruturas de supraglote, glote, reflexo laríngeo e sinais de refluxo faringolaríngeo. Atenção especial para outras malformações comumente relacionadas como estenose de abertura piriforme, laringomalacia, estenose subglótica, atresia de coana, entre outras;
- *Videoendoscopia da deglutição*: é realizada em casos de dúvidas na segurança da deglutição, em conjunto com a equipe da Fonoaudiologia após avaliação clínica. Na VED temos visualização direta das estruturas nasofaríngeas e laríngeas testando o funcionamento durante a deglutição espontânea, bem como durante a oferta de diferentes consistências alimentares. Pode-se adotar o espessante e o corante alimentar no preparo do alimento ofertado à criança, analisando-se toda a dinâmica pré- e pós-deglutição, incluindo a função velofaríngea e a possibilidade de aspiração, além da presença de estase salivar/alimentar e sua capacidade de clareamento;
- *Laringoscopia direta (laringossuspensão)*: esse exame é realizado em centro cirúrgico, a depender de malformações adquiridas ou congênitas associadas a essas síndromes. Um exemplo clássico é a estenose subglótica, visto que muitos desses pacientes serão submetidos a cirurgias ou ficarão, devido a complicações, intubados por períodos prolongados;
- *Audiometria tonal, vocal e imitanciometria*: como vimos, é comum os pacientes com malformações craniofaciais, principalmente em terço médio da face, evoluírem com perdas auditivas. Importante diferenciar as perdas neurossensoriais das condutivas;
- *Avaliação ortodôntica inicial*: a avaliação ortodôntica de pacientes com respiração bucal que apresentam alterações craniofaciais, envolve análise facial, oclusal e esquelética. Inicialmente deve ser realizado exame clínico detalhado, com ênfase no perfil facial, proporcionalidade dos terços faciais, presença ou ausência de selamento labial, estética do sorriso e presença ou ausência de simetria.

As más oclusões apresentadas estão altamente associadas às alterações miofuncionais. Normalmente, há posicionamento anteriorizado da língua, hipoplasia transversal maxilar, ausência de trespasse vertical entre os dentes superiores e inferiores (mordida aberta anterior) e mordida cruzada posterior, que podem estar associadas a outras más oclusões esqueléticas.

A avaliação esquelética pode ser marcante ao ponto de ser facilmente evidenciada ao exame clínico. Entretanto, a cefalometria radiográfica por meio de medidas angulares e lineares auxilia no diagnóstico das alterações esqueléticas que o paciente apresenta. Grande parte dos indivíduos com doenças neuromusculares possui um padrão de crescimento vertical, tipo morfológico dolicofacial, rotação da mandíbula no sentido horário, perfis tegumentar e ósseo convexos, além de inclinações axiais aumentadas e protrusão dos dentes superiores e inferiores.

De modo geral, as características apresentadas no paciente respirador bucal estão exacerbadas no paciente com doença neuromuscular. A associação do exame clínico facial, oclusal e análise cefalométrica diagnosticará os problemas apresentados pelo paciente e direcionará a abordagem multiprofissional mais apropriada. Mais detalhes da avaliação ortodôntica no contexto da abordagem interdisciplinar estão descritos no capítulo 4.

- *Avaliação fonoaudiológica*: conforme já mencionado, as síndromes craniofaciais estão altamente associadas a alterações musculares e funcionais orofaciais, e a avaliação fonoaudiológica nesses casos torna-se altamente relevante. Os pacientes que apresentam alterações musculares e posturais, identificados na inspeção clínica e após discussão

do caso junto à equipe, são direcionados para a avaliação miofuncional orofacial e exames complementares. Esse assunto está abordado com maiores detalhes no capítulo 4;
- *Polissonografia tipo 1*: solicitada a todos os pacientes com suspeita de apneia do sono. Importante destacar que esses pacientes costumam cursar com apneia central, e, por isso, a polissonografia tipo 1 é a melhor escolha.

Outros exames como tomografia computadorizada, PEATE (potencial auditivo do tronco encefálico), ressonância magnética, exames laboratoriais são solicitados a depender da queixa de cada paciente, ou da síndrome que o paciente possui.

TRATAMENTO

Como exposto anteriormente, o tratamento das malformações craniofaciais deve ser individualizado e multiprofissional. Os principais tópicos a serem considerados no manejo dos pacientes devem ser:

- Atenção com via aérea: muito pacientes evoluem com obstrução de vias aéreas superiores e necessitaram de suporte suplementar ou, eventualmente, de traqueostomia;
- Tratamento cirúrgico das alterações anatômicas. Nossos pacientes são encaminhados ao CIEDEF (Centro Integrado de Estudos das Deformidades da Face) para programação cirúrgica craniofacial. Caso ela não seja possível em curto prazo, alternativas terapêuticas imediatas para suporte ventilatório, como CPAP ou traqueostomia, são indicados até o momento ideal da programação cirúrgica;
- Uso de CPAP: como vimos, a grande maioria desses pacientes evoluirá com apneia obstrutiva do sono;
- Reabilitação auditiva: com aparelho de amplificação sonora individual, cirurgias e uso de próteses osteoancoradas;
- Tratamento do refluxo faringolaríngeo (RFL): estudos mostram que o RFL, quando presente, está envolvido com piora do padrão respiratório desses pacientes;
- Terapia fonoaudiológica: após o conhecimento global e precisão do caso, é seguido um Protocolo de Terapia Miofuncional Orofacial (TMO) que tem duração média de 12 sessões terapêuticas e consta de objetivos gerais em promover uma respiração nasal equilibrada às funções de deglutição, mastigação e fala, de maneira personalizada para cada caso. Considerando a abrangência nas manifestações craniofaciais em crianças sindrômicas, não seguimos um protocolo rígido de TMO. Este assunto está mais bem detalhado no capítulo 22;
- Terapia ortodôntica;
- Fisioterapia motora e respiratória;
- Correto aporte calórico: uso de sondas ou gastrostomias;
- Traqueostomia: as crianças com distúrbios respiratórios e/ou de deglutição acentuados, com aspiração da própria saliva, podem se beneficiar do procedimento;
- Tratamento das complicações associadas.

REFERÊNCIAS BIBLIOGRÁFICAS

1. Penchaszadeh VB. Genética y salud pública. Bol Oficina Sanit Panam. 1993;115:1-11.
2. WHO Registry Meeting on Craniofacial Anomalies (2001: Bauru, Brazil), Mossey, Peter A, Catilla, Eduardo E, WHO Human Genetics Programme & WHO Meeting on International Collaborative Research on Craniofacial Anomalies (3rd: 2001: Bauru, Brazil). Global registry and database on craniofacial anomalies: report of a WHO Registry Meeting on Craniofacial Anomalies/Main editors: P. Mossey, E. Catilla. World Health Organization; [Online]. 2003.

3. MacLean JE, Hayward P, Fitzgerald DA, Waters K. Cleft lip and/or palate and breathing during sleep. Sleep Med Rev. 13:345-354.
4. Driessen C, Joosten KF, Bannink N et al. How does obstructive sleep apnea evolve in syndromic craniosynostosis? A prospective co-hort study. Arch Dis Child. 2013;98:538-43.
5. Moore KL, Persaud TV. Embriologia clínica. 7. ed. Rio de Janeiro: Elsevier; 2004:231.
6. Castori M, Brancati F, Rinaldi R et al. Antenatal presentation of the oculo-auriculo-vertebral spectrum (OAVS). AmJ Med Genet. 2006;140A:1573-9.
7. Silva AP, Gazzola P, Machado R. Aspectos clínicos, citogenéticos e moleculares de uma amostra de pacientes com fenótipo de espectro óculo-aurículo-vertebral (síndrome de Goldenhar): um estudo prospectivo. 2013.
8. Bezerra SMP, Ortega AOL, Guaré RO et al. Síndrome de Treacher Collins: características clínicas e relato de caso. Rev Pos Grad. 2005;12(4):499-505.
9. Su PH, Yu JS, Chen JY, et al. Mutations and new polymorphic changes in the TCOF 1 gene of patients with oculo-auriculo-vertebral spectrum and Treacher-Collins Syndrome. Cin Dysmorphol. 2007;16(4):261-7.
10. Hsieh ST, Woo AS. Pierre Robin sequence. Clin Plast Surg. 2019;46(2):249-259.
11. Gomez-Ospina N, Bernstein JA. Clinical, cytogenetic, and molecular outcomes in a series of 66 patients with Pierre Robin sequence and literature review: 22q11.2 deletion is less common than other chromosomal anomalies. Am J Med Genet A. 2016;170A(4):870-80.
12. Tratado Otorrinolaringologia. 2017.
13. de Melo KM, Carvalho BTC. Síndrome de DiGeorge: aspectos clínico-imunológicos e manejo. Rev. Bras Alerg Imunopatol. 2002:47.
14. Marques IL, de Sousa TV, Carneiro AF et al. Sequência de Robin - protocolo único de tratamento [Robin sequence: a single treatment protocol]. J Pediatr (Rio J). 2005;81(1):14-22.
15. Simanovsky N, Hiller N, Koplewitz B, Rozovsky K. Effectiveness of ultrasonographic evaluation of the cranial sutures in children with suspected craniosynostosis. Eur Radiol. 2009;19:687-92.
16. Renier D, Arnaud E, Marchac D. Classification des craniostenoses. Neurochirurgie. 2006;(52):200-27.
17. Von Gernet S, Golla S, Ehrenfels Y et al. Análise genotípica-fenotípica na Síndrome de Apert sugere efeitos opostos de duas mutações recorrentes na sindactilia e o resultado da cirurgia crânio facial. Clin Genet. 2000;57:137-9.
18. Agochukwu NB, Solomon BD, Muenke M. Impact of genetics on the diagnosis and clinical management of syndromic craniosynostoses. Childs Nerv Syst. 2012;28(9):1447-63.
19. Castro-Silva I, Nascimento L, Coutinho L, Costa D. Child with Apert Syndrome: clinical and radiographic diagnosis, orofacial manifestations and quality of life. ROBRAC. 2014;23(66).
20. Carinci F, Pezzetti F, Locci , et al. Apert and Crouzon ayndromes: clinical findings, genes and extracellular matrix. J Craniofac Surg. 2005;3(16):361-6.
21. Felício CM, Ferreira CLP. Protocol of orofacial myofunctional evaluation with scores. Int J Pediatr Otorhinolaryngol. 2008;7(3):367-75.

AVALIAÇÃO DA CRIANÇA COM SÍNDROME DE DOWN

CAPÍTULO 16

Carolina Sponchiado Miura ▪ Fabiana Cardoso Pereira Valera
Wilma Terezinha Anselmo Lima

INTRODUÇÃO

A síndrome de Down é a cromossomopatia mais comum, com prevalência estimada de 1 para cada 732 crianças nos Estados Unidos.[1] É causada pela trissomia do cromossomo 21, e seus portadores apresentam dismorfismos faciais, retardo do desenvolvimento neuromotor, graus variados de déficit cognitivo, além de maior risco de malformações cardíacas, epilepsia, hipotireoidismo, apneia obstrutiva do sono (AOS) e doenças otorrinolaringológicas.

Os principais motivos de encaminhamento da criança com síndrome de Down ao otorrinolaringologista são obstrução da via aérea alta e queixas otológicas,[1] porém outras queixas, como disfagia e atraso no desenvolvimento da linguagem também podem estar presentes. Essas alterações, além de causar prejuízo na qualidade de vida da criança, impedem que ela atinja sua capacidade máxima de desenvolvimento.

O Centro Especializado do Respirador Bucal tem um papel fundamental no atendimento desses pacientes, pois conta com uma equipe multiprofissional, além de toda a estrutura disponível no hospital terciário para diagnóstico e tratamento.

APNEIA OBSTRUTIVA DO SONO (AOS)

A AOS é um distúrbio respiratório do sono, caracterizado pela obstrução do fluxo de ar nas vias aéreas superiores. Pode ter consequências importantes para a saúde da criança, como déficit cognitivo, alterações do comportamento, alterações cardiovasculares e déficit de crescimento.[2]

Sua prevalência na população pediátrica em geral é de 1% a 5%.[2] O exame diagnóstico padrão-ouro é a polissonografia, em que os episódios de apneia e hipopneia são quantificados e divididos pelo tempo total de sono, resultando no Índice de Apneia e Hipopneia (IAH).

Uma metanálise de 2018[3] encontrou uma prevalência de AOS em crianças com síndrome de Down de 69%, considerando IAH > 1, e de 34%, considerando IAH > 10 (AOS grave).

Em contrapartida à alta prevalência de AOS, o relato de apneia pelos pais tem baixa acurácia nesse grupo. Em conjunto, essas informações levaram a Academia Americana de Pediatria a recomendar que todas as crianças com síndrome de Down fossem submetidas a pelo menos um exame de polissonografia por volta dos 4 anos de idade, independente da presença de sinais e sintomas sugestivos de distúrbios respiratórios do sono.[4]

Entre os fatores predisponentes da apneia obstrutiva do sono na criança com síndrome de Down destacam-se: macroglossia relativa, hipoplasias maxilar e mandibular, estreitamento da cavidade nasal e faringe, glossoptose, hipertrofia adenoamigdaliana, aumento de secreções, obesidade e hipotonia muscular (Fig. 16-1).[5] A obesidade é um fator independente da gravidade da doença. Nas crianças portadoras de síndrome de Down e obesidade, a prevalência de AOS grave é de 56%.[6]

O tratamento de escolha para a AOS em crianças com síndrome de Down é a adenotonsilectomia, mas esse grupo apresenta algumas particularidades. Uma delas é o maior risco de complicações cirúrgicas, como por exemplo, sangramento e distúrbios respiratórios, motivo pelo qual não se deve realizar a cirurgia em regime ambulatorial. O recomendado é que essas crianças sejam submetidas à cirurgia com a garantia de reserva de CTI para o pós-operatório imediato.

Outra particularidade importante é a maior incidência de AOS residual. Cerca de 80% das crianças com AOS e síndrome de Down mantêm o IAH > 1 após a cirurgia.[7,8] Uma revisão sistemática de 2017[9] mostrou que a adenotonsilectomia isolada reduz o IAH em 51% em crianças com síndrome de Down e reforça a importância de alinhar esse dado com as expectativas da família. Além disso, alerta para a importância de solicitar polissonografia após a cirurgia e para a necessidade de protocolos de investigação e tratamento complementar.

Alguns dos fatores que podem estar relacionados à presença de AOS residual nesses pacientes são a presença de obstrução em mais de um nível da via aérea e a presença de hipotonia generalizada. Uma ferramenta importante para descobrir os pontos de obstrução e guiar o tratamento complementar é a sonoendoscopia. Nesse exame é realizada uma nasofibrolaringoscopia durante o sono induzido por drogas que levam à sedação leve.

O tratamento complementar deve ser individualizado caso a caso. Possíveis tratamentos complementares para a AOS residual são: turbinectomia inferior, adenoidectomia revisional, uvulopalatofaringoplastia, faringoplastia expansora, tonsilectomia lingual, glossectomia parcial, avanço mandibular, supraglotoplastia, epiglotopexia, traqueostomia e aparelhos de pressão positiva (CPAP ou BiPAP).

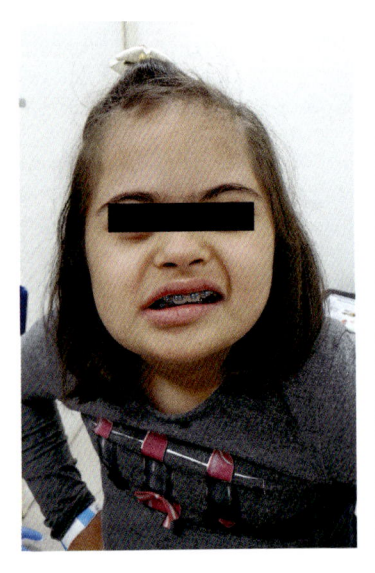

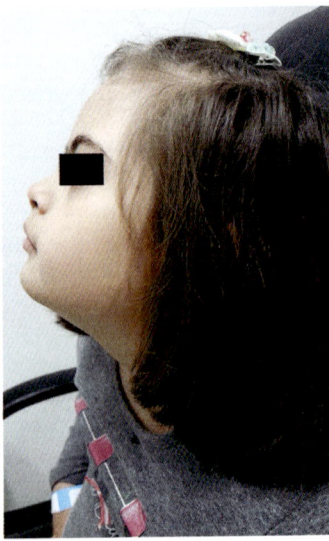

Fig. 16-1. Criança com síndrome de Down acompanhada em nosso serviço.

HIPOVENTILAÇÃO

Além da AOS, outro distúrbio respiratório do sono mais prevalente nas crianças com síndrome de Down é a hipoventilação noturna, quando em mais de 25% do tempo total de sono a pCO_2 é maior que 50 mm Hg. A hipoventilação noturna é causada pela hipotonia da musculatura respiratória associada a alterações no controle ventilatório[10] e pode ser tratada com o uso de equipamentos de pressão positiva.

ALTERAÇÕES OTOLÓGICAS

Cerca de 40% das crianças com síndrome de Down apresentam algum grau de estenose do conduto auditivo externo,[11] dificultando a realização da otoscopia e o diagnóstico das doenças da orelha média. No entanto, é fundamental buscar ativamente por sinais e sintomas de hipoacusia já que quase metade desses pacientes em algum momento será diagnosticada com perda auditiva, a maioria condutiva, secundária à efusão da orelha média.[12]

A otite média secretora ocorre porque alterações anatômicas e funcionais na tuba auditiva a tornam mais estreita e colapsável. Além disso, a secreção retida na orelha média é um ambiente propício para o crescimento de microrganismos oriundos das vias aéreas superiores, facilitando a ocorrência de otites médias agudas.

IMUNODEFICIÊNCIAS

As crianças com síndrome de Down possuem maior predisposição de imunodeficiências associadas. Assim, essas crianças devem sempre ser investigadas quanto à possibilidade de imunodeficiência, conforme já descrito no Capítulo 14.

O ATENDIMENTO DO PACIENTE COM SÍNDROME DE DOWN NO CERB

A maioria das crianças com síndrome de Down que são encaminhadas ao CERB apresenta queixas de obstrução nasal, respiração bucal e roncos, muitas vezes associadas a queixas otológicas.

Já na primeira consulta a criança é submetida a uma avaliação e multiprofissional.

O atendimento médico é realizado pelo médico otorrinolaringologista com a ajuda do neurologista, médico do sono e imunologista infantil. Além disso, a criança passa por avaliações fonoaudiológica e odontológica especializadas.

É importante lembrar que também existe uma interface importante entre a equipe do CERB, da genética e das demais especialidades da pediatria.

Primeiramente é feita uma anamnese detalhada. Em seguida a criança é encaminhada para a realização do teste cutâneo de leitura imediata para inalantes, para diagnóstico de alergia. Ainda no mesmo dia é realizado o exame de nasofibrolaringoscopia flexível para avaliação de toda via aérea alta, do nariz até a laringe.

As alterações da musculatura perioral são avaliadas por uma equipe de fonoaudiologia especializada em motricidade orofacial, enquanto as alterações esqueléticas e oclusais são avaliadas por uma equipe de odontologia especializada em ortodontia.

Seguindo a orientação do *guideline* da Academia Americana de Pediatria,[2] todos os pacientes com síndrome de Down que passam pelo CERB são encaminhados para a polissonografia tipo 1. O mesmo ocorre para a avaliação auditiva e para os exames de *screening* para imunodeficiência.

Os casos são discutidos em uma reunião com toda a equipe na qual é traçado um plano de tratamento individual para cada paciente.

Dependendo do resultado da polissonografia e da avaliação auditiva, é discutida a indicação de adenotonsilectomia e de timpanotomia para colocação de tubo de ventilação.

Pacientes com indicação cirúrgica são submetidos a exames pré-operatórios e encaminhados para avaliação cardiológica e pré-anestésica.

Nos casos de AOS grave, doença cardíaca e/ou pulmonar associada, é realizada reserva de leito no Centro de Terapia Intensiva (CTI) pediátrico. As crianças com síndrome de Down não são operadas em regime ambulatorial.

Durante a indução anestésica, a intubação e a realização do procedimento, evitamos ao máximo realizar a hiperextensão cervical pelo risco de instabilidade atlantoaxial que pode estar presente em 20% a 50% dos casos.[13] Sempre que possível a extubação é realizada ainda na sala cirúrgica e em seguida a criança é encaminhada para a internação em enfermaria ou CTI, dependendo das condições associadas.

Cerca de 3 meses após a realização da cirurgia a criança é reavaliada com nova polissonografia para diagnóstico de apneia obstrutiva do sono residual e/ou hipoventilação.

Nos casos de doença residual podem ser necessários novos procedimentos clínicos ou cirúrgicos, ou a utilização de equipamento de pressão positiva, como o CPAP ou o BiPAP. A escolha da interface, orientações de uso e avaliação da adesão também são supervisionadas pelo médico do sono.

De acordo com a necessidade o paciente também é encaminhado para terapias adjuvantes, como fonoterapia, ortodontia ou fisioterapia respiratória.

REFERÊNCIAS BIBLIOGRÁFICAS

1. Sherman SL, Allen EG, Bean LH, Freeman SB. Epidemiology of Down syndrome. Ment Retard Dev Disabil Res Rev. 2007;13(3):221-7.
2. Marcus CL, Brooks LJ, Draper KA, et al. American Academy of Pediatrics. Diagnosis and management of childhood obstructive sleep apnea syndrome. Pediatrics. 2012;130(3):576-84.
3. Lee CF, Lee CH, Hsueh WY, et al. Prevalence of Obstructive Sleep Apnea in Children With Down Syndrome: A Meta-Analysis. J Clin Sleep Med. 2018;14(5):867-75.
4. Hsieh A, Gilad A, Wong K, et al. Obstructive Sleep Apnea in Children With Down Syndrome: Screening and Effect of Guidelines. Clin Pediatr (Phila). 2019;58(9):993-9.
5. Ramia M, Musharrafieh U, Khaddage W, Sabri A. Revisiting Down syndrome from the ENT perspective: review of literature and recommendations. Eur Arch Otorhinolaryngol. 2014;271(5):863-9.
6. Chamseddin BH, Johnson RF, Mitchell RB. Obstructive Sleep Apnea in Children with Down Syndrome: Demographic, Clinical, and Polysomnographic Features. Otolaryngol Head Neck Surg. 2019;160(1):150-7.
7. Best J, Mutchnick S, Ida J, Billings KR. Trends in management of obstructive sleep apnea in pediatric patients with Down syndrome. Int J Pediatr Otorhinolaryngol. 2018;110:1-5.
8. Ingram DG, Ruiz AG, Gao D, Friedman NR. Success of Tonsillectomy for Obstructive Sleep Apnea in Children With Down Syndrome. J Clin Sleep Med. 2017;13(8):975-80.
9. Nation J, Brigger M. The Efficacy of Adenotonsillectomy for Obstructive Sleep Apnea in Children with Down Syndrome: A Systematic Review. Otolaryngol Head Neck Surg. 2017;157(3):401-8.
10. Richard N, Beydon N, Berdah L, et al. Nocturnal hypoventilation in Down syndrome children with or without sleep apnea. Pediatr Pulmonol. 2020;55(5):1246-53.
11. Strome M. Down's syndrome: a modern otorhinolaryngological perspective. Laryngoscope. 1981;91(10):1581-94.
12. Park AH, Wilson MA, Stevens PT, et al. Identification of hearing loss in pediatric patients with Down syndrome. Otolaryngol Head Neck Surg. 2012;146(1):135-40.
13. Bhattarai B, Kulkarni AH, Kalingarayar S, Upadya MP. Anesthetic management of a child with Down's syndrome having atlanto axial instability. JNMA J Nepal Med Assoc. 2009;48(173):66-9.

DOENÇAS NEUROMUSCULARES

Inaê Mattoso Compagnoni • Carolina Sponchiado Miura
Wilma Terezinha Anselmo Lima • Fabiana Cardoso Pereira Valera

INTRODUÇÃO

As doenças neuromusculares englobam uma série de afecções que afetam a unidade motora, com alterações que vão desde o sistema nervoso central ao neurônio medular, passando pela raiz nervosa, nervo periférico até o músculo em si.[1] Nas crianças, a principal causa de doenças neuromusculares é a genética, sendo extremamente raras as causas adquiridas.[1]

Desde a identificação de mutações da distrofina na distrofia muscular de Duchenne, em 1985, um aumento constante no número de genes causadores das doenças neuromusculares foi identificado. Isso levou a melhor diagnóstico, prognóstico, aconselhamento genético e compreensão fisiopatológica.[2]

A progressão natural desses distúrbios geralmente envolve fraqueza muscular, intolerância a exercícios, fraqueza, mialgias, percepção sensorial alterada, contraturas articulares e deformidades esqueléticas. Nos casos mais graves, disfunções cardíaca e respiratória podem ser observadas.[3]

Como veremos a seguir, o grupo de doenças neuromusculares é bastante amplo. Contudo, os sinais e sintomas se intersectam, e a partir daí a suspeição pelo profissional que se depara com essas alterações é fundamental. E é por isso que é de suma importância a atenção dos profissionais que acompanham a criança, desde o pediatra, neurologista, otorrinolaringologista, fisioterapeuta e fonoaudiólogo.

QUADRO CLÍNICO

Didaticamente vamos dividir os sinais e sintomas que acometem os recém-nascidos e lactentes das crianças em idade escolar e adolescentes.

Recém-Nascidos e Lactentes

Nesse grupo de crianças observa-se classicamente a síndrome da criança hipotônica. Aqui, podemos destacar principalmente o atraso na aquisição das etapas do desenvolvimento motor, como os reflexos de preensão palmar e plantar, cutâneo-plantar, reflexo de Moro, tônico cervical, da marcha reflexa e da procura. Todos esses reflexos estão presentes ao nascimento e vão desaparecendo com o decorrer do amadurecimento neuromotor da criança.

No primeiro mês de vida o examinador deve avaliar a postura de flexão de membros superiores e inferiores e a lateralização da cabeça, observando se a criança na posição ventral consegue elevar a cabeça, afastando o queixo da superfície, sem se virar para um dos lados.[4] Em crianças hipotônicas é comum que não haja essa habilidade.

É importante estar atento ao desenvolvimento motor já que, conforme dito anteriormente, a maioria das doenças musculares na pediatria são genéticas e de caráter progressivo.[5] Portanto, a avaliação deve ser contínua para suspeição e diagnóstico precoces (Quadro 17-1).

Quadro 17-1. Reflexos na avaliação do desenvolvimento motor – Caderneta de Saúde da Criança 2017

Reflexo	Exame	Tempo limite para desaparecer
Preensão palmar	O examinador coloca o dedo na palma da mão da criança devendo observar a flexão dos dedos	Entre 4 e 6 meses
Preensão plantar	O examinador pressiona o polegar contra a sola do pé da criança, logo abaixo dos dedos, devendo observar a flexão dos dedos	15 meses
Reflexo cutâneo-plantar (Babinski)	Realiza-se um estímulo da porção lateral do pé, desencadeando a extensão do hálux	18 meses
Reflexo de Moro	A criança deve ser colocada em posição supina sobre uma superfície lisa e acolchoada. A cabeça deve ser levantada com suporte o suficiente para levantar minimamente o corpo da criança do colchão. A cabeça é, então, liberada subitamente, possibilitando que ocorra um movimento rápido de queda. Em seguida, a cabeça deve ser novamente sustentada pela mão do examinador. Em RN a partir de 37 semanas devem-se observar movimentos de extensão e abdução dos membros superiores com abertura das mãos, seguidas de adução e flexão dos membros superiores	5 meses
Reflexo tônico cervical (esgrimista)	Realiza-se rotação de 90° da cabeça, mantida desta forma por 15 segundos. Consiste na extensão dos membros superiores para o lado em que a cabeça é girada e flexão dos membros superiores do lado occipital	3 meses
Marcha reflexa	O examinador segura a criança pelo tronco com as duas mãos, e o reflexo é obtido pelo contato da planta do pé com a superfície, que resulta em marcha	2 meses
Reflexo da procura	Realiza-se o toque da pele perioral que deve promover movimento da cabeça em direção ao estímulo com abertura da boca e tentativa de sucção	4 meses

Escolares e Adolescentes

Enquanto na faixa etária dos recém-nascidos e lactentes predominam os achados de hipotonia, aqui observamos a manifestação da síndrome das cinturas escapular e pélvica.

Nessa síndrome observam-se quedas frequentes, dificuldade de correr e subir escadas, alteração da marcha (báscula da bacia), lordose lombar, sinal de Gowers (levantar miopático) e sinal da escápula alada.[1,6]

Além desses achados, com o passar do tempo outros sinais e sintomas de atrofia muscular passam a ser percebidos. Vamos destacar aqui os dismorfismos faciais percebidos em crianças com hipotonia, achados frequentes nas doenças neuromusculares (Quadro 17-2 e Figs. 17-1 a 17-3).[7]

Muitas das crianças com diagnóstico de doença neuromuscular apresentam ainda, além da fácies de respirador bucal citada anteriormente, quadro de roncos e apneia obstrutiva do sono, insuficiência velofaríngea, disfagia, distúrbios da deglutição e desconforto respiratório. Por esses motivos, são encaminhadas ao nosso ambulatório, CERB, para avaliação, diagnóstico e tratamento.

Quadro 17-2. Principais alterações encontradas no dismorfismo facial por hipotonia[7]

Palato ogival

Hipotonia da musculatura perioral

Biotipo dolicofacial

Boca entreaberta em posição de repouso

Maxila atrésica

Deformidades dentais (mordida cruzada, *overjet*, mordida aberta anterior, protrusão dos incisivos superiores)

Lábio inferior evertido

Lábio superior hipodesenvolvido

Narinas estreitas

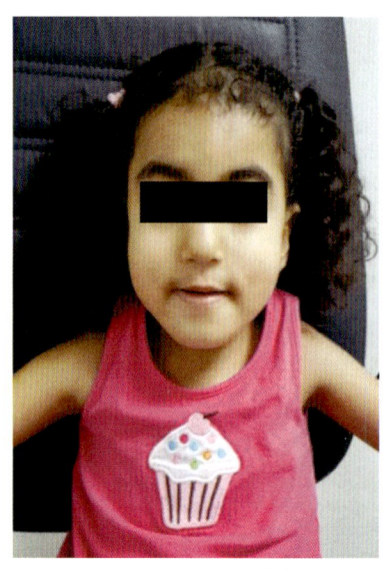

Fig. 17-1. Imagem mostrando biotipo dolicofacial, boca entreaberta no repouso e lábio superior hipodesenvolvido.

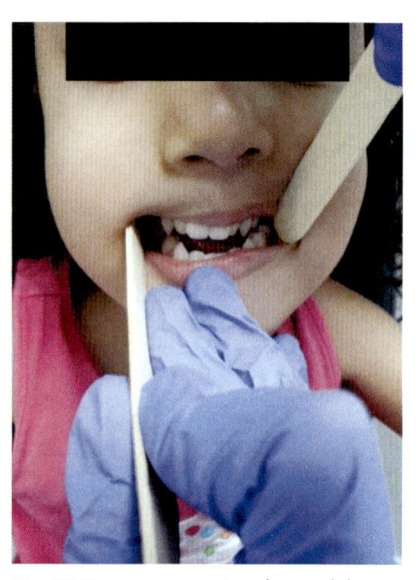

Fig. 17-2. Imagem mostrando mordida aberta anterior e mordida cruzada à esquerda.

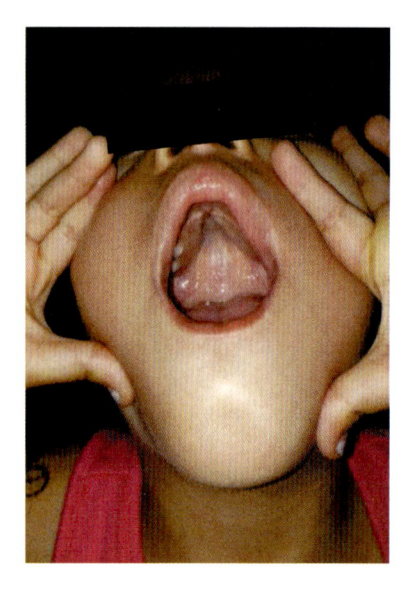

Fig. 17-3. Presença de palato ogival.

DIAGNÓSTICOS DIFERENCIAIS

Seguem abaixo as principais doenças deste grupo sindrômico (Quadro 17-3).

Quadro 17-3. Doenças neuromusculares

Acometimento do neurônio motor periférico
- **Genética**: amiotrofia espinal infantil (tipos I-VI);
- **Adquirida**: enteroviroses, principalmente poliomielite.

Acometimento de raízes e nervos periféricos
- **Genética**: polineuropatias hereditárias sensitivo-motoras, com destaque para Charcot-Marie Tooth tipo I e Déjerine-Sottas (tipo III);
- **Adquirida**: Síndrome de Guillan-Barré.

Acometimento da junção mioneural
- **Genética**: síndrome miastênica congênita;
- **Adquirida:** miastenia *gravis* e botulismo.

Acometimento da fibra muscular
- **Genética**: distrofia muscular congênita, distrofia muscular progressiva (principalmente Duchenne e Becker), distrofia miotônica (doença de Steinert), miopatias congênitas e metabólicas;
- **Adquirida**: polidermatomiosite.

Amiotrofia Espinal

Doença de acometimento no neurônio motor causada pela mutação genética 5q13.2. Clinicamente observa-se evolução rapidamente progressiva, incluindo fraqueza, hipotonia muscular progressiva, atrofia muscular e redução ou ausência de reflexos. Existem seis tipos, sendo o tipo I mais grave e fatal.[8]

Charcot-Marie-Tooth

Faz parte do grupo de doenças neuromusculares de acometimentos motor e sensitivo nas raízes e nervos periféricos. Tem caráter progressivo, e a maioria dos sintomas aparece após os cinco anos de vida. Pode ser recessiva ligada ao cromossomo X ou autossômica dominante/recessiva, sendo esta a mais comum. Os principais achados incluem fraqueza distal e simétrica, hipo/arreflexia, deformidades esqueléticas (principalmente em membros inferiores), perda auditiva, hipo/anestesia, nervralgia do trigêmeo, atrofia óptica, paralisia dos orbiculares da pálpebra, hipertrofia das panturrilhas.[9,10]

Miastenia *Gravis*

Existem duas causas para essa doença, a autoimune (adquirida) e a congênita (genética), sendo esta última extremamente rara e por isso vamos tratar sobre a primeira.

Quando a doença ocorre antes dos 19 anos, denominamos miastenia *gravis* juvenil. Clinicamente esta forma apresenta-se com ptose, oftalmoplegia e estrabismo. Outros achados são fraqueza muscular generalizada progressiva, especificamente fadiga ou fraqueza indolor que se torna mais pronunciada ao longo do dia e melhora com o repouso. Em alguns momentos pode haver a crise miastênica, que é a agudização dos sintomas.[11]

Distrofia Muscular de Duchenne

É a doença neuromuscular mais comum na infância, afetando aproximadamente 1:5.000 meninos. É uma doença genética recessiva ligada ao X. Nessa mutação ocorre falha na produção de distrofina, uma proteína do citoesqueleto. Clinicamente apresenta-se como fraqueza muscular de início gradual, começando por volta dos 2 a 3 anos de idade. A fraqueza é inicialmente nos músculos proximais dos membros inferiores, de caráter ascendente. Na Figura 17-4 observa-se classicamente o sinal de Growers.[12]

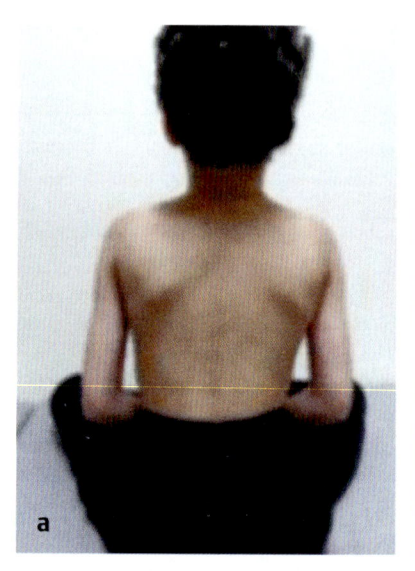

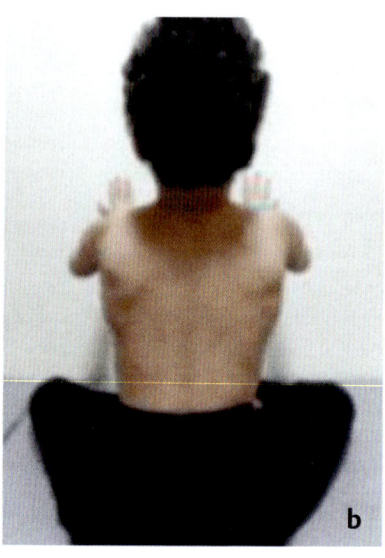

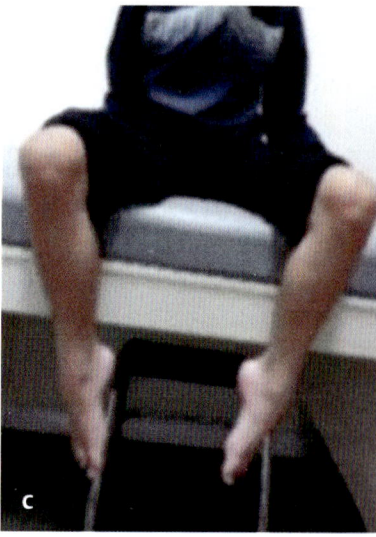

Fig. 17-4. Paciente com distrofia muscular de Duchenne. (**a**) Nota-se hipotrofia de musculatura periescapular e de braços. (**b**) Observa-se escápula alada. (**c**) Hipotrofia importante de panturrilhas.

DIAGNÓSTICO

De forma geral o diagnóstico das doenças neuromusculares é realizado com base na história clínica detalhada, dando atenção especial aos marcos de desenvolvimento neuropsicomotor, e exame físico completo.

A eletroneuromiografia é o principal exame complementar utilizado. Contudo, o diagnóstico é confirmado pela pesquisa da mutação genética.

Diante desse quadro, é rotina no nosso serviço, já na primeira consulta, a avaliação completa otorrinolaringológica e pelos médicos do sono incluindo exames físico completo e de nasofibroscopia, avaliação com fonoaudiológica e ortodôntica.

Nos casos com queixa sugestiva de apneia obstrutiva do sono, cujos sintomas vão desde roncos e apneias presenciadas à desatenção, irritabilidade, enurese noturna, dificuldade no aprendizado e sonolência excessiva, é protocolo a solicitação de polissonografia tipo 1.

Audiometria tonal e vocal e imitanciometria são solicitadas a partir da queixa do paciente ou familiar ou ainda a depender da doença neuromuscular, como é o caso da doença de Charcot-Marie-Tooth.

A audiometria com imitanciometria é fundamental no acompanhamento desses pacientes. A hipotonia pode gerar quadro de disfunção tubária, culminando em otite média secretora (OMS). Neste caso, os indivíduos podem evoluir com atraso de fala, hipoacusia, dificuldade de aprendizado, tontura, otites médias de repetição entre outros.

A videoendoscopia da deglutição (VED) é realizada em conjunto com a equipe da Fonoaudiologia após avaliação clínica e em casos de dúvidas na segurança da deglutição. Na VED temos visualização direta das estruturas nasofaríngeas e laríngeas, testando o funcionamento durante a deglutição espontânea, bem como durante a oferta de diferentes consistências alimentares. Podem-se adotar o espessante e o corante alimentar no preparo do alimento ofertado à criança e analisa-se toda a dinâmica pré e pós-deglutição, incluindo a função velofaríngea e possibilidade de aspiração, além da presença de estase salivar/alimentar e sua capacidade de clareamento.

A avaliação ortodôntica de pacientes com doenças neuromusculares com respiração bucal envolve análises facial, oclusal e esquelética. Inicialmente deve ser realizado exame clínico detalhado, com ênfase no perfil facial, proporcionalidade dos terços faciais, presença ou ausência de selamento labial, estética do sorriso e presença ou ausência de simetria. De um modo geral, os pacientes com doenças neuromusculares apresentam alterações faciais significativas, como acentuada ausência de selamento labial, hipotonia e evidentes assimetrias. A flacidez muscular se faz presente na quase totalidade dos casos. A maioria destas características é encontrada nos pacientes respiradores bucais, independente de serem portadores ou não de doenças congênitas.

A avaliação clínica da face pode sugerir o diagnóstico de alterações esqueléticas. Entretanto, é a cefalometria radiográfica por meio de medidas angulares e lineares que deixará claro quais as alterações esqueléticas que o paciente apresenta. Grande parte dos indivíduos com doenças neuromusculares possui um padrão de crescimento vertical, tipo morfológico dolicofacial, rotação da mandíbula no sentido horário, perfis tegumentar e ósseo convexos e inclinações axiais aumentadas e protrusão dos dentes superiores e inferiores.

De um modo geral, as características apresentadas no paciente respirador bucal estão exacerbadas no paciente com doença neuromuscular. A associação dos exames clínico facial, oclusal e análise cefalométrica identificará os problemas apresentados pelo paciente e direcionará a abordagem multiprofissional mais apropriada. Mais detalhes da avaliação ortodôntica no contexto da abordagem interdisciplinar estão descritos no Capítulo 4.

TRATAMENTO

O tratamento dessas doenças é multiprofissional, indo desde uso de medicações (inibidores da acetilcolinesterase, beta-2-adrenérgicos, uso de toxina botulínica entre outros) à fonoterapia, fisioterapia, tratamentos ortodôntico e das complicações.

Nos pacientes com apneia do sono o tratamento pode envolver perda ponderal, fonoterapia, cirurgia de adenoamigdalectomia, aparelhos ortodônticos e uso de CPAP ou BiPAP.

Nos casos dos pacientes com OMS opções de tratamento envolvem colocação de tubo de aeração, adenoidectomia e até mesmo timpanostoidectomia, em alguns casos.

Crianças com alterações neuromusculares muito acentuadas, que impossibilitem adequada respiração ou deglutição, podem se beneficiar da traqueostomia. No nosso serviço, indicamos especialmente para casos extremos, para garantir a ventilação ou a toalete pulmonar da criança.

Conforme dito, cada caso deve ser tratado de forma individual visando prevenção e tratamento das complicações associadas à doença neuromuscular com o objetivo de melhora da qualidade de vida destas crianças.

REFERÊNCIAS BIBLIOGRÁFICAS

1. Reed UC. Doenças neuromusculares [Neuromuscular disorders]. Portuguese. J Pediatr (Rio J). 2002;78(1):S89-S103.
2. Korinthenberg R. Neuromuscular Disorders in Children and Adolescents. Neuropediatrics. 2017;48(4):209-10.
3. Chikkannaiah M, Reyes I. New diagnostic and therapeutic modalities in neuromuscular disorders in children. Curr Probl Pediatr Adolesc Health Care. 2021;51(7):101033.
4. Caderneta de Saúde da Criança – Instrumento e Promoção do Desenvolvimento: como avaliar e intervir em crianças Nº 4.1, Dezembro de 2017.
5. Dowling JJ, et al. Treating pediatric neuromuscular disorders: The future is now. Am J Med Genet A. 2018;176(4):804-41.
6. Mary P, Servais L, Vialle R. Neuromuscular diseases: Diagnosis and management. Orthopaed Traumatol. 2018;104(1):S89-95.
7. Tratado Otorrinolaringologia. 2017.
8. Ravi B, et al. Genetic approaches to the treatment of inherited neuromuscular diseases. Hum Mol Genet. 2019;28(R1):R55-64.
9. Theadom A et al. Prevalence of Charcot-Marie-Tooth disease across the lifespan: a population-based epidemiological study. BMJ Open 2019;9(6):e029240.
10. Freitas MR, Nascimento OJ, Nevares MT, Escada TM. Doença de Charcot-Marie-Tooth. Estudos eletromiográficos em 45 pacientes [Charcot-Marie-Tooth disease. Electromyographic studies in 45 patients]. Arq Neuropsiquiatr. Portuguese. 1995;53(3-B):552-9.
11. Finnis MF, Jayawant S. Juvenile myasthenia gravis: a Paediatric perspective. Autoimmune Diseases. 2011:1-7.
12. Birnkrant DJ, et al. Diagnosis and management of Duchenne muscular dystrophy, part 1: diagnosis, and neuromuscular, rehabilitation, endocrine, and gastrointestinal and nutritional management. Lancet Neurol. 2018;17(3):251-67.

AVALIAÇÃO DO PACIENTE COM MUCOPOLISSACARIDOSE

CAPÍTULO 18

Carolina Sponchiado Miura ▪ Fabiana Cardoso Pereira Valera

INTRODUÇÃO

No Centro do Respirador Bucal (CERB) são atendidos desde pacientes sem comorbidades com respiração bucal secundária à rinite alérgica ou hipertrofia adenotonsilar, até casos complexos de síndromes, alterações craniofaciais, doenças neuromusculares e obesidade infantil.

Entre os pacientes mais complexos, um grupo que merece atenção especial é o de crianças com mucopolissacaridose pois frequentemente apresentam apneia obstrutiva do sono grave e hipoventilação decorrentes do acúmulo de mucopolissacarídeos nos tecidos e de alterações esqueléticas.

Esse grupo se beneficia particularmente do atendimento multiprofissional oferecido no CERB e de todos os recursos que o hospital terciário dispõe para o seu tratamento.

MUCOPOLISSACARIDOSE

A mucopolissacaridose é uma doença de depósito hereditária em que um erro inato do metabolismo leva à deficiência das enzimas que atuam nos lisossomos celulares. Essas enzimas são responsáveis pela metabolização de mucopolissacarídeos, denominados glicosaminoglicanas (GAG) e sua deficiência causa o acúmulo desses mucopolissacarídeos dentro das células e tecidos.[1,2]

São conhecidos atualmente sete tipos diferentes da doença, a maioria herdada de forma autossômica recessiva, com exceção do tipo II que é ligado ao X.[1]

Como ocorre em muitas doenças de depósito, é comum que ao nascimento a criança não apresente sinais e sintomas que chamem a atenção dos familiares ou dos médicos, mas com o passar do tempo, o acúmulo de mucopolissacarídeos causa alterações importantes na aparência, além de um declínio das habilidades físicas e/ou cognitivas.

Alguns dismorfismos, como a aparência grosseira da face, testa proeminente, depressão e o alargamento da base nasal, aumento do volume dos lábios e língua, presença de hipoplasia mandibular, alterações dentárias e restrição da abertura bucal, podem ser importantes sinais de alerta (Fig. 18-1).

No entanto, muitas vezes os primeiros sinais e sintomas são muito mais cotidianos e inespecíficos, como a respiração ruidosa, roncos com apneias, infecções frequentes de vias aéreas e ouvidos, secreção nasal crônica e hipertrofia adenoamigdaliana.[1] Esses sintomas são frequentemente da *expertise* do médico otorrinolaringologista, quem deve estar atento aos sinais e sintomas e, em caso de suspeita de mucopolissacaridose, encaminhar para confirmação diagnóstica e seguimento especializado.

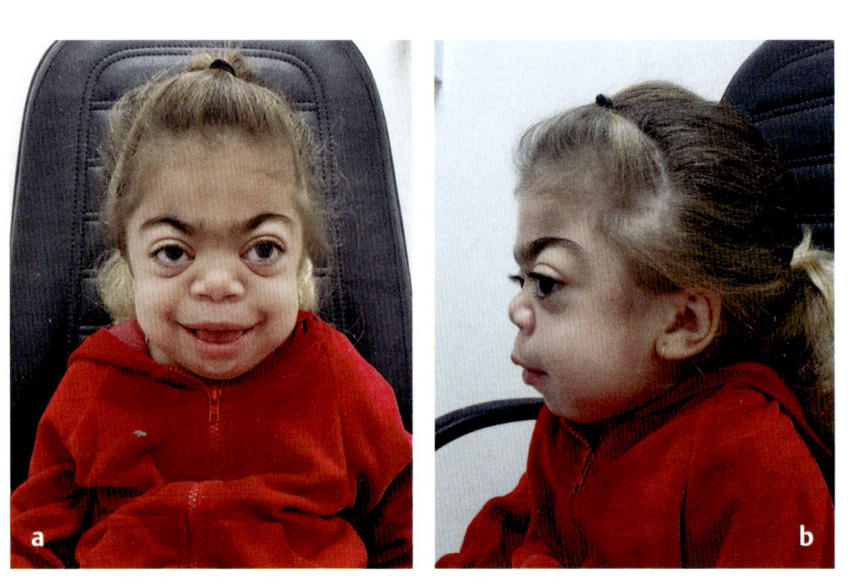

Fig. 18-1. (a,b) Fácies típica da criança com mucopolissacaridose.

MANIFESTAÇÕES OTORRINOLARINGOLÓGICAS

Na região da cabeça e pescoço, o acúmulo de GAG pode levar a várias manifestações otorrinolaringológicas de forma que muitas vezes os pacientes com mucopolissacaridose procuram o otorrinolaringologista antes mesmo do diagnóstico da doença.

MANIFESTAÇÕES DE VIA AÉREA

Na via aérea o depósito de GAG nos tecidos causa macroglossia, hipertrofia adenotonsilar, infiltração das paredes da faringe com estreitamento da luz, laringomalácia secundária à infiltração da epiglote e aritenoides e redução do tônus muscular da laringe, estenose subglótica, traqueo e broncomalácia.[2] Essas alterações, associadas às deformidades esqueléticas resultam em sintomas obstrutivos nasais, roncos, apneia obstrutiva do sono (AOS), estridor, rinossinusites e otites médias agudas de repetição.

O manejo das queixas obstrutivas é desafiador, desde o diagnóstico, até o tratamento. Em relação ao diagnóstico, é frequente que as crianças com mucopolissacaridose apresentem, à polissonografia, AOS grave, muitas vezes associada à hipoventilação, causada pela obstrução das vias aéreas superiores e inferiores associada a alterações na mecânica respiratória e doença pulmonar restritiva. A hipoventilação se manifesta pela retenção progressiva de CO_2 e dessaturação prolongada durante o sono.[3-5]

Por causa da apneia, ou pelas infecções recorrentes, muitas crianças acabam sendo submetidas à adenotonsilectomia. Pela frequente associação com AOS grave, esse procedimento não pode ser realizado em ambiente ambulatorial, devendo toda criança com MPS ser encaminhada ao Centro de Terapia Intensiva (CTI) no pós-operatório imediato.

Outro aspecto que deve ser considerado ao indicar a adenotonsilectomia é o risco anestésico que existe pela dificuldade em acessar e manejar a via aérea.[2] O pescoço encurtado, associado à baixa mobilidade da mandíbula, à macroglossia, à instabilidade atlantoccipital e à presença de outras alterações anatômicas patológicas, faz da intubação orotraqueal do paciente com mucopolissacaridose um procedimento extremamente desafiador.[3]

O anestesista deve ser capacitado para o manejo de via aérea difícil, assim como todo o equipamento para manejo de via aérea difícil deve estar disponibilizado na sala cirúrgica. Ainda, os pais devem estar orientados quanto a esse maior risco anestésico, inclusive sobre a possibilidade de os pacientes serem submetidos à traqueostomia de urgência durante o procedimento.

Os riscos de complicações perioperatórias são consideravelmente maiores, incluindo hemorragia pós-operatória, edema de via aérea e falhas de extubação.[4]

Além disso, o alívio dos sintomas costuma ser limitado e temporário, uma vez que a obstrução é multifatorial e acomete vários níveis da via aérea. A taxa de recorrência de hipertrofia de adenoide nas crianças portadoras de mucopolissacaridose pode chegar a 56%.[5]

Nos casos de apneia obstrutiva do sono refratária acompanhada ou não de hipoventilação, os equipamentos de pressão positiva, como o CPAP e o BiPAP, podem ser importantes aliados do tratamento complementar. No geral, a terapia com pressão positiva é indicada após a adenotonsilectomia, considerando-se que o fator obstrutivo (tecido linfoide) pode interferir negativamente na pressão do aparelho ou na adesão ao tratamento.

A traqueostomia pode ser necessária em casos específicos de obstruções grave e refratária.

MANIFESTAÇÕES OTOLÓGICAS

A perda auditiva é uma manifestação frequente nos pacientes com mucopolissacaridose, sendo a perda condutiva o tipo mais comum,[1] ou por otite média secretora crônica (Fig. 18-2) ou malformação da cadeia ossicular. Nos casos neurossensoriais a perda ocorre devido ao acúmulo de GAG na orelha interna.

É muito importante investigar a audição das crianças portadoras de mucopolissacaridose para o tratamento precoce, seja pela colocação de tubos de ventilação de longa duração, seja por aparelho de amplificação sonora individual. Conforme citado anteriormente, em caso de indicação de tubo de ventilação de longa duração, é importante discutir com os pais ou responsáveis sobre o risco anestésico.

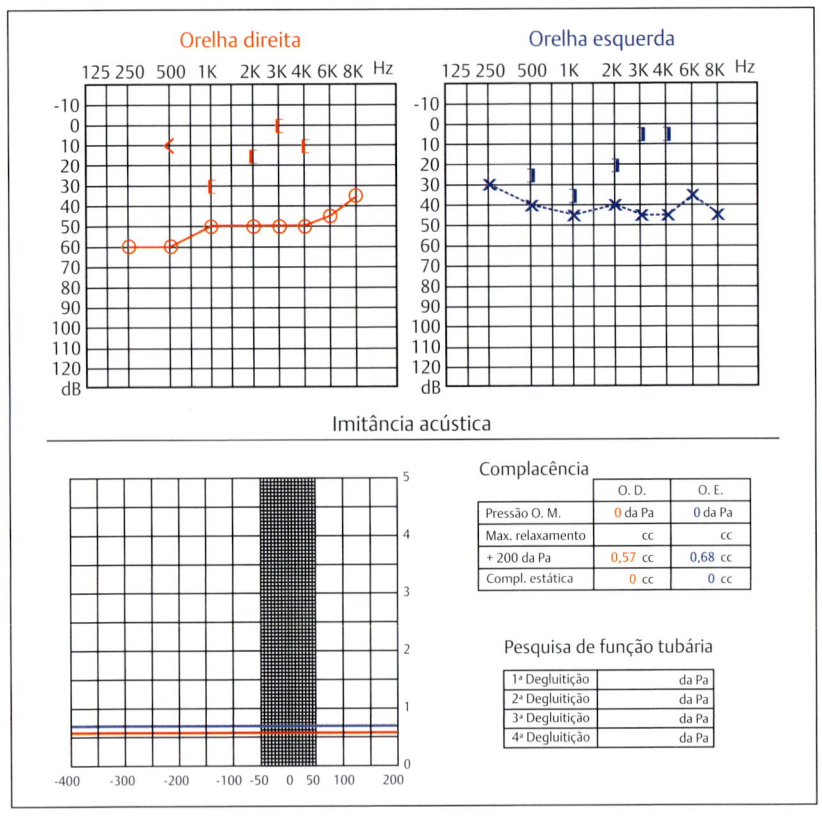

Fig. 18-2. Audiometria de paciente portador de mucopolissacaridose demonstrando perda auditiva condutiva e curva B bilateral.

O ATENDIMENTO DO PACIENTE COM MUCOPOLISSACARIDOSE NO CERB

No CERB o paciente com suspeita ou diagnóstico confirmado de mucopolissacaridose passa por avaliação multiprofissional.

O atendimento médico é realizado pelo médico otorrinolaringologista com a ajuda do neurologista, médico do sono e imunologista infantil. Além disso, a criança passa por avaliações fonoaudiológica e odontológica especializadas.

A primeira consulta começa com a anamnese detalhada. Queixas frequentemente referidas pelos responsáveis são: obstrução nasal, respiração bucal, secreção nasal, respiração ruidosa, roncos, apneias presenciadas, hipoacusia e infecções de repetição.

Após a história clínica e exame físico otorrinolaringológico, é realizado o teste cutâneo de leitura imediata para inalantes, para diagnóstico de alergia. Em seguida a criança é submetida ao exame de nasofibrolaringoscopia flexível para avaliação de toda via aérea alta, do nariz até a laringe.

A equipe da fonoaudiologia realiza a avaliação miofuncional, e a equipe da ortodontia avalia a oclusão e as alterações faciais esqueléticas.

De acordo com a orientação de alguns *guidelines* e protocolos todos os pacientes com mucopolissacaridose que passam pelo CERB são encaminhados para polissonografia tipo 1 (Fig. 18-3).[6] O mesmo é feito para a avaliação auditiva.

Após a avaliação inicial ocorre uma reunião com toda a equipe. São solicitados os exames complementares e, quando necessário, é iniciado o tratamento de condições associadas, como, por exemplo, a rinite alérgica. Além disso, é traçado um plano de tratamento individual para cada paciente.

Dependendo do resultado da polissonografia e da avaliação auditiva, é discutida a indicação de adenotonsilectomia e de timpanotomia para colocação de tubo de ventilação, sempre levando em consideração o risco cirúrgico.

Os riscos e benefícios são explicados aos responsáveis, e a decisão final é tomada em conjunto. Existe todo um planejamento prévio ao agendamento da cirurgia com realização de exames pré-operatórios, avaliação pré-anestésica e reserva de leito no Centro de Terapia CTI pediátrico. O termo de consentimento assinado pelos pais é fundamental.

O anestesista da equipe é especialista em via aérea infantil e, no dia da cirurgia, todo o material necessário para acesso e manejo de via aérea difícil é disponibilizado. Além disso, sempre deixamos preparado o material para traqueostomia em caso de emergência.

Durante a intubação e a realização do procedimento, evitamos ao máximo realizar a hiperextensão cervical pelo risco de instabilidade atlantoaxial.[7] Sempre que possível a extubação é realizada ainda na sala cirúrgica, e em seguida a criança é encaminhada ao CTI para o pós-operatório imediato.

Cerca de 3 meses após a realização da cirurgia, a criança é reavaliada com nova polissonografia para diagnóstico de apneia obstrutiva do sono residual e/ou hipoventilação. Em alguns casos, sempre com a orientação do médico do sono, pode haver a indicação de equipamento de pressão positiva, como o CPAP ou o BiPAP. A escolha da interface, orientações de uso e avaliação da adesão também são supervisionadas pelo médico do sono.

Caso o paciente necessite de terapias adjuvantes, como fonoterapia ou ortodontia, ele é encaminhado para as equipes responsáveis.

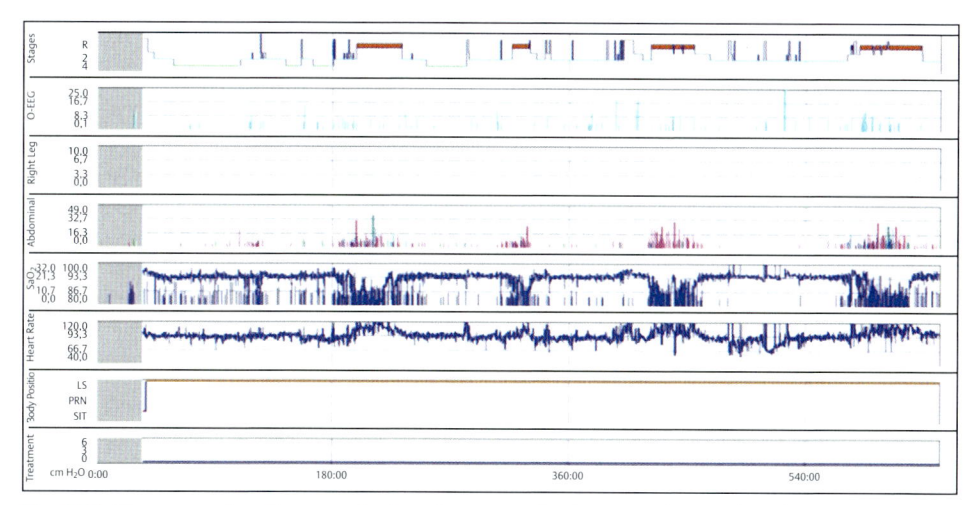

Fig. 18-3. Hipnograma de polissonografia de paciente portador de mucopolissacaridose demonstrando apneia obstrutiva do sono grave associada a dessaturações importantes, principalmente durante o sono REM.

É importante lembrar que também existe uma interface importante entre a equipe do CERB, da genética e das demais especialidades da pediatria. Atualmente já está disponível no SUS o tratamento de reposição enzimática específica para alguns tipos de mucopolissacaridose, e muitos dos nossos pacientes já se beneficiam dessa terapia.

DIAGNÓSTICO

O diagnóstico definitivo de mucopolissacaridose pode ser desafiador. A suspeição diagnóstica pode ser baseada na história clínica e exame físico. A confirmação diagnóstica envolve exames laboratoriais, como a dosagem de glicosaminoglicanas na urina, a dosagem da atividade enzimática específica e testes genéticos.

TRATAMENTO

Os portadores de mucopolissacaridose necessitam de seguimento multiprofissional, uma vez que a doença afeta diferentes órgãos e sistemas. Atualmente as opções de tratamento específicas incluem a terapia de reposição enzimática, disponível para alguns tipos da doença e oferecida também pelo Sistema Único de Saúde (SUS), e o transplante de medula óssea nos casos elegíveis. Além disso, os pacientes devem receber tratamento para seus sintomas específicos e individuais.

REFERÊNCIAS BIBLIOGRÁFICAS

1. Bianchi PM, Gaini R, Vitale S. ENT and mucopolysaccharidoses. Ital J Pediatr. 2018;44(2):127.
2. Muhlebach MS, Wooten W, Muenzer J. Respiratory manifestations in mucopolysaccharidoses. Paediatr Respir Rev. 2011;12(2):133-8.
3. Kamin W. Diagnosis and management of respiratory involvement in Hunter syndrome. Acta Paediatr. 2008;97(457):57-60.
4. Gaitini L, Fradis M, Vaida S, et al. Failure to control the airway in a patient with Hunter's syndrome. J Laryngol Otol. 1998;112(4):380-2.
5. Gönüldaş B, Yılmaz T, Sivri HS, et al. Mucopolysaccharidosis: Otolaryngologic findings, obstructive sleep apnea and accumulation of glucosaminoglycans in lymphatic tissue of the upper airway. Int J Pediatr Otorhinolaryngol. 2014;78(6):944-9.
6. Akyol MU, Alden TD, Amartino H, et al. Recommendations for the management of MPS IVA: systematic evidence- and consensus-based guidance. MPS Consensus Programme Steering Committee; MPS Consensus Programme Co-Chairs. Orphanet J Rare Dis. 2019;14(1):137.
7. Palmucci S, Attinà G, Lanza ML, et al. Imaging findings of mucopolysaccharidoses: a pictorial review. Insights Imaging. 2013;4(4):443-59.

OBESIDADE INFANTIL E DISTÚRBIOS RESPIRATÓRIOS DO SONO

CAPÍTULO 19

Aline Pires Barbosa ▪ Fabiana Cardoso Pereira Valera

INTRODUÇÃO

A obesidade na população pediátrica é considerada um crescente problema de saúde pública. Nos últimos 30 anos, a obesidade dobrou entre crianças e triplicou entre os adolescentes ao redor do mundo.[1] Estima-se que 34% das crianças nos EUA estejam obesas.[1,2] No Brasil, dados do IBGE, em 2008-2009, mostraram que a prevalência de excesso de peso e obesidade sofreu aumento ao longo dos anos, e que 11,8% das meninas e 16,6% dos meninos entre 5 e 9 anos estavam obesos, e que 30% delas tinham excesso de peso (Fig. 19-1).

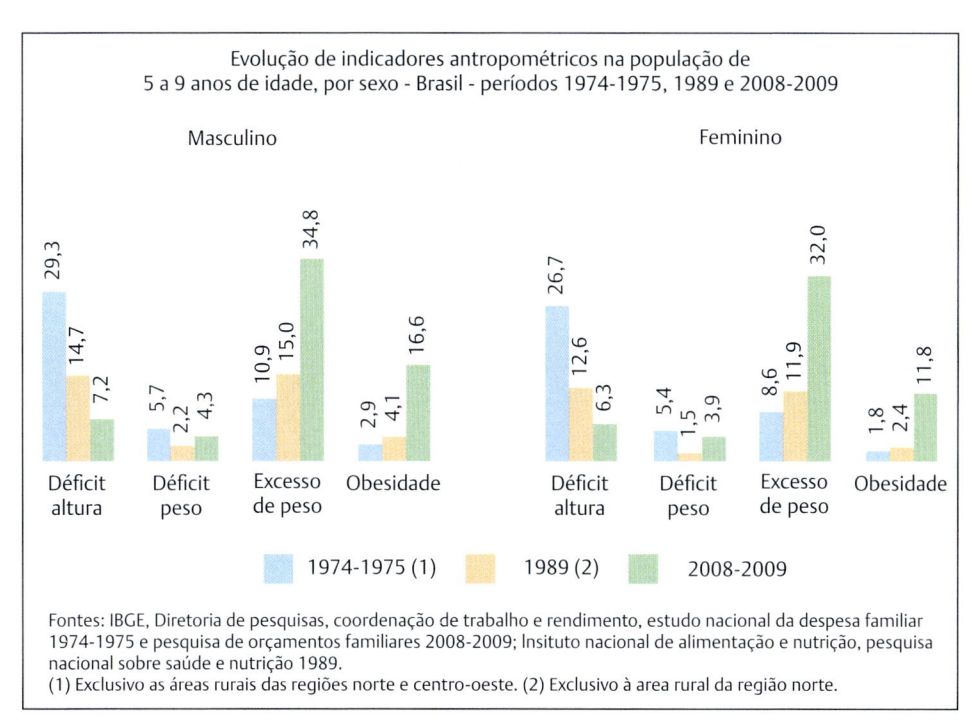

Evolução de indicadores antropométricos na população de 5 a 9 anos de idade, por sexo - Brasil - períodos 1974-1975, 1989 e 2008-2009

Masculino:
- Déficit altura: 29,3 / 14,7 / 7,2
- Déficit peso: 5,7 / 2,2 / 4,3
- Excesso de peso: 10,9 / 15,0 / 34,8
- Obesidade: 2,9 / 4,1 / 16,6

Feminino:
- Déficit altura: 26,7 / 12,6 / 6,3
- Déficit peso: 5,4 / 1,5 / 3,9
- Excesso de peso: 8,6 / 11,9 / 32,0
- Obesidade: 1,8 / 2,4 / 11,8

Legenda: 1974-1975 (1) ▪ 1989 (2) ▪ 2008-2009

Fontes: IBGE, Diretoria de pesquisas, coordenação de trabalho e rendimento, estudo nacional da despesa familiar 1974-1975 e pesquisa de orçamentos familiares 2008-2009; Insituto nacional de alimentação e nutrição, pesquisa nacional sobre saúde e nutrição 1989.
(1) Exclusivo as áreas rurais das regiões norte e centro-oeste. (2) Exclusivo à area rural da região norte.

Fig. 19-1. Gráfico – evolução de indicadores da população brasileira, evidenciando o aumento da prevalência de excesso de peso e de obesidade nos últimos anos.

Esse fenômeno pode ser atribuído ao aumento no consumo de alimentos industrializados e *fast-foods*, que apresentam grande quantidade de açúcares e gorduras saturadas, associado a um estilo de vida sedentário. Fatores genéticos e neuroendócrinos estão relacionados à causa em apenas 5% dos pacientes obesos.[1]

Esses dados são preocupantes *per se*, uma vez que crianças obesas são mais propensas a serem adultos obesos e a desenvolverem mais precocemente doenças, como hipertensão arterial, esteatose hepática, apneia do sono, dislipidemia, diabetes melito tipo 2, resistência à insulina, síndrome metabólica, alterações osteoarticulares, além de problemas sociais e depressão. Estima-se que a prevalência de hipertensão arterial entre adolescentes obesos seja de 30%, e de dislipidemia seja de 40%.[3]

Outro ponto inquietante é o crescente aumento dos gastos públicos com as morbidades trazidas pela obesidade. Dessa forma, tornam-se necessárias políticas de prevenção e de tratamento mais efetivas. O tratamento deve ser multiprofissional, envolvendo o pediatra, nutricionista, endocrinologista e psicólogo.

DIAGNÓSTICO

O diagnóstico de sobrepeso/obesidade em crianças pode ser determinado por curvas de crescimento (IMC × idade) de acordo com o sexo, que mostram percentis de medidas corporais (Fig. 19-2), sendo considerado como portador de sobrepeso o paciente cujo valor de IMC está entre a faixa de 85%-95%, e portador de obesidade aquele cujo valor se encontra acima do percentil 95%.

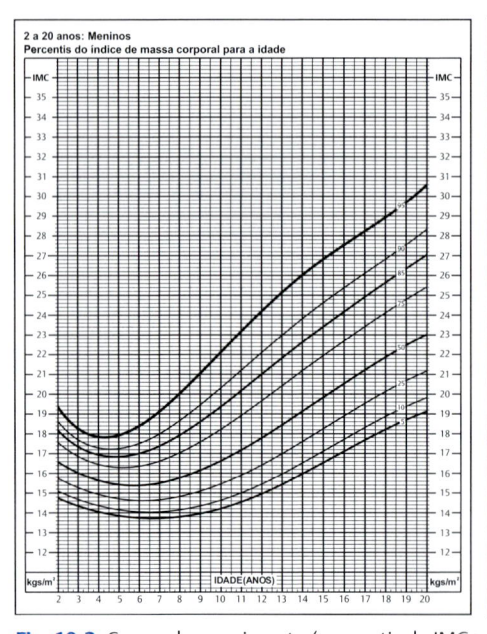

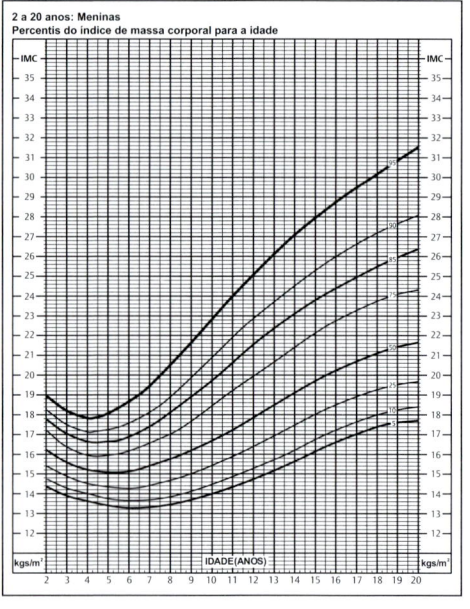

Fig. 19-2. Curvas de crescimento (percentis de IMC × idade) de acordo com o sexo.

A CRIANÇA OBESA E OS DISTÚRBIOS RESPIRATÓRIOS DO SONO

Em nosso Centro do Respirador Bucal, temos visto um número cada vez maior de crianças com queixas de roncos e que têm sobrepeso ou obesidade. Isso é algo que não deve ser ignorado, uma vez que a prevalência de AOS em crianças obesas é descrita como de 13%-59%, enquanto que na população geral pediátrica é de 2%-4%.[4-7] Apesar de nem todas as crianças obesas apresentarem AOS, o risco aumenta 12% para cada aumento de 1 kg/m² no IMC.[8] Crianças obesas são 2,6 vezes mais propensas a apresentarem roncos que crianças não obesas.[5]

A relação entre excesso de peso e AOS na infância ainda é complexa e não totalmente compreendida.[9] Acredita-se que obesidade predisponha à deposição de gordura nas paredes da via aérea, facilitando seu estreitamento e colapso, embora esse efeito seja mais bem demonstrado em crianças mais velhas. O excesso de peso também pode ter efeito direto na musculatura respiratória e no controle ventilatório.[10,11] Além disso, pacientes com obesidade também podem ter hipoventilação durante o sono, mesmo sem obstrução completa da via aérea, devido a uma deficiência restritiva da ventilação pelo acúmulo de gorduras abdominal e torácica.[9]

Apesar de a frequência da AOS estar relacionada com a obesidade, não há consenso na literatura se há relação entre gravidade da primeira e grau de obesidade na criança.[12] Alguns artigos demonstraram essa relação em qualquer idade,[13,14] enquanto outros encontraram essa relação apenas em crianças mais velhas [5,16] ou não demonstraram relação.[17] Os determinantes da gravidade de AOS em crianças mais novas são multifatoriais, com fatores genéticos e anatômicos, exercendo um papel importante (por exemplo, tamanho da língua, tecido linfoide e parede lateral da faringe). Já nos adolescentes, a adiposidade parafaríngea tem um papel mais importante, como nos adultos.[12]

Outros estudos demonstram que há maior associação de AOS grave e diminuição do sono REM quando há obesidade e síndrome metabólica associada. Acredita-se que a hipóxia intermitente e a fragmentação do sono levem a um estado de inflamação constante (aumento de mediadores inflamatórios), que propicie o surgimento do distúrbio metabólico.[18]

O estudo NANOs[19] mostrou que crianças obesas com AOS tinham marcadores inflamatórios aumentados quando comparadas àquelas sem AOS (IL-6, TNF-alfa, leptina), que por sua vez estavam associados a risco aumentado de síndrome metabólica e a dano aos órgãos-alvo.[20] Além disso, sabe-se que a obesidade por si só é vista como um distúrbio inflamatório sistêmico de baixo grau. O tecido adiposo produz várias moléculas que têm funções regulatórias da inflamação e metabolismo. Uma dessas moléculas, a leptina, é envolvida na saciedade e tem também ação imunomoduladora, uma vez que estimula a produção de citocinas pró-inflamatórias, como IL-6 e TNF-alfa (citocinas também aumentadas na AOS).[20] Além disso, estudos mostraram que a AOS pode elevar os níveis de leptina, independente do grau de obesidade associada.[21]

Com isso, a coexistência de AOS e obesidade potencializa os efeitos adversos de ambas, como riscos cardiovascular e metabólico multiplicados.[9,21,22] Nesse aspecto, torna-se importante a investigação de síndrome metabólica em crianças obesas e com AOS.

A AOS não tratada aumenta o risco de doenças cardiovasculares e resistência à insulina, além de distúrbios comportamentais e dificuldades escolares. Ela também pode dificultar o tratamento da obesidade pois interfere na produção de reguladores de apetite e secreção de hormônios por meio da fragmentação do sono, hipóxia intermitente e estimulação simpática.[9] Foi demonstrado que crianças que dormem menos têm maior produção de leptina, maior ingesta calórica e ganho de peso.[23]

Estudos têm demonstrado também que as crianças obesas têm maior propensão à sonolência diurna, enquanto que crianças não obesas com o mesmo grau de distúrbio respiratório do sono apresentam frequentemente hiperatividade e déficit de atenção do que sonolência.[24-26] Tem-se associado a hipersonolência ao aumento de alguns fatores inflamatórios, como TNF-alfa, interleucinas 1-beta e 6, e prostaglandinas.[27-28]

Há atualmente o consenso de que a hipertrofia adenoamigdaliana é a principal causa de AOS em crianças, e de que a adenoamigdalectomia é o tratamento de escolha na maioria das crianças. Entretanto estudos têm demonstrado que crianças obesas se beneficiam menos do tratamento cirúrgico que as não obesas.[29,30] Em uma revisão sistemática, foi demonstrado que crianças obesas apresentam maior frequência de AOS residual após adenoamigdalectomia quando comparado às não obesas, sendo então a obesidade considerada um fator de risco independente de AOS residual.[7,31] Outro estudo clínico randomizado[32] mencionou que 33% das crianças obesas apresentavam AOS residual após adenoamigdalectomia, em comparação a 15% das crianças não obesas. Em casos de AOS residual, os principais tratamentos indicados são a perda ponderal, e em algumas situações o uso de aparelhos de pressão positiva.

Outro aspecto importante é o risco perioperatório, que é aumentado nas crianças obesas quando são submetidas à adenoamigdalectomia. Diante do aumento de chance de apneia no pós-operatório imediato a depender do grau de obesidade, essas crianças possuem indicação de internação em leito de enfermaria ou até em unidade intensiva.[33]

Por esses motivos, o otorrinolaringologista deve ficar atento ao avaliar uma criança obesa ou com sobrepeso com queixas de roncos, tanto em relação aos cuidados pré-operatórios e de programação cirúrgica, quanto na reavaliação pós-operatória, investigar a possibilidade de AOS residual com exame de polissonografia e orientar sobre a necessidade de perda ponderal ou de terapia suplementar, como o uso de aparelhos de pressão positiva.

TRATAMENTO DA OBESIDADE

Com base no que foi exposto previamente, e considerando que a obesidade, associada ou não à AOS, leva a um conjunto de alterações que se iniciam na infância e culminam em doença cardiovascular manifestada no adulto, é de extrema importância que medidas terapêuticas e preventivas sejam instituídas.

A interação familiar e os ambientes domésticos e escolares são fundamentais para o sucesso da terapia, ou seja, é necessária colaboração dos pais e da comunidade escolar. Os pais devem ser orientados sobre os tipos de alimentos e quantidade que devem ser introduzidos gradativamente desde os primeiros anos de vida da criança.[34]

Na idade pré-escolar, uma variedade grande de alimentos é apresentada à criança e ela já tem a capacidade de escolher aqueles que lhe são mais palatáveis. A influência da família é importante para que a criança tenha acesso a alimentos mais saudáveis, e não apenas àqueles que ela mais gosta. Isso deve ser feito sem imposições ou restrições, e sim pela exposição e estimulação do consumo dos alimentos mais saudáveis.[34]

Na idade escolar e na adolescência já existe a influência da escola, amigos e da mídia, o que torna o processo de educação alimentar mais difícil. Mais uma vez, a família tem papel importante, e pode ser necessário o auxílio de profissionais de nutrição e de psicologia.

A atividade física também deve ser estimulada pela escola e pelos familiares. Atualmente, há uma tendência maior ao sedentarismo, em virtude da disseminação e facilidade de acesso a jogos em computadores e outros dispositivos eletrônicos.

A terapia medicamentosa realizada atualmente tem demonstrado grande número de eventos adversos, sem efeitos duradouros. Moléculas endógenas associadas à obesidade têm sido descobertas, como a leptina, proteínas mitocondriais e o receptor da melanocortina-4 hipotalâmica,[1,35] e poderão ser usadas como alvo de medicações farmacológicas futuramente.

Concluindo, o tratamento da obesidade deve envolver orientação dietética, colaboração da família, atividade física e suporte psicológico. Essa visão multiprofissional da criança obesa, que buscamos em nosso ambulatório, leva a um atendimento de melhor qualidade e aumenta as chances de se atingir o objetivo terapêutico.

REFERÊNCIAS BIBLIOGRÁFICAS

1. Xu S, Xue Y. Pediatric obesity: Causes, symptoms, prevention and treatment (Review). Exp Ther Med. 2016;11:15-20.
2. Rome ES. Obesity prevention and treatment. Pediatr Ver. 2011;32:363-72.
3. Thompson N, Mansfield B, Stringer M, et al. An evidence-based resource for the management of comorbidities associated with childhood overweight and obesity (Review). J Am Assoc Nurse Pract. 2016;28(10):559-70.
4. Tavasoli A, Jalilolghadr Sh, Lotfi Sh. Sleep symptoms and polysomnographic patterns of obstructive sleep apnea in obese children. Iran J Child Neurol. 2016;10(1):14-20.
5. Verhulst SL, Van Gaal L, De Backer W, Desager K. The prevalence, anatomical correlates and treatment of sleep disordered breathing in obese children and adolescents. Sleep Med Ver. 2008;12 (5):339-46.
6. Marcus CL. Sleep-disordered breathing in children. Am J Respir Crit Care Med. 2001;164(1):16-30.
7. Andersen IG, Holm JC, Homøe P. Obstructive sleep apnea in obese children and adolescents, treatment methods and outcome of treatment -A systematic review. Int J Pediatr Otorhinolaryngol. 2016;87:190-7.
8. Gozal D, Kheirandish-Gozal L. Obesity and excessive daytime sleepiness in prepubertal children with obstructive sleep apnea. Pediatrics. 2009;123(1):13-8.
9. Kassim R, Harris MA, Leong GM, Heussler H. Obstructive sleep apnoea in children with obesity. J Paediatr Child Health. 2016;52(3):284-90.
10. Marcus CL. Pathophysiology of childhood obstructive sleep apnea: current concepts. Respiration Physiol. 2000;119 (2):143-54.
11. Jung Chang S, Young Chae K. Obstructive sleep apnea syndrome in children:Epidemiology, pathophysiology, diagnosis and sequelae. Korean J Pediatr. 2010;53 (10):863-871.
12. Scott B, Johnson RF, Mitchell Md RB. Obstructive Sleep Apnea: Differences between Normal-Weight, Overweight, Obese, and Morbidly Obese Children. Otolaryngol Head Neck Surg. 2016;154(5):936-43.
13. Redline S, Tishler PV, Schluchter M, et al. Risk factors for sleep-disordered breathing in children: associations with obesity, race, and respiratory problems. Am J Respir Crit Care Med. 1999;159:1527-32.
14. Mitchell RB, Garetz S, Moore RH, et al. The use of clinical parameters to predict obstructive sleep apnea syndrome severity in children: the Childhood Adenotonsillectomy (CHAT) study randomized clinical trial. JAMA Otolaryngol Head Neck Surg. 2015;141:130-6.
15. Graw-Panzer K, Muzumdar H, Jambhekar S, et al. Effect of increasing body mass index on obstructive sleep apnea in children. Open Sleep J. 2010;3:19-23.
16. Kohler MJ, Thormaehlen S, Kennedy JD, et al. Differences in the association between obesity and obstructive sleep apnea among children and adolescents. J Clin Sleep Med. 2009;5:506-11.
17. Kaditis AG, Alexopoulos EI, Hatzi F, et al. Adiposity in relation to age as predictor of severity of sleep apnea in children with snoring. Sleep Breath. 2008;12:25-31.
18. Tasali E, Ip MS. Obstructive sleep apnea and metabolic syndrome: alterations in glucose metabolism and inflammation. Proc Am Thorac Soc. 2008;5:207-17.

19. Gileles-Hillel A, Alonso-Alvarez ML, Kheirandish-Gozal L, et al. Inflammatory markers and obstructive sleep apnea in obese children: the NANOS study. Mediators Inflamm. 2014;2014:605280.
20. Bhattacharjee R, Kim J, Kheirandish-Gozal L, Gozal D. Obesity and obstructive sleep apnea syndrome in children: a tale of inflammatory cascades. Pediatr. Pulmonol. 2011;46:313-23.
21. Tauman R, Serpero LD, Capdevila OS, et al. Adipokines in children with sleep disordered breathing. Sleep. 2007;30:443-9.
22. Jalilolghadr S, Yazdi Z, Mahram M, et al. Sleep architecture and obstructive sleep apnea in obese children with and without metabolic syndrome: a case control study. Sleep Breath. 2016;20(2):845-51.
23. Hart CN, Carskadon MA, Considine RV, et al. Changes in children's sleep duration on food intake, weight, and leptin. Pediatrics. 2013;132(6):e1473-80.
24. Chervin RD, Weatherly RA, Ruzicka DL, et al. Subjective sleepiness and polysomnographic correlates in children scheduled for adenotonsillectomy vs other surgical care. Sleep. 2006;29(4):495-503.
25. Gozal D, Wang M, Pope Jr. DW. Objective sleepiness measures in pediatric obstructive sleep apnea. Pediatrics. 2001;108(3):693-7.
26. Melendres MC, Lutz JM, Rubin ED, Marcus CL. Daytime sleepiness and hyperactivity in children with suspected sleep disordered breathing. Pediatrics. 2004;114(3):768-75.
27. El-Sheikh M, Buckhalt JA, Granger DA, et al. The association between children's sleep disruption and salivary interleukin-6. J Sleep Res. 2007;16(2):188-97.
28. Yasuda T, Yoshida H, Garcia-Garcia F, et al. Interleukin-1b has a role in cerebral cortical state-dependent electroencephalographic slow-wave activity. Sleep. 2005;28(2):177-84.
29. Mitchell RB, Kelly J. Outcome of Adenotonsillectomy for Obstructive Sleep Apnea in Obese and Normal-Weight Children. Otolaryngol Head Neck Surg. 2007;137:43-8.
30. O´Brien LM, Sitha S, Baur LA, Water KA. Obesity increases the risk for persisting obstructive sleep apnea after treatment in children. Int J Pediatr Otolaryngol. 2006;70:1555-60.
31. Bhattacharjee R, Kheirandish-Gozal L, Spruyt K, et al. Adenotonsillectomy outcomes in treatment of OSA in children: a multicenter retrospective study. Am J Respir Crit Care Med. 2010;182:676-83.
32. Marcus CL, Moore RH, Carol L, et al. A Randomized Trial of Adenotonsillectomy for Childhood Sleep Apnea. N Engl J Med. 2013;368:2366-76.
33. De A, Waltuch T, Gonik NJ, et al. Sleep and Breathing the First Night After Adenotonsillectomy in Obese Children With Obstructive Sleep Apnea. J Clin Sleep Med. 2017;13(6):805-11.
34. Carvalho EAA, Simão MTJ, Fonseca MC, Andrade RG. Obesidade: aspectos epidemiológicos e prevenção. Rev Med Minas Gerais. 2013;23(1):74-82.
35. Glazer G. Long-term pharmacotherapy of obesity 2000: A review of efficacy and safety. Arch Intern Med. 2001;161:1814-24.

ESTRIDOR NA INFÂNCIA

CAPÍTULO 20

Andrea Arantes Braga Biagiotti ▪ Carolina Sponchiado Miura
Fabiana Cardoso Pereira Valera

INTRODUÇÃO

O estridor é um sintoma, decorrente do turbilhonamento do ar pela laringe ou traqueia parcialmente obstruída, produzindo som característico. Pode ser uma manifestação aguda ou crônica de diversas entidades que levam ao estreitamento da via aérea laringotraqueal.

Principalmente na população pediátrica que apresenta uma via aérea naturalmente estreita, a evolução para insuficiência respiratória aguda pode ser rápida. Anamnese e exame físico detalhados podem ajudar a localizar a obstrução e possíveis etiologias. No entanto, a visualização direta da via aérea é essencial para o diagnóstico definitivo.

A prioridade é garantir uma via aérea segura. Portanto, diante de um paciente com estridor, os sinais de gravidade devem ser imediatamente avaliados. É imprescindível a presença de uma equipe preparada e equipada para avaliação e seguimento destes pacientes.

QUADRO CLÍNICO

Diante de uma criança com estridor a prioridade é avaliar a gravidade do desconforto respiratório e assim prever imediatamente a necessidade de intervenção. Estridor agudo normalmente está associado a quadros infecciosos, inflamatórios ou à aspiração de corpo estranho. Porém, pode também ser uma exacerbação de uma doença crônica; por exemplo, diante de uma criança com papilomatose laríngea ou laringomalácia.

A primeira medida a ser tomada, sempre, é identificar sinais no exame físico de esforço respiratório, como batimento de asa nasal, retração intercostal e de fúrcula, alteração da frequência respiratória, cianose perilabial, alterações da ausculta pulmonar, redução da saturação de oxigênio e alteração de nível de consciência.

Se o paciente não apresentar sinais de alerta, é recomendável realizar anamnese e exame físico minuciosos (Quadro 20-1). É importante avaliar a evolução do quadro perguntando sobre tempo de início, duração, frequência dos sintomas, se é contínuo ou episódico, fatores de piora e melhora (como posição da criança, piora aos esforços/amamentação etc.). As repercussões da obstrução respiratória podem ser aferidas avaliando a gravidade do esforço respiratório, presença de alteração do nível de consciência e cianose, sobre perda de peso e atraso de crescimento.[1]

Quadro 20-1. Avaliação do paciente com estridor

1. Gravidade

- Batimento de asa nasal
- Retração intercostal e de fúrcula
- Alteração de frequência respiratória
- Cianose perilabial
- Redução da saturação de oxigênio
- Alteração do nível de consciência
- Perda de peso
- Atraso de crescimento

2. Evolução

- Tempo de início
- Duração
- Frequência (contínuo ou episódico)
- Melhora, piora ou manutenção dos sintomas

3. Fatores de melhora e piora

- Posição
- Repouso x agitação

4. Tipo do estridor

- Inspiratório
- Expiratório
- Bifásico (inspiratório e expiratório)

5. Antecedentes/doenças associadas

- Cirurgia cardíaca
- Neurocirurgia
- Cirurgia de cabeça e pescoço
- Intubação
- Doença neurológica
- Síndromes genéticas

6. Sinais e sintomas associados

- Sintomas de refluxo gastroesofágico
- Aspiração
- Dificuldades alimentares
- Distúrbios do sono
- Febre
- Micrognatismo
- Hemangioma cutâneo principalmente em região de barba
- Massa cervical
- Linfadenopatia
- Outros focos infecciosos
- Sialorreia
- Disfonia

É importante questionar sobre sinais e sintomas associados que podem agravar o quadro. Sintomas de refluxo gastroesofágico, disfagia, distúrbios do sono, presença de micrognatia, hemangioma cutâneo (principalmente em região de barba), massa cervical, linfadenopatia, focos infecciosos, sialorreia e disfonia devem ser avaliados.

Também é importante questionar sobre antecedentes pessoais que podem ajudar na investigação etiológica, como antecedentes cirúrgicos (cirurgias cardíacas, de cabeça e pescoço ou neurocirurgias), história de intubação prévia, doenças neurológicas e síndromes genéticas.

Por fim, localizar o estridor no ciclo respiratório, se ocorre na inspiração, na expiração ou ambas, ajuda a localizar a altura da obstrução. Estridor inspiratório costuma ser causado por alterações da supraglote, como ocorre em casos de laringomalacia, epiglotite ou por obstrução parcial da glote, como em casos de paralisia de prega vocal unilateral. Já o estridor bifásico (inspiratório e expiratório) pode ser consequência de alterações na glote mais extensas, ou em subglote alta, como ocorre em casos de paralisia de pregas vocais, estenoses e hemangiomas subglóticos. Por fim, o estridor expiratório pode ocorrer por obstruções traqueais e brônquicas a exemplo da traqueomalácia e de compressões extrínsecas da traqueia.

EXAMES COMPLEMENTARES

A visualização da laringe é fundamental para diagnóstico da causa do estridor, e toda a criança com esse sintoma precisa ser avaliada com nasofibroscopia flexível. No entanto, muitos casos necessitam de outros exames para diagnóstico definitivo, como a endoscopia de via aérea (EVA) em centro cirúrgico ou exames de imagem, como tomografia computadorizada (TC) e ressonância magnética (RM). Cada um desses exames permite a melhor visualização de estruturas específicas e possui vantagens e desvantagens como descrito a seguir.

Nasofibrolaringoscopia Flexível

Exame realizado ambulatorialmente com paciente acordado com ou sem anestesia tópica. É indicado para todos os pacientes, independente da idade, e permite a visualização da supraglote, glote e eventualmente da subglote.

Tem como vantagens ser um exame relativamente bem tolerado, permitir avaliação dinâmica da anatomia, mobilidade e sensibilidade laríngea.

Como desvantagens, existe a dificuldade técnica de manipulação da laringe para biópsia e palpação, e impossibilidade de visualização de algumas lesões subglóticas e traqueais. Além disso, existe risco de colapso agudo da via aérea, principalmente em pacientes com epiglotite ou risco de laringospasmo.

Endoscopia de Via Aérea (EVA)/Laringotraqueobroncoscopia

Exame realizado em centro cirúrgico sob anestesia geral ou sob sedação e respiração espontânea. Indicado para os casos em que a laringoscopia indireta não permitiu fechar o diagnóstico, suspeita de doença subglótica ou de obstrução multinível. Como permite manipulação da laringe é indicado como método terapêutico também.

Como vantagens, permite visualização da laringe, subglote, traqueia e brônquios, mensuração, palpação e manipulação de toda a via aérea.

Como desvantagens, avaliação da mobilidade e sensibilidade pode ser prejudicada pela anestesia. Além disso, necessita de equipe de anestesista, otorrinolaringologista e enfermagem capacitada para lidar com via aérea pediátrica difícil, além de equipamentos específicos. Mesmo assim, em alguns casos, a exposição da laringe é inviável.

Radiografia Cervical

Permite a visualização de corpos estranhos radiopacos e estruturas edemaciadas da via aérea. A epiglote edemaciada pode ser visualizada no exame de perfil de paciente com epiglotite (sinal do polegar), assim como a subglote edemaciada pode ser visualizada em exame anteroposterior de paciente com crupe viral (sinal da torre).[1,2] Pela sua baixa sensibilidade para o diagnóstico, é realizada apenas em locais em que o exame de endoscopia não é acessível.

Tomografia Computadorizada (TC)

Permite a visualização de toda a via respiratória e estruturas adjacentes, sendo indicada principalmente na suspeita de compressão traqueal extrínseca por tumores ou vasos sanguíneos, mas também é útil na avaliação da extensão de estenoses laríngeas completas.

Tem como vantagens a visualização detalhada da via aérea quando é feita a reconstrução 3D. No entanto, a exposição à radiação e à eventual necessidade de sedação e/ou contraste são desvantagens do exame.

Ressonância Magnética (RM)

Indicada principalmente para diagnóstico da etiologia das paralisias de pregas vocais e na avaliação de doenças extralaríngeas, como tumores.

Tem como vantagens a ausência de exposição à radiação e o detalhamento das imagens geradas. No entanto, é um exame de difícil acesso, demorado e que necessita da colaboração do paciente e/ou eventual necessidade de sedação para ser executado.

ETIOLOGIAS

Crupe

É a principal causa de estridor agudo em crianças pequenas.[1] Crupe é o termo utilizado para descrever quadros de infecção de vias aéreas superiores que caracteristicamente se manifestam por estridor e tosse ladrante (tosse do tipo latido). Afeta crianças de 6 meses a 6 anos com pico de incidência no segundo ano e é mais comum em meninos do que em meninas.[3]

O crupe é decorrente de inflamação da subglote com diferentes graus de obstrução, com variável extensão de comprometimento da via aérea e etiologias diversas.[3-5] As mais frequentes são o crupe viral e o crupe recorrente, que serão descritos a seguir.[4]

Crupe Viral

Causado principalmente pelo vírus parainfluenza (tipos I e III), em 50% a 75% dos pacientes com esse diagnóstico.[4] Outros vírus comumente encontrados são rinovírus, enterovírus, vírus sincicial respiratório, influenza e bocavírus.[5]

A história clássica geralmente envolve um pródromo com coriza, febre e odinofagia, que após alguns dias evolui para estridor inspiratório, disfonia, tosse ladrante e esforço respiratório. Os sintomas podem piorar à noite ou quando a criança fica agitada.

O diagnóstico é essencialmente clínico, e o tratamento envolve uma dose única de corticoide sistêmico para todas as crianças com crupe viral, independente da gravidade. A adrenalina inalatória também ajuda a reduzir o edema,[5,6] mas no geral é indicada apenas para os casos mais graves.

Crupe Recorrente

O crupe recorrente não tem etiologia bem definida. Geralmente reflete uma doença laríngea prévia que compromete o diâmetro da via aérea e predispõe episódios de estridor e tosse ladrante.[3] Portanto, deve alertar para a busca de doenças associadas, como estenose subglótica, paralisia de pregas vocais, hemangioma ou cisto laríngeos, corpo estranho, DRGE ou esofagite eosinofílica, hiper-reatividade da via aérea ou compressão extrínseca por malformações vasculares ou tumores. É considerada recorrente quando a criança imunocompetente apresenta mais de dois episódios de crupe por ano.

O diagnóstico é essencialmente clínico, porém, ao contrário do crupe viral, exige investigação complementar, que pode incluir exame de imagem do pescoço e tórax, nasofibroscopia flexível, laringotraqueoscopia e investigação de DRGE, entre outros.

Os episódios de crupe podem responder ao tratamento habitual para crupe viral com corticoide sistêmico com ou sem nebulização com adrenalina. Se a criança apresentar melhora parcial ou não melhorar com estas medicações, então a investigação deve continuar em busca de fator etiológico. Encontrada a doença associada, o tratamento específico deve ser instituído.

Laringomalacia

A laringomalacia é a malformação laríngea mais comum e a principal causa de estridor no recém-nascido e lactente, sendo responsável por 45% a 75% dos quadros.[1,7-10] É uma doença relativamente benigna que melhora espontaneamente até os 2 anos de vida na maioria dos casos. No entanto, 10% a 20% apresentam quadro grave com necessidade de abordagem cirúrgica.[1,8] Tem como etiologia a imaturidade sensório-motora da laringe,[11] causando colapso das estruturas supraglóticas durante a inspiração.

O quadro clínico é de estridor inspiratório, que piora com a alimentação, infecção de vias aéreas superiores, agitação, choro e posição supina.[1,8,9,12] Normalmente o estridor está presente ao nascimento ou aparece nos primeiros 10 dias de vida, aumenta progressivamente (com pico de piora aos 6 a 8 meses) seguido de resolução até os 12 a 24 meses de vida.[11]

São sintomas e sinais que indicam gravidade da doença: cianose perilabial, retração de fúrcula e intercostal, batimento de asas nasais, dificuldade para se alimentar, dificuldade de ganho ou perda de peso, hipoxemia e apneia. Metade dos pacientes com laringomalacia apresenta também dificuldades alimentares.[9]

O diagnóstico da laringomalacia se dá preferencialmente pela nasofibrolaringoscopia flexível com o paciente acordado. Epiglote em formato de ômega, encurtamento do muro ariepiglótico e redundância mucosa das estruturas da supraglote, com colapso à inspiração, são achados frequentes. Sinais sugestivos de refluxo laringofaríngeo, como edema e hiperemia de supraglote podem também ser observados (Fig. 20-1).

De acordo com Rutter *et al.*, em 2014, em praticamente todas as crianças com laringomalacia ocorre melhora completa dos sintomas após um ano de idade.[8] A maioria delas necessita apenas de acompanhamento clínico, enquanto 10% a 20% terão indicação de abordagem cirúrgica por apresentarem quadro grave.[1,8,9]

Como a associação a refluxo laringofaríngeo é muito alta, medidas antirrefluxo podem ser recomendadas para todos os pacientes. Nos casos com dificuldades alimentares (como engasgos, regurgitação e ganho de peso e crescimento insuficientes), inibidores de bomba de prótons (IBP) podem ser associados.

A supraglotoplastia é a cirurgia de escolha atualmente.[8,9] É possível seccionar os muros ariepiglóticos encurtados, remover mucosa redundante e realizar a epiglotopexia de acordo com a necessidade de cada paciente. A taxa de sucesso da supraglotoplastia varia de 50% a 95% e apresenta menor chance de sucesso em pacientes com comorbidades.[9,12]

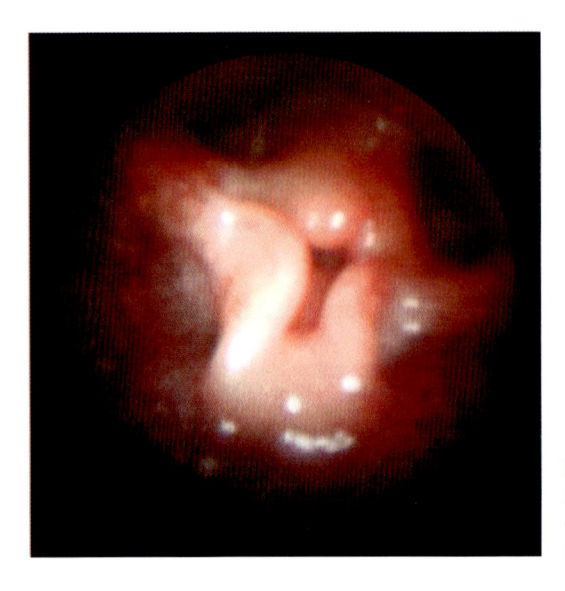

Fig. 20-1. Paciente com laringomalacia: encurtamento de muros ariepiglóticos e epiglote em formato de ômega em exame de nasofibrolaringoscopia flexível.

Paralisia de Pregas Vocais

A paralisia de pregas vocais é a segunda causa de estridor em recém-nascidos.[7,10] É também a segunda malformação laríngea mais comum (10%).[10,13] Pode ser classificada em congênita ou adquirida, uni ou bilateral.

A maioria das paralisias congênitas é idiopática, porém também pode ser causada por alterações do sistema nervoso central, como hipertensão intracraniana, hidrocefalia e malformação de Arnold-Chiari.[7]

Dentre as paralisias adquiridas, a maioria é decorrente de lesão iatrogênica do nervo laríngeo recorrente durante procedimentos cirúrgicos cervicais e torácicos, como cirurgias vascular, cardíaca, esofágica e tireoidiana. Por apresentar um trajeto mais longo, o nervo laríngeo recorrente do lado esquerdo é o mais frequentemente lesionado nestes procedimentos cirúrgicos e, portanto, a paralisia unilateral esquerda é a mais frequente dentre as adquiridas. Outras etiologias possíveis das paralisias adquiridas são malformações cardiovasculares, tumores e traumas em região de cabeça, pescoço e tórax.[10]

O quadro clínico varia de acordo com a posição da prega paralisada (mediana, paramediana ou lateral) e se é uni ou bilateral. Nas paralisias medianas os sintomas respiratórios obstrutivos são predominantes, enquanto nas paralisias paramedianas ou laterais a disfonia e aspiração são mais comuns. Os casos bilaterais tendem a ser mais sintomáticos.[10,14]

A nasofibrolaringoscopia flexível realizada com paciente acordado é o exame mais recomendado para o diagnóstico de paralisia de pregas vocais, por avaliar a movimentação das pregas vocais e também a sensibilidade laríngea.[1,8]

A fim de se identificarem fatores causais da paralisia, principalmente em casos bilaterais, exames de imagem, como RM de encéfalo, avaliação genética e de neurologista ou neurocirurgião, podem ser necessários.[1] Em casos unilaterais sem história de trauma prévio, a TC desde a base do crânio até a porção mais inferior do nervo laríngeo recorrente é importante para investigar se existe alguma compressão neural no seu trajeto. Avaliação complementar com videofluoroscopia ou exame endoscópico da deglutição pode ser necessário em pacientes com suspeita de aspiração.

Paralisias congênitas idiopáticas podem resolver espontaneamente em 50% dos casos, em até um ano de vida.[7] Paralisias unilaterais adquiridas também podem apresentar resolução espontânea meses após lesão do nervo. Por esse motivo é importante ser conservador antes de realizar cirurgias definitivas, caso os sintomas permitam.

Em casos graves pode ser necessário o tratamento cirúrgico. O tipo de cirurgia indicada depende da posição da prega vocal paralisada, e se é uni ou bilateral. Em casos de paralisias laterais ou paramedianas com sintomas de disfonia ou aspiração, cirurgias para medialização das pregas vocais, como, por exemplo, a injeção de substância, seria a mais indicada na faixa etária pediátrica. Em casos de paralisia mediana as principais opções cirúrgicas são a cordotomia posterior, aritenoidectomia, lateralização da prega vocal e o enxerto de cartilagem posterior.[7,10,15] Como nenhuma destas cirurgias restabelece a função das pregas vocais, não existe procedimento perfeito para esta condição. A decisão de qual cirurgia deve ser realizada deve ser tomada tomando-se a cautela para manter uma via aérea pérvia, preservando a voz e a deglutição segura.[16]

Estenose Laríngea

A estenose laríngea (congênita e adquirida) é a segunda causa de estridor em lactentes.[13] É também a terceira malformação laríngea mais comum.[13] Com os avanços tecnológicos dos cuidados nas unidades de terapia intensiva (UTI) pediátricas, houve também um aumento da frequência de intubação prolongada, aumentando a chance de estenoses subglóticas adquiridas nesta faixa etária.

A estenose laríngea pode ser de origem congênita ou adquirida e localizar-se na subglote, glote e supraglote. A estenose subglótica adquirida é a mais comum. Menos comuns são as estenoses glóticas congênitas (web ou membrana laríngea) que correspondem a 5% das malformações laríngeas.[9] Já a estenose supraglótica é muito rara na população pediátrica e normalmente é consequência de lesão química ou térmica.[12]

Em crianças, as estenoses subglóticas adquiridas correspondem a 90% dos casos.[7,17] A principal causa é o trauma secundário à intubação prolongada.[18] Os principais fatores de risco para desenvolvimento desta alteração são:

A) O tempo de intubação;
B) O diâmetro do tubo endotraqueal utilizado;
C) O nível de agitação da criança enquanto intubada;[19]
D) Comorbidades que podem piorar ou causar lesão da mucosa, como DRGE e queimaduras.

O estridor decorrente do turbilhonamento do ar passando por uma estenose glótica e subglótica pode ser bifásico ou inspiratório. A criança pode apresentar além do estridor, dessaturação e sinais de esforço respiratórios, como batimento de asas nasais, retração de fúrcula e intercostal, e uso de musculatura acessória. Crianças com Web laríngeo podem apresentar também choro fraco ou com padrão de aspereza.

Nos casos congênitos, os sintomas podem iniciar logo ao nascimento ou de forma insidiosa com exacerbações em episódios de IVAS. Nos casos adquiridos, existe uma variabilidade grande do tempo de início das manifestações, porém ocorrem predominantemente entre a terceira e sexta semanas após a extubação.[1] É importante ressaltar que muitas crianças podem surpreender por não apresentarem muitos sintomas, mesmo com estenoses graves da laringe.

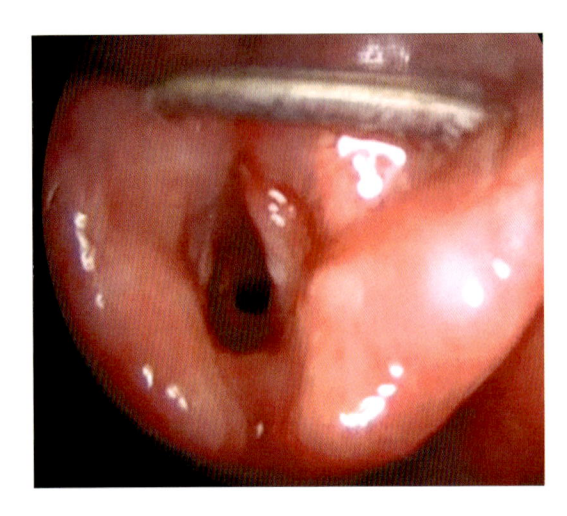

Fig. 20-2. Estenose subglótica grau 2 visualizada por exame de laringotraqueobroncoscopia.

A nasofibrolaringoscopia flexível possibilita uma avaliação dinâmica da via aérea, porém muitas vezes é difícil visualizar a subglote, principalmente se houver outras lesões laríngeas sincrônicas, como paralisia de pregas vocais e laringomalacia.

O diagnóstico definitivo é realizado pela EVA (Fig. 20-2). Além de permitir a visualização e palpação de tecido cicatricial, edema, granuloma e alterações na cartilagem cricóidea, também permite medir o diâmetro da estenose e realizar procedimentos terapêuticos.

A classificação de Cotton-Myer é a mais utilizada para graduar a estenose subglótica. De acordo com essa classificação consideramos de grau I estenoses até 50%, grau II entre 51% e 70%, grau III entre 71% e 99% e grau IV quando não há luz.

A TC da região cervical de alta resolução com reconstrução tridimensional também pode ser útil para avaliar a localização e principalmente a extensão craniocaudal da estenose.[13]

Crianças com estenoses subglóticas com grau baixo de obstrução (graus I e II), assintomáticas ou com sintomas leves, podem ser apenas acompanhadas. As mais sintomáticas podem ser tratadas endoscopicamente com dilatações (laringoplastia com balão) acrescida ou não a incisões radiais na estenose. Os melhores resultados da laringoplastia com balão são observados em pacientes mais jovens, com estenose pequena (graus I e II), de histórico recente da estenose e sem traqueostomia.[17]

Casos de estenose com alto grau de obstrução (graus III e IV) são significativamente mais sintomáticos e podem necessitar cirurgias abertas de reconstrução laríngea.

A traqueostomia pode ser indicada em casos graves, com intuito de garantir uma via aérea segura até que seja possível um tratamento definitivo para estenose. É fundamental que seja realizada apenas nos casos de extrema necessidade, pois a própria traqueostomia pode acarretar em lesões adicionais da via aérea, como colabamentos, granulomas e até mesmo estenose.

Papilomatose Laríngea

O papiloma laríngeo é a neoplasia benigna de laringe mais comum na infância.[1,13] É causada pelo papilomavírus humano (HPV), principalmente pelos sorotipos 6 e 11. A forma

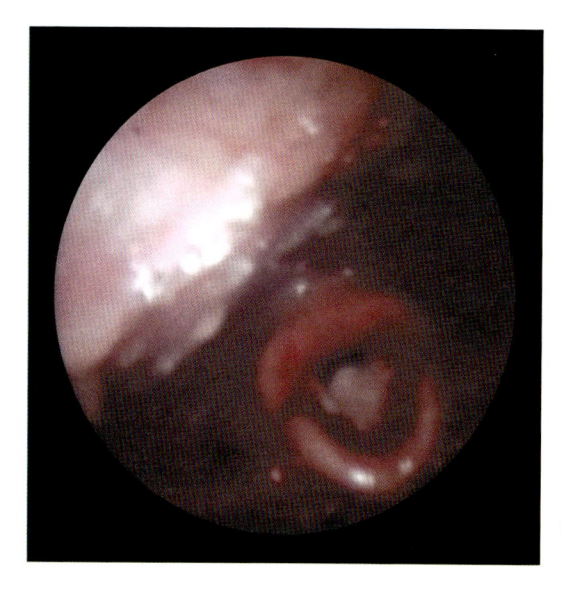

Fig. 20-3. Papiloma laríngeo visualizado por exame de nasofibrolaringoscopia.

de transmissão não é completamente conhecida, porém acredita-se que seja durante a passagem pelo canal de parto ou por transmissão vertical.

Disfonia e dificuldade respiratória progressiva são as principais manifestações. A forma juvenil tem maior tendência ao desconforto respiratório e à recorrência que a forma adulta. Da mesma forma, infecções causadas pelo 11 apresentam pior prognóstico com maior agressividade e número de recidivas. Já infecções causadas pelos sorotipos 16 e 18, raros na infância, aparentemente apresentam maior chance de malignização.

A nasofibrolaringoscopia flexível é o exame de escolha (Fig. 20-3). Com ela é possível observar lesões de superfície verrucosa. A EVA e a TC de tórax podem ajudar quando há suspeita de disseminação para a árvore traqueobrônquica e pulmões.

Ressecção cirúrgica das lesões é indicada com o objetivo de manter a via aérea pérvia e melhorar a qualidade da voz. Existem várias modalidades cirúrgicas para exérese das lesões, como microdebridador ou cirurgia a frio. Várias estratégias têm sido pesquisadas na tentativa de reduzir o número de recidivas, entre elas a injeção intralesional de cidofovir ou o uso de bevacizumab intralesional e/ou sistêmico.[1,20,21] Nenhuma dessas estratégias, no entanto, apresenta evidência robusta de eficácia.

A vacina contra o HPV apresenta importância já bem estabelecida na prevenção de câncer de colo de útero, e existe uma grande expectativa de que com sua entrada no calendário vacinal a papilomatose laríngea se torne uma doença cada vez mais rara.[1,22] Existem trabalhos que testam seu potencial terapêutico, porém os resultados, apesar de promissores, ainda são inconsistentes.

Hemangioma Subglótico

O hemangioma subglótico ou traqueal é a neoplasia benigna de laringe mais frequente em lactentes.[13] Apesar de ser um tumor vascular predominantemente cutâneo, ele pode aparecer em qualquer lugar do corpo. Na via aérea o local mais comumente acometido é a laringe, em particular a subglote.

A principal manifestação é o estridor bifásico com sinais de esforço respiratório que pioram durante choro e agitação devido ao ingurgitamento vascular e edema da mucosa sobre o tumor.[1,8] Tosse ladrante também pode estar presente, e o tratamento com corticoide alivia os sintomas. Portanto, o crupe é um importante diagnóstico diferencial destes casos. O início dos sintomas normalmente acontece entre a quarta e sexta semanas de vida, piora nos próximos 3 a 6 meses e então começa a melhorar lentamente até que com 5 a 7 anos ocorre remissão dos sintomas. Mais de 50% dos pacientes com hemangioma subglótico também apresentam lesão cutânea principalmente em área de barba. Este sinal cutâneo deve alertar para a possibilidade de lesão subglótica sincrônica.

Inicialmente é recomendável realizar avaliação pela nasofibrolaringoscopia flexível para excluir diagnósticos diferenciais importantes, como laringomalacia e paralisia de pregas vocais. Se não houver alterações de supraglote ou glote que justifiquem o estridor e não for possível uma avaliação adequada da subglote é necessária avaliação pela EVA. Geralmente é possível visualizar uma massa redonda compressível recoberta por mucosa normal unilateral. Também pode ser circunferencial. Se existir a suspeita de acometimento além da laringe (principalmente nos pacientes com hemangioma cutâneo em região de barba), a RM com gadolínio pode auxiliar na avaliação da extensão da lesão.[8]

Nos casos leves a conduta pode ser expectante. Com a descoberta, em 2008, dos efeitos do propranolol sobre os hemangiomas, este se tornou o tratamento padrão-ouro.[1] Em casos muito sintomáticos, pode-se associar corticoide sistêmico.

Outras Causas de Estridor

Quando se avalia uma criança com estridor de início agudo, além das laringotraqueobronquites anteriormente citadas, a epiglotite e a aspiração de corpo estranho devem ser sempre lembradas.

A epiglotite acomete principalmente crianças de 2 a 4 anos e é uma doença cada vez mais rara depois da introdução da vacina contra o *Haemophillus influenzae* tipo B no calendário vacinal. Atualmente a maior parte dos casos é causada por outras bactérias, como *Streptococcus pneumoniae, Klebsiella sp.* e *Staphylococcus aureus*.[2] É uma doença potencialmente grave, muitas vezes sem pródromos e de evolução muito rápida que, portanto, deve ser prontamente diagnosticada e tratada. O quadro clínico é caracterizado por febre, voz abafada, dispneia, estridor, odinofagia, sialorreia, disfagia e até insuficiência respiratória. A radiografia cervical em perfil pode mostrar o sinal do polegar (epiglote edemaciada) e auxiliar no diagnóstico, mas é a visualização direta por laringoscopia da epiglote ou de toda região supraglótica inflamada que melhor define o diagnóstico. A prioridade no tratamento é manter o paciente calmo até que se estabeleça uma via aérea segura. Às vezes é necessária a intubação de emergência que pode ser um procedimento extremamente difícil e, portanto, a equipe deve estar preparada. Com o paciente internado e monitorizado, a antibioticoterapia intravenosa deve ser iniciada o mais rápido possível. Os antibióticos mais comumente utilizados são a amoxicilina-clavulanato, ampicilina-sulbactam e a ceftriaxona. Outras medidas podem ser adotadas em casos mais graves, como corticoide sistêmico e adrenalina inalatória.

Aspiração de corpo estranho acontece com crianças de qualquer idade, mas é mais comum nas menores de 4 anos, com pico de incidência entre 1 e 2 anos.[2] O quadro clínico depende do tamanho e localização do corpo estranho e, com o deslocamento deste, os sintomas podem mudar. Pode apresentar estridor inspiratório, bifásico ou expiratório, dispneia, esforço respiratório, voz abafada, rouca ou mesmo afonia e, em casos mais graves, hipóxia, sonolência e até insuficiência respiratória. Radiografias cervical e de tórax permitem visualizar corpos estranhos radiopacos, ou a presença de sinais indiretos de corpo estranho na via aérea, como hiperinsuflação, opacificação e atelectasia. O diagnóstico definitivo é obtido pela EVA por meio da qual o corpo estranho pode também ser retirado.

CONCLUSÃO

O estridor em crianças é um sinal de obstrução de via aérea. A história clínica minuciosa é fundamental, e o exame endoscópico da laringe é o principal aliado para o diagnóstico. O tratamento deve ser realizado por profissional com treinamento e experiência em via aérea infantil.

REFERÊNCIAS BIBLIOGRÁFICAS

1. Ida JB, Thompson DM. Pediatric stridor. Otolaryngologic clinics of North America. 2014;47(5):795-819.
2. Richards AM. Pediatric Respiratory Emergencies. Emerg Med Clin North Am. 2016;34(1):77-96.
3. Rafei K, Lichenstein R. Airway infectious disease emergencies. Pediatr Clin North Am. 2006;53(2):215-42.
4. Zoorob R, Sidani M, Murray J. Croup: an overview. Am Fam Physician. 2011;83(9):1067-73.
5. Petrocheilou A, Tanou K, Kalampouka E, et al. Viral croup: diagnosis and a treatment algorithm. Pediatric pulmonology. 2014;49(5):421-9.
6. Mandal A, Kabra SK, Lodha R. Upper Airway Obstruction in Children. Indian J Pediatr. 2015;82(8):737-44.
7. Rutter MJ. Evaluation and management of upper airway disorders in children. Seminars in pediatric surgery. 2006;15(2):116-23.
8. Rutter MJ. Congenital laryngeal anomalies. Brazilian journal of otorhinolaryngology. 2014;80(6):533-9.
9. Bedwell J, Zalzal G. Laryngomalacia. Seminars in pediatric surgery. 2016;25(3):119-22.
10. Kuhl G, Schweiger C, Smith MM. Anomalias congênitas da laringe. In: Neto SC, editor. Tratado de Otorrinolaringologia, 4. ed. São Paulo: Roca;2011. p. 259-71.
11. Thompson DM. Abnormal sensorimotor integrative function of the larynx in congenital laryngomalacia: a new theory of etiology. The Laryngoscope. 2007;117(6-2):1-33.
12. Thorne MC, Garetz SL. Laryngomalacia: Review and Summary of Current Clinical Practice in 2015. Paediatr Respir Rev. 2016;17:3-8.
13. Sperandio FA. Estridor laríngeo. In: Tratado de Otorrinolaringologia. 4. ed. São Paulo: Roca. Neto, S. C. 2011:515-21.
14. Frizzarini R, Miwa L. Paralisias laríngeas. In: Pinho SM Rea (Ed.). Fundamentos em Laringologia e Voz. Rio de Janeiro: Revinter. 2006:79-84.
15. Hartnick CJ, Brigger MT, Willging JP, et al. Surgery for pediatric vocal cord paralysis: a retrospective review. Ann Otol Rhinol Laryngol. 2003;112(1):1-6.
16. Chen EY, Inglis Jr. AF. Bilateral vocal cord paralysis in children. Otolaryngologic clinics of North America. 2008;41(5):889-901.
17. Maunsell R, Avelino MA. [Balloon laryngoplasty for acquired subglottic stenosis in children: predictive factors for success]. Braz J Otorhinolaryngol. 2014;80(5):409-15.
18. Maresh A, Preciado DA, O'Connell AP, Zalzal GH. A comparative analysis of open surgery vs endoscopic balloon dilation for pediatric subglottic stenosis. JAMA Otolaryngol Head Neck Surg. 2014;140(10):901-5.
19. Schweiger C, Manica D, Pereira DR, et al. Undersedation is a risk factor for the development of subglottic stenosis in intubated children. J Pediatr (Rio J). 2017.
20. Tanna N, Sidell D, Joshi AS, Bielamowicz SA. Adult intralesional cidofovir therapy for laryngeal papilloma: a 10-year perspective. Archives of otolaryngology--head & neck surgery. 2008;134(5):497-500.

21. Zeitels SM, Barbu AM, Landau-Zemer T, et al. Local injection of bevacizumab (Avastin) and angiolytic KTP laser treatment of recurrent respiratory papillomatosis of the vocal folds: a prospective study. The Annals of otology, rhinology, and laryngology. 2011;120(10):627-34.
22. Hermann JS, Weckx LY, Monteiro Nurmberger J, et al. Effectiveness of the human papillomavirus (types 6, 11, 16, and 18) vaccine in the treatment of children with recurrent respiratory papillomatosis. Int J Pediatr Otorhinolaryngol. 2016;83:94-8.

SIALORREIA E ASPIRAÇÃO DE SALIVA

Carolina Sponchiado Miura ▪ Fabiana Cardoso Pereira Valera
Luciana Vitaliano Voi Trawitzki ▪ Liciane Pinelli Valarelli

INTRODUÇÃO

A sialorreia é o escape de saliva da cavidade oral para a região extraoral. É comum em crianças no período neonatal e lactentes, mas por volta de 24 meses uma criança com bom desenvolvimento neuromotor já deve conseguir ter controle orofacial sem apresentar sialorreia.[1]

Quando presente após os dois anos de idade, a sialorreia geralmente ocorre por dois mecanismos, seja pelo excesso de produção de saliva, seja por deficiência nos mecanismos de contenção e clareamento (como por dificuldades no vedamento labial e/ou coordenação da deglutição).

A salivação em excesso pode causar muito desconforto para a criança e familiares: trocas frequentes de roupas, mau cheiro, problemas de pele e infecções. Quando associada à aspiração ainda podem ocorrer engasgos, doenças pulmonares e pneumonias de repetição.

É comum os pais se queixarem que os filhos apresentam sialorreia durante o sono associada ao quadro de obstrução nasal, respiração bucal e roncos. Outro exemplo são as crianças com paralisia cerebral, que apresentam sialorreia por uma disfunção motora oral, acompanhada por um distúrbio da sensibilidade intraoral e/ou disfagia. A disfagia dificulta o clareamento faringolaríngeo e favorece a aspiração.

A deglutição correta da saliva é essencial. Essa função básica, porém complexa, é mediada por sistemas neuromusculares orofaciais e envolve uma série de reflexos sequenciais, movimentos coordenados dos músculos da mandíbula, dos lábios, da língua, da faringe, da laringe e do esôfago.

A PRODUÇÃO DE SALIVA

As principais glândulas responsáveis pela produção de saliva são as parótidas, submandibulares e sublinguais.

Sem estímulo, 70% da secreção salivar vêm das glândulas submandibulares e sublinguais. Já quando há um estímulo, como a mastigação, essa secreção passa a ser predominantemente pela parótida. A produção de saliva é cinco vezes maior quando há um estímulo que no repouso.[2]

AVALIAÇÃO CLÍNICA

Importante identificar, na história clínica, sobre o desenvolvimento neuromotor geral da criança, e sobre a presença de doenças associadas. Ainda, é importante observar se os sintomas estão relacionados à respiração bucal ou ausência de vedamento labial, corroborando com sintomas apenas em cavidade oral, ou se apresenta sintomas de disfunção orofaríngea, como disfagia, aspiração e/ou pneumonias de repetição. O uso de medicamentos que podem induzir ou aumentar a produção de saliva, como a clozapina, a olanzapina, a venlafaxina, a quetiapina e a risperidona, também deve ser questionado.[3]

Sobre os achados de exame físico, é importante observar, à oroscopia, se o paciente apresenta estase salivar intraoral, escape extraoral de saliva, respiração ruidosa, ou choro molhado. Essa avaliação pode ser auxiliada com a ausculta em pescoço.

AVALIAÇÃO FONOAUDIOLÓGICA

A avaliação fonoaudiológica é essencial nessas crianças, identificando as alterações e a eventual necessidade de exames para complementação diagnóstica.

Dentro da avaliação clínica fonoaudiológica, devem-se analisar o comportamento oral da criança, identificar se há acúmulo de saliva em cavidade oral e observar a deglutição espontânea da saliva, classificando essa deglutição como eficiente (sem resíduos orais) ou deficiente (com resíduos salivares em cavidade oral).

Faz-se necessário ainda observar o comportamento e a mobilidade dos lábios, língua, palato, bochechas e mandíbula, verificando tônus, velocidade, tensão e precisão dos movimentos orofaciais.

Por fim, caso a deglutição espontânea do paciente tenha sido considerada eficiente, segue-se com a avaliação com diferentes consistências alimentares, observando-se o comportamento das fases preparatória, oral e faríngea da deglutição. Em caso de alterações na avaliação tradicional, modificações de consistência, de postura da criança e/ou de controle de volume e utensílio podem já ser testadas imediatamente, buscando uma deglutição mais eficiente e segura.

São vários os protocolos disponíveis para avaliação miofuncional orofacial e especificamente da deglutição, de acordo com a condição clínica e faixa etária do paciente. Todos requerem experiência do profissional para uma adequada investigação[4,5] e tentam utilizar parâmetros padronizados para medir de formas objetiva e subjetiva a sialorreia.

The *Drooling Severity and Frequency Score* (DSFAS) classifica a sialorreia de acordo com a gravidade e a frequência, em uma escala de 2 a 9. Na escala, os pais ou cuidadores classificam a intensidade da sialorreia em 5 níveis, variando de 1 (seco) a 5 (baba profunda), e a frequência da mesma em 4 níveis, variando de 1 (nunca) a 4 (constantemente). O Escore final dá-se pela soma das duas graduações (Quadro 21-1).[6]

Quadro 21-1. Avaliação da deglutição de saliva

A) Intensidade	B) Frequência
1. Seco: Nunca baba	1. Nunca baba
2. Leve: Só os lábios são molhados	2. Baba ocasionalmente
3. Moderado: Molhado nos lábios e queixos	3. Baba frequentemente
4. Grave: Baba até a roupa ficar úmida	4. Baba constantemente
5. Profundo: Roupas, mãos, babador e objetos se molham	

Escore final: nota de A+B

EXAMES COMPLEMENTARES

Videoendoscopia da Deglutição (VED)

Permite avaliar a eficácia do processo de deglutição e integridade dos mecanismos de proteção, diagnosticando e classificando a disfagia, com o auxílio de aparelho de fibroscopia flexível. Possibilita visualizar a estase salivar e sinais de aspiração da mesma, além de avaliar a deglutição com o uso de alimentos corados com corante comestível (anilina) (Fig. 21-1).

Tem como vantagem a avaliação em tempo real da laringe durante a deglutição, além de permitir o teste de sensibilidade da região faringolaríngea.

Como desvantagem, o exame não permite avaliar a fase oral da deglutição, e permite a visualização da fase faríngea apenas de forma indireta (pelo *white-out*). Ainda, pode ser prejudicada pelo desconforto na realização do exame, manifestado por choro ou agitação excessiva.

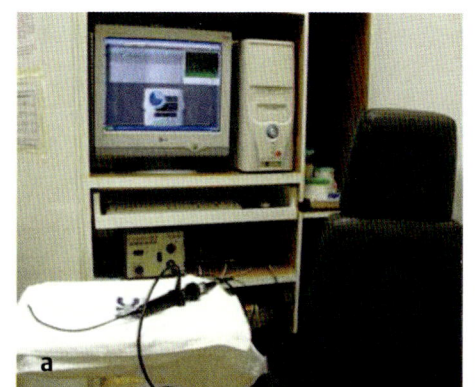

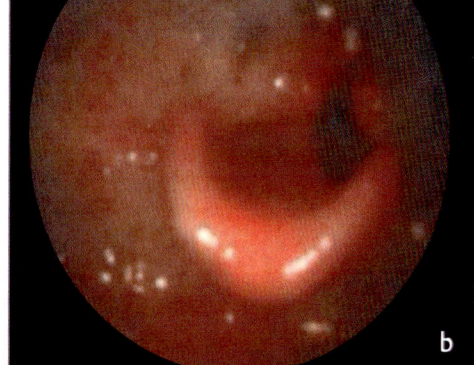

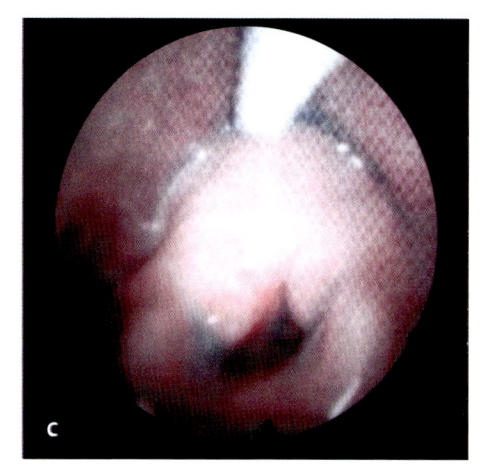

Fig. 21-1. (**a**) Equipamentos utilizados na videoendoscopia da deglutição. (**b,c**) Exame antes e após a oferta de alimento corado, evidenciando a presença de corante em região de seios piriformes e em muro ariepiglótico, indicativo de penetração laríngea.

A Classificação da videoendoscopia da deglutição (VED) é baseada nos parâmetros observados:[7]

- *Deglutição normal (grau 0)*: contenção oral normal, reflexos presentes, ausência de estase salivar, alimentar e ausência de aspiração;
- *Disfagia leve (grau 1)*: pequena estase pós-deglutição após ao menos de 3 tentativas de propulsão do bolo, ausência de regurgitação nasal e ausência de penetração laríngea;
- *Disfagia moderada (grau 2)*: estase salivar moderada, maior estase pós-deglutição, mais de 3 tentativas de propulsão do bolo, regurgitação nasal, redução da sensibilidade laríngea com penetração, porém sem aspiração traqueal;
- *Disfagia grave (grau 3)*: grande estase salivar, piora acentuada de resíduos pós-deglutição, propulsão débil ou ausente, regurgitação nasal, aspiração traqueal.

Videofluoroscopia

Permite avaliar a dinâmica das estruturas na deglutição durante as fases preparatória, oral, faríngea e esofágica, com alimentos em diferentes consistências. Assim, o exame permite diagnosticar quadros de disfagia em qualquer fase da deglutição. Como o exame utiliza bário, existe o risco de pneumonite química, se houver aspiração. Além disso, envolve exposição à radiação (Fig. 21-2).

A classificação da videofluoroscopia da deglutição é baseada na Escala de Penetração e Aspiração de Rosenbek *et al.*, descrita em 1996:[8]

- *Nível 1*: Contraste não entra em vias aéreas;
- *Nível 2*: Contraste entra até acima das pregas vocais, sem resíduos;
- *Nível 3*: Contraste permanece acima das pregas vocais, com resíduo visível;
- *Nível 4*: Contraste atinge pregas vocais, sem resíduos;
- *Nível 5*: Contraste atinge pregas vocais, com resíduo visível;
- *Nível 6*: Contraste passa o nível glótico, mas não há resíduo em subglote;
- *Nível 7*: Contraste passa nível glótico, com resíduos no nível subglótico, apesar de o paciente responder;
- *Nível 8*: Contraste passa nível glótico com resíduo na subglote, e o paciente não responde (aspiração silente).

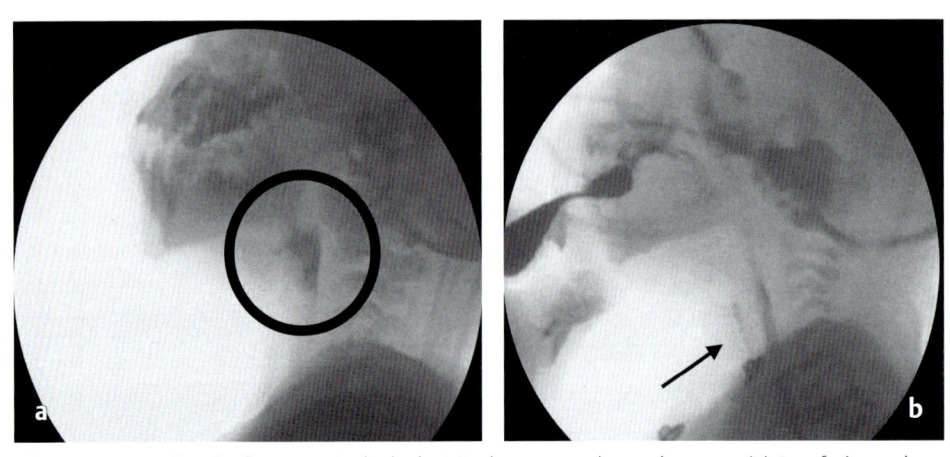

Fig. 21-2. Exame de videofluoroscopia da deglutição demonstrando em destaque. (**a**) Fase faríngea da deglutição. (**b**) Episódio de aspiração laringotraqueal durante a deglutição (seta).

TRATAMENTO
Clínico

Existem várias modalidades de tratamento, que envolvem desde mudanças na dieta e hábitos, introdução de exercícios motores orais passivos ou ativos, indicação de medicamentos ou aplicação de toxina botulínica nas glândulas salivares.

Orientações e intervenções nos hábitos: geralmente indicadas quando a criança apresenta uma deglutição funcional ou disfagia de grau leve, em que é possível manter a alimentação por via oral, sem restrições de consistência. São realizadas orientações aos pais e cuidadores referentes a mudanças nas posturas corporal e de cabeça durante a alimentação; retirada de hábito, como o de sucção de chupeta, e adequação de utensílios durante a alimentação, com o objetivo de controlar o volume para uma deglutição mais segura.

Consistências: mudanças ou restrição de consistências, geralmente, são realizadas nos casos de disfagias orofaríngeas de grau moderado a grave observadas durante a avaliação clínica da deglutição pelo fonoaudiólogo. Orientações a pais e cuidadores sobre a necessidade de espessar a consistência líquida ou até de alimentação exclusiva por via alternativa (sonda gástrica ou gastrostomia).

Treino sensorial e de habilidades motoras: treino com cuidadores e pais para estimulações térmica e tátil com texturas diferentes na região ao redor da boca para estimular a consciência sensorial, em casos que são identificadas limitações perceptivas. Também podem ser indicados exercícios motores em lábios, bochechas e língua, quando se tem prejuízo na coordenação e na mobilidade destas estruturas, já que são importantes para manter o vedamento labial e para a deglutição. Em alguns casos podem ser indicadas, ainda, manobras passivas para auxiliar no vedamento labial e na deglutição de saliva. Importante o treino com cuidadores e pais, para um trabalho diário. Os exercícios são intensificados e alternados, de acordo com a necessidade de cada caso, com auxílio fonoaudiológico, a depender do grau de disfagia e comprometimento neurológico da criança. Estudos apontam que a aplicação de bandagem (*Kinesio Taping*) na área do músculo supra-hióideo pode ser uma opção útil para o manejo da sialorreia em pacientes com deficiências motora e intelectual,[9,10] pois este recurso favorece o vedamento labial e a redução da sialorreia, associado ao tratamento fonoaudiológico.[10]

Medicamentoso: drogas anticolinérgicas, como o brometo de propantelina e a escopolamina em *patch* (crianças a partir de 10 anos) ou em inalação. Disponível no Brasil apenas em farmácias de medicamentos importados e de o custo ser elevado, há estudos mostrando diminuição da salivação em pacientes com atraso do desenvolvimento.[11]

Toxina botulínica: bloqueia a liberação de acetilcolina e outros neurotransmissores pelas vesículas sinápticas.[12] É a forma não cirúrgica mais eficaz de tratar sialorreia.[13] A aplicação deve ser realizada nas glândulas submandibulares e parótidas, guiada por ultrassonografia. Em crianças, o procedimento é realizado sob sedação. O efeito da toxina na glândula salivar dura em torno de 3 a 6 meses. O aumento da espessura da saliva e disfagia são efeitos colaterais relatados. O preço elevado da toxina botulínica e a necessidade de sedação para sua aplicação em crianças são inconvenientes.

Cirúrgico

Em nosso serviço, o procedimento cirúrgico realizado para diminuir a salivação de primeira escolha é a exérese da glândula submandibular com ligadura do ducto parotídeo bilateralmente. Existem trabalhos na literatura mostrando que esse procedimento diminui significativamente a quantidade de saliva produzida.[14] São inconvenientes todos os eventos adversos decorrentes de um procedimento cirúrgico (como necessidade de anestesia geral, intercorrências perioperatórias, riscos pelas doenças associadas e dor no pós-operatório imediato), além do edema das parótidas após o procedimento, que pode persistir por alguns dias. É uma boa opção em casos crônicos, que não respondem ao tratamento clínico.

Outro procedimento cirúrgico que reservamos apenas para casos muito específicos é a separação laringotraqueal. Esse procedimento não altera a secreção salivar, mas no caso de crianças com retardo do desenvolvimento neuropsicomotor grave e disfagia com risco de pneumonias de repetição e alteração do quadro pulmonar, em que as medidas para diminuição da produção de saliva não foram suficientes para controlar a aspiração laringotraqueal, é uma opção para proteger o pulmão. Como inconvenientes, tem a necessidade de traqueostomia e a impossibilidade da fala.

CONCLUSÕES

A salivação excessiva pode ter consequências negativas importantes tanto para a saúde, como para a interação social das crianças acometidas. Cada caso deve ser avaliado isoladamente, e as opções terapêuticas devem ser discutidas com a família. O tratamento cirúrgico deve ser reservado para os casos crônicos e refratários.

REFERÊNCIAS BIBLIOGRÁFICAS

1. Senner JE, et al. Drooling, saliva production, and swallowing in cerebral palsy. Dev Med Child Neurol. 2004;46(12):801-6.
2. Scully C, et al. Drooling. J Oral Pathol Med. 2009;38(4)321-7.
3. Wolff A, et al. A guide to medications inducing salivary gland dysfunction, xerostomia, and subjective sialorrhea: a systematic review sponsored by the world workshop on oral medicine VI. Drugs R. 2017;17(1):1-28.
4. Buhler KEB, Flabiano-Almeida FC. Contribuição da avaliação fonoaudiológica para o delineamento da intervenção na disfagia pediátrica. In: Levy DS, Almeida ST. (Org) Disfagia infantil. Rio de Janeiro: Thieme Revinter; 2018. p. 73-84.
5. Medeiros AMC, et al. Expanded orofacial myofunctional evaluation protocol with scores (expanded-OMES) for nursling infants (6-24 Months). CoDAS. 2021;33(2):e20190219.
6. Rashnoo P, Daniel SJ. Drooling quantification: correlation of different techniques. International Journal of Pediatric Otorhinolaryngology. 2015(79):1201-5.
7. Macedo Filho ED. Avaliação endoscópica da deglutição (VED) na abordagem da disfagia orofaríngea. In: Jacobi JS, Levi DS, Silva LMC. Disfagia – avaliação e tratamento. Revinter. 2003:332-42.
8. Rosenbek JC, Robbins JA, Roecker EB, et al. A penetration-aspiration scale. Dysphagia; Spring. 1996;11(2):93-8.
9. Caneschi WF, Paiva CCAN, Frade RL, Motta AR. Use of elastic bandage associated with speech therapy in the control of sialorrhea (hypersalivation). Rev CEFAC. 2014;16(5):1558-66.
10. Lorca Larrosa M, Ruiz Roca JA, Ruiz Roca MI, López-Jornet P. Effects of the neuromuscular bandage as rehabilitative treatment of patients with drooling and intellectual disability: an interventional study. J Intellect Disabil Res. 2019;63(6):558-63.
11. Mato A, et al. Management of drooling in disabled patients with scopolamine patches. Br J Clin Pharmacol. 2010;69(6):684-8.
12. Pal PK, et al. Botulinum toxin A as treatment for drooling saliva in PD. Neurology. 2000;54(1):244-7.
13. Lakraj AA, Moghimi N, Jabbari B. Sialorrhea: anatomy, pathophysiology and treatment with emphasis on the role of botulinum toxins. Toxins (Basel). 2013;5(5):1010-31.
14. Reed J, Mans CK, Brietzke SE. Surgical management of drooling: a meta-analysis. Arch Otolaryngol Head Neck Surg. 2009;135(9):924-31.

ABORDAGEM TERAPÊUTICA: FONOTERAPIA

CAPÍTULO 22

Luciana Vitaliano Voi Trawitzki ▪ Tais Helena Grechi
Bárbara Cristina Zanandréa Machado Cusumano

INTRODUÇÃO

Como já foi revelado em capítulos anteriores, um indivíduo pode apresentar uma respiração oral crônica por obstrução de vias aéreas superiores ou por impossibilidade em manter as posturas adequadas de lábios, de língua, de cabeça e pescoço, como em casos de alterações miofuncionais orofaciais ou alterações dentofaciais.

Ao assumir o padrão respiratório oral, algumas adaptações ocorrem no sistema estomatognático em desenvolvimento, e alguns prejuízos acontecem nesse sistema.[1] É importante reconhecer crianças de risco (genético e ambiental) de desenvolver o distúrbio respiratório crônico, principalmente associado à apneia obstrutiva do sono (AOS), e propor um tratamento precoce, como a terapia miofuncional orofacial (TMO) que poderá auxiliar num crescimento craniofacial mais favorável.[2]

As principais manifestações orofaciais da respiração oral crônica, como os lábios entreabertos, postura de língua anteriorizada e em assoalho bucal, projeção de língua durante a deglutição e a fala,[1,3-5] nem sempre são sanadas após o tratamento médico, seja ele clínico ou cirúrgico.

Em um estudo longitudinal, 40 crianças com obstrução nasal crônica foram acompanhadas no Centro do Respirador Bucal (CERB) do Hospital das Clínicas da Faculdade de Medicina de Ribeirão Preto da Universidade de São Paulo (HCFMRP-USP). As mesmas foram submetidas ao tratamento otorrinolaringológico (adenoidectomia, adenoamigdalectomia e tratamento clínico) e foram seguidas por um fonoaudiólogo durante um período de dois anos, com melhora espontânea significativa do padrão funcional orofacial um mês após a cirurgia, entretanto, as alterações miofuncionais orofaciais puderam ser observadas ao longo do período analisado, sem reversão do quadro, e os casos de rinite alérgica associados foram de pior prognóstico na condição miofuncional.[6] Resultados semelhantes foram observados, num acompanhamento de seis meses pós-operatório, com melhora parcial dos aspectos miofuncionais orofaciais um mês após a adenoamigdalectomia.[7]

Os estudos anteriores indicam que o médico otorrinolaringologista deve estar atento aos sinais clínicos das alterações miofuncionais orofaciais e a permanência de queixas relacionadas, ainda no primeiro mês pós-operatório, e um encaminhamento ao fonoaudiólogo nesta fase é fundamental.

Assim, o tratamento para o respirador oral deve ser multiprofissional, exceto se o problema ater-se apenas em obstrução de vias aéreas superiores, que possa ser tratado pelo otorrinolaringologista precocemente, sem que o indivíduo tenha algum dano na musculatura ou comprometimento dentofacial.

Os distúrbios respiratórios do sono (DRS), como ronco primário, síndrome de resistência de vias aéreas superiores e a AOS, onde ocorre o colapso de via aérea,[8] explicado em capítulos anteriores, podem estar associados ao quadro clínico do respirador oral. Em casos já tratados podem ocorrer, ainda, a apneia residual, principalmente em casos de anomalias craniofaciais, Síndrome de Down e doenças neuromusculares.[8,9] Atenção especial se atribui a esses casos, considerando sua gravidade, e sua terapêutica deve ser diferenciada.

Além disso, vale ressaltar possíveis prejuízos neurocognitivos em casos de AOS, como na velocidade psicomotora e na função executiva, na memória, no controle motor, nas habilidades de construção, na atenção e na velocidade de processamento,[10] e, por isso, o fonoaudiólogo e também outros profissionais da equipe multiprofissional devem estar atentos a estas alterações.

Crianças e adolescentes com AOS podem apresentar além da sonolência excessiva diurna, alterações relacionadas ao processamento fonológico,[11] os transtornos de aprendizagem, memória e atenção, interferindo na aquisição da linguagem oral. Portanto, quanto mais tardios o diagnóstico e o tratamento da AOS, maior o impacto na aquisição das habilidades de linguagem.[12]

Déficit de atenção e hiperatividade também estão relacionados com DRS, embora esta inter-relação ainda seja obscura e muito discutida. Sintomas, como desatenção diurna, impulsividade, hiperatividade, agitação noturna e atividades motoras durante o sono, podem representar diferentes elementos de um espectro da mesma doença.[13]

A TMO é um dos tratamentos indicados para os DRS junto à equipe multidisciplinar, com evidência científica. Estudos de revisões sistemáticas da literatura têm demonstrado que a TMO é eficiente em casos de Apneia Obstrutiva do Sono (AOS)[14-16] por promover redução na severidade da AOS e sintomas associados,[17] com diminuição no índice de apneia-hipopneia (IAH) em aproximadamente 50% em adultos e 62% em crianças.[14] Além disso, foram verificados os efeitos da TMO na redução do ronco,[18] na melhora da qualidade de vida[19] e na adesão ao uso do CPAP[20] em adultos, bem como no tratamento da AOS residual em crianças.[21]

Na população pediátrica com AOS, Villa *et al.*[21] e Guilleminaut *et al.*[22] mostraram que a combinação de exercícios orofaríngeos, associados à adenoamigdalectomia podem resultar na melhora dos sintomas e menor recorrência da AOS.

No entanto, são escassos os estudos clínicos randomizados que abordem os efeitos da TMO em crianças com distúrbios respiratórios e/ou AOS, principalmente em casos de maior complexidade, como síndromes que envolvam anomalias craniofaciais, que fazem parte da rotina do ambulatório do CERB – HCFMRP-USP.

Neste centro, temos a possibilidade de atuar em equipe, em que os pacientes são avaliados por diferentes especialidades, e os casos são discutidos individualmente para definir a hierarquia dos tratamentos.

REABILITAÇÃO FONOAUDIOLÓGICA – FONOTERAPIA

Para a definição de uma conduta terapêutica mais adequada para o caso, devemos analisar cuidadosamente os resultados da avaliação miofuncional orofacial, de alguns exames complementares, assim como recorrer aos dados médicos e ortodônticos (detalhados em capítulos anteriores). Após o conhecimento global e com precisão do caso (que não envolva déficits cognitivo, neurológico e/ou anomalias craniofaciais), seguimos um Protocolo de Terapia Miofuncional Orofacial (TMO) para crianças com respiração oral crônica, sem obstrução nasal e/ou faríngea (Quadro 22-1), o qual tem duração média de 12 sessões terapêuticas e consta de objetivos gerais em promover uma respiração nasal equilibrada às funções de deglutição, mastigação e fala, de maneira personalizada para cada caso. Nessa fase, é importante que o paciente já tenha sido tratado pelo otorrinolaringologista, ou ter realizado uma avaliação que comprove uma condição respiratória satisfatória para o início do tratamento fonoaudiológico.

Neste protocolo são realizadas 12 sessões terapêuticas (em média), uma vez por semana, com duração aproximada de 50 minutos, e são trabalhados alguns procedimentos, como os procedimentos básicos, os aspectos proprioceptivos gerais, a coordenação, a força e resistência muscular e as posturas e funções orofaciais. Uma terapêutica voltada às musculaturas velar e faríngea também é indicada em casos de DRS na infância,[14,15,21,23,24] assim como um controle terapêutico em relação a sua sintomatologia.

Desde a primeira sessão, são abordados os procedimentos básicos, que envolvem orientações e esclarecimentos sobre a problemática da respiração oral, a revelação das alterações miofuncionais orofaciais observadas, os malefícios de hábitos orais deletérios presentes e o foco da TMO. Busca-se nessa etapa que o paciente crie uma rotina para a higienização nasal, umidificação e hidratação, além de ser capaz de perceber seu fluxo nasal, assim iniciando o processo de propriocepção. O espelho de ressonância ou milimetrado de Altmann (ProFono®) é um recurso terapêutico bastante utilizado durante as sessões, assim como o soro fisiológico. Esse aspecto pode ser trabalhado ao longo de todo o processo terapêutico com o paciente, entretanto nas primeiras sessões busca-se responsabilizar o paciente em suas ações e desenvolver sua autonomia para esses aspectos.

Um trabalho proprioceptivo com a função da respiração nasal e a promoção de um adequado posicionamento das posturas de cabeça, pescoço e postura correta de lábios e língua já se inicia a partir da segunda sessão, sempre que possível, por meio do modelo do terapeuta e do feedback visual no espelho. Em muitos casos são necessárias manobras ou estímulos proprioceptivos para favorecer posturas corretas. O monitoramento dessas posturas pelo próprio paciente deve ser alcançado para o sucesso do tratamento.

Quadro 22-1. Protocolo de Terapia Miofuncional Orofacial (TMO) para crianças com respiração oral crônica sem obstrução nasal e/ou faríngea

Sessões terapêuticas/Categorias											
1ª	2ª	3ª	4ª	5ª	6ª	7ª	8ª	9ª	10ª	11ª	12ª
Procedimentos básicos*											
Propriocepção/Postura corporal											
Coordenação/força/resistência muscular											
Funções orofaciais											
Postura de lábios e língua											
											PF

*Procedimentos básicos (orientações e esclarecimentos, limpeza nasal, umidificação/hidratação, monitoramento do fluxo nasal.
PF: Procedimentos finais (Reavaliação, programa de manutenção e orientações).

A partir da segunda sessão, exercícios específicos musculares e funcionais também são realizados na frente do espelho, envolvendo movimentos isotônicos e isométricos, de acordo com a necessidade, na busca de uma melhor coordenação, força e resistência dos músculos dos lábios, da língua, das bochechas e da mandíbula. Dependendo da gravidade das alterações miofuncionais orofaciais, o treino com exercícios pode ser indicado até aproximadamente a décima primeira sessão terapêutica. Em casos mais leves, sua duração poderá ser menor, e um treino direto com as funções de mastigação e deglutição poderá ser suficiente para a adequada evolução do caso.

Importante destacar que a indicação do treino muscular em cada caso depende da sua habilidade de contração, evitando a fadiga muscular. Portanto provas terapêuticas são realizadas para definir o melhor exercício em cada momento, sua dosagem e a frequência.

Treinos com as funções orofaciais, geralmente, se iniciam a partir da terceira ou quarta sessão, considerando, em alguns casos específicos, um melhor controle sensório-motor estabelecido com os treinos musculares previamente citados. A mastigação e a deglutição são trabalhadas com alimentos naturais, em diferentes consistências, e a oclusão dentária deverá ser sempre considerada, quando se propõe a adequação destas funções. Importante destacar que podemos estar diante de alterações adaptativas à condição oclusal[5] e, sobretudo, com possível limitação terapêutica.

A função de mastigação por si só é utilizada como um treino que envolve vários músculos simultaneamente, e é considerada um importante estímulo de crescimento e maturação muscular. Nos casos de mordida aberta e tendência de crescimento vertical de face, uma dieta de consistência mais dura pode até ser indicada, o que não deve ser sugerido em casos de mordida cruzada.[5]

Promover a oclusão dos lábios sem esforço aparente é uma meta importante e que muitas vezes depende do trabalho conjunto da musculatura orofacial e de treinos específicos, como por estímulo sensorial, tração labial alongadora e isolamento ou relaxamento da musculatura mental.[5] Estratégias de apoio ao vedamento labial também são recomendadas, como o uso de hóstia e outros recursos entre os lábios, assim como bandagem elástica e inelástica nos orbiculares da boca.[4]

Com relação à língua, estratégias para favorecer o correto posicionamento, em contato com o palato duro, em situação de repouso e na deglutição são indicadas na maioria dos casos e também dependem de uma melhor coordenação e tensão desta estrutura. Diferentes tarefas de acoplamento de língua em palato podem ser indicadas.[5]

Na décima segunda sessão terapêutica, sugere-se uma reavaliação miofuncional orofacial, entre outros procedimentos que foram aplicados no início da TMO, como controle terapêutico. Nesta sessão são realizadas orientações para finalização do caso e define-se um programa de manutenção, dependendo da necessidade, principalmente nos casos com o diagnóstico de rinite alérgica. Em alguns casos a TMO poderá ser reprogramada, de acordo com os resultados da reavaliação e com a necessidade de intervenção ortodôntica.

Para maior conhecimento de estratégias terapêuticas utilizadas em casos de DRS sugerimos algumas referências.[4,5,15,17,21,24,25]

TERAPIA MIOFUNCIONAL OROFACIAL PARA DISTÚRBIOS RESPIRATÓRIOS DO SONO (DRS) EM CASOS ESPECIAIS DO CERB

A AOS na infância é caracterizada por anormalidades funcionais e anatômicas nas vias aéreas superiores como determinantes fisiopatológicos, que estão frequentemente presentes em doenças genéticas, como acondroplasia, síndrome de Down, síndrome de Prader-Willi, sequência de Pierre-Robin e mucopolissacaridose.[26]

A prevalência de AOS em crianças sindrômicas é de 50% a 100% tendo um impacto significativo na qualidade de vida,[27] enquanto em crianças saudáveis é estimada de 1% a 3%. A fisiopatologia da AOS na criança é pouco conhecida, embora a hipertrofia adenoamigdaliana seja um dos principais fatores para sua ocorrência.[22]

Sudarsan et al.[27] compararam a eficácia de adenoamigdalectomia (AA) e CPAP em crianças sindrômicas (síndrome de Down e mucopolissacaridose), entre 6 a 12 anos de idade, divididas aleatoriamente em dois grupos (AA e CPAP) acompanhadas por um ano. Ambos os grupos apresentaram melhora significativa no IAH, na escala de sonolência de Epworth e qualidade de vida. A característica contrastante entre as duas modalidades de tratamento foi que o uso do CPAP resultou em melhora imediata e sustentada, enquanto a AA resultou em melhora gradual e progressiva dos sintomas no período de um ano. Assim, ambas as modalidades terapêuticas foram sugeridas como tratamento de primeira linha para crianças sindrômicas, porém são sugeridos tratamentos complementares para maximizar os efeitos destes tratamentos.

Estudos com TMO em crianças com alterações craniofaciais e apneia são escassos. Fernandes[28] realizou uma revisão integrativa com o propósito em avaliar os efeitos da TMO em crianças e adolescentes com alterações craniofaciais e AOS e concluiu-se que um único estudo com terapia intensiva de uma semana foi feito em crianças com Síndrome de Down e revelou algumas melhoras, entretanto mais estudos na área são necessários.

Os autores[29] estudaram o efeito de um programa de terapia miofuncional intensivo de uma semana no índice de apneia-hipopneia obstrutiva mista em crianças com síndrome de Down e AOS. O programa de TMO consistiu em três sessões de 45 min por dia, com duas delas baseadas no método Padovan. Neste método, inicia-se com exercícios para fortalecer o tônus muscular de modo geral e melhorar a postura corporal. Também são realizados exercícios orais passivos e os ativos. Estes exercícios objetivam o fortalecimento do complexo orofacial e a melhora da ingestão, articulação e desenvolvimento dos ossos mandibulares e faciais. A terceira sessão envolveu exercícios linguísticos para fonemas, sílabas e palavras combinadas com treinamento comportamental. No entanto, a duração da intervenção foi muito breve e pode ter comprometido os resultados terapêuticos.[29]

A Síndrome de Down é a anormalidade cromossômica mais comum em crianças nascidas vivas, que frequentemente apresentam anomalias do complexo orofacial, dentre elas, déficit no desenvolvimento do terço médio da face, mordida aberta esquelética, palato estreito e profundo e anomalias dentárias, bem como problemas significativos nas funções orofaciais de respiração, sucção, mastigação e fala.[30]

A AOS em indivíduos com síndrome de Down é presente frequentemente com prevalência de 30% a 40%[31] e com tendência a ser mais grave. Esta prevalência aumentada é devida às anormalidades anatômicas craniofaciais, tônus muscular diminuído e obesidade.[29,32] Saccomanno et al.[30] propuseram um protocolo de terapia miofuncional específico para crianças com síndrome de Down. Este protocolo incluiu a realização de exercícios miofuncionais com os seguintes objetivos terapêuticos: conscientização da funcionalidade do nariz, promoção da respiração nasal, conscientização da posição de repouso da língua, estabelecimento do selamento labial, melhora da função dos músculos masseteres e bucinadores, fortalecimento do palato mole e readequação do padrão de deglutição. As crianças cumpriam de um a dois destes objetivos por semana, durante 20 semanas de tratamento. Os autores encontraram resultados positivos da TMO, que, além de ter promovido melhora das funções orofaciais nestas crianças, levou também a resultados estéticos satisfatórios e melhor qualidade de vida.

Portanto, de modo geral, as evidências científicas comprovam que a TMO (ou exercícios orofaríngeos) pode reduzir as medidas subjetivas e objetivas da AOS,[14,15,24] embora ainda tenha sido pouco estudada em crianças, e principalmente em crianças com anomalias craniofaciais e com obesidade.

Considerando a abrangência nas manifestações craniofaciais em crianças sindrômicas, não seguimos um protocolo rígido de TMO nestes casos. Como descrito nos casos que não envolvam déficits cognitivos, neurológicos e/ou anomalias craniofaciais, trabalhamos com os mesmos objetivos terapêuticos, entretanto estratégias mais diversificadas e adaptadas, assim como outros recursos complementares podem ser utilizados, como o uso da bandagem elástica na região orofacial e os incentivadores respiratórios, desde que sejam analisadas individualmente as indicações e contraindicações. Nestes casos consideramos um período maior de tratamento e que vai acompanhar outras intervenções, como, por exemplo, a intervenção ortodôntica ou ortocirúrgica.

Cabe lembrar que muitos destes pacientes podem apresentar outros importantes comprometimentos fonoaudiológicos, como a disfagia, déficits de atenção e aprendizagem, alterações cognitivas, neuromusculares e de linguagem, e o enfoque terapêutico não cabe a este capítulo.

Em nossa rotina clínica, agendamos retornos periódicos de acompanhamento da estabilidade miofuncional dos casos, três meses e seis meses após a finalização do programa terapêutico estabelecido, geralmente retornos em conjunto com a equipe médica do CERB. Quando a avaliação médica não ocorre em conjunto e observa-se qualquer possibilidade de instabilidade do padrão respiratório, a equipe médica é acionada, e o paciente é avaliado como prioridade por esta equipe.

CONSIDERAÇÕES FINAIS

Em relação ao tratamento fonoaudiológico, é importante reconhecermos algumas limitações, como em casos de rinite alérgica, em que o paciente deve seguir adequadamente o tratamento clínico recomendado, caso contrário, a fonoterapia pode não ter o sucesso desejado. Alterações dentofaciais, que dificultem um vedamento labial satisfatório, também poderão ser motivos de insucesso terapêutico, e por isso uma investigação precisa ser realizada previamente à indicação da terapia fonoaudiológica. Em alguns casos a correção ortodôntica será necessária para a finalização do tratamento fonoaudiológico. Na presença de alterações esqueléticas extremas, deve-se discutir até mesmo a possibilidade de correção cirúrgica (cirurgia ortognática).

Enfatizamos o tratamento multiprofissional precoce para os DRS, em especial, que favoreça o desenvolvimento cognitivo, craniofacial e da linguagem, considerando também o rendimento escolar e os aspectos psicossociais da criança.

Eliminar fatores alérgenos e promover um adequado desenvolvimento das funções orofaciais são ações preventivas para a respiração oral crônica.

Crianças que não foram amamentadas no seio materno ou foram por um curto período de tempo (menos de três meses) tiveram maior probabilidade em desenvolver a respiração oral, associada aos hábitos bucais deletérios de sucção e de mordida.[33]

Além da abordagem terapêutica descrita neste capítulo, as orientações sobre a higiene do sono,[34] como dormir e acordar sempre no mesmo horário, criar uma rotina na hora de deitar, não utilizar aparelhos eletrônicos antes de dormir, ir para a cama só quando estiver com sono entre outras, que inicialmente são fornecidas pelo médico neurologista, são retomadas durante o processo terapêutico, que ocorre numa frequência regular e contínua e pode favorecer a mudança de atitude.

REFERÊNCIAS BIBLIOGRÁFICAS
1. Valera FC, Travitzki LV, Mattar SE, et al. Muscular, functional and orthodontic changes in preschool children with enlarged adenoidsandtonsils. Int J Pediatr Otorhinolaryngol. 2003;67:761-70.
2. Guilleminault C, Akhtar F. Pediatric sleep-disordered breathing: new evidence on its development. Sleep Medicine Reviews. 2015;24:46-56.
3. Cattoni DM, Fernandes FD, Di Francesco RC, Latorre MRDO. Características do sistema estomatognático de crianças respiradoras orais: enfoque antroposcópico. Pró-Fono Revista de Atualização Científica. 2007;19(4):347-51.
4. Cunha DA, Krakauer L, Manzi SHM, Frazão YS. Respiração oral: avaliação e tratamento fonoaudiológico. In: Silva HJ, Tessitore A, Motta AR, et al. Tratado de Motricidade Orofacial. São José dos Campos, SP: Pulso Editorial. 2019:491-501.
5. Felício CM. Motricidade orofacial: teoria, avaliação e estratégias terapêuticas. São Paulo: Edusp. 2020:256.
6. Valera FC, Trawitzki LV, Anselmo-Lima WT. Myofunctional evaluation after surgery for tonsils hypertrophy and its correlation to breathing pattern: a 2-year-follow up. Int J Pediatr Otorhinolaryngol. 2006;70(2):221-5.
7. Bueno DA, Grechi TH, Trawitzki LVV, et al. Muscular and functional changes following adenotonsillectomy in children. Int J Pediatr. Otorhinolaryngol. 2015;79:537-40.
8. Marcus CL, Brooks LJ, Draper KA, et al. Diagnosis and management of childhood obstructive sleep apnea syndrome, Pediatrics. 2012;130:714-55.
9. Bitners AC, Arens R. Evaluation and management of children with obstructive sleep apnea syndrome. Lung. 2020;198(2):257-70.
10. Stranks EK, Crowe SF. The cognitive effects of obstructive sleep apnea: na updated meta-analysis. Arch Clin Neuropsychol. 2016;31(2):186-93.
11. Corrêa CC, José MR, Andrade EC, et al. Sleep quality and communication aspects in children. Int J Pediatr Otorhinolaryngol. 2017;100:57-61.
12. Corrêa CC, Cavalheiro MG, Maximino LP, Weber SA. Obstructive sleep apnea and oral language disorders. Braz J Otorhinolaryngol. 2017b;83:98-104.
13. Spruyt K, Gozal D. Sleep disturbances in children with attention-deficit/hyperactivity disorder. Expert RevNeurother. 2011;11(4):565-77.
14. Camacho M, Certal V, Abdullatif J, et al. Myofunctional therapy to treat obstructive sleep apnea: a systematic review and meta-analysis. Sleep. 2015;38(5):669-75.
15. de Felício CM, da Silva Dias FV, Trawitzki LVV. Obstructive sleep apnea: focus on myofunctional therapy. Nat Sci Sleep. 2018;10:271-86.
16. Bandyopadhyay A, Kaneshiro K, Camacho M. Effect of myofunctional therapy on children with obstructive sleep apnea: a meta-analysis. Sleep Med. 2020;75:210-17.
17. Guimarães KC, Drager LF, Genta PR, et al. Effects oforopharyngeal exercises on patients with moderate obstructive sleep apnea syndrome. Am J Respir Crit Care Med. 2009;179:962-6.
18. Ieto V, Kayamori F, Montes MI, et al. Effects of oropharyngeal exercises on snoring: a randomized trial. Chest. 2015;148:683-91.
19. Diaféria G, Badke L, Santos-Silva R, et al. Effect of speech therapy as adjunct treatment to continuous positive airway pressure on the quality of patients with obstructive sleep apnea. Sleep Med. 2013;14:628-35.
20. Diaféria G, Santos-Silva R, Truksinas E, et al. Myofunctional therapy improves adherence to continuous positive airway pressure treatment. Sleep Breath. 2017;21:387-95.
21. Villa MP, Brasili L, Ferretti A, et al. Oropharyngeal exercises to reduce symptoms of OSA after AT. Sleep Breath. 2015;19:281-9.

22. Guilleminault C, Huang YS, Monteyrol PJ, et al. Critical role of myofascial reeducation in pediatric sleep-disordered breathing, Sleep Med. 2013;14:518-25.
23. Moeller J, Paskay LC, Gelb ML, Myofunctional therapy: a novel treatment of pediatric sleep-disordered breathing, Sleep Med Clin. 2014;9:235-43.
24. Villa MP, Evangelisti M, Martella S, et al. Can myofunctional therapy increase tongue tone and reduce symptoms in children with sleep-disordered breathing? Sleep Breath. 2017;21:1025-32.
25. Bianchini EMG, Kayamori F, Ieto V. Distúrbios respiratórios do sono: avaliação, elegibilidade e bases da terapêutica miofuncional orofacial. In: Silva HJ, Tessitore A, Motta AR, et al. Tratado de Motricidade Orofacial. São José dos Campos, SP: Pulso Editorial. 2019. p. 751-65.
26. Zaffanello M, Antoniazzi F, Tenero L, et al. Sleep-disordered breathing in paediatric setting: existing and up coming of the genetic disorders. Ann Transl Med. 2018;6(17):343.
27. Sudarsan SS, Paramasivan VK, Arumugam SV, et al. Comparison of treatment modalities in syndromic children with obstructive sleep apnea-a randomized co-hort study. Int J Pediatr Otorhinolaryngol. 2014;78(9):1526-33.
28. Fernandes IC. Influência da terapia miofuncional orofacial em crianças com alterações craniofaciais e apneia obstrutiva do sono: uma revisão de literatura. Ribeirão Preto. Monografia – Faculdade de Medicina de Ribeirão Preto da Universidade de São Paulo. 2021.
29. Lukowicz M, Herzog N, Ruthardt S, et al. Effect of a 1-week intense myofunctional training on obstructive sleep apnoea in children with Down syndrome. Arch Dis Child. 2019;104(3):275-9.
30. Saccomanno S, Martini C, D'Alatri L, et al. A specific protocol of myofunctional therapy in children with Down syndrome. A pilot study. Eur J Paediatr Dent. 2018;19(3):243-6.
31. Marcus CL, Keens TG, Bautista DB, et al. Obstructive sleep apnea in children with Down syndrome. Pediatrics. 1991;88:132-9.
32. Simpson R, Oyekan AA, Ehsan Z, Ingram DG. Obstructive sleep apnea in patients with Down syndrome: current perspectives. Nat Sci Sleep. 2018;13(10):287-93.
33. Trawitzki LVV, Anselmo-Lima WT, Melchior MO, et al. Aleitamento e hábitos orais deletérios em respiradores orais e nasais. Ver Bras Otorrinolaringol. 2005;71(6):747-51.
34. Liaguno NS, Pinheiro EM, Avelar AFM. Elaboração e validação da cartilha higiene do sono para crianças. Acta Paul Enferm. 2021;34:1-7.

ABORDAGEM TERAPÊUTICA – ORTODONTIA

CAPÍTULO 23

Mirian Aiko Nakane Matsumoto • Fábio Lourenço Romano

ABORDAGEM TERAPÊUTICA DO RESPIRADOR BUCAL
Abordagem Multiprofissional

O atendimento clínico do paciente respirador bucal, realizado no Centro do Respirador Bucal (CERB) do Hospital das Clínicas da Faculdade de Medicina de Ribeirão Preto da Universidade de São Paulo, é multiprofissional e interdisciplinar, abrangendo várias áreas, como Otorrinolaringologia, Pediatria, Imunologia Pediátrica, Neurologia, Medicina do Sono, Fonoaudiologia e Ortodontia. Reconhecer o impedimento da respiração nasal e da consequente respiração bucal, bem como o tratamento em tenra idade, é fundamental para remoção das causas e dos possíveis efeitos locais e sistêmicos. A adaptação da criança com obstrução nasal à respiração bucal é imediata. Muitas vezes, o encaminhamento para o tratamento médico é tardio, ou seja, quando já aconteceram as compensações ósseas da face.

As alterações esqueléticas, dentárias e miofuncionais importantes que a criança respiradora bucal sofre durante o seu crescimento e desenvolvimento reforçam a importância do diagnóstico multiprofissional e interdisciplinar e do tratamento imediato para prevenir os efeitos nocivos causados pela respiração bucal nestas crianças. Quando diagnosticada e tratada adequadamente, ocorrem modificações benéficas na morfologia esquelética do paciente. Após adenotonsilectomia (A+A) normalmente observam-se alteração na direção de crescimento da face, diminuição na inclinação do plano mandibular, plano palatal, ângulo goniaco, aumento no ângulo do eixo facial e altura posterior da face, com normalização da direção de crescimento.[1] Vieira *et al.*, em 2012, compararam crianças respiradoras bucais e respiradoras nasais e verificaram que a distância intercaninos era menor nas crianças com respiração bucal e que esta distância retornou aos padrões de normalidade após A+A.[2,3] Por outro lado, a distância intermolares e a profundidade do palato foram semelhantes em ambos os grupos, antes e após a cirurgia. Discordando destes achados Feres *et al.*, em 2009, encontraram maior profundidade do palato e menor distância intermolar nos pacientes respiradores bucais, porém, com similaridade na distância intercaninos. Estas últimas constatações indicam uma tendência de contração da maxila na região posterior nos respiradores bucais, o que pode resultar em mordida cruzada posterior (MCP).[4]

No que se refere à abordagem ortodôntica, é importante estar atento para o momento ideal da intervenção nos pacientes respiradores bucais. Inicialmente, devem-se diagnosticar a doença e verificar a presença de fatores obstrutivos ou mecânicos que estejam interferindo ou causando a respiração bucal. Este exame é realizado pelo Otorrinolaringologista e somente após a identificação e eliminação do(s) fator(es) etiológico(s), por meio do diagnóstico e início do tratamento clínico ou cirúrgico realizados pelo médico, é que o Ortodontista deverá atuar. Esta intervenção pode ocorrer antes ou juntamente com a terapia miofuncional realizada pela Fonoaudiologia. A sequência do tratamento multidisciplinar e multiprofissional deverá ser discutida pela equipe que irá planejar e realizar o tratamento mais apropriado com a finalidade de intervir para alcançar os objetivos de forma satisfatória.

O Ortodontista, em sua particularidade, deverá avaliar as alterações oclusais, esqueléticas e faciais presentes na criança e que são decorrentes da respiração bucal. A correção destas alterações é importante para propiciar ao paciente a possibilidade de realizar a terapia miofuncional com a Fonoaudiologia e conseguir restabelecer o padrão de respiração nasal. A maioria ou a quase totalidade dos pacientes respiradores bucais não conseguem respirar normalmente pelo nariz, mesmo após a intervenção cirúrgica realizada pelo Otorrinolaringologista, pois adquiriram o hábito de respirar pela boca. Neste contexto, é fundamental a intervenção miofuncional para o fortalecimento da musculatura orofacial e abdominal. Em conjunto com as abordagens médicas e odontológicas, o tratamento miofuncional auxilia na eliminação do hábito de respirar pela boca, possibilitando o retorno do paciente a um padrão de respiração normal.

Um dos objetivos do tratamento ortodôntico é obter a harmonia da forma dos arcos, equilíbrio da função oclusal e da articulação temporomandibular (ATM). Os problemas transversais, como as mordidas cruzadas e a hipoplasia transversal maxilar, são as primeiras maloclusões a serem corrigidas com a finalidade de prevenir deficiências ósseas irreversíveis, considerando que o crescimento transversal é o primeiro a cessar. Desta forma, as alterações transversais devem ser corrigidas assim que diagnosticadas, exceto, quando a A+A se faz necessária de forma imediata. Nestes casos, a correção ortodôntica pode ser adiada por um ou dois meses para que o paciente possa se recuperar da cirurgia de remoção de amigdalas e adenoides (A+A).

Cabe ressaltar que a obstrução respiratória denota importante participação nas alterações dentárias e esqueléticas. O diagnóstico e o tratamento dessa obstrução devem acontecer o mais rápido possível, pois o impacto negativo sobre o crescimento craniofacial torna-se mais acentuado no início da puberdade. As alterações dentárias, muitas vezes associadas aos hábitos bucais deletérios, podem-se tornar esqueléticas com o crescimento da criança, impedindo o restabelecimento da respiração nasal.

A seguir discutiremos algumas abordagens de tratamento para maloclusões que normalmente acometem o paciente com respiração bucal, com ênfase nos procedimentos ortodônticos.

Abordagem Ortodôntica

Mordida Cruzada Posterior (MCP) (Fig. 23-1)

Segundo Kutin & Hawes, em 1969, o tratamento em tenra idade das MCP se faz necessário devido a vários fatores:[5]

- A MCP não se autocorrige com a erupção dos dentes permanentes;
- Os pré-molares irrompem na mesma relação de mordida cruzada dos molares decíduos não tratados;
- Crianças que não são tratadas precocemente apresentam posição anormal de pré-molares e molares permanentes;
- Para evitar assimetrias faciais;
- Impedir que problemas dentários se transformem em alterações esqueléticas.

A correção das MCPs deve ser realizada preferencialmente no paciente respirador bucal antes do surto máximo de crescimento puberal, que ocorre aproximadamente por volta dos 10 aos 12 anos de idade nas meninas e dos 12 aos 14 anos de idade nos meninos. Entretanto, este problema oclusal pode e deve ser corrigido também em idades mais avançadas. Entretanto, os métodos de tratamento podem ser diferentes.

O tratamento das MCPs executado o mais breve possível é essencial para restabeler a normalidade oclusal, equilíbrio muscular, normalizar o crescimento das bases ósseas e, principalmente, para que os dentes permanentes não irrompam em relação de cruzamento. Os aparelhos mais utilizados para esta correção, que promovem a expansão rápida da maxila (ERM), são os disjuntores, como o de Haas,[6] Hyrax[7] e McNamara (Fig. 23-2).[8]

Os fatores mais importantes que afetam o sucesso da ERM são a idade do paciente e o grau de maturação óssea da sutura palatina mediana (SPM) que pode ser visualizada e analisada em sua plenitude por meio de tomografia computadorizada de feixe cônico (TCFC) ou de uma forma mais simples e menos precisa com a obtenção de uma radiografia oclusal.[9] Desta forma, estudos têm mostrado que a fase entre os 7 e 10 anos de idade é a melhor época para realizar a ERM, tendo em vista o maior crescimento e desenvolvimento que a face apresenta em relação ao crânio, passando da proporção de 1:8 ao nascimento para 1:3 aos 10 anos de idade e estabilizando em 1:2 no adulto. A ERM realizada nesta idade, normalmente, promove a abertura da SPM, além de aumentar a largura maxilar e diminuir a resistência à passagem de ar.[10] A MCP provocada pela respiração bucal pode-se manifestar de diferentes maneiras, cada qual com suas características e distintas formas de tratamento.

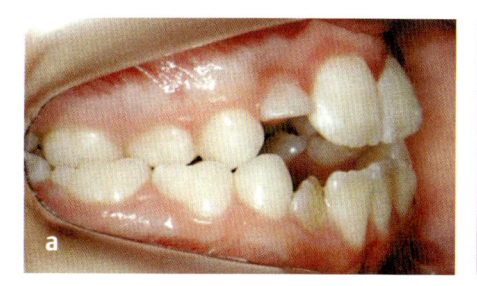

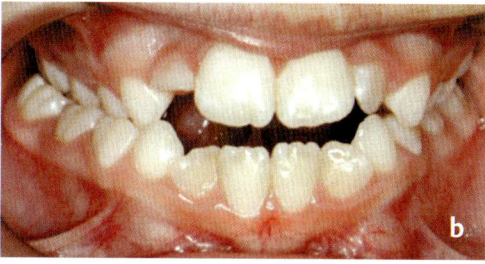

Fig. 23-1. (a,b) Mordida cruzada posterior (MCP) em paciente na dentição mista.

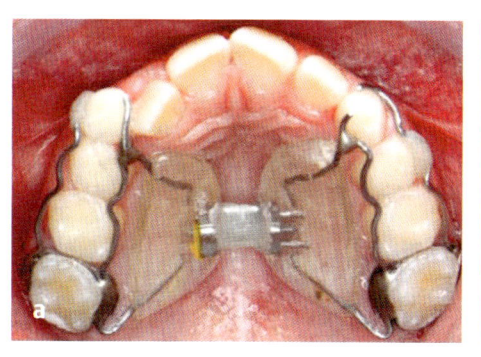

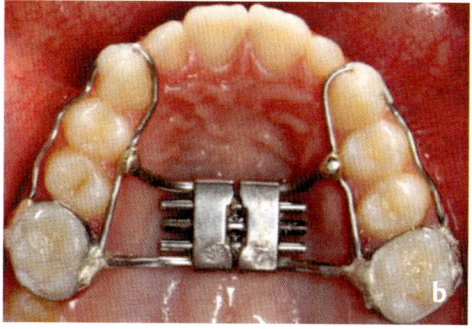

Fig. 23-2. Aparelhos disjuntores para expansão rápida da maxila (ERM): (**a**) Disjuntor de Haas. (**b**) Disjuntor Hyrax.

Mordida Cruzada Posterior Funcional (MCPF)

Essa categoria, normalmente, envolve diversos dentes posteriores e geralmente se manifesta clinicamente somente de um lado. É importante diagnosticar se a MCP resulta de uma real contração dento-alveolar ou da má posição da mandíbula causada por uma ação muscular. Pacientes com MCPF apresentam melhor prognóstico que as contrações dento-alveolares ou esqueléticas.

Se as linhas médias dentárias (entre os incisivos centrais superiores e inferiores) coincidirem entre si quando o paciente ocluir em sua posição de máxima intercuspidação habitual (MIH), geralmente há uma adaptação muscular mínima, e o caso se mostra puramente de estreitamento dento-alveolar superior.[5] Se não houver coincidência entre as linhas médias quando o paciente ocluir em MIH, a MCP ocorre em função da adaptação muscular em busca de maior intercuspidação dental, contato oclusal, durante o fechamento. Somente após minuciosa anamnese e exame clínico para determinar o correto diagnóstico é que será determinado o plano de tratamento desta maloclusão. Nas MCPFs, devem-se localizar os pontos de contato prematuros dos dentes decíduos, quando as linhas médias superior e inferior se tornarem coincidentes. Normalmente, a interferência dentária está presente entre os caninos decíduos superiores e inferiores, mas pode ocorrer também em outros dentes. Uma das formas de tratamento é o desgaste dos planos inclinados de contato desses dentes, de maneira que, quando se contactarem novamente em oclusão, a mandíbula retorne à sua posição normal. Em situações onde há contração dento-alveolar devida à adaptação esquelética ou hipoplasia transversal esquelética da maxila (atresia óssea), aparelhos expansores e disjuntores podem ser utilizados com a finalidade de expandir os dentes e o osso maxilar, respectivamente.[11]

Mordida Cruzada Posterior Bilateral (MCPB)

Nos casos de contração bilateral óssea da maxila, os aparelhos disjuntores citados anteriormente são os mais indicados (Fig. 23-2). Esses aparelhos promovem a ERM e aumento significativo da largura maxilar.[6]

A ERM promove a expansão ortopédica da maxila, com separação da SPM (Fig. 23-3). Além disso, tem sido mostrada eficaz como tratamento auxiliar para melhorar a respiração bucal. Com esse procedimento, as conchas nasais inferiores são deslocadas lateralmente com recolocação das paredes internas da cavidade nasal, promovendo o abaixamento da abóbada palatina.[12,13] Alguns investigadores têm afirmado, ainda, que a ERM reduz a resistência aérea nasal, aumenta a largura óssea do nariz[14] e o volume nasal.[10,15]

Entretanto, a literatura ainda é controversa em relação aos efeitos da ERM sobre as dimensões da cavidade nasal e sua eficácia em reduzir a resistência nasal, pois, não há alteração considerável na área de secção mínima transversa da cavidade nasal devido ao edema compensatório da mucosa após a ERM.[16] De acordo com Matsumoto *et al.*, 2010, a ERM não alterou as dimensões da cavidade nasal na região da válvula nasal e concha nasal inferior, porém, favoreceu o crescimento lateral do complexo nasomaxilar. No entanto, diminuiu a resistência nasal durante a inspiração. Porém, esta modificação não foi estável, pois, em seguimento após 30 meses a resistência nasal retornou aos valores iniciais.[10] Os benefícios promovidos por este procedimento são mais evidentes ao nível ósseo do que na mucosa nasal.[17,18]

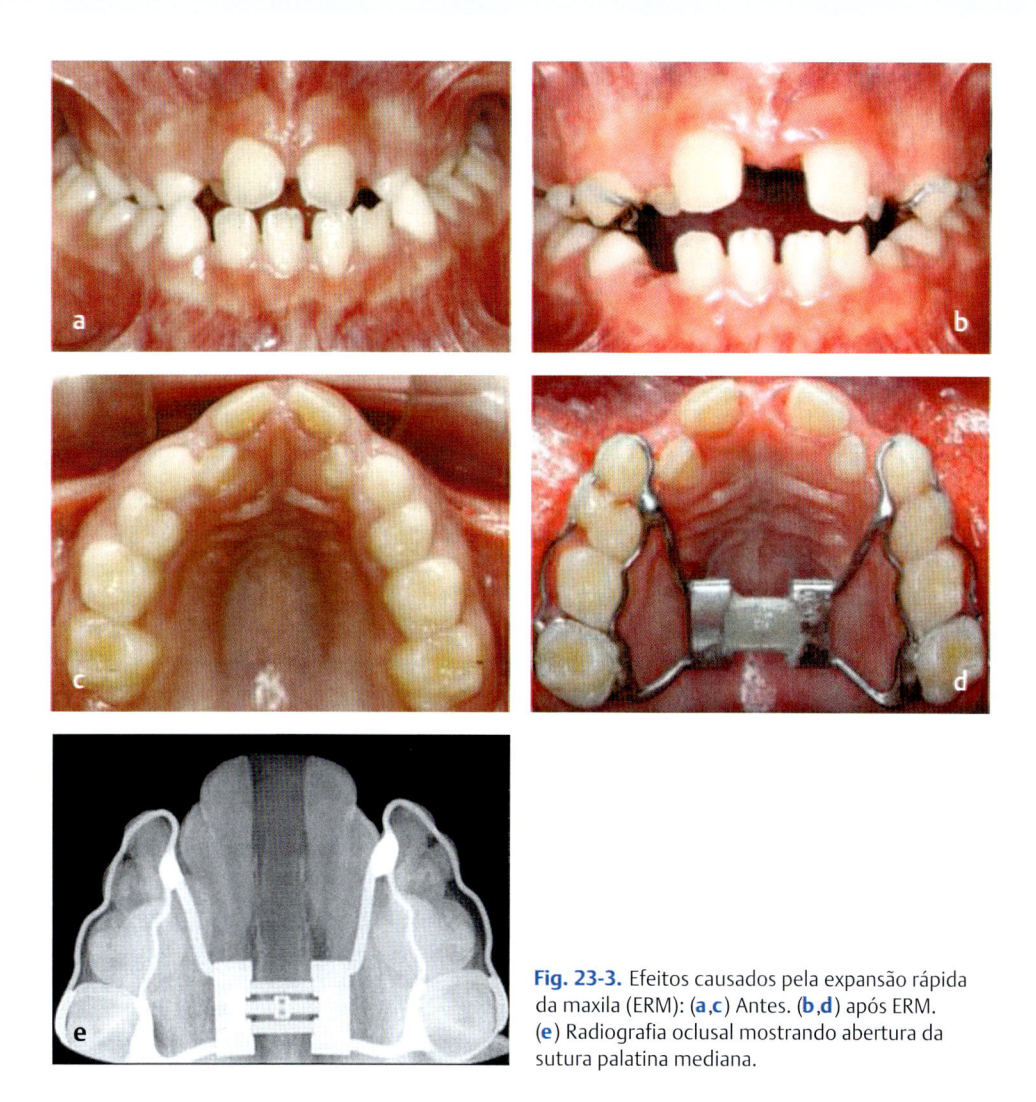

Fig. 23-3. Efeitos causados pela expansão rápida da maxila (ERM): (**a**,**c**) Antes. (**b**,**d**) após ERM. (**e**) Radiografia oclusal mostrando abertura da sutura palatina mediana.

Mordida Aberta Anterior (MAA)

A MAA (Fig. 23-4) ocorre principalmente na dentição mista, aproximadamente, entre 7 e 9 anos de idade, e para correção é imperativo que o fator etiológico deve ser inicialmente identificado e removido. O tratamento da MAA deve ser realizado nesta fase da dentição mista pelo fato de o paciente estar em crescimento e desenvolvimento faciais, que é um fator facilitador na correção do padrão de crescimento dos maxilares, quando o fator esquelético estiver presente.[19,20]

É importante salientar a grande incidência de hábitos bucais nas crianças respiradoras bucais, principalmente a sucção de chupeta, polegar ou outros dedos. Estes hábitos também são responsáveis por alterações oclusais e esqueléticas. Em geral promovem a labioversão dos incisivos superiores, a linguoversão dos incisivos inferiores, a hipoplasia transversal da maxila, além de outros problemas oclusais.

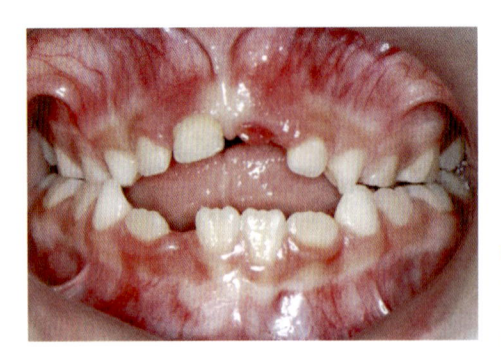

Fig. 23-4. Mordida aberta anterior (MMA) na dentição mista em paciente com respiração bucal. O paciente apresenta também mordida cruzada posterior bilateral.

Na maioria dos casos, nos pacientes em fase de dentição decídua, a maloclusão dentária (MAA) se autocorrige, se o hábito bucal deletério for interrompido antes da irrupção dos incisivos permanentes. Todavia, quanto maior o período decorrido a partir da instalação do hábito, mais difícil será sua remoção.[19] Assim, seria importante que os pais sejam orientados para que até o segundo ano de vida, o hábito de sucção seja substituído por outras formas de contato, estímulo e atividades adequadas para idade. Além disso, também é importante que o bebê realize a amamentação e execute a mamada por tempo suficiente para satisfazer não só suas necessidades nutricionais, mas também os anseios psicológicos e os afetivos.

Várias são as formas de tratamento da MAA. O diagnóstico é o passo fundamental para estabelecer o tratamento adequado, ou seja, o importante é combater a causa (fator etiológico) e não o efeito (MAA), uma vez que sua etiologia é complexa e de difícil determinação. Na presença de hábitos bucais (sucção digital, deglutição atípica, postura lingual inadequada, fonação atípica, interposição labial, hiperplasia dos tecidos linfoides e respiração bucal) o tratamento baseia-se na remoção do hábito, terapia miofuncional e/ou intervenção otorrinolaringológica e tratamento ortodôntico.[19,21]

Aparelhos removíveis e fixos com grade palatina em sua construção, esporões e conchas de acrílico têm-se mostrado eficientes na interceptação dos hábitos bucais deletérios. Nossa experiência mostra que os aparelhos removíveis possibilitam melhora nas funções sem grande diminuição do espaço para língua, porém, seu uso necessita da colaboração do paciente. Para pacientes que apresentam o hábito de sucção de polegar ou outros dedos, temos indicado e utilizado o Impedidor de hábito fixo para interceptar este hábito (Fig. 23-5).

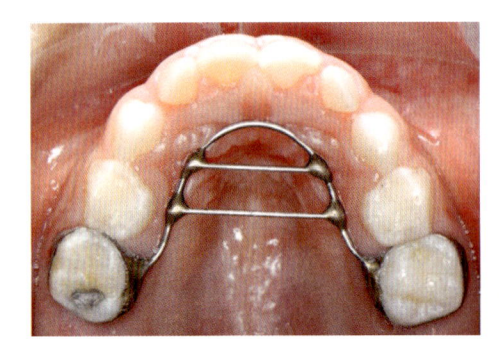

Fig. 23-5. Aparelho impedidor de hábito fixo (IHF) para interceptação do hábito de sucção de polegar.

Este aparelho tem-se mostrado eficiente para interceptar o hábito e, consequentemente, permitir o fechamento da MAA no paciente em crescimento.[22]

No atendimento clínico realizado no CEOF adotamos algumas diretrizes, adaptadas das informações de Moyers, em 1991, e na idade do paciente para interceptar os hábitos bucais deletérios, especialmente, hábito de sucção de polegar (Quadro 23-1).[23]

Quadro 23-1. Diretrizes para remoção de hábitos bucais deletérios

Idade	Abordagem terapêutica
3 anos de idade	▪ Informação e orientação aos pais e à criança para remoção do hábito
4-7 anos de idade	▪ Informação e orientação aos pais e à criança para remoção do hábito ▪ Instalação de aparelho ortodôntico interceptor. Quanto mais próximo de 7 anos de idade, maior a necessidade do uso de aparelho ▪ Terapia miofuncional
Acima de 7 anos de idade	▪ Instalação de aparelho ortodôntico interceptor ▪ Encaminhamento para tratamento psicossocial ▪ Terapia miofuncional

Em pacientes com crescimento vertical predominante e fator hereditário presente, o tratamento consiste em redirecionar o crescimento quer seja por meio de aparelhos extrabucais, como o aparelho de Thurow modificado (aparelho externo com puxada parietal – na cabeça), quer seja outro aparelho extrabucal, como a mentoneira com tração vertical na altura dos primeiros molares. Ambos devem ser utilizados durante o surto máximo de crescimento puberal.[24-27]

É importante para o ortodontista conhecer e diferenciar as alterações oclusais e faciais de origem dentária e/ou esquelética, como, por exemplo, distinguir entre a MAA dento-alveolar (Fig. 23-6) e a MAA esquelética (Fig. 23-7). A MAA dento-alveolar está associada a hábitos, hipertrofia dos tecidos linfoides, respiração bucal ou a falta de maturação muscular. A eliminação do fator etiológico ou a subsequente maturação esquelética tendem a corrigir esta maloclusão. Nestas situações, o padrão esquelético está dentro dos padrões normais. Por outro lado, a MAA esquelética apresenta padrão de crescimento alterado, e os hábitos, quando presentes, são os fatores etiológicos secundários, pois o componente esquelético é o principal responsável por esta maloclusão. É importante salientar que a intervenção rápida e individualizada contribui para o sucesso do tratamento.

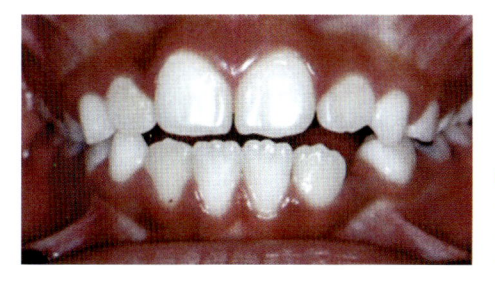

Fig. 23-6. Mordida aberta anterior (MAA) de origem dentária causada por hábito de sucção de chupeta. A área referente à MAA é menor e circunscrita.

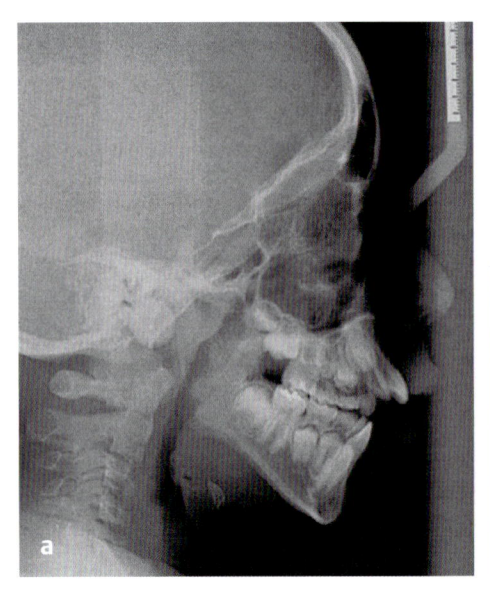

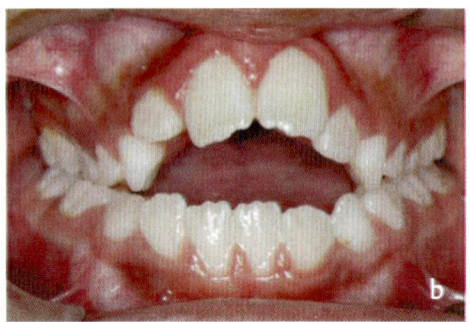

Fig. 23-7. Neste paciente o padrão de crescimento é o agente causador desta má oclusão. (**a**) Radiografia cefalométrica mostrando o crescimento vertical da face. (**b**) Fotografia frontal evidenciando a mordida aberta anterior (MAA) esquelética.

REFERÊNCIAS BIBLIOGRÁFICAS

1. Mattar SEM, Valera FCP, Faria G, et al. Changes in facial morphology after adenotonsillectomy in mouth-breathing children. Intern J Paediat Dent. 2011;21:389-96.
2. Vieira BB, Sanguino ACM, Mattar SE, et al. Influence of adenotonsillectomy on hard palate dimensions. International Journal of Pediatric Otorhinolaryngology. 2012;76:1140-4.
3. Mattar SEM, Faria G, Anselmo-Lima WT, et al. The effect of adenoidectomy or adenotonsillectomy on occlusal features in mouth-breathing preschoolers. Pediatric Dentistry. 2012;34:108-12.
4. Feres MFN, Enoki C, Sobreira CR, Matsumoto MAN. Dimensões do palato e características oclusais de crianças respiradoras bucais e nasais. Pesq Bras Odontop Clin Integr. 2009;9(1):25-9.
5. Kutin G, Hawes RR. Posterior crossbites in the deciduous and mixed dentitions. Am J Orthod. 1969;56:491-504.
6. Haas AJ. Rapid expansion of the maxillary dental arch and nasal cavity by opening the midpalatal suture. Angle Orthod. 1961;31:73-90.
7. Biederman W. A hygienic appliance for rapid expansion. JPO J Pract Orthod. 1968;2:67-70.
8. McNamara Jr. JA, Brudon WL. Bonded rapid maxillary expansion appliances. In: McNamara Jr. JA, Brudon WL. Orthodontic and orthopedic treatment in the mixed dentition. 2. ed. Ann Arbor: Needham Press. 1993, p. 145-9.
9. Angelieri F, Cevidanes LHS, Franchi L, et al. Midpalatal suture maturation: classification method for individual assessment before rapid maxillary expansion. Am J Orthod Dentofacial Orthop. 2013;144:759-69.
10. Matsumoto MAN, Itikawa CE, Valera FCP, et al. Long-term effects of rapid maxillary expansion on nasal area and nasal airway resistance. Am J Rhinology & Allergy (Print). 2010;24:161-5.
11. Romano FL. Identificação e tratamento dos problemas oclusais. In: Matsumoto MAN, Stuani MBS, Romano FL. Ortodontia: Abordagens clínicas na dentição mista. Barueri: Manole. 2021:161-89.

12. Babacan H, Sokucu O, Doruk C, Ay S. Rapid maxillary expansion and surgically assisted rapid maxillary expansion effects on nasal volume. Angle Orthod. 2006;76:65-72.
13. Hilberg O, Pederson OF. Acoust rhinometry: recommendations for technical specifications and standard operating procedures. Rhinology. 2000;16:3-17.
14. Enoki C, Lima WTA, Matsumoto MAN, Feres MFN. Dimensões nasofaringeanas e faciais em diferentes padrões morfológicos. Dental Press J Orthod. 2010;15:52-61.
15. Warren DW, Hershey G, Turvey TA, et al. The nasal airway following maxillary expansion. Am J Orthod Dentofac Orthop. 1987;91:111-16.
16. Enoki C, Valera FCP, Lessa FCR, et al. Effect of rapid maxillary expansion on the dimension of the nasal cavity and on nasal air resistance. Intern J Pediat Otorhinolaryngol. 2006;70:1225-30.
17. Langer MRE, Itikawa CE, Valera FCP, et al. Does rapid maxillary expansion increase nasopharyngeal space and improve nasal airway resistance? Intern J Pediat Otorhinolaryngol. 2011;75:122-5.
18. Enoki C, Valera FCP, Matsumoto MAN, Lima WTA. Efeito da expansão rápida da maxila na dimensão da cavidade nasal e morfologia facial pela rinometria acústica e rinomanometria. Dental Press Journal of Orthodontics. 2012;17:129-33.
19. Graber TM. Ortodoncia – Teoria y Práctica. Interamericana. 3. ed. 1974.
20. Nielsen IL. Vertical malocclusions: etiology, development, diagnosis and some aspects of treatment. Angle Orthod. 1991;61(4):247-60.
21. Proffit WR. Contemporary Orthodontics. 2. ed. St. Louis: Mosby. 1993.
22. Ferreira JTL, Romano FL, Stuani MBS. Interceptação e correção da mordida aberta. In: Matsumoto MAN, Stuani MBS, Romano FL. Ortodontia: Abordagens clínicas na dentição mista. Barueri: Manole. 2021. p. 191-220.
23. Moyers RE. Ortodontia. Rio de Janeiro: Guanabara Koogan: 4. ed. 1991. p. 504.
24. Thurow RC. Craniomaxillary orthopedic correction with en masse dental control. Am J Orthod. 1975;68(6):601-24.
25. Torres F, Almeida RR, de Almeida MR, et al. Anterior open bite treated with a palatal crib and high-pull chin cup therapy. A prospective randomized study. Eur J Orthod. 2006;28(6):610-7.
26. Stuani MBS, Stuani AS, Stuani AS. Modified Thurow appliance: a clinical alternative for correcting skeletal open bite. Am J Orthod Dentofacial Orthop. 2005;128(1):118-25.
27. Matsumoto MAN, Stuani MBS, Romano FL. Ortodontia: Abordagens clínicas na dentição mista. Barueri: Manole. 2021. p. 360.

CERB – ONDE ESTAMOS HOJE?

Wilma Terezinha Anselmo Lima ▪ Fabiana Cardoso Pereira Valera
Luciana Vitaliano Voi Trawitzki ▪ Mirian Aiko Nakane Matsumoto
Virgínia Paes Leme Ferriani

INTRODUÇÃO

O trabalho de gigantes nas diferentes especialidades, como Otorrinolaringologia, Pediatria, Alergia e Imunologia, Neurologia, Fonoaudiologia, Ortodontia e Nutrição, colocou a Otorrinolaringologia Pediátrica num patamar de solidez em níveis nacional e internacional.

A Otorrinolaringologia Pediátrica surgiu como especialidade junto à ABORL-CCF (Associação Brasileira de Otorrinolaringologia e Cirurgia Cervicofacial) por causa de um grupo de pessoas, lideradas pelo Prof. Luc Weckx, que tinha como objetivo principal treinar e capacitar os otorrinolaringologistas para o atendimento especializado à criança em hospital em nível quaternário, ultraespecializado, seja pela complexidade de sua doença otorrinolaringológica, seja pelas doenças associadas.

Na Assembleia da Otorrinolaringologia no Congresso Brasileiro de ORL, no dia 4 de novembro de 1996, foi aprovada a criação da Otorrinolaringologia Pediátrica (ORL PED), inicialmente como departamento, mas após como Academia, como as demais, Rinologia, Otologia e Laringologia. O Prof. Luc foi eleito como primeiro presidente, e desde então já passaram várias diretorias, sempre procurando engrandecer a ORL PED. A Academia hoje tem grande atuação dentro da Otorrinolaringologia, com grade própria nos congressos brasileiros, simpósios, cursos de aprimoramento e campanhas de ORL PED pelo Brasil. Além disso, a ORL PED tem grande interação com a Pediatria, participando ativamente da grade do seu Congresso Brasileiro.

A oportunidade de termos o CERB na nossa instituição é um grande privilégio, onde diferentes especialidades se reúnem. Após tantos anos, muito mais do que o atendimento especializado e otimizado de crianças, os profissionais atuantes formam uma grande família. Vale a pena ressaltar também a conquista de um crescente progresso do trabalho desse grupo. Muitos alunos das diferentes especialidades completaram suas iniciações científicas, dissertações de mestrado e teses de doutorado no CERB.

Gostaríamos ainda de destacar que, a partir de 2012, iniciamos o nosso serviço de *Fellow* em ORL Pediátrica (um ano de complementação especializada após terminar os 3 anos regulares de residência). Nossa primeira *fellow* foi a Dra. Carolina Miura, que hoje é médica assistente e que tem papel fundamental na constituição da equipe. As Doutoras Aline Pires Barbosa, Andrea B. Biagiotti e Bruna A. C. Lupoli, também foram nossas *fellows* e hoje trabalham no serviço como médicas assistentes em Hospitais do Complexo HC-FMRP-USP. Até 2022, formamos 18 especialistas.

A avaliação multiprofissional das crianças com Apneia Obstrutiva do Sono e Respiradoras Bucais executada hoje no CEOF é um exemplo nacional de convivência entre diferentes especialistas médicos e não médicos, com o objetivo final de um atendimento mais holístico e otimizado do paciente, para se conseguir o melhor resultado terapêutico para o paciente nas diferentes áreas, e o melhor momento de atuação de cada uma delas. Além disso, é um cenário particular de aprendizagem para as pessoas que por esse ambulatório circulam, em que o especialista não apenas aprende detalhes sobre a sua área de atuação, mas a de todo o grupo. Com certeza, um exemplo que precisa ser propagado para todo o Brasil.

No ano de 2016, completamos 10 anos de CERB. No final desse mesmo anos, mudamos de casa. Todo esse atendimento de alto nível e multiprofissional continuou com grandes melhorias nas novas instalações do Centro Especializado de Otorrinolaringologia e Fonoaudiologia Prof. Dr. José Antonio de Oliveira, o CEOF. Hoje lá trabalham, de forma incansável, as equipes da ORL (Professoras Wilma Anselmo-Lima e Fabiana Valera, Dra. Carolina Miura, Dra. Aline Pires Barbosa, Dra. Andrea B. Biagiotti e Dra. Bruna A. C. Lupoli); da Alergoimunologia (Dr. Ullissis de Pádua); da Fonoaudiologia (Profª Luciana Voi Trawitzki e a Dra. Bárbara Cristina Zanandrea Machado Cusumano); Ortodontia (Profª Mirian Matsumoto, Prof. Fábio Romano). Durante muitos anos, a Dra. Leila Azevedo Almeida, representando a neurologia pelo grupo sono, participou ativamente de atividades junto ao grupo. Atualmente, a Dra. Tábata Luna, primeira pediatra do grupo a fazer Medicina do Sono, e o Dr. Fernando Gustavo Stelzer têm reforçado essa importante parceria (Fig. 24-1).

Nessa mudança para o CEOF, infelizmente perdemos duas importantes fonoaudiólogas que muito contribuíram: Dra. Taís Helena Grechi e Dra. Franciele Voltarelli, que foram substituídas pela Fga. Dra. Bárbara Cristina Zanandrea Machado Cusumano. Também perdemos a Dra. Carla Enoki da equipe da Ortodontia. Entretanto, em março de 2018, respondendo com satisfação a um convite da Profª Dra. Mírian Matsumoto, o Prof. Dr. Fábio Lourenço Romano assumiu a coordenação da parte da Ortodontia e tem participado ativamente das discussões durante o atendimento clínico dos pacientes, juntamente com toda a equipe

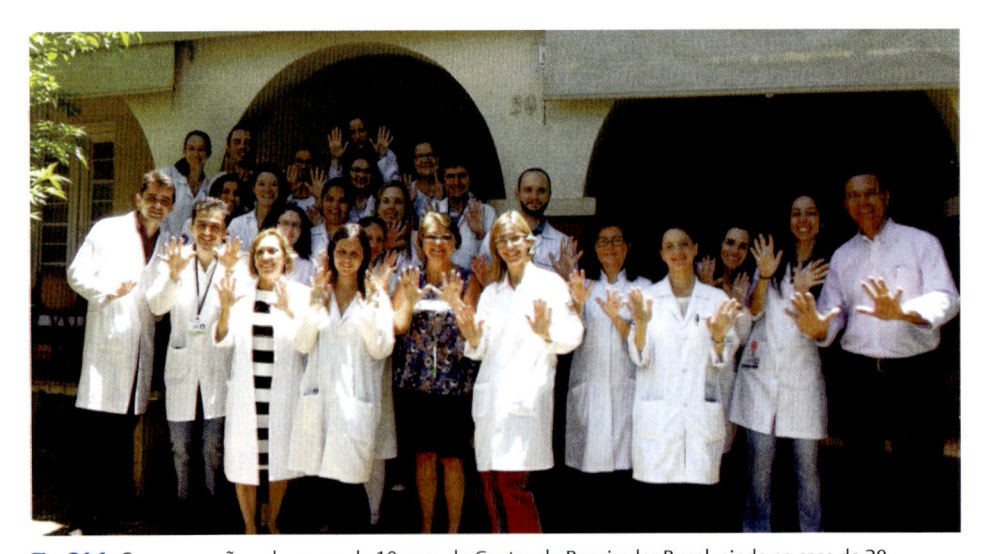

Fig. 24-1. Comemoração pelo grupo de 10 anos do Centro do Respirador Bucal, ainda na casa de 20.

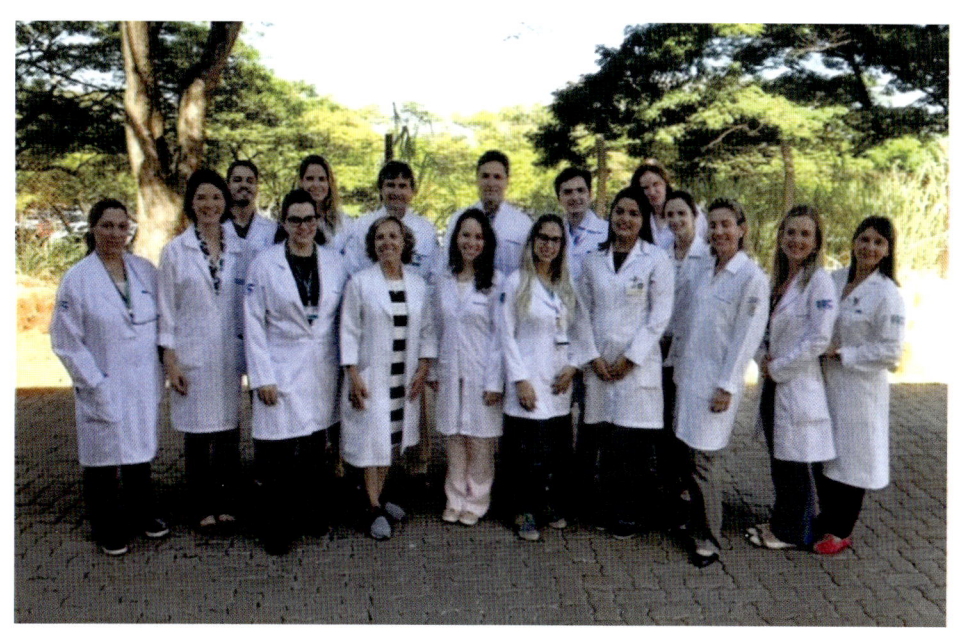

Fig. 24-2. Grupo do CERB no CEOF, no ano de 2019.

sobre os aspectos oclusais envolvidos em cada caso, assim como perspectivas de melhor tratamento ortodôntico para cada paciente (Fig. 24-2).

Anteriormente, após a discussão e o planejamento multiprofissional, os pacientes com necessidade de tratamento ortodôntico eram encaminhados para a Faculdade de Odontologia de Ribeirão Preto (FORP-USP). No ano de 2020, conseguiu-se realizar a reforma necessária para garantir a estrutura física para o atendimento ortodôntico no CEOF. Em paralelo, a parceria entre a FORP e a FMRP foi estabelecida oficialmente via convênio entre as instituições, o que viabilizou o tratamento ortodôntico dos pacientes no mesmo ambiente físico que os atendimentos multiprofissionais.

Após intenso trabalho envolvendo colocação de cadeiras odontológicas, aquisição de materiais específicos para o atendimento ortodôntico, montagem e teste dos equipamentos, escolha da equipe, inserção de dados em prontuário, termo de consentimento e evolução clínica no sistema HC, em março de 2021, o atendimento de pacientes propriamente dito foi iniciado. Com isso, as crianças não precisam mais se dirigir à FORP, pois atualmente, todo atendimento por parte da Ortodontia é realizado no CEOF. Após um ano de atendimento ortodôntico no CEOF, foram realizados aproximadamente 300 atendimentos abrangendo os mais diferentes tipos de maloclusão. Com isto, tem sido possível devolver para a população o investimento que a USP, HCRP e a FORP fizeram, além da oportunidade de atuar de forma global no tratamento de crianças com problemas respiratórios e distúrbios do sono. Nessa fase, vale ressaltar o trabalho árduo do Prof. Dr. Fábio Romano para que tudo acontecesse.

A especialização em ORL Pediátrica no HC-FMRP tem foco principal na avaliação e tratamento especializado de doenças otorrinolaringológicas específicas em crianças (como, por exemplo, malformações otológicas, nasais ou laringotraqueais), doenças que tinham particularidade na população pediátrica (como, por exemplo, o manejo da estenose subglótica), ou ainda doenças comuns ao Otorrinolaringologista Geral, mas em crianças com doenças associadas (como síndromes genéticas, discrasias sanguíneas, ou crianças em tratamentos imunossupressores). Em todas essas situações, observamos que o tratamento realizado por uma equipe multiprofissional especializada é essencial para o cuidado otimizado para essas crianças.

Além da equipe especializada, o local de atendimento para essas crianças também é importante. Nesse sentido, a instalação e o funcionamento do HC-Criança, a partir de 2016, significaram um marco importante para a Otorrinolaringologia Pediátrica da nossa Instituição. Em 2016, Profª Fabiana Valera criou o Ambulatório ALVIN, de Laringologia e Voz Infantil, sendo auxiliada pelas Dras. Carolina Sponchiado Miura, Aline Pires Barbosa e Andrea Braga Biagiotti (Fig. 24-3).

Desde 2017, o atendimento otorrinolaringológico em crianças tem-se dividido da seguinte forma: as crianças maiores, com doenças específicas, mas com respiração estável, são acompanhadas no CEOF; enquanto crianças menores, ou com síndromes especiais que apresentam difícil manuseio das vias aéreas, são atendidas no ALVIN, no HC-Criança. Dra. Carolina Miura assumiu em 2017 a função de médica assistente, e juntamente com a Profª Fabiana Valera, ficaram responsáveis por esse setor. Foi uma conquista importante da Divisão de Otorrinolaringologia ter uma médica assistente otorrinolaringologista pediátrica lotada no HC-Criança. Atualmente, participam da equipe multiprofissional do ALVIN a Otorrinolaringologia Pediátrica e a Fonoaudiologia (representadas pela professora Luciana Voi Trawitzki e assistente Liciane Pinelli Valarelli, da área de Disfagia, sendo auxiliadas pela Enfermagem do HC-Criança).

Apesar da evolução da ORL Pediátrica na execução de procedimentos laringotraqueais nos últimos anos, a traqueostomia ainda é um procedimento que se faz necessário. Desde 2012, mais de 140 traqueostomias foram realizadas sob a responsabilidade da nossa equipe, das quais aproximadamente 65% em crianças com menos de um ano de idade. No decorrer dos anos, fomos percebendo as dificuldades com o manejo dessas crianças. Enquanto adultos traqueostomizados realizavam a troca das suas cânulas em ambientes de atendimento primário, os profissionais nestes locais negavam-se a realizar as trocas em crianças, pelo risco ser muito maior. Dessa forma, essas crianças não tinham assistência especializada, o que aumentava a chance de insuficiência respiratória por causa das rolhas de secreção ou por infecção nas traqueostomias. Assim, iniciamos uma linha de cuidado especial para as crianças traqueostomizadas, em um ambulatório específico (ALVIN – troca de cânula), oferecendo melhor assistência e orientação à família dessas crianças.

Mais do que uma equipe de profissionais com interesse comum, o CERB tornou-se um ambiente acolhedor e de grande amizade entre os que lá circulam. Pessoas que, juntas, trabalham pelo objetivo maior, para trazer mais qualidade de vida às crianças que são atendidas. Nesses anos, o crescimento da qualidade do atendimento é reflexo da importância que a Instituição e os profissionais atribuem ao CERB. Assim, gostaríamos de deixar nossa gratidão a todos que fizeram e fazem parte conosco dessa longa jornada!

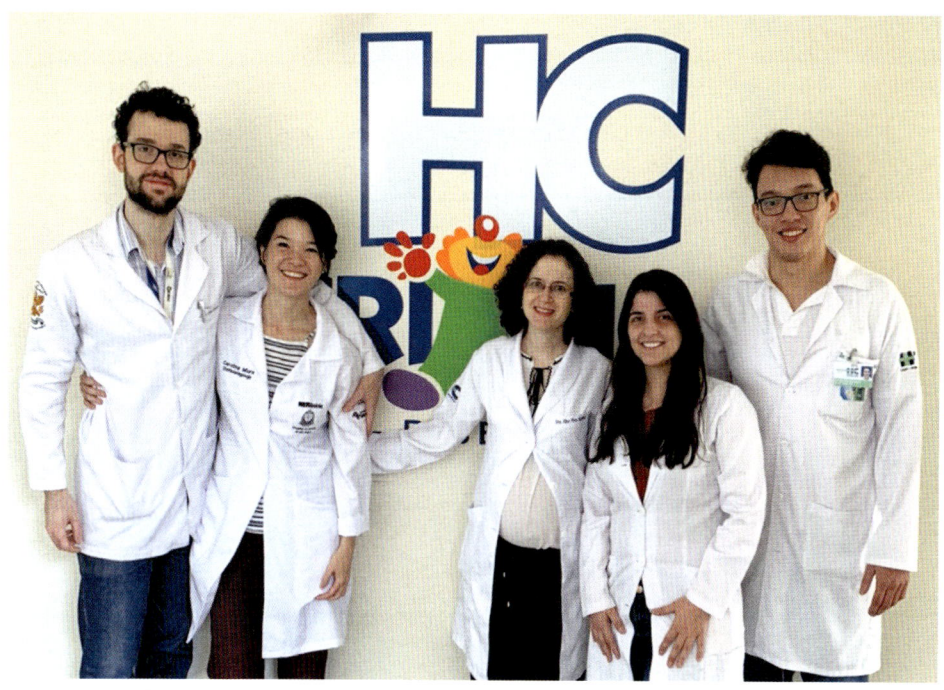

Fig. 24-3. Membros do grupo de ORL Pediátrica no HC-Criança.

CASOS CLÍNICOS

CAPÍTULO 25

Lígia Maria Mietto Romão ▪ Bruna de Alencar Custódio Lupoli
Bárbara Paiva Mira ▪ Mayara Moreira de Deus
Barbara Cristina Zanandréa Machado Cusumano
Taís Helena Grechi ▪ Luciana Vitaliano Voi Trawitzki
Fábio Lourenço Romano ▪ Mírian Aiko Nakane Matsumoto
Ullissis Pádua de Menezes ▪ Carolina Sponchiado Miura
Fabiana Cardoso Pereira Valera ▪ Wilma Terezinha Anselmo Lima

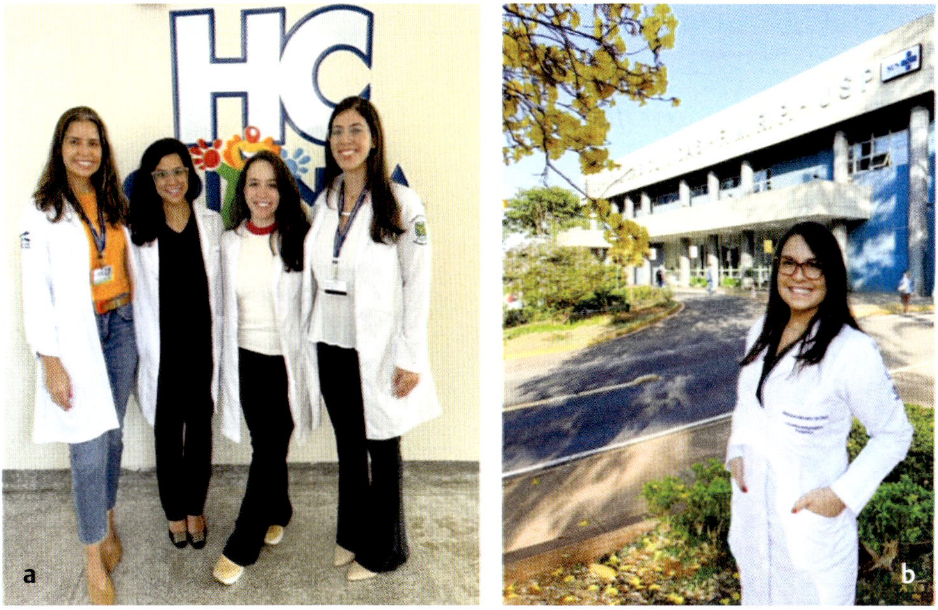

Fig. 25-1. (a) Bruna de Alencar Custódio Lupoli: 2021-2022; Inaê Mattoso Compagnoni: 2022-2023; Bárbara Paiva Mira: 2021-2022; Lígia Maria Mietto Romão: 2022-2023. (b) Mayara Moreira de Deus: 2020-2021.

SEÇÃO I

CASO CLÍNICO 1

IDENTIFICAÇÃO
AKCM, 10 anos, feminino.

QUEIXA PRINCIPAL
Roncos noturnos após adenoamigdalectomia.

HMA
Paciente encaminhada pela equipe da Ortodontia para o Centro do Respirador Bucal com história prévia de roncos noturnos há alguns anos, associada à respiração bucal diurna e noturna e obstrução nasal bilateral, intermitente, sem apneias presenciadas. Sintomas persistiam mesmo após ter sido submetida a adenoamigdalectomia há 5 anos. Negava prurido nasal, rinorreia ou espirros em salvas. Negava alterações do olfato e outras alterações do sono. Apresentava dificuldades escolares e ainda não conseguia ler. Negava queixas otológicas.

ANTECEDENTES PESSOAIS
- Gestação: sem intercorrências;
- Desenvolvimento neuropsicomotor: andou com 2 anos, falou com 3 anos;
- Insuficiência aórtica leve;
- Pós-operatório tardio de adenoamigdalectomia e tubo de ventilação bilateral há 5 anos (em outro serviço);
- Alta estatura: em investigação de síndrome de Marfan ou síndrome de Stickler
- Crises convulsivas (2 episódios aos 6 anos).

MEDICAÇÕES DE USO CONTÍNUO
- Carbamazepina 300 mg de 12/12 h, prescrito pela neurologista devido a crises convulsivas.

EXAME FÍSICO
Ectoscopia: face alongada, dentes afastados, mandíbula retroposicionada, olheiras, lábio superior encurtado, lábio inferior evertido.
Oroscopia: palato ogival, lojas amigdalianas vazias, mordida com *overjet*.
Rinoscopia: septo centrado, conchas nasais inferiores hipertróficas (75%), com mucosa pálida, ausência de secreção mucoide ou hialina.
Otoscopia: conduto auditivo externo sem alterações, membranas timpânicas íntegras e translúcidas.
Nasofibroscopia: conchas nasais inferiores hipertróficas, meatos médios livres, conchas médias de aspecto habitual, adenoide residual de 10%, óstios de tubas auditivas livres, base de língua sem alterações, pregas vocais móveis e simétricas, ausência de estase salivar, seios piriformes livres.

AVALIAÇÃO ORTODÔNTICA
Análise Facial

A paciente apresentava terço inferior da face aumentado, perfil convexo e tipo morfológico dolicofacial, ausência de selamento labial, com o lábio superior encurtado e o inferior evertido, sorriso gengival, sem assimetria facial aparente (Fig. 25-2).

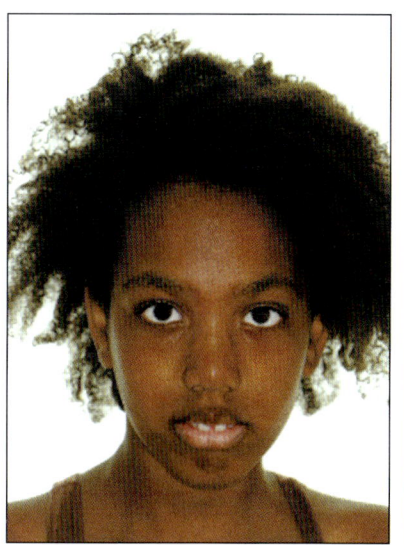

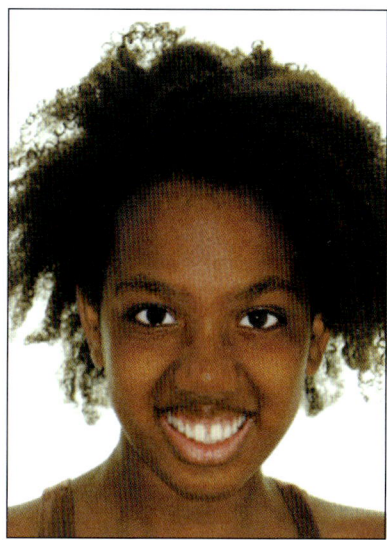

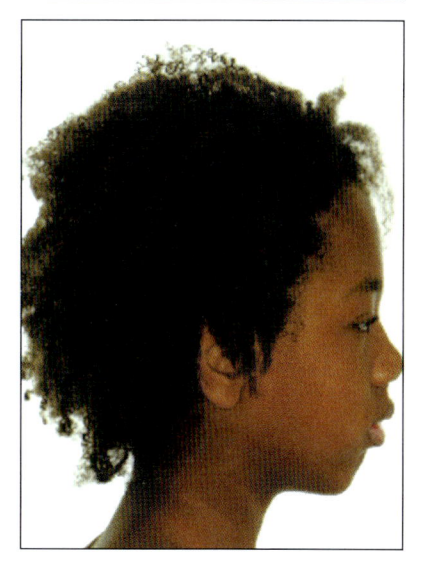

Fig. 25-2. Análise facial da paciente.

Análise Dentária

Paciente no início da dentição permanente, com má oclusão de classe II, 1ª divisão, subdivisão esquerda, classe II de caninos do lado esquerdo e classe I do lado direito, overjet (sobressaliência) aumentado, sobremordida (trespasse vertical anterior) normal, presença de espaços entre os dentes em ambos os arcos dentários, maxila atrésica, mordida cruzada do segundo pré-molar superior direito, palato profundo, maxila com formato triangular e mandíbula com formato parabólico, aumento do tecido mole no palato, curva de Spee (curvas verticais) acentuada nos arcos superior e inferior (Fig. 25-3).

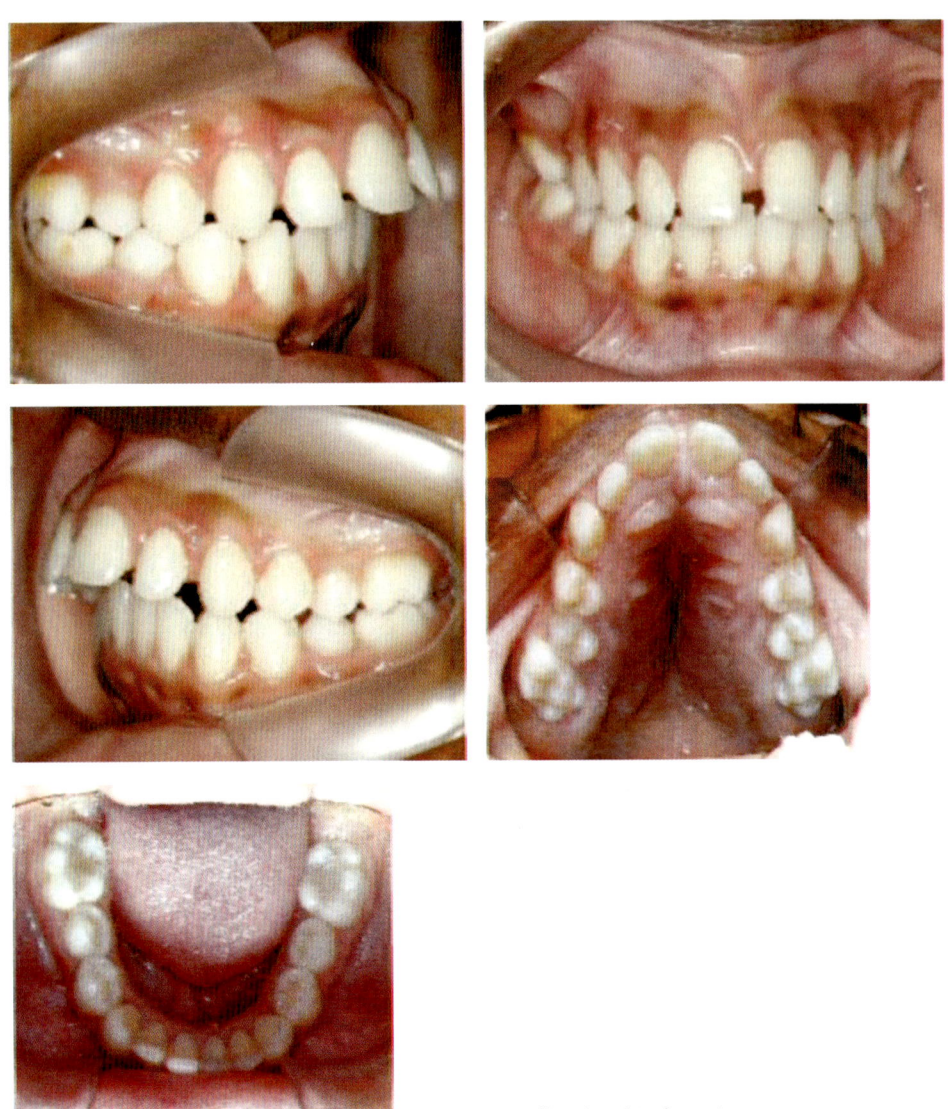

Fig. 25-3. Análise dentária da paciente.

Conduta da Equipe do CERB

- Prescrito corticoide tópico nasal;
- Solicitada avaliação audiológica com audiometria tonal, vocal e imitanciometria;
- Solicitadas análises radiológica e cefalométrica.

A paciente retornou ao Centro do Respirador Bucal um ano após a consulta, pois perdeu o seguimento durante a pandemia de COVID-19. Referia persistência dos sintomas de respiração bucal diurna e noturna e de roncos, sem apneias, apesar do tratamento. Persistia com dificuldades escolares, mesmo com professora de reforço, e não conseguia ler adequadamente.

Exame físico:

- *Otoscopia*: membranas timpânicas íntegras e translúcidas;
- *Rinoscopia*: septo centrado, conchas nasais inferiores hipertróficas 50% e pálidas;
- *Oroscopia*: mordida aberta anterior, palato ogival, lojas amigdalianas vazias;
- *Avaliação da face*: lábio inferior evertido, flacidez das bochechas.

A audiometria e os exames odontológicos estão apresentados nas Figuras 25-4 e 25-5.

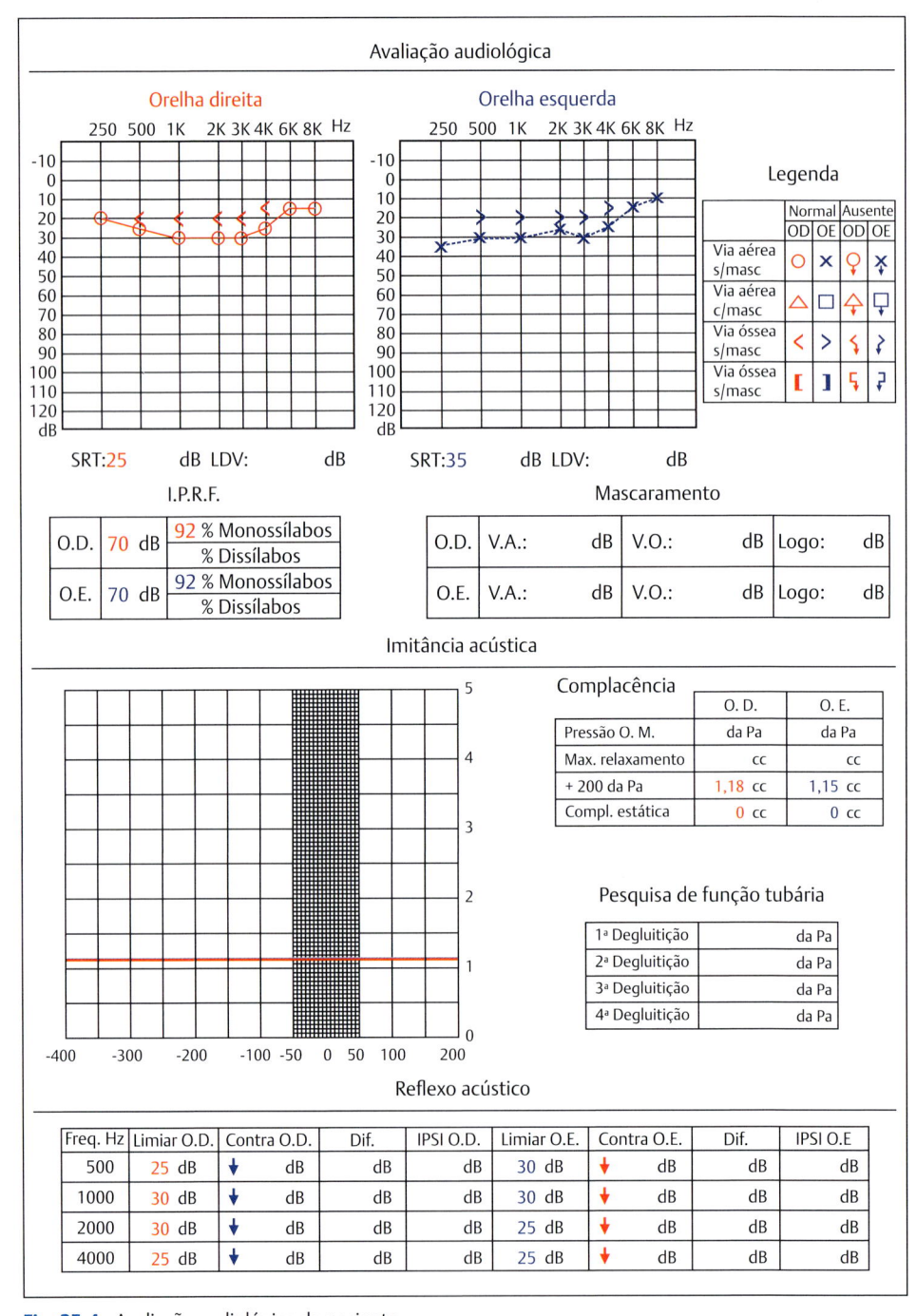

Fig. 25-4. Avaliação audiológica da paciente.

Análise Radiográfica

Na radiografia panorâmica visualizam-se todos os dentes permanentes, com os segundos e terceiros molares em erupção, côndilos simétricos, alguns dentes com raízes afuniladas, suspeita de impacção do dente 37 na distal do dente 36 (Fig. 25-5).

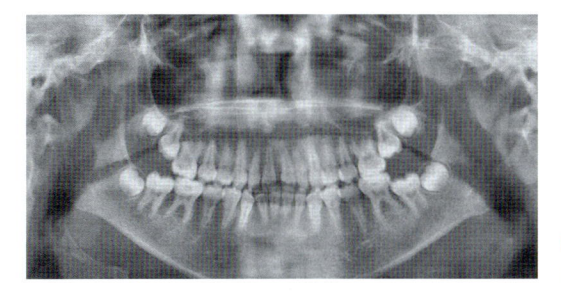

Fig. 25-5. Radiografia panorâmica da paciente.

Análise Cefalométrica

No padrão esquelético, em relação à base anterior do crânio, no plano horizontal, a maxila está protruída (SNA = 85) e mandíbula retraída (SNB = 75), com mau relacionamento entre as bases ósseas, além de Classe II esquelética (ANB = 10). No plano vertical, apresenta padrão de crescimento vertical, rotação da mandíbula no sentido horário, tipo morfológico dolicofacial, sínfise estreita, ramo mandibular curto, ângulo goníaco obtuso (Fig. 25-6).

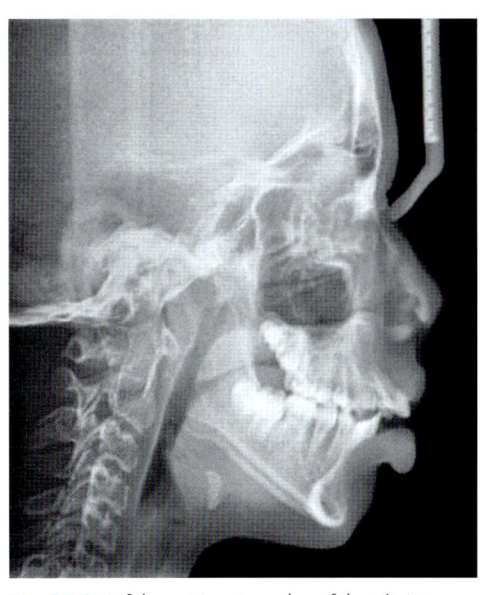

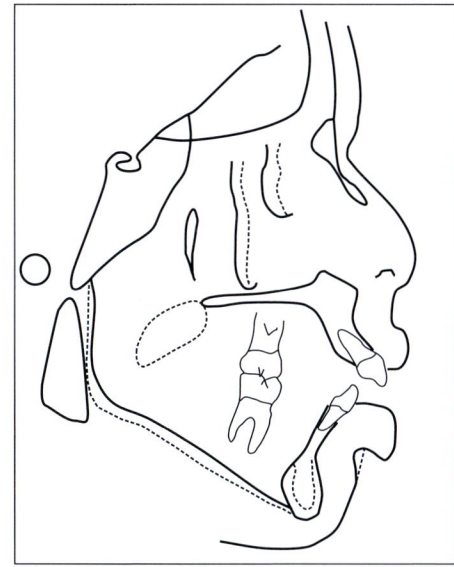

Fig. 25-6. Cefalometria e traçado cefalométrico.

No padrão dentário, incisivos superiores e inferiores com inclinação axial aumentada e protruídos. O perfil ósseo reto e o tegumentar acentuadamente convexo.

Conduta da equipe:
- Manter uso do corticoide nasal;
- Tratamento ortodôntico com expansão rápida da maxila;
- Reavaliação fonoaudiológica após correção ortodôntica.

TRATAMENTO ORTODÔNTICO/ODONTOLÓGICO INICIAL PROPOSTO

Foi realizada expansão rápida da maxila com disjuntor palatal Hyrax com a finalidade de aumentar a largura transversal da maxila e corrigir a mordida cruzada posterior. O disjuntor foi ativado por aproximadamente 15 dias, com ¼ de volta por dia (0,5 mm) até a sobrecorreção da relação transversal. Após o término das ativações, o parafuso expansor foi imobilizado com resina e mantido na cavidade bucal por 6 meses para nova formação óssea na sutura. Após esse período, o disjuntor foi removido. A paciente foi encaminhada para tratamento restaurador devido à presença de algumas cáries para posterior correção da má oclusão esquelética de classe II (Fig. 25-7).

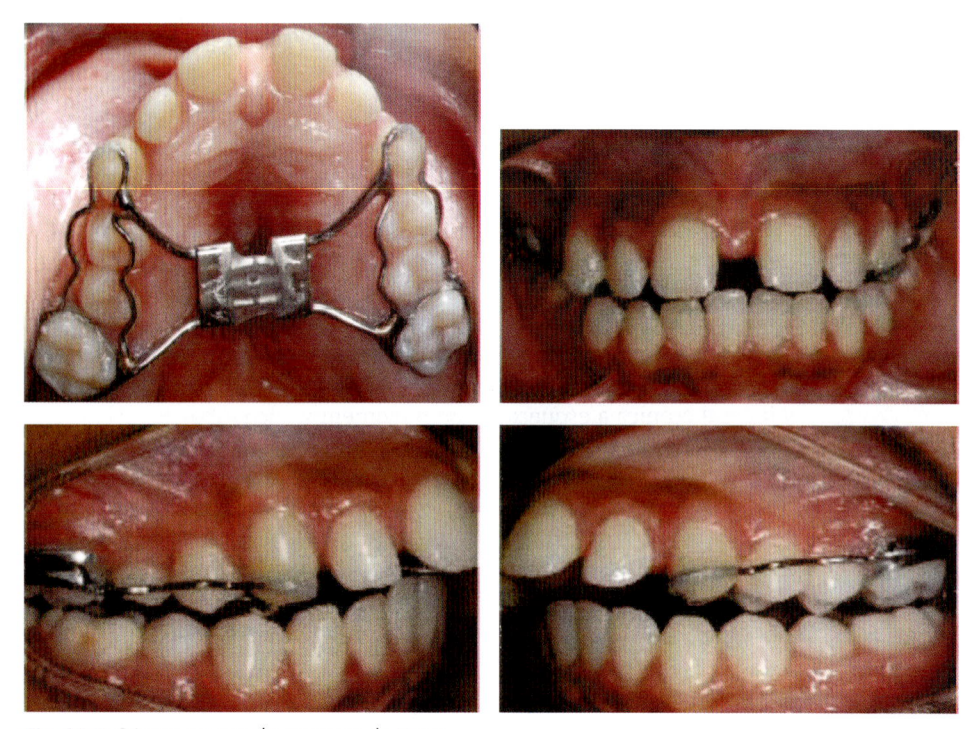

Fig. 25-7. Criança em uso do expansor de Hyrax.

SEGUIMENTO

Devido persistência dos sintomas, foi realizada nova nasofibroscopia que evidenciou septo centrado, conchas nasais inferiores 50%, conchas nasais médias de aspecto habitual, adenoide de 15%, base de língua volumosa empurrando epiglote posteriormente e pregas vocais móveis e coaptantes.

Avaliação Fonoaudiológica
Queixa de respiração oral e roncos, bruxismo noturno e trocas dos sons na fala.
Realizada avaliação por meio do protocolo de Avaliação Miofuncional Orofacial com escores – AMIOFE (Felício e Ferreira, 2008), sendo observado.

Aspecto/Postura das Estruturas Orofaciais
- Lábios separados, volumosos, abertos, lábio superior aparentemente encurtado e inferior evertido;
- Mandíbula abaixada;
- Língua alargada, volumosa, interposta entre arcos dentários (*overjet* excessivo);
- Bochechas com aparências flácidas;
- Face assimétrica com lado esquerdo aumentado;
- Frênulo lingual encurtado;
- Palato duro estreito.

Mobilidade das Estruturas Orofaciais
- *Lábios*: falta de precisão para todos os movimentos (retração, protrusão e lateralização);
- *Língua*: falta de precisão para abaixar e inabilidade grave para os demais movimentos (elevar, protruir, retrair e lateralizar);
- *Bochechas*: inabilidade grave para lateralizar o ar e falta de precisão para inflar, sugar e retrair;
- *Mandíbula*: movimentos precisos para abaixar, elevar e lateralizar e falta de precisão para protruir (desvio para a direita).

Funções Orofaciais
- Respiração oronasal;
- Deglutição: vedamento labial com compensação em dentes superiores, interposição anterior de língua;
- Mastigação: unilateral crônica à esquerda, com movimentos incoordenados de língua, que mantêm selamento labial com esforço durante a mastigação;
- Fala: distorção nos encontros consonantais com /r/ e troca do fonema /r/ por/l/.

Diante dos achados, optou-se por manter o uso do corticoide tópico nasal, foi solicitada nova avaliação audiológica, e mantido o acompanhamento ortodôntico.

Nova audiometria (Fig. 25-8).

Avaliação audiológica

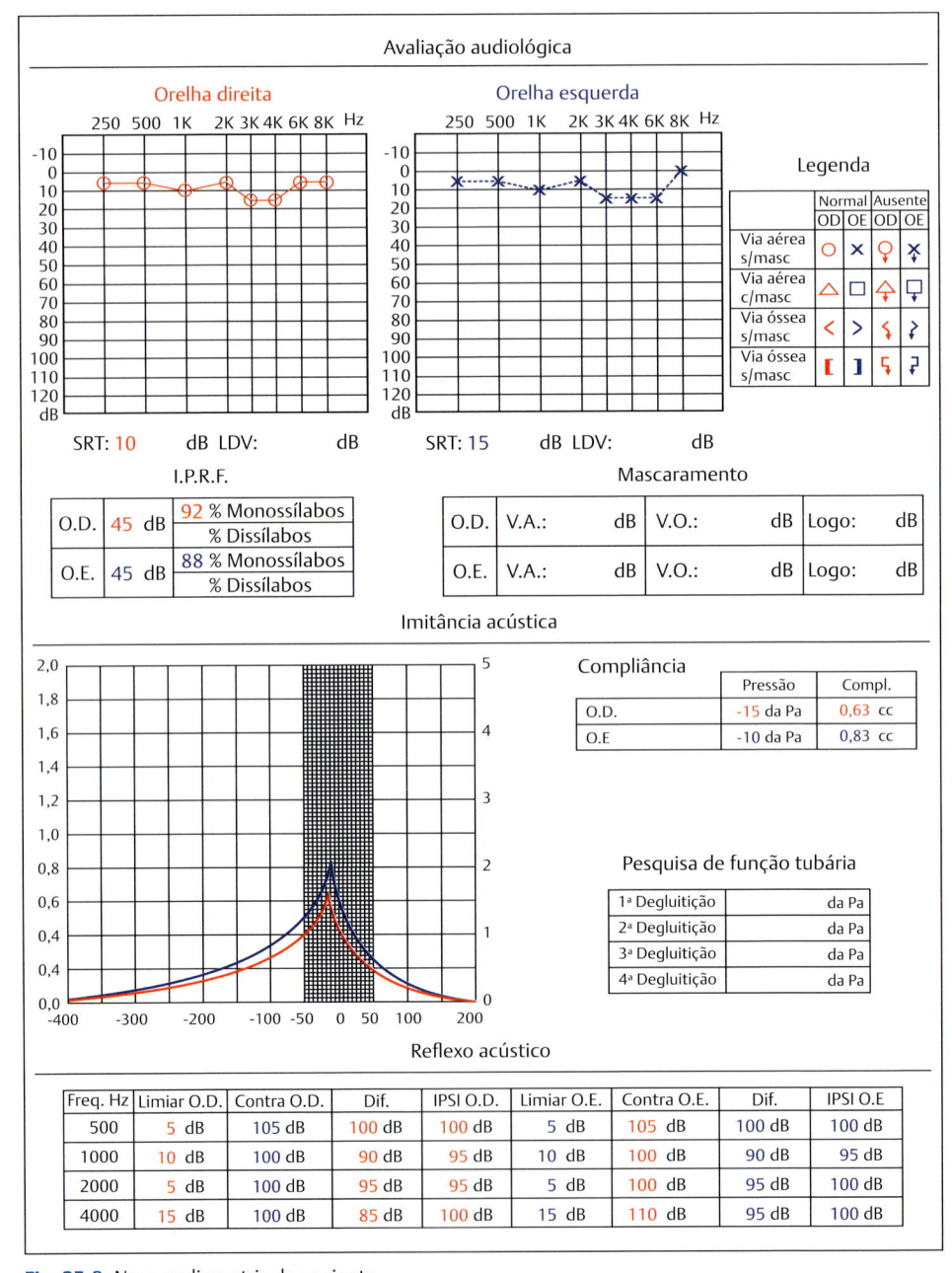

Orelha direita — SRT: 10 dB LDV: dB

Orelha esquerda — SRT: 15 dB LDV: dB

Legenda

	Normal OD	Normal OE	Ausente OD	Ausente OE
Via aérea s/masc	O	X	⚲	⚹
Via aérea c/masc	△	□	⚐	⚑
Via óssea s/masc	<	>	⌇	⌇
Via óssea s/masc	[	]	⌇	⌇

I.P.R.F.

O.D.	45 dB	92 % Monossílabos / % Dissílabos
O.E.	45 dB	88 % Monossílabos / % Dissílabos

Mascaramento

O.D.	V.A.:	dB	V.O.:	dB	Logo:	dB
O.E.	V.A.:	dB	V.O.:	dB	Logo:	dB

Imitância acústica

Compliância

	Pressão	Compl.
O.D.	-15 da Pa	0,63 cc
O.E	-10 da Pa	0,83 cc

Pesquisa de função tubária

1ª Deglutição	da Pa
2ª Deglutição	da Pa
3ª Deglutição	da Pa
4ª Deglutição	da Pa

Reflexo acústico

Freq. Hz	Limiar O.D.	Contra O.D.	Dif.	IPSI O.D.	Limiar O.E.	Contra O.E.	Dif.	IPSI O.E
500	5 dB	105 dB	100 dB	100 dB	5 dB	105 dB	100 dB	100 dB
1000	10 dB	100 dB	90 dB	95 dB	10 dB	100 dB	90 dB	95 dB
2000	5 dB	100 dB	95 dB	95 dB	5 dB	100 dB	95 dB	100 dB
4000	15 dB	100 dB	85 dB	100 dB	15 dB	110 dB	95 dB	100 dB

Fig. 25-8. Nova audiometria da paciente.

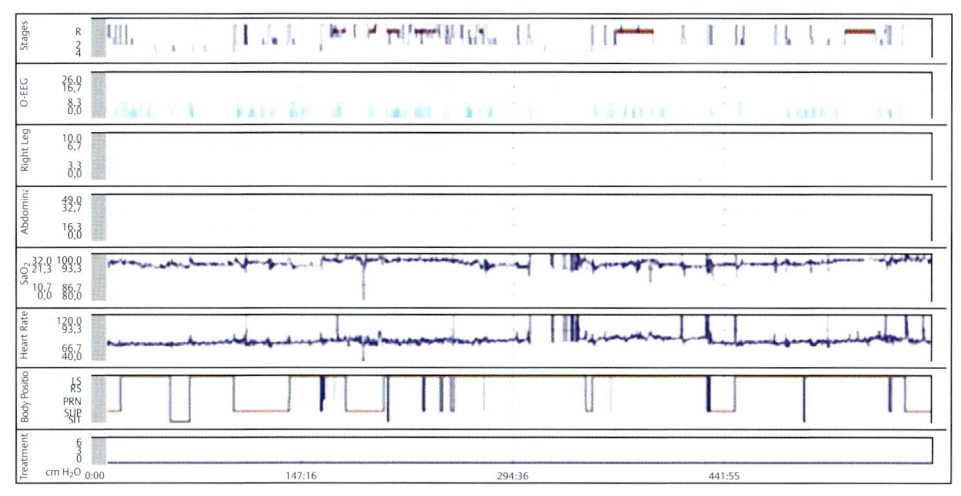

Fig. 25-9. Hipnograma de polissonografia, evidenciando: diminuição de eficiência do sono (82,6%); aumento de índice de microdespertares (37,8/h); diminuição do sono REM (16,9%); aumento do índice de apneias e hipoapneias (5,7/h), com eventos obstrutivos (3,9/h) e centrais (1,8/h); dessaturações, com saturação de oxigênio mínima de 87%; moderada desorganização da atividade de base. Diagnóstico polissonográfico: encefalopatia e AOS da infância de intensidade leve.

Conduta da equipe:
- Considerando a limitação de frênulo lingual, realizada frenulectomia;
- Indicado programa de terapia miofuncional orofacial para adequação do aspecto/postura e mobilidade das estruturas orofaciais e funções orofaciais de respiração, deglutição, mastigação e fala;
- Encaminhada a ortodontia corretiva;
- Solicitadas audiometria e polissonografia;
- Mantido o corticoide tópico nasal.

Hipnograma de polissonografia, evidenciando: diminuição de eficiência do sono (82,6%); aumento de índice de microdespertares (37,8/h); diminuição do sono REM (16,9%); aumento do índice de apneias e hipoapneias (5,7/h), com eventos obstrutivos (3,9/h) e centrais (1,8/h); dessaturações, com saturação de oxigênio mínima de 87%; moderada desorganização da atividade de base. Diagnóstico polissonográfico: encefalopatia e AOS da infância de intensidade leve.

EVOLUÇÃO FONOAUDIOLÓGICA

Realizadas 14 sessões de terapia miofuncional orofacial:
- Orientação e relaxamento dos músculos elevadores da mandíbula antes de dormir na tentativa de aliviar sintomas de bruxismo;
- Exercícios isométricos e isotônicos para lábios, língua e bochechas;
- Treino funcional da respiração, deglutição, mastigação e fala.

Após as 14 sessões de terapia fonoaudiológica, paciente apresentou evolução terapêutica com melhora importante da condição miofuncional orofacial, inclusive da queixa de roncos e respiração bucal. Em relação ao apertamento dentário noturno, a paciente referiu melhora parcial.

À avaliação do AMIOFE, observou-se melhora da mobilidade de lábios, língua e bochechas e das funções de respiração, mastigação e fala (Fig. 25-10).

No entanto, devido à condição oclusal ainda não corrigida (*overjet* excessivo), alguns aspectos miofuncionais orofaciais, como postura de lábios e língua durante o repouso e funções, não foram normalizados e evidenciou-se um limite terapêutico. Assim a paciente seguiu em acompanhamento fonoaudiológico mensal, com alguns exercícios de manutenção.

A Figura 25-10 ilustra a comparação antes e após a terapia fonoaudiológica de acordo com os escores do AMIOFE. Paciente persiste, no momento, em tratamentos ortodôntico e miofuncional, além do uso de corticoide tópico.

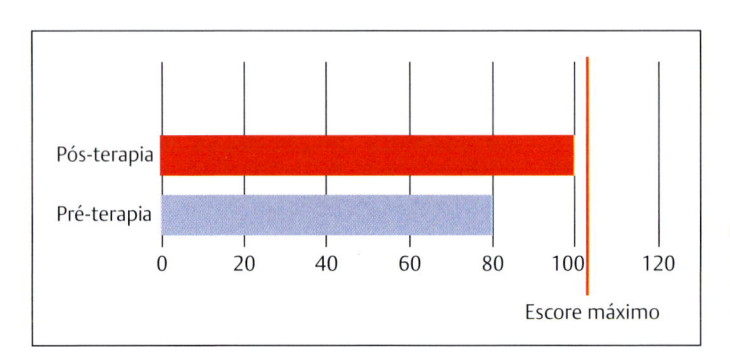

Fig. 25-10. Comparação antes e após a terapia fonoaudiológica de acordo com os escores do AMIOFE.

SEÇÃO II

CASO CLÍNICO 2

IDENTIFICAÇÃO
JOL, 5 anos gênero feminino.

QUEIXA PRINCIPAL
Roncos noturnos e respiração bucal de longa data.

HMA
Paciente apresenta roncos e respiração bucal de longa data, sem apneias presenciadas e sem infeções de repetição. Tem queixas atópicas.

EXAME OTORRINOLARINGOLÓGICO

- Otoscopia membranas timpânicas íntegras e translúcidas;
- Rinoscopia: septo centrado, concha nasal inferior hipertrófica à direita e normotrófica à esquerda;
- Oroscopia: amígdalas grau IV, mergulhantes; palato ogival; mordida cruzada posterior;
- Nasofibroscopia: desvio septal alto à esquerda e crista inferior à direita não obstrutivo. Conchas nasais inferiores pálidas e hipertróficas (ocupando 75% das fossas nasais bilateralmente). Adenoide ocupando 100% do *cavum* e obstruindo óstios tubários bilateralmente.

Prick Test:
Inalantes (positivos):
- D. pteronyssimus 2+.
- D. farinae 1+.

TRATAMENTO

Baseado nesse diagnóstico, e uma vez que a paciente não apresentava melhora nenhuma com o uso de corticoide tópico nasal, a equipe de otorrinolaringologia indicou cirurgia de adenoamigdalectomia (A+A).

EVOLUÇÃO CLÍNICA

A paciente não compareceu para ser submetida à cirurgia e retornou somente 3 anos mais tarde para novo atendimento no CERB. Na época, estava com 8 anos de idade.

Após novo exame físico e realização de nasofibroscopia foi observado persistência no tamanho das amígdalas (grau IV), conchas nasais inferiores pálidas e desvio do septo nasal para a esquerda. Foi verificada, também, a alteração da linguagem, da fala e nos aspectos miofuncionais orofaciais devido à respiração bucal, além de alterações oclusais. O tratamento proposto foi multiprofissional e sequencial. Iniciou-se pela cirurgia de adenoamigdalectomia, seguido pela Fonoaudiologia com terapia miofuncional orofacial (TMO) e pela Ortodontia.

AVALIAÇÃO MIOFUNCIONAL OROFACIAL PRÉ-TERAPIA MIOFUNCIONAL (TMO)

Protocolo – AMIOFE Pós-TMO:[1]

Aspecto/Postura das Estruturas Orofaciais
- *Lábios*: ausência de oclusão labial e lábio inferior evertido;
- *Mandíbula*: abaixada;
- *Língua*: em assoalho bucal;
- *Bochechas*: com sinais de flacidez;
- *Face*: presença de assimetria, com lado direito aumentado;
- *Palato duro*: estreito;
- *Frênulo lingual*: anteriorizado com fixação na face sublingual entre a parte média e o ápice e com espessura delgada.

Mobilidade das Estruturas Orofaciais
- *Lábios*: falta de precisão para todos os movimentos (protrusão, retração e lateralização);
- *Língua*: com imprecisão para todas as provas (protruir, retrair, lateralizar, elevar e abaixar);
- *Mandíbula*: movimento impreciso para abaixar e preciso para elevar, lateralizar e protruir;
- *Bochechas*: imprecisão para os movimentos de lateralizar o ar e retrair as bochechas e precisão para as provas de inflar e sugar.

Funções Orofaciais
- Respiração oronasal;
- Deglutição: lábios vedados com esforço, língua interposta aos arcos dentários, presença de escape extraoral e deglutições múltiplas;
- Mastigação: corte com os incisivos anteriores, padrão unilateral crônico à esquerda.

CONDUTA FONOAUDIOLÓGICA

Indicado o protocolo de terapia miofuncional orofacial para otimização dos padrões musculares, adequação das posturas orofaciais e das funções de respiração, deglutição e mastigação.

Evolução Fonoaudiológica

Foram realizadas 8 sessões terapêuticas contemplando:

- Inspeção do fluxo aéreo nasal por meio do espelho de Glatzel;
- Orientações gerais sobre a respiração e limpeza nasais;
- Exercícios isotônicos e isométricos para os músculos elevadores da mandíbula, bochechas, lábios e língua;
- Trabalho de automatização de novas posturas orofaciais.

Após a fonoterapia (protocolo de TMO) foi possível constatar melhora importante dos aspectos miofuncionais orofaciais (Fig. 25-11).

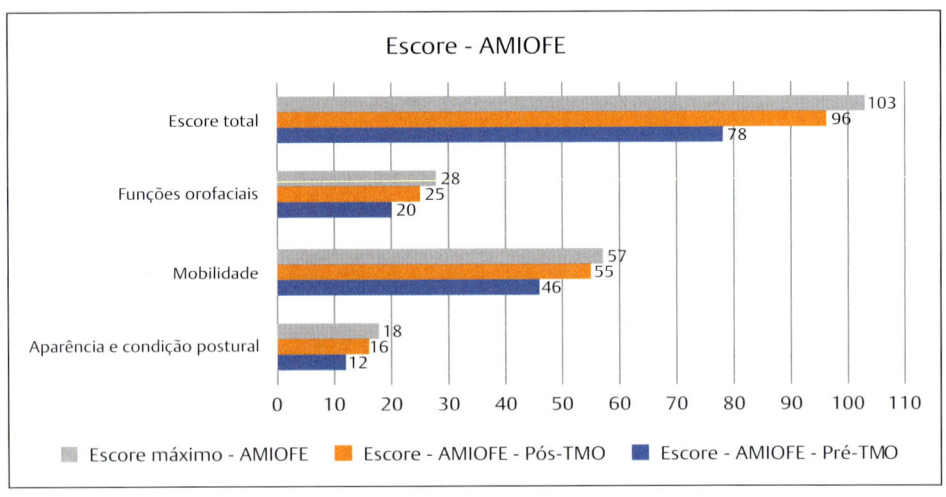

Escore - AMIOFE

	Escore máximo - AMIOFE	Escore - AMIOFE - Pós-TMO	Escore - AMIOFE - Pré-TMO
Escore total	103	96	78
Funções orofaciais	28	25	20
Mobilidade	57	55	46
Aparência e condição postural	18	16	12

Fig. 25-11. Escores do Protocolo AMIOFE (avaliação miofuncional orofacial com escores) pré e pós-Terapia Miofuncional Orofacial (TMO).

Avaliação Ortodôntica

Após adenoamigdalectomia e terapia miofuncional, a paciente foi encaminhada para tratamento ortodôntico. Ao exame clínico, anamnese e avaliação da documentação ortodôntica, a paciente apresentava as seguintes alterações: "fácies adenoidiana", ausência de selamento labial, ressecamento dos lábios, terço inferior aumentado e perfil tegumentar convexo (Fig. 25-12).

Na análise intrabucal, apresentava mordida aberta anterior, hipoplasia transversal maxilar com mordida cruzada posterior, classe II, divisão 1, subdivisão direita, caninos em classe I do lado esquerdo e classe II do lado direito, relação terminal dos segundos molares decíduos do lado direito em plano terminal reto e do lado esquerdo em degrau mesial, sobressaliência aumentada, apinhamento anteroinferior e anterossuperior, além de lesão de cárie no dente 84 (Fig. 25-13).

CASOS CLÍNICOS 265

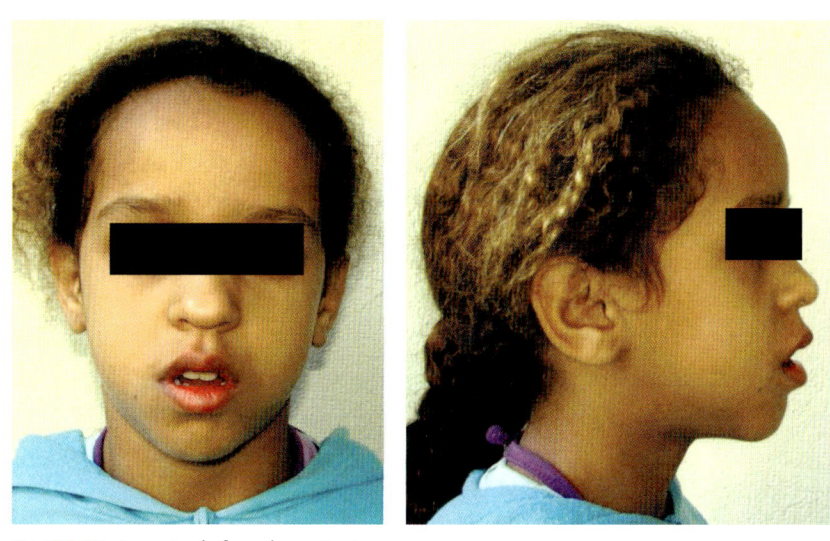

Fig. 25-12. Aspecto da face do paciente.

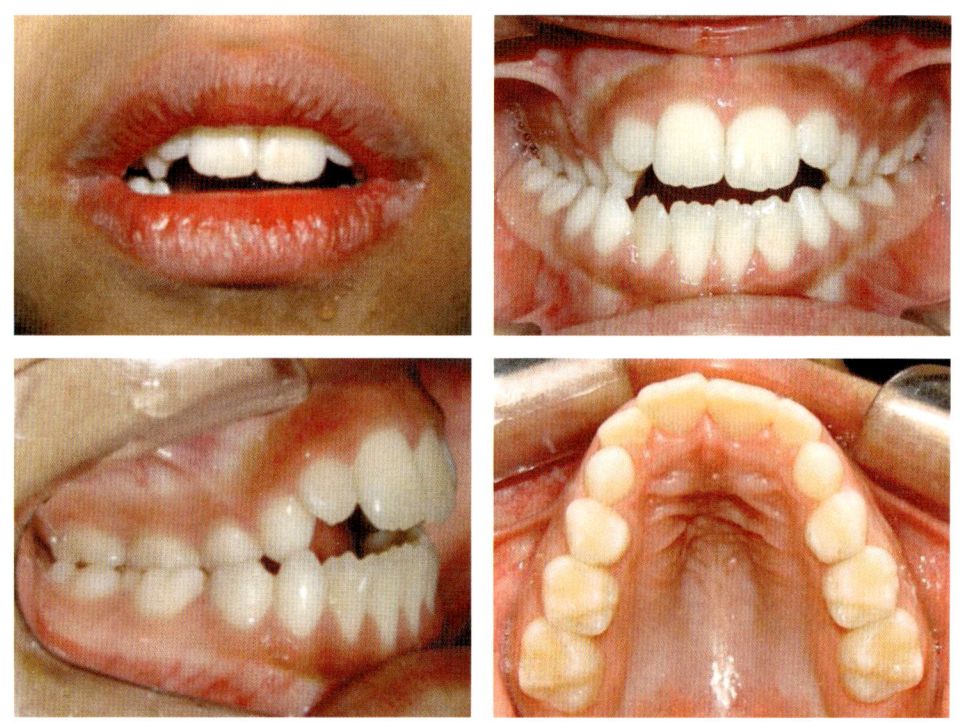

Fig. 25-13. Imagens intrabucais, evidenciando mordida aberta anterior, mordida cruzada posterior e palato ogiva.

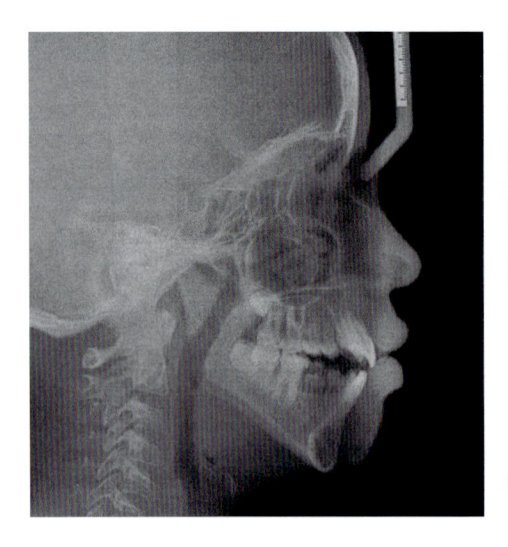

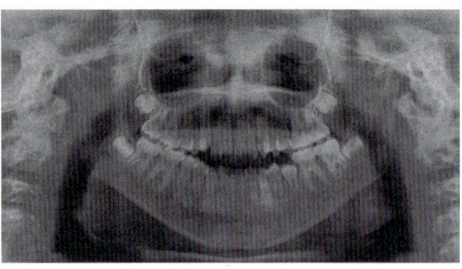

Fig. 25-14. Imagens cefalométrica e radiografia panorâmica.

Ao exame cefalométrico, apresentava classe II esquelética, padrão de crescimento vertical, biprotrusão dentária, perfis ósseo e tegumentar convexos. Na radiografia panorâmica, todos os dentes permanentes estavam intraósseos e em formação (Fig. 25-14).

OBJETIVOS DO TRATAMENTO

A paciente passou pela avaliação da odontologia e foi realizada remoção da lesão de cárie no dente 84. Os objetivos iniciais da intervenção ortodôntica foram corrigir a hipoplasia transversal maxilar e a mordida cruzada posterior. A mordida aberta anterior, a má oclusão de classe II, os apinhamentos e redirecionamento do padrão de crescimento excessivamente vertical seriam corrigidos posteriormente.

Para realizar a expansão ortopédica maxilar, o uso de aparelhos removíveis (com parafuso ou molas) ou fixos (bi-hélice, quadri-hélice ou Porter) não seriam as melhores opções, pois estes aparelhos promovem poucos efeitos esqueléticos e não seriam efetivos para corrigir a hipoplasia transversal maxilar. Desta forma, optamos pelo o uso de disjuntores palatinos.

A correção da mordida aberta anterior poderia ocorrer em conjunto com a mordida cruzada posterior, com o uso de grade vertical palatina no disjuntor. Entretanto, esta prática diminui o espaço bucal para a língua e dificulta os movimentos excursivos da mandíbula, podendo causar piora dos problemas miofuncionais orofaciais já existentes. Além disto, a mordida aberta anterior, por ser de origem esquelética, tem indicação de correção na época de irrupção dos pré-molares e caninos, devido ao maior crescimento dos processos alveolares e consequentemente da face no sentido vertical.

Para a correção da relação de molares e caninos em Classe II, os tratamentos indicados seriam aparelhos extrabucais e ortodontia corretiva com provável exodontia de dentes permanentes. Estas opções de tratamento devem ser adiadas para o final da dentição mista e início da dentição permanente para aproveitar o surto máximo de crescimento puberal.

Plano de Tratamento e Mecânica Empregada

No que se refere à Ortodontia, foi utilizado disjuntor palatino de Haas modificado para expansão rápida de maxila (ERM) (Fig. 25-15).

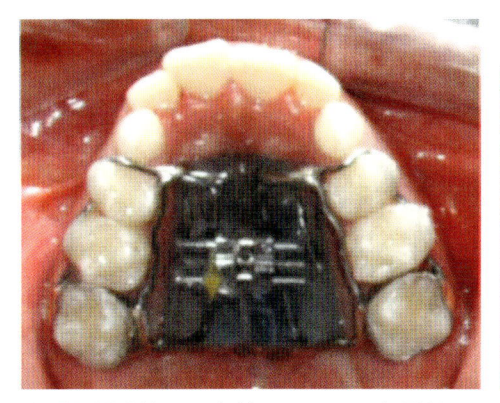

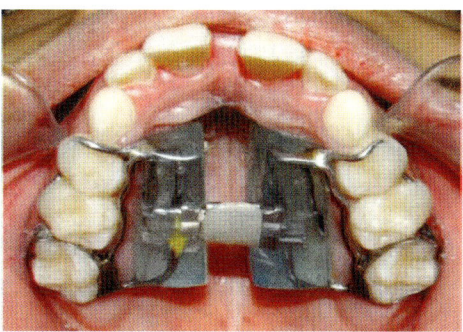

Fig. 25-15. Disjuntor de Haas antes a após ERM.

EVOLUÇÃO CLÍNICA

Avaliação Ortodôntica

Houve melhora no aspecto facial, mas a paciente, ainda, não apresentava selamento labial passivo, e o perfil continuava convexo (Fig. 25-16).

A mordida cruzada posterior foi corrigida, houve melhora na relação anteroposterior dentária, porém, alguns problemas oclusais ainda persistiam, com maior evidência para as mordidas abertas anterior e posterior (Fig. 25-16).

A radiografia panorâmica mostrava todos os dentes permanentes em formação e erupção e sem alterações evidentes. A cefalometria evidenciava a melhora na relação anteroposterior entre a maxila e a mandíbula, confirmava a continuidade do padrão de crescimento vertical por meio de referências anatômicas, como incisura antegoníaca pronunciada, sínfise estreita, ramo mandibular curto, ângulo goníaco obtuso e plano mandibular cortando o crânio; os incisivos superiores e inferiores apresentavam inclinação aumentada e protruídos, e os perfis ósseos reto e tegumentar eram convexos.

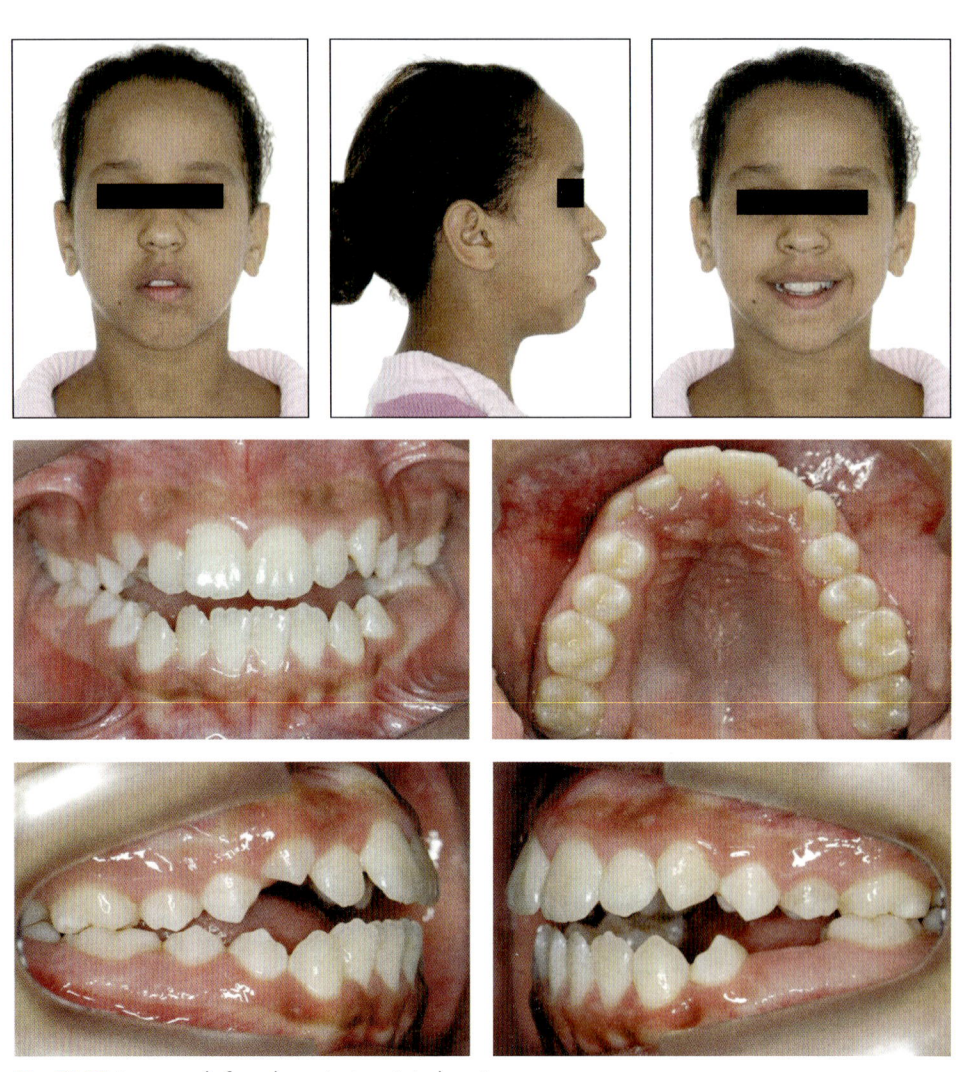

Fig. 25-16. Imagens da face da paciente, e intrabucais.

Tratamento Ortodôntico Corretivo

A paciente foi submetida ao tratamento ortodôntico corretivo para correção das alterações oclusais. O planejamento consistiu em montagem de aparelho, filosofia Edgewise *slot* 0,022" × 0,028", com exodontia dos primeiros pré-molares e terceiros molares superiores e inferiores, associado ao uso de arco extrabucal de tração parietal (alta) noturno. Os tratamentos instituídos objetivaram corrigir a biprotrusão dentária, promover rotação da mandíbula no sentido anti-horário para fechar a mordida aberta anterior, diminuir o padrão de crescimento vertical e propiciar selamento labial passivo.

Ao final do tratamento ortodôntico, a paciente apresentou melhora no perfil facial que se tornou levemente convexo, diminuição do terço inferior, leve selamento labial passivo e sorriso adequado (Fig. 25-17).

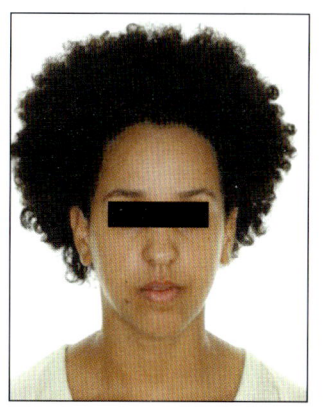

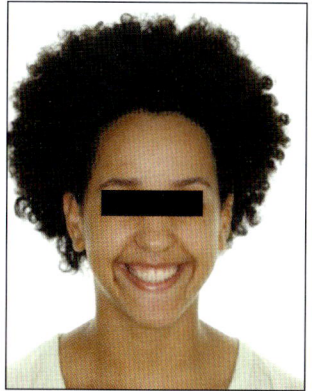

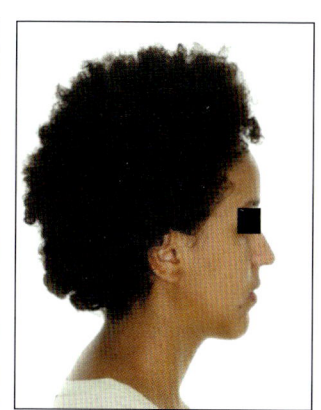

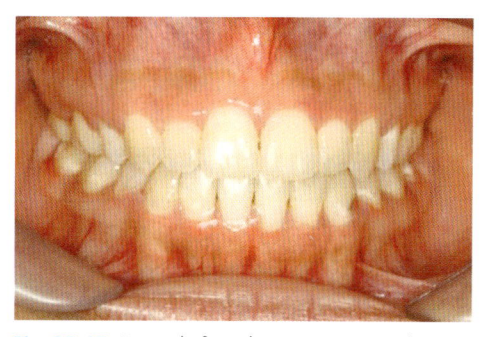

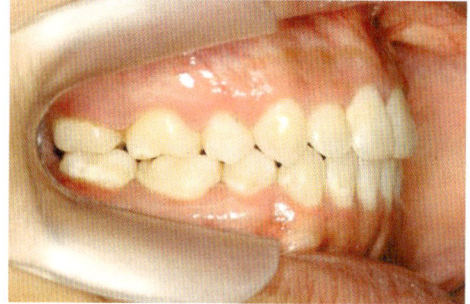

Fig. 25-17. Fotos da face da paciente e intrabucais após tratamento ortodôntico corretivo.

Os problemas oclusais foram corrigidos, obtendo classe I de molares e caninos, sobressaliência e sobremordida corretas e intercuspidação adequada (Fig. 25-17).

A radiografia panorâmica evidenciou bom posicionamento dentário, confirmado pelo paralelismo entre as raízes (Fig. 25-18). Na radiografia cefalométrica, a maxila e a mandíbula estavam bem relacionadas entre si, o padrão de crescimento continuava vertical, mordida aberta anterior, adequado posicionamento dos incisivos superiores e inferiores e perfil tegumentar levemente convexo. No arco superior foi instalada contenção removível tipo Wraparound e no arco inferior barra lingual 3 x 3.

Fig. 25-17. Imagens da oclusão da paciente.

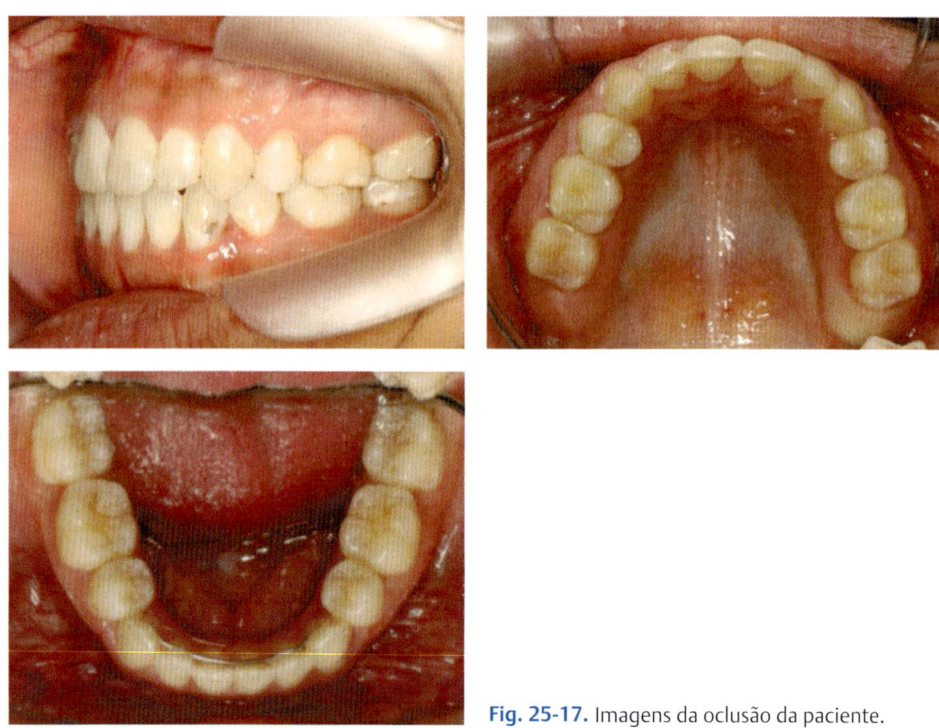

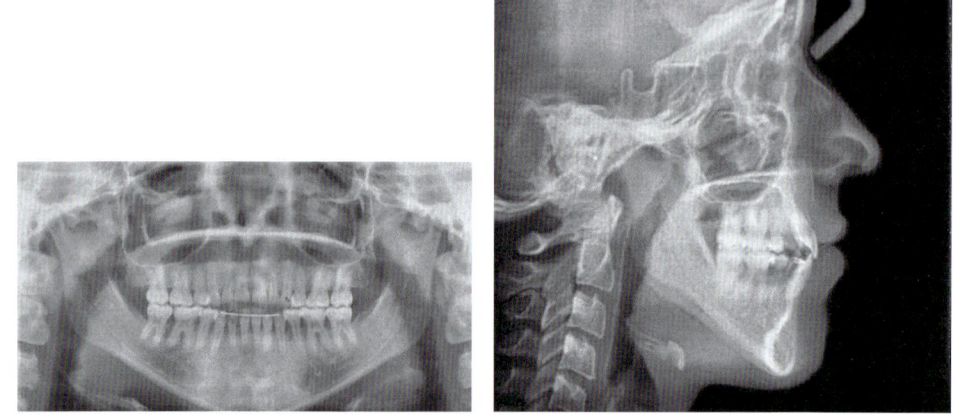

Fig. 25-18. Imagens de radiografia panorâmica e de cefalometria após tratamento ortodôntico.

SEGUIMENTO DO CASO

A paciente em questão realizou acompanhamento fonoaudiológico longitudinal com reavaliações do padrão miofuncional orofacial durante o período dos tratamentos otorrinolaringológico e ortodôntico. Após a melhora do padrão oclusal iniciou-se o protocolo de terapia miofuncional orofacial (TMO) semanal. Após o término do protocolo a paciente permaneceu com exercícios de manutenção e reavaliações no ambulatório até a retirada do aparelho ortodôntico.

COMENTÁRIOS

O caso apresentado ressalta a importância do tratamento multiprofissional e multidisciplinar em pacientes respiradores bucais. A abordagem realizada pelas especialidades envolvidas contribuiu para melhora no padrão respiratório e do sono, para o controle do crescimento e desenvolvimento craniofaciais e para a correção da má oclusão. Estes resultados trouxeram melhorias não só para sua autoestima, mas principalmente para sua qualidade de vida.

SEÇÃO III

CASO CLÍNICO 3

IDENTIFICAÇÃO
VTL, 10 anos, masculino.

QUEIXA PRINCIPAL
Roncos noturnos e sonolência diurna há três anos.

HMA

Paciente com história de comportamento inquieto, agressivo e impulsivo, além de movimentação constante e choro fácil, com diagnóstico interrogado de Transtorno do Espectro Autista. Apresentava respiração bucal, roncos e apneia presenciados, além de espirros e prurido nasal, que pioravam quando em decúbito dorsal. Já se encontrava em uso de fluticasona nasal, porém sem melhora. Negava queixas auditivas..

Foi avaliado, em março/2015, no ambulatório de Distúrbios do Sono Infantil e encaminhado ao CERB após realização de polissonografia.

POLISSONOGRAFIA MARÇO/2015
- Eficiência do sono normal (94,1%);
- Aumento do índice de microdespertares (31,4/h);
- Arquitetura do sono preservada;
- Aumento do índice de apneias obstrutivas + hipopneias (22,24/h);
- Aumento de dessaturações com saturação de O_2 mínima de 89% e média de 95%;
- Não dormiu em posição supina;
- Diagnóstico polissonográfico: AOS da infância de intensidade grave.

Exame Físico

- *Oroscopia*: amígdalas grau II bilateralmente;
- *Otoscopia*: membranas timpânicas íntegras e translúcidas;
- *Rinoscopia*: septo centrado, conchas nasais inferiores hipertróficas 100% e pálidas;
- *Nasofibroscopia*: septo centrado, conchas nasais inferiores hipertróficas e pálidas, conchas médias de aspecto habitual, adenoide ocupando 50% da nasofaringe, óstios de tubas auditivas livres.

Conduta

Diante do quadro muito expressivo de alterações neurocognitivas associado ao diagnóstico de AOS grave, foi indicada a adenoamigdalectomia associada à cauterização de conchas nasais inferiores. Procedimento foi realizado em outubro/2015.

Seguimento Pós-Operatório

Três meses após cirurgia, apesar da melhora importante dos roncos e da apneia, mantinha respiração bucal e queixas atópicas nasais. Orientado manter fluticasona e loratadina e agendada nova polissonografia para avaliação pós-operatória.

POLISSONOGRAFIA JULHO/2016

- Eficiência do sono normal (93,4%);
- Aumento do índice de microdespertares (21,88/h);
- Arquitetura do sono preservada;
- Aumento do índice de apneias obstrutivas + hipopneias (8,6/h);
- Aumento de dessaturações com saturação de O_2 mínima de 89% e média de 94%;
- REM 3,56%;
- Não dormiu em posição supina;
- Diagnóstico polissonográfico: AOS da infância de intensidade moderada.

Pela presença de AOS residual, foi realizada nova nasofibroscopia, em outubro/2016, observando com septo centrado. conchas nasais inferiores de 50% e adenoide residual de 25%.

Conduta da equipe multiprofissional:

- Manutenção do tratamento clínico;
- Avaliação e tratamento ortodôntico;
- Avaliação miofuncional após correção ortodôntica esquelética.

Avaliação Ortodôntica

Na análise facial, o paciente apresentava o terço inferior aumentado, ausência de selamento labial e perfil convexo. Não apresentava nenhuma assimetria facial aparente, com olheiras bem evidentes, olhar cansado e presença de prega nasal (Fig. 25-19a-c).

No exame intrabucal foi possível observar que o paciente estava na fase de dentição mista tardia, má oclusão de classe II, 1ª divisão, caninos em classe II, arco superior atrésico, palato ogival, dentes decíduos em processo de esfoliação, *overjet* acentuado (7 mm), sobremordida levemente aumentada (4 mm), sobra de espaço no arco inferior, leve apinhamento no arco superior e suspeita de anquilose nos dentes 75 e 85 (segundos molares inferiores decíduos esquerdo e direito, respectivamente) (Fig. 25-19d-h).

CASOS CLÍNICOS

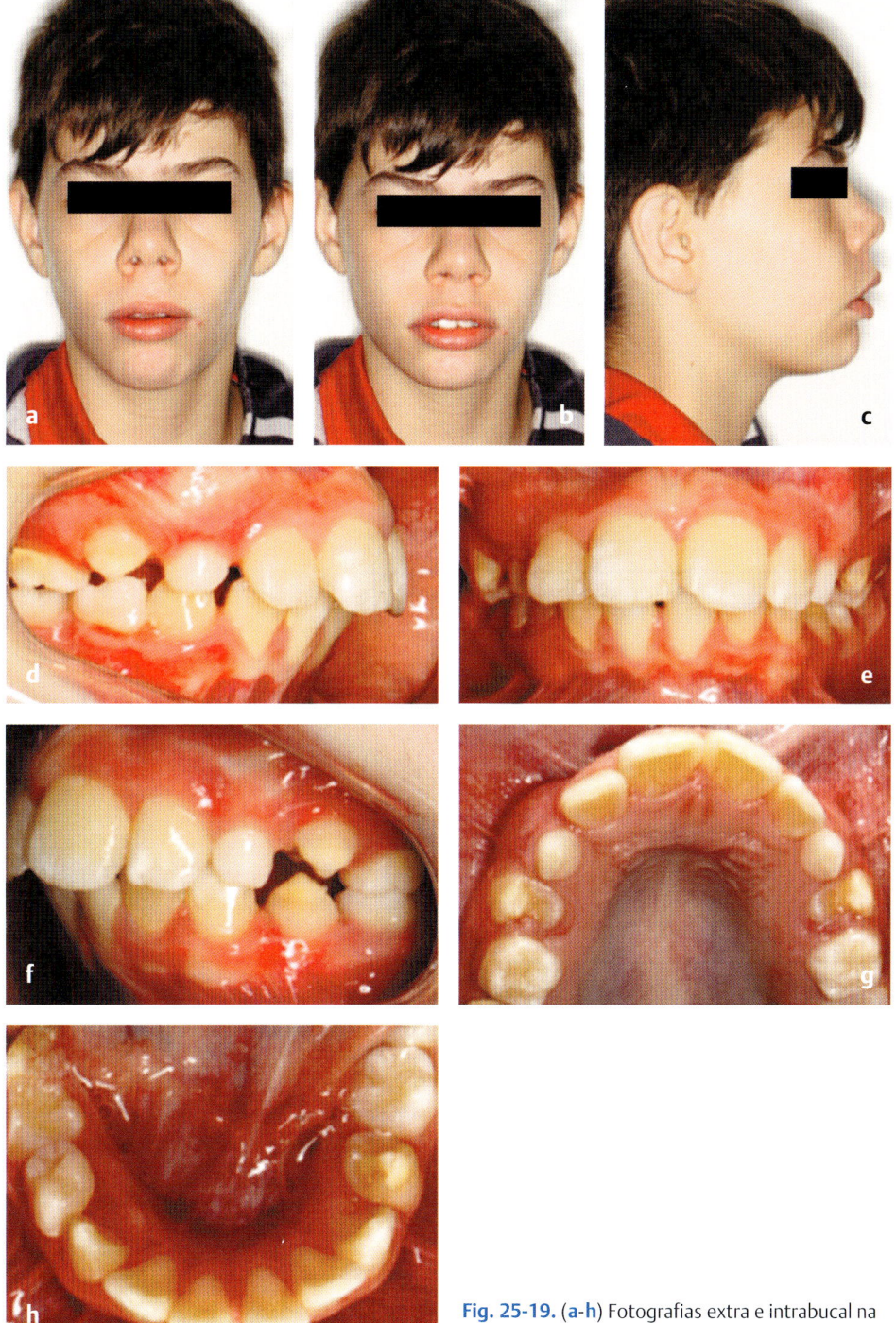

Fig. 25-19. (a-h) Fotografias extra e intrabucal na avaliação inicial, em 2016.

Foi solicitada radiografia panorâmica (Fig. 25-20) que mostrou rizólise anormal do dente 75 (segundo molar inferior decíduo esquerdo), retenção prolongada do dente 85 (segundo molar inferior decíduo direito), caninos e segundos molares permanentes em erupção, terceiros molares em formação e côndilos simétricos.

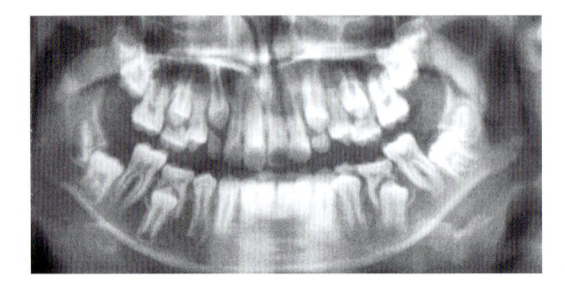

Fig. 25-20. Radiografia panorâmica inicial.

Quadro 25-1. Medidas cefalométricas iniciais

Grandeza	Norma	Inicial	Grandeza	Norma	Inicial
SNA	82°	89°	1.NA	22°	32°
SNB	80°	82°	1.NA	4 mm	6 mm
ANB	2°	7°	1.NB	25°	45°
SN.Go.Gn	32°	27°	1.NB	4 mm	8
NS.Gn	67°	64°	LS-S	0	+ 3 mm
Eixo facial	90°	92°	LS-I	0	+ 4,5mm

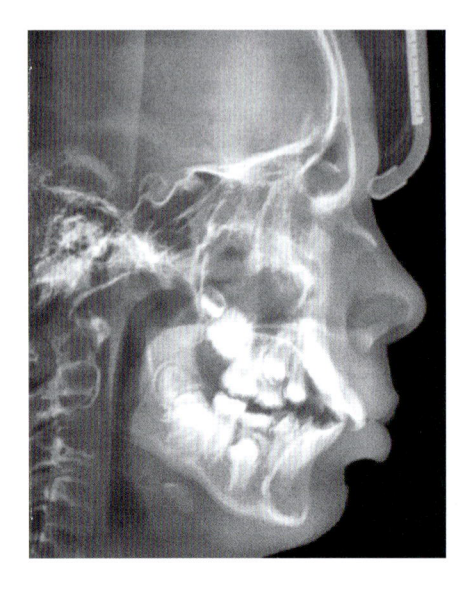

Fig 25-21. Radiografia cefalométrica inicial.

A análise cefalométrica revelou má oclusão esquelética de classe II, com protrusão maxilar, padrão de crescimento horizontal, mesofacial, incisivos superiores e inferiores com inclinação axial aumentada e protruídos e perfil tegumentar convexo (Fig. 25-21 e Quadro 25-1).

Conduta Ortodôntica

Foi realizada expansão rápida da maxila (ERM) com disjuntor tipo Hyrax, até a sobrecorreção da mordida com aumento esquelético transversal da maxila. A expansão foi contida por seis meses com o próprio aparelho. Em seguida, foi removido o disjuntor, e instalado aparelho extrabucal tipo Kloehn no mesmo arco superior, com tração cervical devido ao padrão de crescimento horizontal, 16 horas de uso por dia, com 500 gf de cada lado até a correção da classe II esquelética. No arco inferior, foi realizada a exodontia dos dentes 85 e 75, colocado um aparelho tipo arco lingual para manter o espaço e permitir o irrompimento dos dentes 35 e 45 (segundo molares inferiores decíduos esquerdo e direito) – (Fig. 25-22).

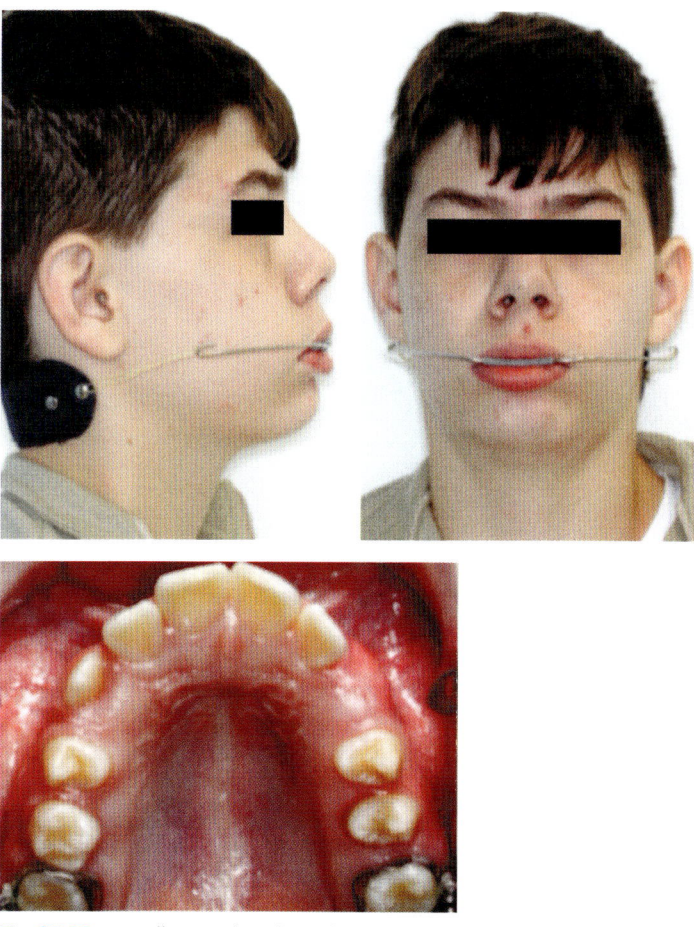

Fig. 25-22. Aparelho extrabucal instalado na maxila para redirecionar o crescimento e corrigir a má oclusão de classe II esquelética.

Após o tratamento com aparelho extrabucal, ao final do surto máximo de crescimento puberal (Fig. 25-23) houve correção da relação molar e da classe II esquelética, melhora na estética facial, principalmente no perfil, além de correção de parte dos problemas oclusais. Sequencialmente, será realizado tratamento ortodôntico corretivo com bráquetes para alinhar e nivelar os dentes e colocá-los em oclusão normal.

Em outubro/2017: encontrava-se em uso de aparelho ortodôntico há dois meses. Apesar da melhora completa dos roncos, da apneia, e da oclusão, mantinha respiração bucal. Foi então reavaliado pela equipe multiprofissional, que indicou terapia miofuncional associada.

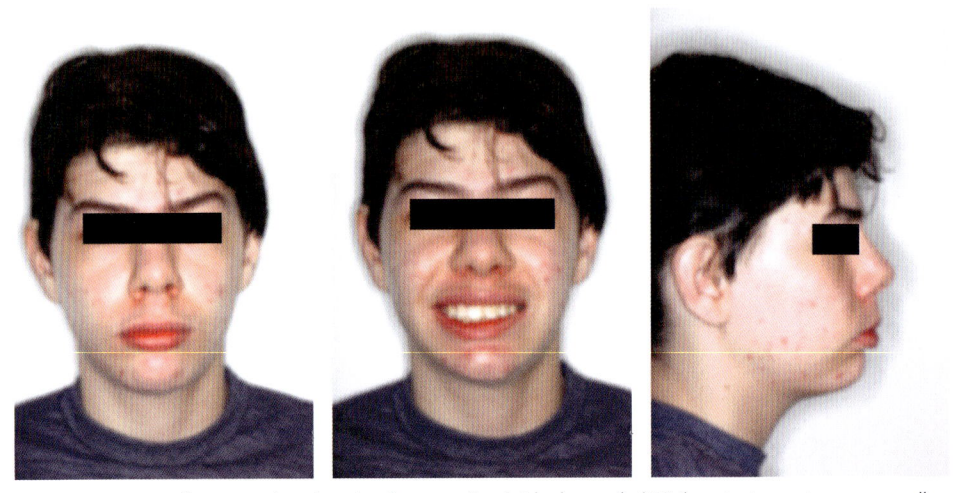

Fig. 25-23. Fotografias extra e intrabucal após expansão rápida da maxila (ERM) e o tratamento com aparelho extrabucal. No arco inferior o paciente ainda permanecia com o arco lingual. Observem que o espaço no arco foi mantido por este aparelho. Houve correção da relação molar de classe II para classe I, melhora no perfil facial, que ocorreu pelo redirecionamento maxilar anteroposterior, criação e manutenção dos espaços nos arcos. A modificação das características faciais está evidente. Próxima etapa: ortodontia corretiva. (Continua.)

CASOS CLÍNICOS

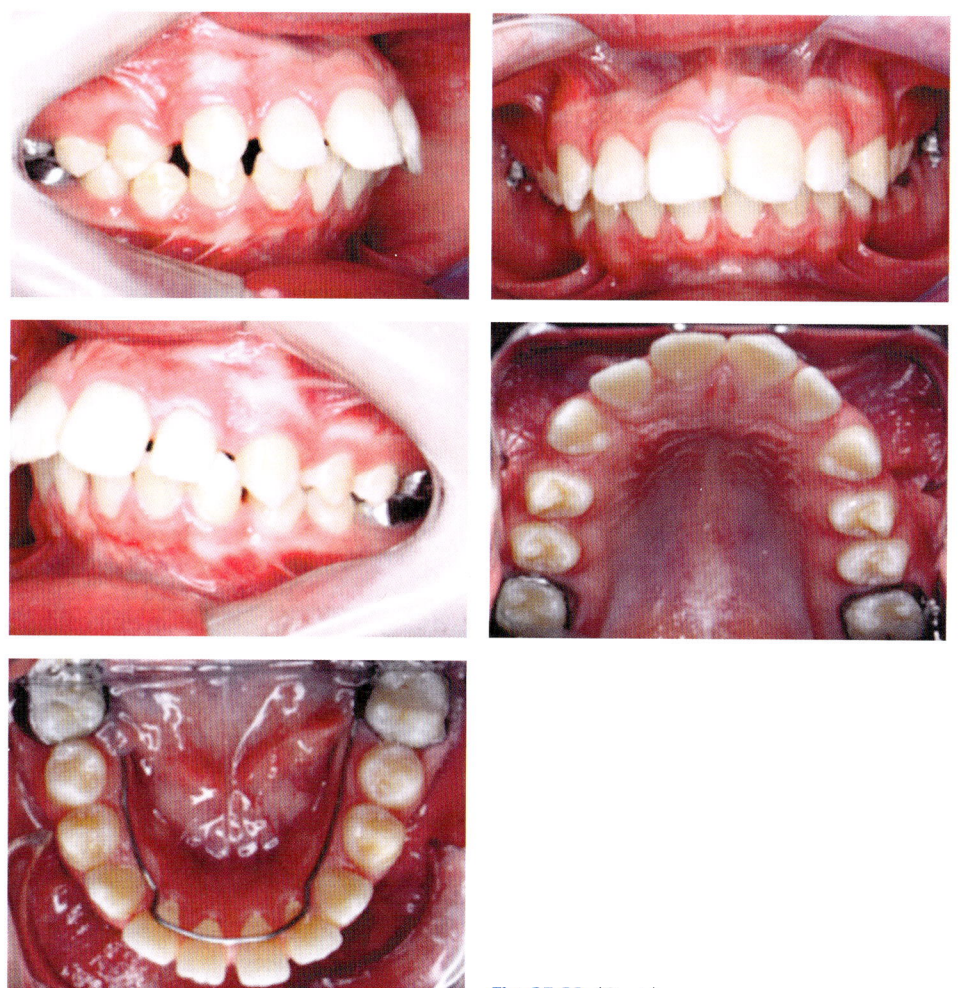

Fig. 25-23. (Cont.)

Avaliação Miofuncional

Queixa fonoaudiológica: não consegue fechar a boca e tem dificuldades para se alimentar (Fig. 25-24).

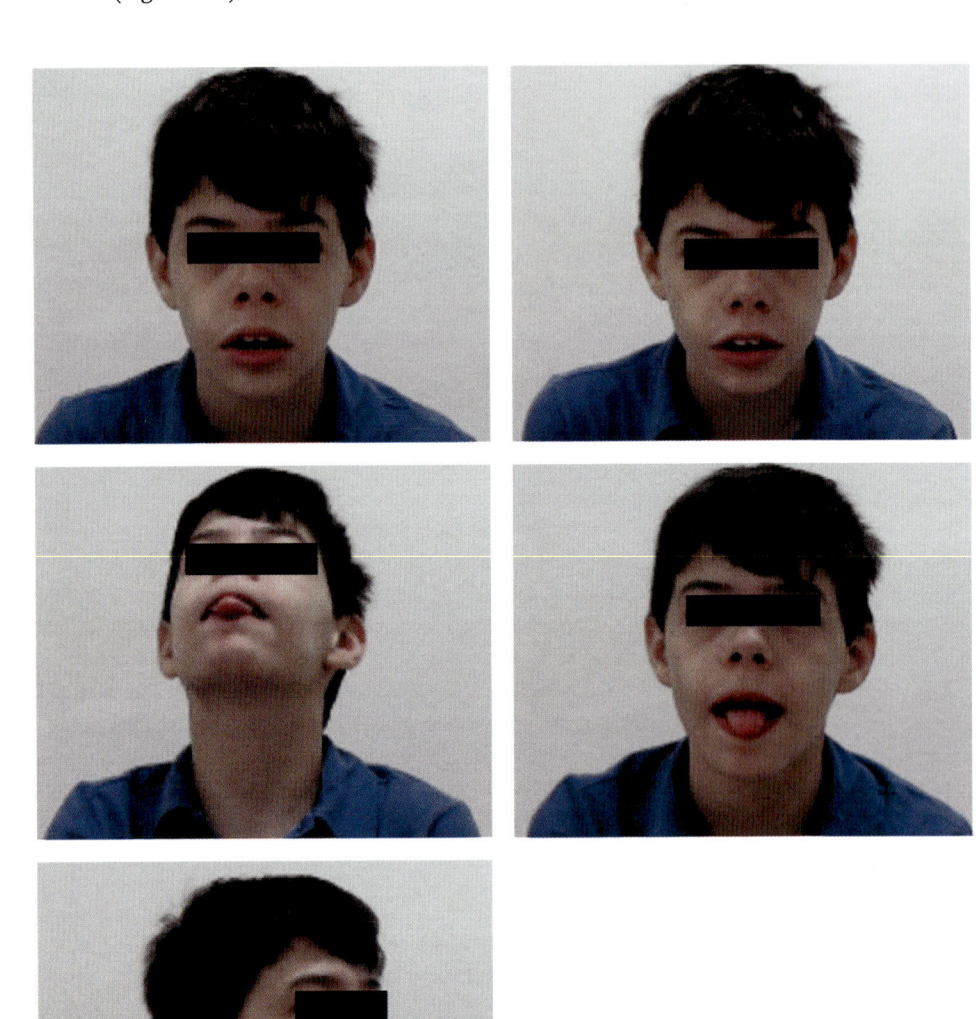

Fig. 25-24. Fotografias antes do início da terapia miofuncional, em 2017, que ilustram a postura de lábios entreabertos, flacidez muscular e incoordenação acentuada de língua com movimentos associados de mandíbula e desvio facial.

Na avaliação clínica miofuncional orofacial foi utilizado o protocolo AMIOFE com escore (Fig. 25-25).[1]

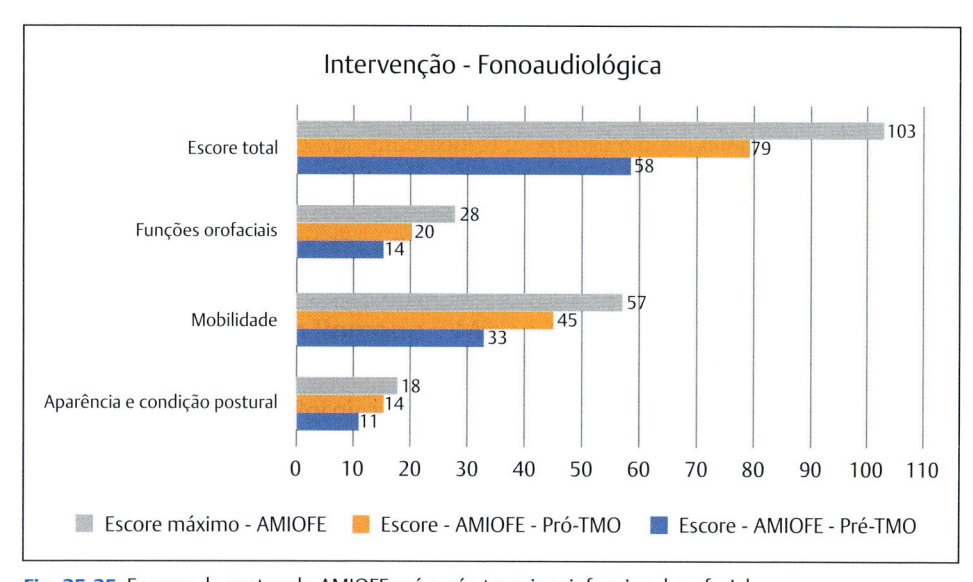

Fig. 25-25. Escores do protocolo AMIOFE pré e pós-terapia miofuncional orofacial.

Na avaliação observou-se lábios entreabertos, língua em assoalho bucal, bochechas flácidas e face com assimetria. Movimentos imprecisos da mandíbula, lábios, língua e bochechas. Funções orofaciais com adaptações significativas, deglutição com vedamento labial assistemático, língua interposta aos arcos dentários, escape de alimento e presença de deglutições múltiplas.

Conduta fonoaudiológica: orientação e propriocepção, incluindo a limpeza nasal e monitoramento do fluxo nasal durante as sessões. Trabalho sensorial orofacial com o uso de diferentes texturas e temperaturas. Exercícios isotônicos e isométricos, adequando a intensidade e a frequência dentro das condições individuais do paciente e o monitoramento dos sinais de fadiga muscular. Treino das funções de respiração, mastigação e deglutição com diferentes consistências, utensílios e volume. O trabalho postural foi realizado durante todo o processo terapêutico, com o uso de recursos, como a bandagem neuromuscular elástica (Fig. 25-26).

A Figura 25-25 é um gráfico que ilustra a melhora clínica do paciente, baseada no protocolo AMIOFE. Após 12 sessões o paciente foi reencaminhado para equipe da otorrinolaringologia para reavaliação e definição de novas condutas, e foi encaminhado para continuar seguimento com fonoaudióloga da cidade de origem. Solicitada nova polissonografia após fim da terapia miofuncional.

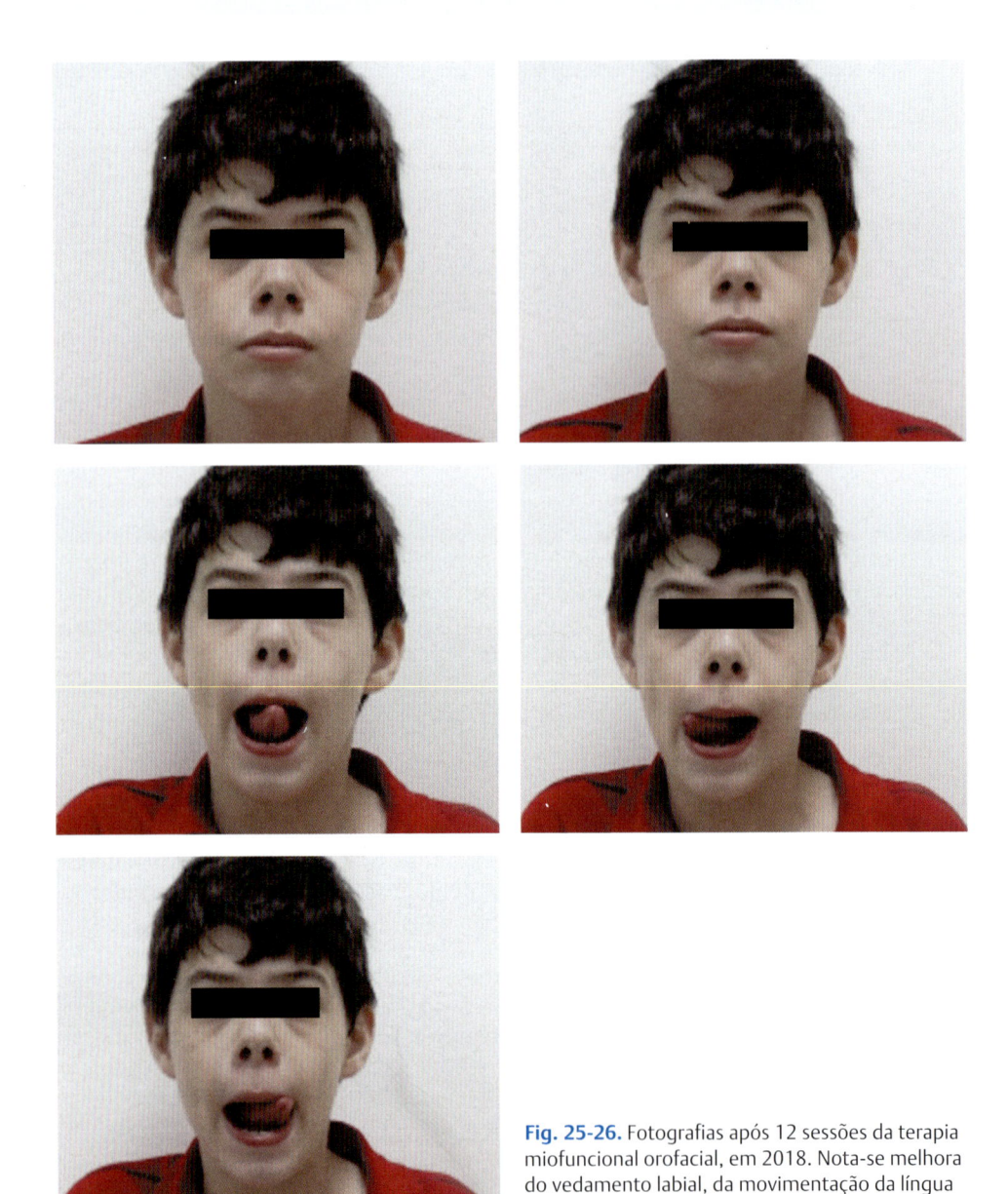

Fig. 25-26. Fotografias após 12 sessões da terapia miofuncional orofacial, em 2018. Nota-se melhora do vedamento labial, da movimentação da língua e da flacidez orofacial.

POLISSONOGRAFIA DE ABRIL/2019
- Eficiência do sono normal (89,4%);
- Índice de microdespertares (15,88/h);
- Arquitetura do sono preservada;
- Aumento do índice de apneias obstrutivas + hipopneias (3,6/h);
- Ausência de dessaturações com saturação de O_2 mínima de 94% e média de 98%;

- REM 12,08%;
- Não dormiu em posição supina;
- Diagnóstico polissonográfico: AOS da infância de intensidade leve.

Discussão: apesar de pelos parâmetros da polissonografia infantil o exame do paciente ainda ser classificado para AOS de grau leve, paciente com melhora clínica importante ao fim do seguimento. Atualmente, o paciente segue em tratamento ortodôntico corretivo.

SEÇÃO IV
CASO CLÍNICO 4

IDENTIFICAÇÃO
RN, 8 dias, sexo feminino, MFMN.

QUEIXA PRINCIPAL
Quadro de desconforto respiratório alto importante.

HMA
Paciente com desconforto respiratório importante logo ao nascimento, tendo necessitado intubação orotraqueal ainda em sala de parto. Foi encaminhada ao CTI neonatal imediatamente após intubação. Foram realizadas duas tentativas de extubação com falha imediata.

ANTECEDENTES PESSOAIS
Gestação sem intercorrências, RN pré-termo 35 semanas gestacionais devido a trabalho de parto prematuro. Mãe com antecedentes de diabetes gestacional de difícil controle, em uso de insulina, e infecções urinárias de repetição no 3º trimestre gestacional.

Forame oval patente, malformação valvular cardíaca.

Em exame de nasofibroscopia, foi visualizada grande quantidade de secreção espessa em fossas nasais. Após aspiração foram detectadas, bilateralmente, coanas em fundo cego, não progredindo o aparelho até o *cavum* (Figs. 25-27 e 25-28).

Solicitada tomografia de seios da face sem contraste, que confirmou o diagnóstico de atresia de coana bilateral. Foi então indicada cirurgia endoscópica nasal para correção da atresia imediatamente.

A técnica utilizada na cirurgia foi a dos retalhos descrita no Capítulo 6. A paciente foi encaminhada ao CTI neonatal sob intubação orotraqueal após o procedimento cirúrgico, sendo procedida extubação 48 horas após, sem nenhum sinal de desconforto respiratório e saturação de oxigênio mantida em ar ambiente.

Realizada lavagem nasal desde o pós-operatório imediato com soro fisiológico 10 mL em cada narina de 2 em 2 horas por quatro semanas, prednisolona oral por 7 dias, com retorno ambulatorial uma semana após o procedimento e seguimento mensal com excelente evolução clínica (Fig. 25-30).

A criança atualmente está com 6 meses de pós-operatório, sendo acompanhada mensalmente, sem desconforto respiratório com adequado ganho de peso, alimentação via oral exclusiva, com bom desenvolvimento neuropsicomotor.

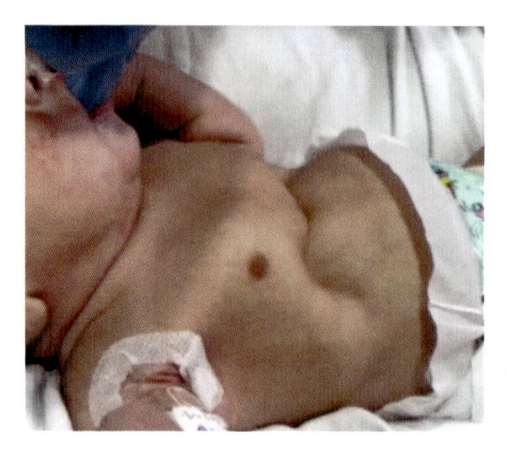

Fig. 25-27. Desconforto respiratório importante apresentado pelo paciente. Solicitada avaliação da otorrinolaringologia.

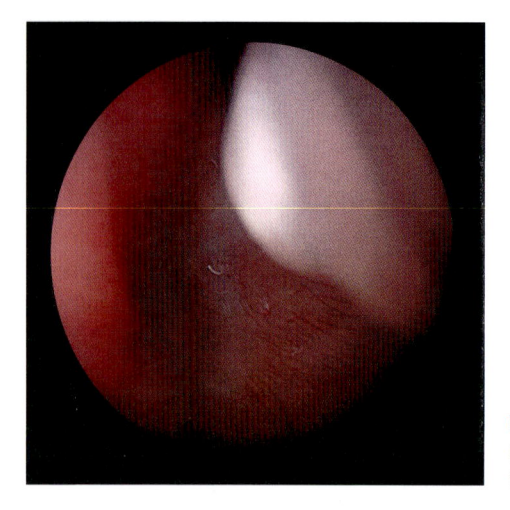

Fig. 25-28. Imagem da nasofibroscopia mostrando região do *cavum* à esquerda totalmente fechada.

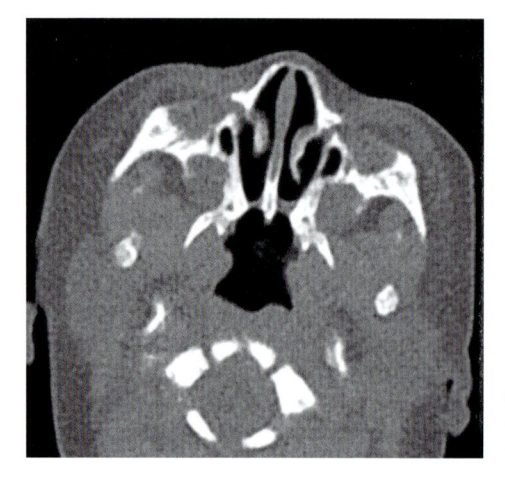

Fig. 25-29. Corte axial de tomografia computadorizada mostrando atresia de coana bilateral.

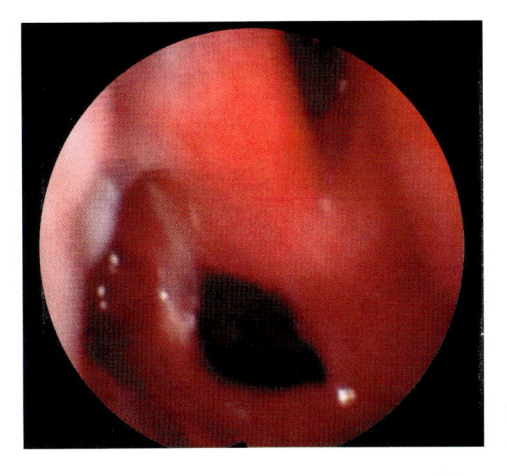

Fig. 25-30. Aspecto endoscópico pós-operatório – coana esquerda.

SEÇÃO V

CASO CLÍNICO 5

IDENTIFICAÇÃO
AVPS, 8 meses de idade, sexo feminino, cor branca.

QUEIXA PRINCIPAL
Infecções desde os 2 meses de idade.

HMA
Criança apresentou aos 2 meses de idade, quadro de pneumonia (tosse, febre, secreção amarelada nasal); confirmado por exame de radiografia de tórax, e foi tratada em serviço de emergência pediátrica com pencilina benzatina, tendo evoluído com boa resposta. Apresentou, imediatamente após quadro de otite média aguda tratada com amoxicilina. Aos 4 meses de idade, iniciou quadro de lesões em mucosa oral, peribucal e pele, nas regiões cervicais posterior e lateral caracterizadas por nodulações menores de 1 cm com hiperemia e secreção purulenta (Fig. 25-31). Evoluiu com recorrências dessas lesões nodulares com secreção em cavidades oral e em lábios. Foi atendida em unidade de emergência por otorrinolaringologista geral e foi encaminhada para o nosso CERB para investigação das infecções de repetição com padrão não esperado para esta faixa etária.

ANTECEDENTES NEONATAIS
Parto cesárea 37 semanas. P: 2884 g, queda do coto umbilical com 12 dias de vida, ausência de reações vacinais graves.

ANTECEDENTES FAMILIARES
Mãe com história de lesões periorais semelhantes na infância, nega casos de abortos e imunodeficiências na família, pai saudável.

EXAME FÍSICO

BEG, eutrófica, eupneica, corada e hidratada.

- Pele: presença de lesões com pústulas amareladas e halo hiperêmico e algumas nodulações eritematosas, ausência de adenomegalias.
- Orofaringe: presença de lesões ulceradas, nodulares com secreção amarelada purulenta 1-2 cm em lábios e mucosa oral, tonsilas palatinas sem lesões, graus I-II.
- Rinoscopia anterior: conchas nasais normotróficas, sem secreções e septo centrado.
- Otoscopia: conduto auditivo sem lesões, membranas timpânicas íntegras e translúcidas.
- Aparelho cardiovascular: bulhas rítmicas e normofonéticas, sem sopros, pulsos cheios, perfusão boa.
- Aparelho respiratório: murmúrio vesicular simétrico, sem ruídos adventícios.
- Aparelho gastrointestinal: ruídos hidroaéreos presentes, sem massas, fígado 2 cm do rebordo costal direito, baço em rebordo costal esquerdo, indolor.
- Aparelho locomotor: articulações e membros sem alterações.

Após atendimento da criança, o caso foi discutido com equipe multidisciplinar. Segundo parecer do imunologista pediátrico do CERB, essa criança apresentou um fenótipo de infecções piogênicas de pele e mucosa oral, associada às infecções de trato respiratório (otite e pneumonia) já nos primeiros meses de vida, caracterizando sinais de alerta para possível imunodeficiência primária ou secundária.

HIPÓTESES DIAGNÓSTICAS

Abscesso peribucal e pele de repetição: deficiência de fagócitos? Neutropenia? Doença granulomatosa crônica?

Otite Média + Pneumonia: Imunodeficiência Humoral? Hipogamaglobulinemia?

Exames realizados:

- Hemogramas seriados:
  - HB 12,3 Leucócitos 8200 B 0 N:15,5 (1.300) E 3,3 L 68,9 (5.600) M 10 Plaq. 366.000
  HB 12 HT 37 Leucócitos 9.400 B 0 S 27(2.200) E 4 L 55 (4.300) M: 12,6 Plaq: 347.000
  IgG: 466 mg/dL, IgA: 33 IgM: 34 mg/dL (níveis dentro da normalidade para a idade).
- Ultrassonografia abdominal com esplenomegalia.
- Sorologias para vírus (HCV, HIV, HTLV e CMV) negativas com esplenomegalia:
  - Nasofibrolaringoscopia flexível: conchas nasais inferiores e médias com aspecto habitual, septo centrado, tecido adenoideano ocupando 15% do *cavum*, tubas auditivas livres. Base de língua e valécula sem alterações, epiglote em ômega, pregas vocais móveis e coaptantes, presença de enantema laríngeo em região aritenóidea e interaritenóidea, subglote sem alterações.

Paciente identificada com quadro de neutropenias relativa e absoluta, confirmando uma deficiência de fagócitos quantitativa. Esta alteração imunológica é compatível com quadro clínico de infecções piogênicas recorrentes de pele apresentada pela criança. Criança atualmente em seguimento com a imunologia pediátrica.

Discussão

Uma deficiência de fagócitos quantitativa (Neutropenia) ou funcional (Doença Granulomatosa Crônica) predispõe à ocorrência de infecções piogênicas de repetição, abscessos, linfadenites, impetigos e até formação de granulomas. As infecções de trato respiratório alto ou baixo: rinossinusites, otites e pneumonias de repetição estão mais relacionadas às imunodeficiências de anticorpos: hipogamaglobulinemia, deficiência de subclasses de IgG, deficiência seletiva de IgA e deficiência de anticorpos específicos (*Pneumococcus*, *Haemophilus*).

A história clínica pregressa de idade gestacional a termo, exame físico mostrando presença de adenoide e amígdalas já afasta praticamente quadro de agamaglobulinemia; a queda do coto umbilical com 12 dias de vida e a ausência de leucocitose sanguínea intensa já afastam uma deficiência de moléculas de adesão.

Esta criança permaneceu em investigação no serviço de hematologia e imunologia, para confirmar diagnóstico de quadro de neutropenia, e afastar também doença funcional de fagócitos (doença granulomatosa crônica).

Retornou após 3 semanas em consulta com a equipe da Hematologia trazendo hemograma, após novo quadro infeccioso. Apresentou lesões cervicais com saída de secreção purulenta e febre, com melhora após antibioticoterapia. Hemograma recente com ausência de alterações, inclusive com melhora da neutropenia.

Com 1 ano e 3 meses foi novamente avaliada pelo hematologista: não apresentou novos episódios de infecções orais, de pele ou vias aéreas, e últimos hemogramas seriados descartavam neutropenia cíclica (todas as dosagens acima de 1650)

HD: provável imunodeficiência transitória da infância - paciente atualmente sem clínica de infecção há pelo menos 8 meses. Teve alta ambulatorial.

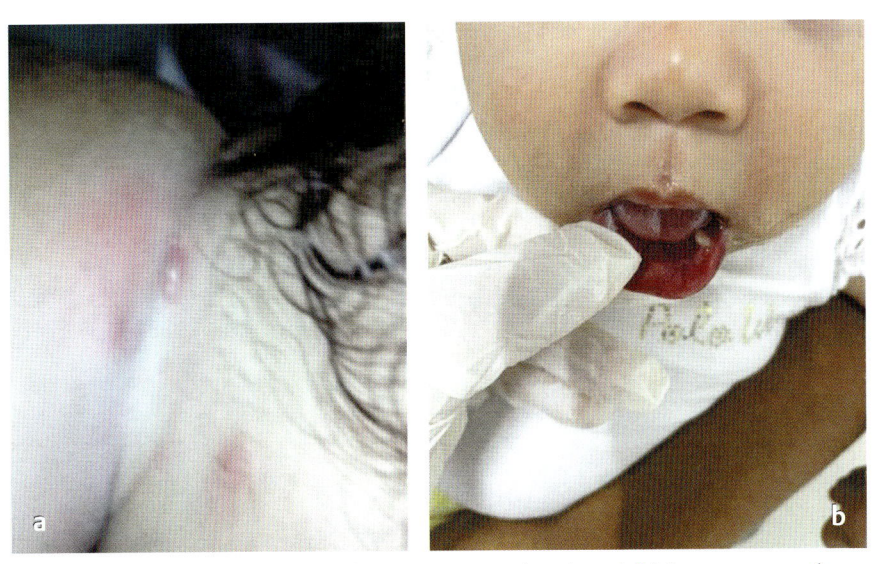

Fig. 25-31. (**a**) Lesões na pele nas regiões cervicais posterior e lateral. (**b**) E em mucosa oral, peribucal, caracterizadas por nodulações, hiperemia e secreção purulenta.

SEÇÃO VI

CASO CLÍNICO 6

IDENTIFICAÇÃO
MG, sexo masculino, 13 anos, procedente de Ribeirão Preto-SP.

QUEIXA PRINCIPAL
Obstrução nasal.

HMA
Paciente com diagnóstico de fibrose cística pelo teste do pezinho em acompanhamento no ambulatório de pneumologia infantil do HCRP desde o nascimento. Encaminhado ao CERB devido a quadro de rinossinusites agudas de repetição. No último ano havia apresentado quadro de quatro agudizações com necessidade de internação para antibioticoterapia endovenosa.

Fora das crises apresentava ainda obstrução nasal, rinorreia anterior e posterior, dor em face e tosse crônica.

HPP
Fibrose cística com diagnóstico, em 2005, com manifestações pulmonares e pancreáticas, em uso de:

- Enzimas pancreáticas 25.000 ui: 5 cápsulas nas grandes refeições e 4 nas pequenas;
- Adek (Suplemento polivitamínico oral): 2 comprimidos 1x/dia;
- Avamys: nasal 1 j 2×/dia;
- Alfadornase: 1×/dia;
- Seretide: 25/125 1 *puff* de 12/12 horas.

EXAME FÍSICO

- Otoscopia sem alterações;
- Amígdalas grau 1, palato simétrico, não ogival, mordida sem alterações;
- Nasofibroscopia: fossas nasais estreitas, pólipos em meatos médios bilateralmente com secreção purulenta. Conchas médias degeneradas, conchas nasais inferiores eutróficas e pálidas.

CONDUTA

- Solicitada tomografia de seios da face sem contraste;
- Coletado *swab* nasal e encaminhado material para cultura;
- Mantido corticoide nasal e lavagem nasal conforme já estava fazendo.

SEGUIMENTO CLÍNICO
Paciente retorna com exame de tomografia computadorizada de seios paranasais sem contraste mantendo as mesmas queixas clínicas. Escore de Lund e Mackay de 20 (Fig. 25-32).

Resultado de cultura evidenciou *Pseudomonas* sp. multirresistente.

Conduta

Indicada cirurgia endoscópica nasal de todos os seios paranasais.

Acompanhamento Pós-Operatório

No resultado do anatomopatológico pós-operatório foi evidenciado pólipo nasal inflamatório misto (eosinófilos, mastócitos, linfócitos, plasmócitos, macrófagos e neutrófilos).

Nos retornos de pós-operatório do primeiro ano paciente evoluiu bem.

Após 3 anos de acompanhamento, paciente apresentou poucas rinossinusites agudas com necessidade de internação. Contudo, em 2021, agora aos 16 anos, voltou a queixar-se de obstrução nasal, rinorreia anterior, gotejamento posterior, dor em face e tosse. Neste ano já havia necessidade de uso de antibiótico (três vezes por ano) para tratamento de rinossinusite aguda.

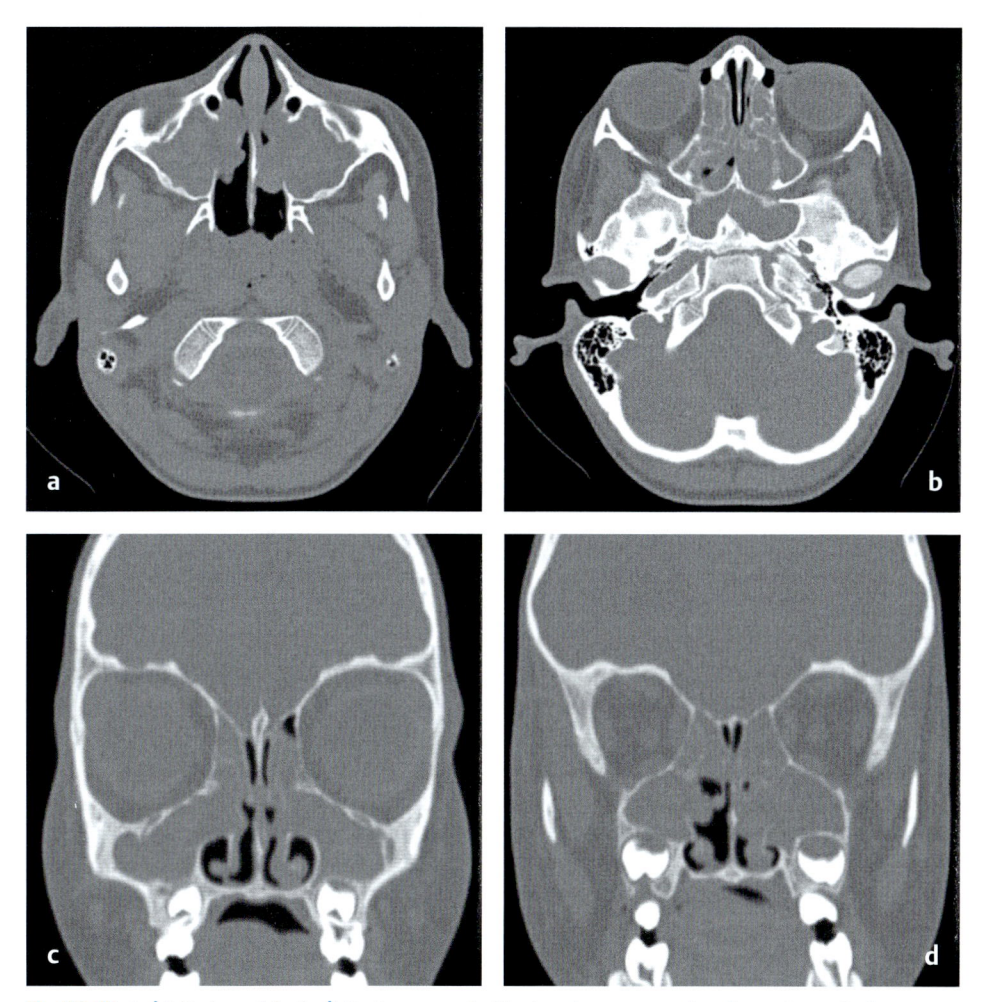

Fig. 25-32. (a,b) Cortes axiais. (c,d) Cortes coronais. Mostrando presença de velamento em todos os seios, além de pólipos nos meatos médios e pseudomucocele bilateralmente nos seios maxilares.

Exame Físico

- Otoscopia sem alterações;
- Amígdalas grau 1.
- Nasofibroscopia: desvio de septo nasal em esporão para esquerda tocando concha nasal inferior esquerda, pólipos em meatos médios bilaterais, sinais de turbinectomia média bilateral, antrostomias com pólipos. Presença de secreção hialina bilateralmente (Fig. 25-33).

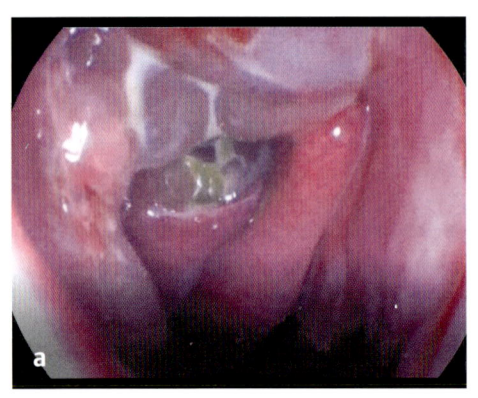

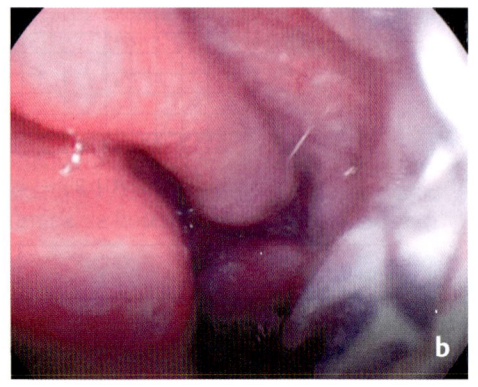

Fig. 25-33. Imagens da endoscopia nasal: (**a**) Região de meato médio à direita, com presença de lesão polipoide, sinal de turbinectomia média parcial e presença de secreção envolvendo pólipo. (**b**) Região de meato médio à esquerda com lesões polipoides, sinal de turbinectomia média parcial.

Conduta

Solicitada nova tomografia de seios paranasais sem contraste. Mantida lavagem nasal com soro fisiológico e corticoide nasal tópico (Fig. 25-34).

Paciente comparece em retorno trazendo resultado de tomografia: escore de Lund e Mackay = 24.

Conduta

Indicada nova cirurgia endoscópica nasal com abordagem de todos os seios e megaantrostomia bilateral.

Acompanhamento Pós-Operatório

Anatomopatológico evidenciou pólipo inflamatório com contagem celular de 1 eosinófilo, 70 linfócitos e 80 neutrófilos por campo de maior aumento. Paciente segue em acompanhamento regular em nosso ambulatório, sem agudizações, após quase um ano da cirurgia. Em uso de lavagem nasal com solução de budesonida 1% 120 mL em cada narina ao dia além de lavagem nasal com soro fisiológico.

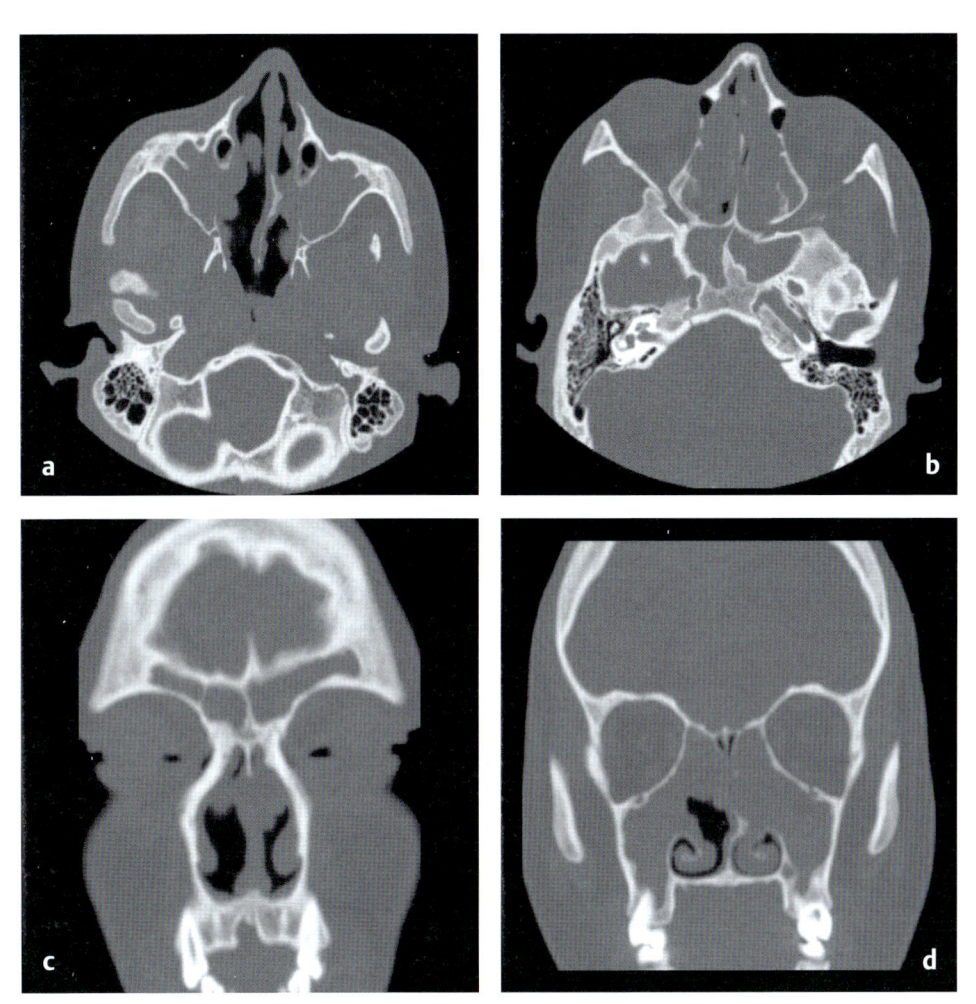

Fig. 25-34. (a,b) Cortes axiais. (c,d) e coronais. mostrando presença de doença em todos os seios paranasais, com recidiva dos pólipos nos meatos.

SEÇÃO VII
CASO CLÍNICO 7

IDENTIFICAÇÃO
LAG, 6 anos, sexo masculino, procedente de Ribeirão Preto.

QUEIXA PRINCIPAL (TT1)
Roncos noturnos e apneias.

HMA
- Roncos e apneias presenciadas, prejudicando o sono, a ponto de não conseguir dormir deitado;
- Obstrução nasal, rinorreia hialina anterior bilateral e prurido nasal, mesmo com o tratamento clínico;
- Hipoacusia. Nega quadros de otorreia ou otalgia de repetição.

ANTECEDENTES PESSOAIS
- Mucopolissacaridose tipo V;
- Compressão medular cervical (C1-C2);
- Uso de AASI bilateralmente há 1 ano.

MEDICAMENTO EM USO
- Nasonex 3×/dia;
- Hixizine 1×/semana;
- Galsulfase 1×/semana.

AO EXAME
- Otoscopia: membranas timpânicas retraídas e opacas. Bolsa de retração central à direita;
- Oroscopia: abertura oral pequena. Amígdalas grau 2 bilateral, Mallampati grau IV;
- Rinoscopia: septo centrado, conchas nasais inferiores eutróficas, secreção mucoide bilateralmente.

Nasofibroscopia: septo centrado. Conchas nasais inferiores eutróficas, conchas médias de aspecto habitual. Adenoide ocupando 75% do *cavum*. Epiglote posteriorizada, tocando a parede posterior da hipofaringe. Edema e paquidermia posterior.
Teste cutâneo: positividade para ácaros.
Trouxe exames externos:
- Audiometria tonal liminar e impedanciometria: perda condutiva moderada e com curva B bilateral;
- Polissonografia 2011 – aumento do índice de microdespertares (30 eventos por hora); de roncos altos e respiração paradoxal; aumento do índice de apneias e hipopneias (IAH: 61.9 eventos por hora); presença de dessaturações, com SatO2 mínima de 60%. Correlação clínica: achados são encontrados no contexto de Apneia Obstrutiva do Sono da Infância Grave (Fig. 25-35).

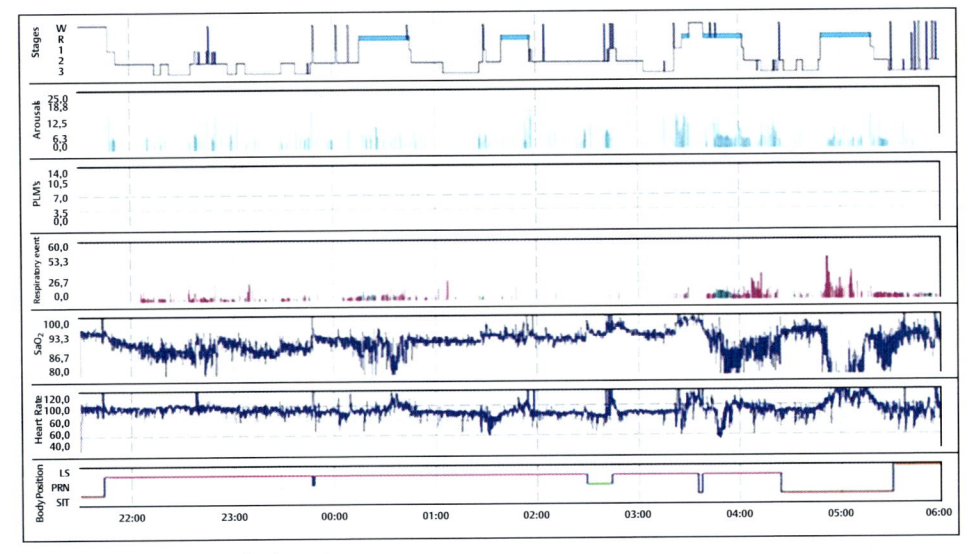

Fig. 25-35. Polissonografia do Paciente

CONDUTA

Indicada adenoamigdalectomia, + tubo de aeração bilateral. Como o paciente apresentava AOS grave, macroglossia, restrição de abertura bucal e compressão cervical, orientamos aos cuidados o alto risco de intubação difícil, inclusive com alta possibilidade de traqueostomia no intra-operatório. Solicitados exames pré-operatórios. Procedimento foi agendado com retaguarda de CTI no pós-operatório imediato.

Na Cirurgia

Realizada traqueostomia de emergência por dificuldade de intubação + adenoamigdalectomia + tubo de aeração bilateral.

Paciente encaminhado ao CTI pediátrico. Como a evolução foi muito boa, o paciente foi decanulado no oitavo dia de pós-operatório.

Retorno

Paciente evoluiu após cirurgia com melhora dos roncos noturnos, da respiração bucal e da apneia. De acordo com o protocolo do serviço, crianças com mucopolissacaridose são submetidas a nova polissonografia, mesmo com a melhora dos sintomas reportada pelos cuidadores.
- Achados da polissonografia pós-operatória:
- Eficiência do sono normal (94,5%); arquitetura do sono preservada, com índice de microdespertares dentro da normalidade (12,6 eventos por hora); presença de roncos altos. Aumento do índice de apneias e hipopneias (IAH: 38,8 eventos por hora) e do índice de distúrbios respiratórios (IDR: 39,5 eventos por hora); presença de dessaturações, com índice de 53,3 por hora e SatO2 mínima de 57%.
- Correlação clínica: os achados são consistentes com Apneia Obstrutiva do Sono da infância residual grave (polissonografia pós-operatória – Figura 25-36).
- Com o resultado acima, foi indicado uso regular de CPAP.

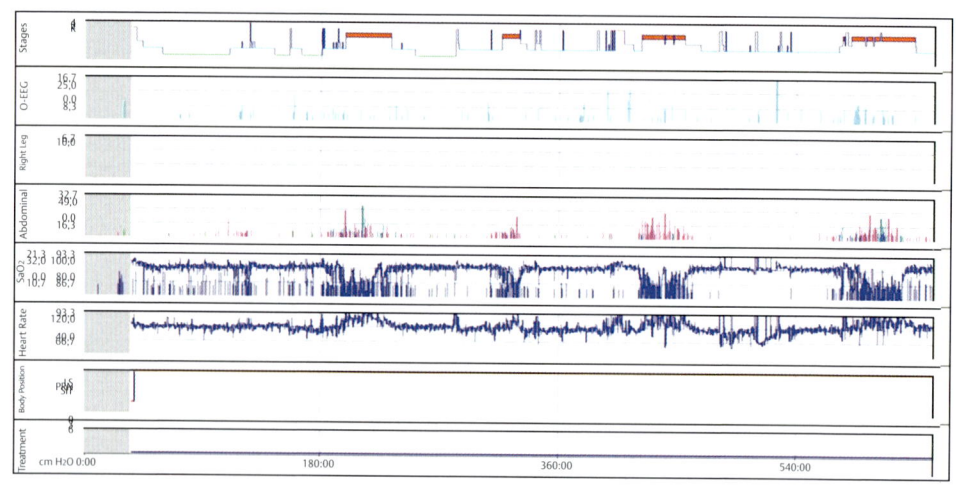

Fig. 25-36. Polissonografia pós-operatória.

No retorno os cuidadores negavam roncos, episódios de apneia, sonolência diurna. Cuidadores referiam que paciente estava bem adaptado ao CPAP.

A conduta foi mantida e foram solicitadas avaliações ortodôntica e fonoaudiológica para ele.

AVALIAÇÃO ORTODÔNTICA

Exame Facial

O paciente quando avaliado apresentava perfil facial convexo, nariz em formato de "sela", ausência de selamento labial, lábios volumosos, terço inferior da face aumentado, olhar cansado, olheiras e presença de prega nasal (Fig. 25-37).

Exame Intrabucal

O paciente mostrou dificuldade para realização das fotografias intrabucais, porém, foi possível observar, mesmo que com registros não fidedignos, as seguintes características oclusais:

- Mordida aberta anterior esquelética;
- Dentes com defeitos no esmalte;
- Presença de dentes com lesão de cárie;
- *Overjet* acentuado;
- Classe II, divisão 1, subdivisão esquerda;
- Classe II de caninos do lado esquerdo e Classe I do lado direito;
- Mordida cruzada posterior esquelética com cruzamento dentário bilateral;
- Hipoplasia transversal maxilar;
- Palato ogival;
- Leve aumento volumétrico do tecido mole do palato;
- Dentes com posicionamento dentário incorreto;
- Curva reversa de Spee no arco inferior e acentuada no arco superior. Estas alterações provavelmente estão sendo causadas pela projeção anterior da língua;
- Intrusão dos dentes anteriores inferiores;
- Macroglossia e interposição lingual;
- Hiperplasia gengival.

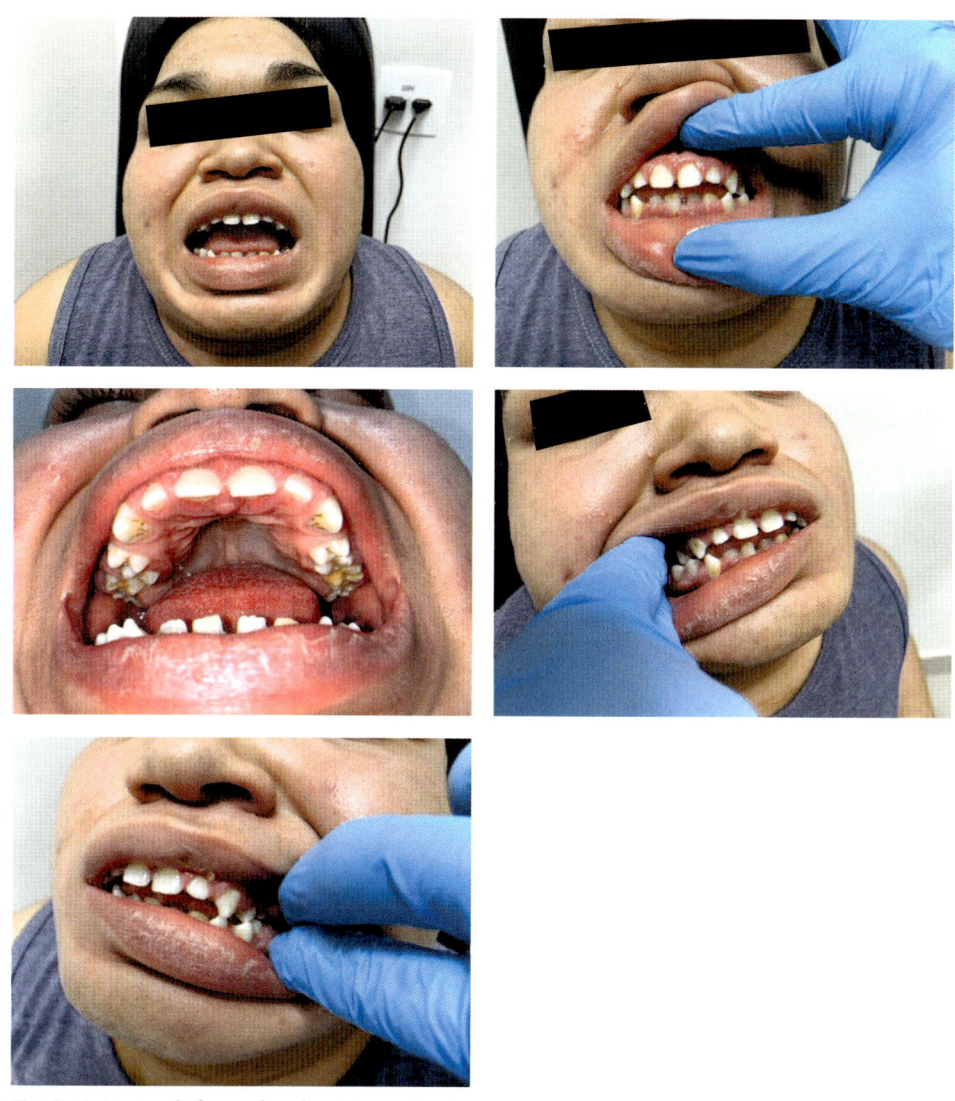

Fig. 25-37. Fotos da face e da oclusão do paciente.

Características Esqueléticas

O paciente apresentava mau posicionamento esquelético anteroposterior entre maxila e mandíbula, padrão de crescimento vertical, tipo morfológico dolicofacial, rotação da mandíbula no sentido horário, inclinação axial aumentada dos incisivos superiores e inferiores, perfil tegumentar acentuadamente convexo.

PLANO DE TRATAMENTO

Devido ao quadro sistêmico apresentado, o paciente está sendo acompanhado. Existe uma limitação da possibilidade de tratamento ortodôntico ao paciente, considerando as características faciais (macroglossia, lábios infiltrados), dentárias e da própria doença.

AVALIAÇÃO FONOAUDIOLÓGICA

Queixa de dificuldade mastigatória e dificuldade para engolir comprimidos.

Realizada avaliação por meio do protocolo de Avaliação Miofuncional Orofacial com escores – AMIOFE,[1] sendo observado:

Aspecto/Postura das Estruturas Orofaciais
- Lábios abertos (disfunção grave) e aspectos volumosos, hipotônicos, lábio inferior evertido;
- Língua interposta aos arcos dentários, aspectos volumoso, alargado e hipotônico;
- Mandíbula abaixada (disfunção grave);
- Bochechas volumosas severamente e assimétricas (lado direito mais aumentado);
- Face assimétrica com lado direito aumentado;
- Palato duro profundo.

Mobilidade das Estruturas Orofaciais
- *Lábios*: falta de precisão para retrair e lateralizar (tremor);
- *Língua*: falta de precisão para todos os movimentos (protrusão, retração, elevação, abaixamento);
- *Mandíbula*: todos os movimentos com limites inferiores à normalidade (limitação acentuada na abertura, lateralidade e protrusão);
- *Abertura bucal*: 19 mm;
- *Lateralidade direita*: 3,5 mm;
- *Lateralidade esquerda*: 3 mm;
- *Trespasse horizontal*: 10 mm;
- *Protrusão*: inabilidade importante para realizar o movimento;
- *Bochechas*: inabilidade grave para sugar e retrair, falta de precisão para lateralizar o ar.

Funções Orofaciais
- Respiração bucal;
- Deglutição: lábios vedam a cavidade oral com esforço moderado, interposição anterior de língua;
- Mastigação: avaliada com alimento trazido pelo paciente devido à dieta restritiva (mamão picado em tamanho médio): apresentou golpes mastigatórios rápidos e com preferência à direita;
- Fala: distorção fonética associada à má oclusão importante.

Apresentou a hipótese diagnóstica fonoaudiológica de distúrbio miofuncional orofacial e como conduta teve a indicação de terapia miofuncional orofacial (TMO) para adequação do aspecto/postura e mobilidade das estruturas orofaciais e funções orofaciais.

TERAPIA FONOAUDIOLÓGICA

Por questões pessoais, familiares e pela pandemia da Covid-19, não foi seguido o protocolo semanal de TMO proposto no serviço do CERB. Foram realizadas quatro sessões presenciais, com orientações de treino diário em casa, com os seguintes objetivos:

- Adequar mobilidade e coordenação de lábios, língua e mandíbula;
- Orientação e treino de deglutição com esforço para favorecer deglutição de comprimidos.

Neste período breve de fonoterapia, paciente apresentou melhora da capacidade de contração da língua, maior precisão no movimento de retração labial e aumento na amplitude de abertura bucal e lateralidade mandibular.

Medidas de movimentos mandibulares após período de TMO:
- Abertura bucal: 21 mm;
- Lateralidade direita: 6,5 mm;
- Lateralidade esquerda: 4,5 mm.

Também foi referido pelo paciente e responsável melhora na habilidade de deglutição de comprimidos e melhora na mastigação de alimentos na sua rotina.

EM AVALIAÇÃO MULTIPROFISSIONAL, AOS 14 ANOS
- Avó nega queixas relacionadas ao sono;
- Consegue dormir toda a noite sem despertares, bem aderente ao uso do CPAP;
- Nega roncos, boca seca, cefaleia matinal;
- Em uso regular de Avamys;

CONDUTA
Retorno semestral para acompanhamento.

Vale ressaltar:
- Essa criança chegou para nossa avaliação com 6 anos de idade e iniciou terapia de reposição enzimática, muito tarde para impedirmos o impacto negativo causado pela doença. Precisamos estar muito atentos na detecção o mais precoce possível;
- O diagnóstico precoce em mucopolissacaridose pode ser difícil, uma vez que as características principais - baixa estatura e características faciais - não estão presentes ao nascimento ou no período neonatal. Sintomas como infecções de repetição, rigidez nas articulações, diminuição de crescimento ósseo ou perda auditiva podem ajudar na suspeita;
- Nessas crianças quando indicamos a cirurgia, alguns cuidados são necessários e fundamentais:
  - A presença de um anestesista com experiência em via aérea infantil;
  - No intraoperatório estar preparado para falha de intubação e para eventual traqueo de urgência/emergência;
  - Ter sempre uma retaguarda de CTI no pós-operatório;
  - Solicitar a polissonografia pre e pós-operatória independente de melhora clínica, para checarmos a presença de apneia residual.

SEÇÃO VIII
CASO CLÍNICO 8

IDENTIFICAÇÃO
DNO, 3 anos e 1 mês, sexo feminino.

QUEIXA PRINCIPAL
Roncos noturnos e apneia presenciada, associada a rinossinusites agudas (RSAs) de repetição.

HMA
Paciente com história de roncos associada a episódios de apneia noturna, respiração bucal e sintomas de rinite alérgica (com espirros e prurido nasal).

Referiu ainda vários episódios de rinossinusite aguda, dois dos quais confirmados com nasofibroscopia em consultório. A mãe revelou ainda que a criança apresentava regurgitações após a ingesta de leite, alimentos pastosos, sólidos e sono agitado.

EXAME FÍSICO

Septo centrado, conchas nasais inferiores hipertróficas e pálidas, secreção purulenta em ambas as fossas nasais:

- Oroscopia: descarga posterior purulenta, amígdalas grau II bilateral;
- Otoscopia: membranas timpânicas íntegras e translúcidas.

Como o paciente estava em fase aguda a nasofibroscopia não foi feita.

EXAME

- *Prick Test*;
- *Dermatophagoides pteronyssinus*: 3+;
- *Dermatophagoides farinae*: 2+;
- *Blomia tropicalis*: 2+.

Avaliado pela equipe de alergia e imunologia pediátrica e orientada profilaxia ambiental (colocação de capas antiácaro), higiene nasal com solução salina, corticosteroide tópico, antibioticoterapia e reavaliação em 30 dias.

No retorno, relatava melhora completa das apneias, porém mantendo ronco ocasional. Referia ter apresentado novo episódio de RSA.

Nasofibroscopia Flexível

Septo centrado, conchas nasais inferiores ocupando 75% de fossas nasais, secreção purulenta em meato inferior bilateral. Adenoide ocupando 40% do *cavum* bilateralmente.

Pregas vocais móveis e coaptantes, sem lesões de cobertura. Presença de enantema e edema interaritenoides importantes.

A nasofibroscopia evidenciou sinais sugestivos de Refluxo Gastroesofágico.

Devido à suspeita de RSA de repetição associada a Refluxo Gastroesofágico, foi realizada pHmetria com seguintes achados:

Exame com duração de 21 h 21 min, realizado sem medicação antirrefluxo.

Paciente apresentou 52 episódios de refluxos ácidos; sendo 9 refluxos prolongados, e 1 com duração de 49 min 14s.

A fração de tempo com refluxo ácido foi de 13,5% (nl até 7%).

A pontuação de De Meester foi de 52,5 (nl < 14,72)

TRATAMENTO CLÍNICO

Iniciado então tratamento com antiácido e domperidona e orientadas medidas comportamentais antirrefluxo, além do uso do corticoide tópico. Foi sendo acompanhada de 3/3 meses.

No retorno após 12 meses, a paciente apresentava melhora total do quadro infeccioso. Após suspender por conta própria medicação antirrefluxo, já tendo completado 9 meses de uso regular, a criança se manteve sem RSA, apenas com alguns quadros de descompensação nasal que melhoravam com corticosteroide intranasal.

Aos 5 anos de idade, utilizando apenas corticosteroide intranasal negava episódios de RSA.

Realizada nova nasofibroscopia flexível que evidenciou: septo centrado, conchas nasais eutróficas, fossas nasais sem secreções, meatos médios normais, adenoide ocupando 40% do *cavum*, tubas auditivas livres e ausência de sinais de refluxo laringofaríngeo.

Este caso ilustra a importância de uma abordagem sistematizada e multidisciplinar na investigação de uma criança em idade precoce com sintomatologia clínica heterogênea caracterizada por: rinite alérgica, rinossinusites agudas de repetição, distúrbios do sono e sintomas gastroesofágicos de refluxo.

A anamnese detalhada foi fundamental em direcionar a investigação devendo, na suspeita, ser complementada por exames específicos, como: teste cutâneo de leitura imediata, nasofibroscopia e pHmetria. O tratamento foi realizado abordando o quadro alérgico, através da profilaxia ambiental e utilização de corticosteroides tópicos, com melhor controle do quadro respiratório. Porém, manteve as rinossinusites alertando para possibilidades de algum outro fator como a doença do refluxo gastroesofágico, que foi diagnosticada através da pHmetria. Indicado tratamento clínico com boa resposta evolutiva no controle das infecções.

A abordagem multidisciplinar, por meio do tratamento específico de cada comorbidade, foi determinante na melhora clínica e controle das rinossinusites deste paciente, porém ainda constitui um desafio apontar qual o fator foi mais relevante na gênese das rinossinusites.

SEÇÃO IX
CASO CLÍNICO 9

IDENTIFICAÇÃO
RLMAJ, sexo masculino, 2 anos e 9 meses.

QUEIXAS PRINCIPAIS
Roncos, apneia noturna, obstrução nasal, rinorreia nasal anterior e posterior associada a quadros de otites médias agudas de repetição.

ANTECEDENTES PESSOAIS
Criança nasceu a termo, Apgar 8/10, triagem auditiva sem alterações e bom desempenho escolar. Antecedentes familiares: pais saudáveis não consanguíneos, 2 irmãos saudáveis, sem história de infecções de repetição.

EXAME FÍSICO
- Oroscopia: amígdalas grau 3 mergulhantes;
- Rinoscopia: conchas inferiores 75% bilateralmente, sem secreção em fossas nasais.
- Otoscopia: membrana timpânica direita parcialmente visualizada, aparentemente íntegra e translúcida;
- Nasofibroscopia: septo centrado, hipertrofia de conchas nasais inferiores, presença de grande quantidade de secreção mucoide em fossas nasais, adenoide ocupando 90% do cavum e sobre óstios de tubas auditivas.

TRATAMENTO
Indicado tratamento clínico com uso de de anti-histamínicos e corticosteroides intranasal por 3 meses.

EVOLUÇÃO CLÍNICA
Paciente não apresentou melhora clínica e, aproximadamente um ano após, foi submetido à adenoamigdalectomia.

A criança perdeu seguimento e retornou 3 anos após com queixas importantes de espirros, prurido, rinorreia anterior amarelo-esverdeada, respiração bucal e quadros de rinossinusites agudas de repetição com utilização de antibioticoterapia a cada 2 meses.

Nasofibroscopia: septo centrado, conchas nasais inferiores obstruindo fossas nasais em quase 100%, adenoide residual 20% bilateralmente, óstios de tubas livres e presença de secreção purulenta em fossas nasais.

Submetido ao tratamento clínico com higiene nasal com solução salina, anti-histamínicos, corticosteroide intranasal contínuo e antibioticoterapia sistêmica por 10 dias; após 6 meses foi reavaliado e mantinha as queixas com uso frequente de antibióticos.

Pela persistência do quadro clínico de rinossinusites de repetição e na ausência de um fator local obstrutivo foi iniciada investigação com: tomografia computadorizada de seios paranasais (Fig 25-38), e exames laboratoriais para excluir imunodeficiência.

EXAMES DE IMAGENS

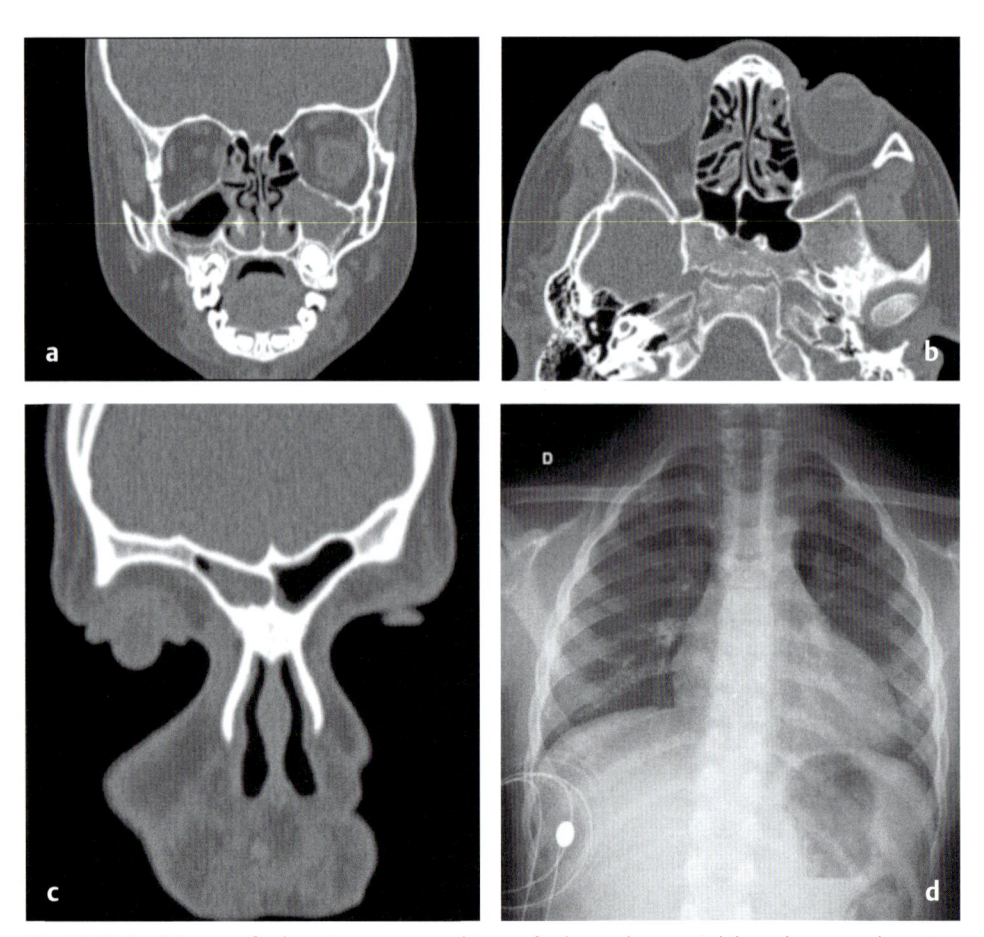

Fig. 25-38. (a-c) Tomografia dos seios paranasais: hipertrofia de conchas nasais bilateralmente, velamento total de seio maxilar esquerdo e parcial à direita, velamento de seios etmoidais e frontal à direita.
(d) Radiografia de tórax normal.

EXAMES LABORATORIAIS
- *Hemograma* sem alterações; Cloro no Suor (duas dosagens): 10,7 Meq/L e 12,1 Meq/L (VN < 40 Meq/L); Eletroforese Proteínas com fração gama normal;
- *Dosagens de Imunoglobulinas*: IgG: 1,100 mg/dL; IgM:96,6 mg/dL; IgA 99 mg/dL (todas normais para faixa etária);
- *Dosagens de Anticorpos Antipneumococcus (IgG)*: sorotipos: Ps1: 0,59 mg/dL; Ps5: 0,88 mg/dL;Ps6: 0,77 mg/dL; Ps9: 0,22 mg/dL; Ps14: 7 mg/dL; Ps18: 1,5 mg/dL; exame com deficiência parcial da produção de anticorpos *Antipneumococcus* (resposta apenas a 2 sorotipos (Ps14 e Ps 18) 34% dos sorotipos testados;
- *Triagem de Mutações no Gene CFTR para detecção de fibrose cística pelo sequenciamento de DNA (método de Sanger)*: positivo para a mutação Met470Val em homozigose no éxon 11 do gene CFTR, relacionada apenas como fator de diminuição da fertilidade masculina (afastada hipótese de fibrose cística);
- *Teste cutâneo alérgico de leitura imediata*: positivo para ácaro (*D. farinae*), Pápula 5 × 7 mm.

Após esta avaliação foi descartada fibrose cística e diagnosticada deficiência parcial da produção de anticorpos *Antipneumococcus*. Indicada, então, imunização com a vacina Pneumo 23 (polissacarídica) e 8 semanas após coletar novas dosagens de anticorpos e subclasses de IgG.

No seguimento, foi mantido tratamento clínico com anti-histamínicos, corticosteroides intranasais, profilaxia ambiental relacionada à aeroalérgenos (colocação de capas antiácaro, controle de umidade e boa ventilação intradomiciliar). O paciente evoluiu com manutenção dos quadros de rinossinusites de repetição.

EXAMES LABORATORIAIS
Subclasses de IgG: IgG1 890 mg/dL (P50-75) IgG2 155 mg/dL (P25-50) IgG3 53 mg/dL (P50-75) (todos normais para faixa etária).

Dosagens anticorpos *Antipneumococcus* pós-vacina Pneumo 23 sorotipos: Ps4: 0,5 mg/dL; 6B: 5,1 mg/dL; 9V: 0,9 mg/dL; 14: 7,4 mg/dL; 19F: 13 mg/dL; 23F: 1 mg/dL. Resultado: resposta parcial a 4 sorotipos (57%). Foi indicada então vacinação para penumo 13.

Pela evolução com persistência de rinossinusites de repetição, o paciente foi submetido à nova tomografia dos seios paranasais (Fig. 25-39) e à cirurgia endoscópica nasal. A biópsia do pólipo nasal evidenciou processo inflamatório misto, sem aspecto de padrão eosinofílico.

O paciente evoluiu com melhora clínica importante e com controle das infecções. Manteve em uso de corticosteroides intranasais, higiene com solução salina. Atualmente em seguimento semestral com imunopediatria, com imunoglobulinas e hemogramas seriados nesse intervalo.

Este caso ilustra a importância da abordagem ampla e sequencial das principais causas de rinossinusites de repetição em uma criança. Diante da persistência de rinossinusites de repetição, após adenoamigdalectomia optamos por iniciar um protocolo de investigação tanto de causas locais mais específicas (desvios septais, obstrução de complexo ostiomeatal ou conha bolhosa) e causas sistêmicas como imunodeficiência primária, fibrose cística e discinesia ciliar.

Iniciamos com tratamento do processo (rinite alérgica persistente moderada-grave) e investigação da imunidade deste paciente, além de exames para fibrose cística e discinesia ciliar. Neste momento, foi detectada e corrigida parcialmente deficiência na produção de anticorpos *Antipneumococcus* (34% para 57% de resposta aos sorotipos testados). Diante da persistência dos sintomas após tratamento clínico, foi optado pela cirurgia endoscópica nasossinusal. Ainda, diante da resposta parcial na produção dos anticorpos *Antipneumococcus* após a vacinação com a Pneumo 23, foi indicada e realizada imunização com a vacina conjugada Pneumo 13 com o objetivo de otimizar ainda mais a imunidade relacionada ao *Pneumococcus*.

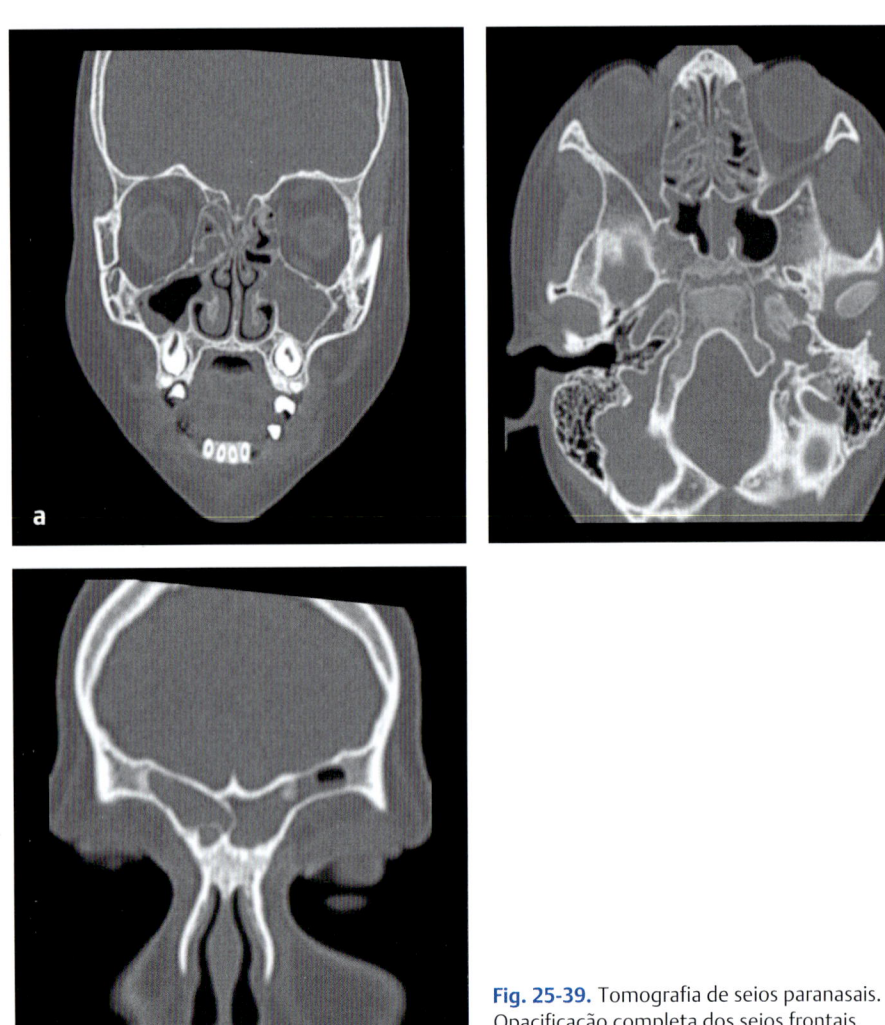

Fig. 25-39. Tomografia de seios paranasais. Opacificação completa dos seios frontais, etmoidais e maxilar a esquerda, e parcial em seios esfenoidais e maxilar a direita.

SEÇÃO X

CASO CLÍNICO 10

ESTRIDOR

IDENTIFICAÇÃO
LLN, sexo feminino, 2 meses.

QUEIXA PRINCIPAL
Paciente internada em enfermaria pediátrica de outro município com quadro de estridor e desconforto respiratório precedido por 2 falhas de extubação orotraqueal.

HMA
Paciente nascida a termo com 38 semanas de parto cesária de urgência devido a sofrimento fetal. Após o nascimento, diagnosticada com pneumonia devido à aspiração meconial, evoluindo com necessidade de intubação orotraqueal no segundo dia de vida. Ficou 23 dias sob ventilação mecânica e durante esse período houve 2 falhas de extubação, apresentando desconforto respiratório intenso após tentativas malsucedidas.

Houve sucesso na terceira tentativa de extubação e, após, a paciente apresentou estridor inspiratório persistente, tiragem intercostal e retração de fúrcula leves. Foi então encaminhada ao nosso serviço para avaliação otorrinolaringológica.

Segundo a mãe o choro era rouco e piorava do desconforto respiratório durante as mamadas, necessitando de algumas pausas.

Negava outras comorbidades.

ANTECEDENTES PESSOAIS
Paciente nascida a termo com 38 semanas de parto cesárea de urgência devido a sofrimento fetal.

EXAME FÍSICO
Bom estado geral, ativa e reativa, levemente dispneica em ar ambiente, disfônica.
Sinais: FC: 152 bpm, FR: 42 irpm, Saturação: 96%, estridor inspiratório.

Nasofibroscopia com paciente acordada: sem alterações em fossas nasais, na base de língua, valécula, epiglote e seios piriformes. Pregas vocais móveis e coaptantes, presença de estenose subglótica (Fig. 25-40).

Foi indicada laringoscopia direta em centro cirúrgico sob sedação para diagnóstico e tratamento de estenose subglótica.

Realizado procedimento em centro cirúrgico com sedação e ventilação espontânea. Foi identificada estenose subglótica de 90%, correspondendo à Classificação grau III de Cotton Myer.

Em seguida, foi realizado tratamento com dilatação com balão, sendo utilizado um balão vascular 6 x 40 mm e insuflado até pressão de 11 atm por 1 minuto. Repetido passo por mais 1 minuto. Após o procedimento, abertura de via aérea em 100%, sem presença de estenose residual (Fig. 25-41).

Região traqueal e carina sem alterações ou estenoses.

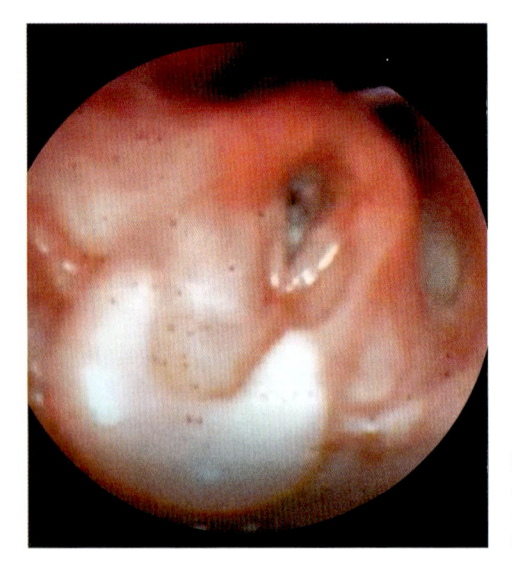

Fig. 25-40. Imagem de nasofibroscopia da primeira avaliação da paciente. Observam-se epiglote e muros ariepiglóticos sem alterações. Pregas vocais sem lesões, presença de estenose subglótica.

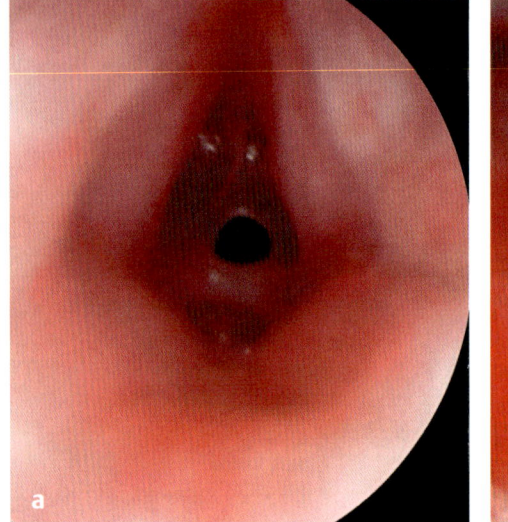

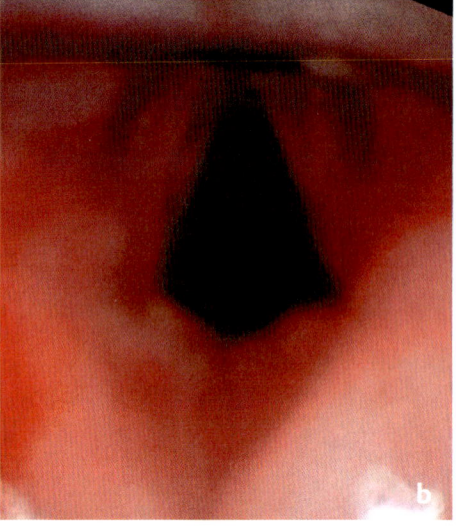

Fig. 25-41. Laringoscopia direta sob sedação e ventilação espontânea: (**a**) Estenose subglótica de 90%. (**b**) Após dilatação de estenose com balão, visualizada abertura completa da luz laríngea.

Para concluir o tratamento, foi realizada intubação orotraqueal com tubo sem *cuff* e besuntado com pomada com corticoide. Paciente permaneceu em intubação orotraqueal por 24 h em Unidade de Terapia Intensiva.

Além disso, prescrito: dexametasona endovenosa e Inibidor de bomba de próton endovenoso no pós-operatório.

Paciente apresentou boa evolução, foi extubada conforme programação, sem intercorrências. Após extubação não apresentava mais estridor ou sinais de desconforto respiratório, permanecendo em ar ambiente. Foi introduzido corticoide inalatório por 5 dias após a extubação.

No pós-operatório, paciente estava em uso de sonda nasoenteral, e para a transição da dieta para via oral foi realizada videoendoscopia da deglutição. Nesse exame foram observados: ausência de alterações laríngeas, pregas vocais móveis e coaptantes, sensibilidade supraglótica e glótica preservadas. Ausência de escape posterior, ausência de aspiração e penetração laríngea. Oferecido líquido 10 mL, com bom clareamento. Foi retirada a sonda nasoenteral.

Devido à boa evolução, paciente recebeu alta da UTI e, após, alta hospitalar, mantendo seguimento em nosso ambulatório de Laringe Infantil. Nas avaliações não apresentou novos episódios de estridor ou desconforto respiratório, estava com ganho de peso adequado para idade.

Nesse caso, observamos a importância da equipe de Otorrinolaringologia inserida em ambiente de Unidade Intensiva e em contato direto com pacientes internados. Vimos uma paciente com um quadro agudo respiratório grave, o qual lhe trouxe, como sequela, estenose subglótica. Sabe-se que a maioria dos casos de estenose subglótica é adquirida e tem como fator de risco a intubação orotraqueal prolongada, sedação insuficiente durante período de intubação, e o diâmetro do tubo em relação à traqueia.. Com o manejo adequado, foi possível o diagnóstico correto seguido do tratamento, permitindo, então, redução do tempo de internação, redução de riscos associados a uma internação prolongada e também outros procedimentos mais invasivos, como traqueostomia.

REFERÊNCIA BIBLIOGRÁFICA

1. Felício CM, Ferreira CL. Protocol of orofacial myofunctional evaluation with scores. International Journal of Pediatric Otorhinolaryngology. 2008;72:367-75.

ÍNDICE REMISSIVO

Entradas acompanhadas por um *f* ou *q* em itálico indicam figuras e quadros, respectivamente.

A

Abertura
    piriforme, 67
        estenose congênita da, 67
            na criança, 67
                respiradora bucal, 67
Abóbada
    craniana, 7*f*
        crescimento da, 7*f*
Abordagem Terapêutica
    fonoterapia, 227-233
        reabilitação fonoaudiológica, 228
        TMO, 229*q*, 230
            para DRS, 230
                casos especiais do CERB, 230
            protocolo de, 229*q*
    ortodontia, 235-242
        do respirador bucal, 235
            hábitos bucais deletérios, 241*q*
                diretrizes para remoção de, 241*q*
            multiprofissional, 235
            ortodôntica, 236
                MAA, 239, 240*f*, 241*f*
                MCP, 236, 237*f*
                MCPB, 238
                MCPF, 238
Abscesso
    como complicação, 134, 135*f*
    da RSA, 134, 135*f*
        orbitário, 136
            subperiosteal, 134, 135*f*
Adenoide
    aumento importante de, 42*f*
        na radiografia simples, 42*f*
        de *cavum*, 42*f*

    hipertrofia de, 120
        OME e, 120
            associação entre, 120
Adenoidectomia
    indicações, 110, 124
        adenoidites de repetição, 110
        DRS obstrutivo, 110
        na OMAR, 124
        otite(s) média(s), 110
            agudas de repetição, 110
            secretora crônica, 110
    na RCS, 148
    na criança, 148
Adenotonsilectomia
    na AOS-I, 57
Adolescente(s)
    AOS-I em, 53
        manifestações clínicas, 53
    doenças em, 191
        neuromusculares, 191
Aeroalérgeno(s)
    sensibilização aos, 86*f*
        perfil de, 86*f*
            em respiradores bucais, 86*f*
        porcentagem de, 86*f*
Alargamento
    da glabela, 69*f*
Alimento(s)
    rinite associada a, 98
        adesão ao tratamento, 98
Alteração(ões)
    anatômicas, 141
        RSC e, 141
            na criança, 141
    craniofaciais, 175-183
        síndromes com, 175-183

CS sindrômicas, 179
  de Apert, 180
  de Crouzon, 180
  de Pffeifer, 180
  de arcos branquiais, 175
    primeiro, 175
    segundo, 175
  de Treacher-Collins, 176, 177*f*
  diagnóstico, 181
  SPR, 177
  tratamento, 183
otológicas, 187
  na criança, 187
    com síndrome de Down, 187
ALX (Agamaglobulinemia Congênita) e RSC, 165
  recorrente, 165
Amígdala(s)
  hipertróficas, 71*f*
    bilateralmente, 71*f*
Amigdalectomia
  indicações, 110
    DRS obstrutivo, 110
    infecções de repetição, 111
Amiotrofia
  espinal, 193
  e doenças musculares, 193
Anticolinérgico(s)
  no tratamento da RA, 91
  de resgate, 91
Anticorpo(s)
  imunidade mediada por, 25
    adaptativa, 25
  produção de, 26*f*
    linfócitos T e B na, 26*f*
      ativação dos, 26*f*
      diferenciação, 26*f*
      interação dos, 26*f*
Anti-Histamínico(s)
  na RCS, 147
    na criança, 147
  no tratamento da RA, 92
    de controle, 92
      clássicos, 92*q*
      de 2ª geração, 93*q*
Antileucotrieno(s)
  na RCS, 147
    na criança, 147
  no tratamento da RA, 91
    de controle, 91
Antimicrobiano
  tratamento, 147
    na RCS, 147
      na criança, 147

AOS (Apneia Obstrutiva do Sono)
  na criança, 185
    com síndrome de Down, 185
  screening de, 32
  questionários para, 32
AOS-I (Apneia Obstrutiva do Sono da Infância), 51-61
  condições associadas, 57
  diagnóstico(s), 53
    critérios diagnósticos, 54*q*
    diferenciais, 57
    PSG, 55*f*
    questões do PSQ, 56*q*
  epidemiologia, 51
    fisiopatologia, 52
      visão integrativa, 52
  manifestações clínicas, 53
    adolescentes, 53
    escolares, 53
    lactentes, 53
    neonatos, 53
    pré-adolescentes, 53
    pré-escolares, 53
  tratamento, 57
    adenotonsilectomia, 57
    clínico, 58
    expansão maxilar, 59
      rápida, 59
    intervenções ortognáticas, 59
    terapia com pressão positiva, 59
    traqueostomia, 60
Apert
  síndrome de, 180, 181*f*
Apneia
  do sono, 32
    screening de, 32
    questionários para, 32
Arco(s) Branquial(is)
  síndromes de, 175
    espectro, 175
      óculo-aurículo-vertebral, 176
    primeiro, 175
    segundo, 175
ARIA (*Allergic Rhinitis and Its Impact on Asthma*)
  classificação, 81*f*
    da RA, 81*f*
  guideline, 81
Asma
  RSC por, 142
    na criança, 142
Aspiração
  de saliva, 221-226
    avaliação, 221, 222

ÍNDICE REMISSIVO

clínica, 221
   da deglutição, 222*q*
   fonoaudiológica, 222
exames complementares, 223
   VED, 223
   videofluoroscopia, 224
produção, 221
tratamento, 225
   cirúrgico, 225
   clínico, 225
Ativação
   dos linfócitos T e B, 26*f*
      na produção, 26*f*
         de anticorpos, 26*f*
Atopia
   OME e, 121
      associação entre, 121
Atresia
   coanal, 42*f*
      na TC, 42*f*
         de seios da face, 42*f*
   de coanas, 65, 66*f*, 67*f*
      bilateral, 66*f*
         total, 66*f*
      na criança, 65
         respiradora bucal, 65
      unilateral, 67*f*
Audiometria
   no respirador bucal, 42
Avaliação
   da criança com síndrome de Down, 185-188
      alterações otológicas, 187
      AOS, 185
      atendimento no CERB, 187
      hipoventilação, 187
      IDP, 187
   do desenvolvimento motor, 190*q*
      reflexos na, 190*q*
   do paciente com mucopolissacaridose, 197-202
      atendimento no CERB, 200
      diagnóstico, 202
      manifestações, 198
         de via aérea, 198
         otológicas, 199
         otorrinolaringológicas, 198
      tratamento, 202
   no respirador bucal, 43
      fonoaudiológica, 43
      ortodôntica, 44
         exame, 44
            bucal, 44, 47, 48*f*
            clínico, 45
            dental, 47, 48*f*

         facial, 44, 45
         funcional, 44, 48
Avaliação Alergoimunológica
   do respirador bucal, 38
      infecções de repetição, 39
         de vias aéreas superiores, 39

B

Base
   do crânio, 7*f*, 68
      crescimento da, 9*f*
         deslocamento secundário por, 9*f*
            da mandíbula, 9*f*
            da maxila, 9*f*
      malformações de, 68
         na criança, 68
         respiradora bucal, 68
      vista sagital da, 7*f*

C

Caso(s) Clínico(s), 251-303
   caso 1, 252-261
      antecedentes pessoais, 252
      avaliação ortodôntica, 253
         análise, 253, 254
            cefalométrica, 257
            dentária, 254
            facial, 253
            radiográfica, 257
      equipe do CERB, 255
         conduta da, 255
         audiológica, 256*f*
      evolução fonoaudiológica, 261
      exame físico, 252
      HMA, 252
      identificação, 252
      medicações de uso contínuo, 252
      queixa principal, 252
      seguimento, 258
         avaliação fonoaudiológica, 259
         estruturas orofaciais, 260
            aspecto das, 260
            mobilidade das, 260
            postura das, 260
         funções orofaciais, 260
      tratamento inicial, 258
         odontológico, 258
         ortodôntico, 258
   caso 2, 262-270
      avaliação miofuncional orofacial pré-TMO, 263
         estruturas orofaciais, 263
            aspecto das, 263
            mobilidade das, 263

postura das, 263
funções orofaciais, 263
comentários, 270
conduta fonoaudiológica, 263
  avaliação ortodôntica, 264
  evolução fonoaudiológica, 263
evolução clínica, 262, 267
  avaliação ortodôntica, 267
exame otorrinolaringológico, 262
HMA, 262
identificação, 262
queixa principal, 262
seguimento do caso, 270
  tratamento, 262, 266, 268
    objetivos do, 266
      mecânica empregada, 266
      plano de tratamento, 266
    ortodôntico corretivo, 268
caso 3, 270-280
  HMA, 270
  identificação, 270
    polissonografia, 270, 271, 279
      abril/2019, 279
      março/2015, 270
        conduta, 271
        exame físico, 271
        seguimento pós-operatório, 271
      julho/2016, 271
        avaliação miofuncional, 277
        avaliação ortodôntica, 271
        conduta ortodôntica, 274
  queixa principal, 270
caso 4, 280-282
  antecedentes pessoais, 280
  HMA, 280
  identificação, 280
  queixa principal, 280
caso 5, 282-284
  antecedentes, 282
    familiares, 282
    neonatais, 282
  exame físico, 283
  hipóteses diagnósticas, 283
    discussão, 283
  HMA, 282
  identificação, 282
  queixa principal, 282
caso 6, 285-288
  conduta, 285
  exame físico, 285
  HMA, 285
  HPP, 285
  identificação, 285
  queixa principal, 285

seguimento clínico, 285
  acompanhamento pós-operatório, 286, 287
  conduta, 286, 287
  exame físico, 287
caso 7, 289-294
  antecedentes pessoais, 289
  ao exame, 289
  avaliação fonoaudiológica, 292
    estruturas orofaciais, 292
      aspecto das, 292
      mobilidade das, 292
      postura das, 292
    funções orofaciais, 293
  avaliação multiprofissional, 293
    aos 14 anos, 293
  avaliação ortodôntica, 290
    características esqueléticas, 292
    exame, 290, 291
      facial, 290
      intrabucal, 290
    conduta, 290, 293
      na cirurgia, 290
      retorno, 290
  HMA, 289
  identificação, 289
  plano de tratamento, 292
  queixa principal, 289
  terapia fonoaudiológica, 293
caso 8, 294-295
  exame, 294
    físico, 294
      nasofibroscopia flexível, 295
  HMA, 294
  identificação, 294
  queixa principal, 294
  tratamento, 295
    clínico, 295
caso 9, 296-299
  antecedentes pessoais, 296
  evolução clínica, 296
  exame(s), 296-298
    de imagens, 297
    físico, 296
    laboratoriais, 298, 299
  identificação, 296
  queixas principais, 296
  tratamento, 296
caso 10, 300-302
  estridor, 300
    antecedentes pessoais, 300
    exame físico, 300
    identificação, 300
    queixa principal, 300

Cavum
    radiografia simples de, 42*f*
        aumento importante na, 42*f*
        de adenoide, 42*f*
CE (Corticosteroides)
    na RCS, 147
        tópicos nasais, 147
        orais, 147
    no tratamento da RA, 91, 94
        de controle, 94
            intranasal, 95*q*
            tópicos, 94
        de resgate, 91
            sistêmicos, 91
        orais, 131
            na RSAB, 131
            na RSAPV, 131
        tópicos, 131
            na RSAB, 131
            na RSAPV, 131
Celulite
    orbitária, 133, 134*f*
        como complicação, 133
            da RSA, 133
CERB (Centro do Respirador Bucal), 85
    atendimento no, 187, 200
        mucopolissacaridose, 200
        síndrome de Down, 187
    discussão de caso, 3*f*
    inauguração do, 2*f*
    início do, 1-4
        do hospital das clínicas da FMRP-USP, 1-4
    onde estamos hoje?, 245-249
CES (Cirurgia Endoscópica dos Seios Paranasais), 148
Charcot-Marie-Tooth
    e doenças musculares, 193
CHARGE
    associação de, 66*q*
        diagnóstico de, 66*q*
            critérios diagnósticos para, 66*q*
Cigarro
    exposição à fumaça de, 142
        RSC por, 142
            na criança, 142
Cisto(s)
    dermoides, 68
        na criança, 68
            respiradora bucal, 68
Classificação
    de L. Brodsky, 36*f*
        para graduação de hipertrofia, 36*f*
            de tonsilas palatinas, 36*f*
        de Mallampati, 37*f*
            modificada, 37*f*
CN (Corticosteroides Nasais)
    no tratamento da RA, 94*q*
        de controle, 94*q*
            apresentação, 94*q*
            doses, 94*q*
Coana(s)
    atresia de, 65, 66*f*, 67*f*
        bilateral, 66*f*
        total, 66*f*
        na criança, 65
            respiradora bucal, 65
        unilateral, 67*f*
Concha(s) Nasa(is)
    inferior, 36*f*, 72*f*
        em portador de RA, 36*f*, 72*f*
            hipertrofiada, 36*f*, 72*f*
            pálida, 36*f*, 72*f*
    média, 73*f*
        bolhosa, 73*f*
    variações anatômicas das, 72
        na criança, 72
            respiradora bucal, 72
Consulta
    otorrinolaringológica, 31
        do respirador bucal, 31
            anamnese, 31
Corpo(s) Estranho(s)
    nasais, 75
        na criança, 75
            respiradora bucal, 75
CRD (*Component Resolved Diagnostics*), 86
Crescimento
    craniofacial, 5-20
        crânio, 5
            abóbada craniana, 7*f*
            base do, 7*f*, 9*f*
            do recém-nascido, 6*f*
        da mandíbula, 12
            área de remodelação, 13*f*
            deslocamento, 14*f*
            direção de, 14*f*
            posterior, 14*f*
        dos respiradores bucais, 15
            alterações no padrão de, 15
            características do, 16
        face média, 8
Criança
    com RSC, 151-154
        papel da DRGE na, 151-154
            tratamento, 153*q*, 154*q*
    com síndrome de Down, 185-188
        avaliação da, 185-188
            alterações otológicas, 187

AOS, 185
   atendimento no CERB, 187
   hipoventilação, 187
   IDP, 187
obesa, 205
   e DRS, 205
respiradora bucal, 63-78
   causas, 63-78
   consequências, 63-78
   diagnóstico de associação de CHARGE, 66q
     critérios diagnósticos para, 66q
   etologia da, 65
   fácies característico da, 64f
     adenoideana, 64f
   malformações, 65
     atresia de coanas, 65, 66f
     corpos estranhos nasais, 75
     dacriocistocele, 70
     de base de crânio, 68
     deformidades septais, 74
     estenose congênita, 67
       da abertura piriforme, 67
     HA, 70
     hipertrofia amigdaliana, 70
     RA, 72
     variações anatômicas, 72
       das conchas nasais, 72
   massas nasais, 75
     nasoangiofibroma juvenil, 77
     pólipo antrocoanal, 75
       pólipos nasais associados à RSC, 76
   quadro clínico, 63
RSC na, 141-149, 157-161
   CE tópicos nasais, 147
     orais, 147
   comorbidades, 141
   diagnóstico, 145
     diferencial, 145
   exames complementares, 145
   fatores, 141
     alterações anatômicas, 141
     ambientais, 142
       asma, 142
       DCP, 143, 144f
       DRGE, 143
       exposição à fumaça de cigarro, 142
       FC, 143
       HA, 143
       imunodeficiência, 143
       infecção viral, 142
       RA, 142
   FC e, 157-161
   quadro clínico, 145
   tratamento, 146

anti-histamínico, 147
antileucotrieno, 147
antimicrobiano, 147
CES, 148
cirúrgico, 148
   adenoidectomia, 148
   lavagem antral, 148
descongestionante nasal, 147
lavagem nasal, 146
lisado bacteriano, 148
medicamento antirefluxo, 148
Cromoglicato
   dissódico, 91
     no tratamento da RA, 91
     de controle, 91
Crouzon
   síndrome de, 180
Crupe
   estridor por, 212
     na infância, 212
     recorrente, 213
     viral, 212
CS (Craniossinostoses)
   sindrômicas, 179

D

Dacriocistocele
   na criança, 70
     respiradora bucal, 70
DAP (Deficiência de Anticorpos aos Polissacarídeos)
   e RSC, 168
   recorrente, 168
DCP (Discinesia Ciliar Primária), 141, 144f
   RSC por, 143
Deformidade(s)
   septais, 74
     na criança, 74
       respiradora bucal, 74
Deglutição
   da saliva, 222q
     avaliação da, 222q
     videofluoroscopia da, 224f
Deposição
   óssea, 11f
     áreas de, 11f
     na maxila, 11f
Descongestionante(s)
   nasal, 147
     na RCS, 147
     na criança, 147
     no tratamento da RA, 90
       de resgate, 90

ÍNDICE REMISSIVO

Desenvolvimento
    craniofacial, 5-20
    do sistema imune, 23-28
        imunidade, 24, 25
            adaptativa, 25
            inata, 24
    motor, 190q
        avaliação do, 190q
        reflexos na, 190q
Deslocamento
    da mandíbula, 9f
        por crescimento, 9f
            da base do crânio, 9f
    da maxila, 9f, 11f
        por crescimento, 9f
            da base do crânio, 9f
Desvio Septal
    em criança, 74f
    tipo esporão, 40f
Diferenciação
    dos linfócitos T e B, 26f
        na produção, 26f
        de anticorpos, 26f
DIgA (Deficiência Seletiva de IgA)
    e RSC, 167
        recorrente, 167
Dismorfismo
    facial, 191q
        por hipotonia, 191q
            principais alterações encontradas, 191q
Distrofia
    muscular, 194
        de Duchenne, 194
Doença(s)
    neuromusculares, 189-196
        desenvolvimento motor, 190q
            reflexos na avaliação do, 190q
        diagnóstico, 193, 195
            diferencial, 193
                amiotrofia espinal, 193
                Charcot-Marie-Tooth, 193
                distrofia muscular de Duchenne, 194
                miastenia *gravis*, 193
        dismorfismo facial por hipotonia, 191q
            principais alterações encontradas, 191q
        quadro clínico, 189
            adolescentes, 191
            escolares, 191
            lactentes, 189
            recém-nascidos, 189
        tratamento, 196
Down
    síndrome de, 185-188
        avaliação da criança com, 185-188
            alterações otológicas, 187
            AOS, 185
            atendimento no CERB, 187
            hipoventilação, 187
            IDP, 187
DRGE (Doença do Refluxo Gastroesofágico), 141
    papel da, 151-154
        na criança com RSC, 151-154
            tratamento, 153q
    RSC por, 143
        na criança, 143
Droga(s)
    rinite induzida por, 98
        adesão ao tratamento, 98
DRS (Distúrbios Respiratórios do Sono), 228
    obesidade infantil e, 203-207
        criança obesa, 205
        diagnóstico, 204
        tratamento, 206
    TMO para, 230
        casos especiais do CERB, 230
DSIgG (Deficiência de Subclasses de IgG)
    e RSC, 167
        recorrente, 167
Duchenne
    distrofia de, 194
        muscular, 194

E

Efusão
    em orelha média, 38f
        membrana timpânica com, 38f
            com vasos proeminentes, 38f
            opacificada, 38f
            retraída, 38f
EII (Erros Inaptos da Imunidade), 23
    diagnósticos dos, 169
    relacionados com RSC, 165
        recorrente, 165
            diagnósticos, 165
            principais fenótipos, 165
Encefalocele
    frontoetmoidal, 69f
    frontonal, 69f
Escala
    de sonolência, 34q
    de Epworth, 34q
Escolar(es)
    AOS-I em, 53
        manifestações clínicas, 53
    doenças em, 191
        neuromusculares, 191

Espectro
    óculo-aurículo-vertebral, 175
        nas síndromes de arcos branquiais, 175
            primeiro, 175
            segundo, 175
Estenose
    congênita, 67
        da abertura piriforme, 67
            na criança, 67
                respiradora bucal, 67
    laríngea, 215
        estridor por, 215
            na infância, 215
    subglótica, 216f
Estridor
    na infância, 209-219
        etiologias, 212
            crupe, 212
                recorrente, 213
                viral, 212
            estenose laríngea, 215
            hemangioma subglótico, 217
            laringomalacia, 213, 214f
            outras causas, 218
            papiloma laríngeo, 216, 217f
            paralisia de pregas vocais, 214
        exames complementares, 211
            EVA, 211
            laringotraqueobroncoscopia, 211
            nasofibrolaringoscopia flexível, 211
            radiografia cervical, 212
            RM, 212
            TC, 212
        quadro clínico, 209
            avaliação do paciente, 210q
EVA (Endoscopia de Via Aérea)
    no estridor, 211
        na infância, 211
Exame
    físico, 35
        otorrinolaringológico, 35
            classificação de Mallampati, 37f
            concha nasal inferior, 36f
                hipertrofiada, 36f
                pálida, 36f
            face, 36f
            MAA, 37f
            otite média secretora, 38f
            tonsilas palatinas, 36f
                hipertrofia de, 36f
        na avaliação ortodôntica, 44
            do respirador bucal, 44
                bucal, 44, 47, 48f
                clínico, 45

dental, 47, 48f
facial, 44, 45
funcional, 44, 48
Exame(s) Complementar(es)
    na aspiração de saliva, 223
        VED, 223
        videofluoroscopia, 224
    na RSC, 145
        na criança, 145
    na sialorreia, 223
        VED, 223
        videofluoroscopia, 224
    no estridor, 211
        na infância, 211
            EVA, 211
            laringotraqueobroncoscopia, 211
            nasofibrolaringoscopia flexível, 211
            radiografia cervical, 212
            RM, 212
            TC, 212
    no respirador bucal, 40
        audiometria, 42
        de imagem, 41
        imitanciometria, 42
        nasofibroscopia, 40
        pesquisa laboratorial de imunodeficiências, 40
        pHmetria, 43
        polissonografia, 42
        TCL, 40
Expansão
    maxilar, 59
        rápida, 59
            na AOS-I, 59
Exposição
    à fumaça de cigarro, 142
        RSC por, 142
            na criança, 142

F

Face
    de criança, 36f
        respiradora bucal, 36f
    média, 8
        crescimento da, 8
    seios da, 42f
        TC de, 42f
            atresia coanal na, 42f
Fácies
    adenoideana, 64f
        característica da criança, 64f
            respiradora bucal, 64f
Faringotonsilite(s), 103-113
    agudas, 103, 105, 108

bacterianas, 105
    diagnóstico, 105
    quadro clínico, 105
    tratamento, 107
  de repetição, 108
  virais, 103
    diagnóstico, 103
    quadro clínico, 103
    tratamento, 104
  crônicas, 109
    complicações, 112
      no pós-operatório, 112
    cuidados, 111, 112
      no perioperatório imediato, 112
      no pós-operatório imediato, 112
      pré-operatórios, 111
    indicações de cirurgia, 110
      adenoidectomia, 110
      amigdalectomia, 110
      tonsilectomia, 110
  por *S. pyogenes*, 106*q*
    agudas, 108*q*
      opções terapêuticas, 108*q*
    escore para predição de, 106*q*
      de Centor modificado, 106*q*
      FeverPAIN, 106*q*
FC (Fibrose Cística), 141
  e RSC na criança, 157-161
    triagem neonatal positiva para, 159*f*
    condução dos casos com, 159*f*
  RSC por, 143
    na criança, 143
FMRP-USP (Faculdade de Medicina de Ribeirão Preto - Universidade de São Paulo)
  hospital das clínicas da, 1-4
  início do CERB do, 1-4
Fonoterapia, 227-233
  reabilitação fonoaudiológica, 228
  TMO, 229*q*, 230
    para DRS, 230
      casos especiais do CERB, 230
      protocolo de, 229*q*
Fontanela(s)
  do crânio, 6*f*
  do recém-nascido, 6*f*

G
Glabela
  alargamento da, 69*f*
Glioma
  nasal, 68
    na criança, 68
      respiradora bucal, 68

H
HA (Hipertrofia Adenoideana), 40*f*, 141
  RSC por, 143
    na criança, 143
  na criança, 70, 71*f*
    respiradora bucal, 70, 71*f*
Hábito(s) Bucal(is)
  deletérios, 241*q*
    diretrizes para remoção de, 241*q*
Hemangioma
  subglótico, 217
    estridor por, 217
      na infância, 217
Hiperemia
  membrana timpânica com, 116*f*
Hipertrofia
  de adenoide, 120
    OME e, 120
      associação entre, 120
  de tonsilas palatinas, 36*f*
    classificação para graduação de, 36*f*
      de L. Brodsky, 36*f*
  na criança, 70
    respiradora bucal, 70
      amigdaliana, 70
Hipogamaglobulinemia
  fisiológica, 27*f*
    da infância, 27*f*
Hipoplasia
  de seio frontal, 160*f*
    bilateralmente, 160*f*
      em TC, 160*f*
Hipotonia
  dismorfismo facial por, 191*q*
    principais alterações encontradas, 191*q*
Hipoventilação
  na criança, 187
    com síndrome de Down, 187
Hormonal
  rinite, 97
    adesão ao tratamento, 97
HTI (Hipogamaglobulinemia Transitória da Infância)
  e RSC, 166
    recorrente, 166

I
ICV (Imunodeficiência Comum Variável)
  e RSC, 167
    recorrente, 167
IDP (Imunodeficiências Primárias), 39, 163
  classificação das, 164*q*
  sinais de alerta, 164*q*

IHF (Aparelho Impedidor de Hábito Fixo), 240f
Imagem
    exames de, 41
        no respirador bucal, 41
            radiografia simples de *cavum*, 42f
Imitanciometria
    no respirador bucal, 42
Imunidade
    adaptativa, 25
        celular, 25
        mediada por anticorpos, 25
    inata, 24
Imunobiológico(s)
    no tratamento da RA, 96
    de controle, 96
Imunodeficiência(s)
    e RS, 163-173
        EII, 165, 169
            diagnósticos dos, 169
            relacionados com RSC, 165
                recorrente, 165
        IDP, 163
            classificação das, 164q
            sinais de alerta, 164q
        tratamento, 172
    na criança, 187
        com síndrome de Down, 187
    pesquisa laboratorial de, 40
        no respirador bucal, 40
    RSC por, 143
        na criança, 143
Incisivo(s)
    superiores, 37f
        infraoclusão dentária dos, 37f
            MAA, 37f
Infância
    estridor na, 209-219
        etiologias, 212
            crupe, 212
                recorrente, 213
                viral, 212
            estenose laríngea, 215
            hemangioma subglótico, 217
            laringomalacia, 213, 214f
            outras causas, 218
            papiloma laríngeo, 216, 217f
            paralisia de pregas vocais, 214
        exames complementares, 211
            EVA, 211
            laringotraqueobroncoscopia, 211
            nasofibrolaringoscopia flexível, 211
            radiografia cervical, 212
            RM, 212
            TC, 212
        quadro clínico, 209

    avaliação do paciente, 210q
    otites na, 121
        repercussões das, 121
Infecção
    viral, 142
        RSC por, 142
        na criança, 142
Infraoclusão
    dentária, 37f
        dos incisivos, 37f
        superiores, 37f
Interação
    dos linfócitos T e B, 26f
        na produção, 26f
        de anticorpos, 26f
Intervenção(ões)
    ortognáticas, 59
    na AOS-I, 59
Investigação Diagnóstica
    do respirador bucal, 31-49
        aspectos práticos na, 31-49
            avaliação alergoimunológica, 38
                infecções de repetição de vias
                    aéreas, 39
            avaliação fonoaudiológica, 43
            avaliação multiprofissional, 31-49
            avaliação ortodôntica, 44
            bucal, 44, 47, 48f
            dental, 47, 48f
            exame clínico, 45
            facial, 44, 45
            funcional, 44, 48
            consulta otorrinolaringológica, 31
                anamnese, 31
                escala de sonolência de Epworth, 34q
                exame físico otorrinolaringológico, 35
                classificação de Mallampati, 37f
                concha nasal inferior, 36f
                face, 36f
                hipertrofia de tonsilas palatinas, 36f
                MAA, 37f
                otite média secretora, 38f
            exames complementares, 40
                audiometria, 42
                de imagem, 41
                imitanciometria, 42
                nasofibroscopia, 40
                pesquisa laboratorial de
                    imunodeficiências, 40
                pHmetria, 43
                polissonografia, 42
                TCL, 40
            questionários, 32
                de qualidade de vida, 34q
                OSA-18, 34q

para *screening* de AOS, 32
PSQ, 32, 33q
Irritante(s)
    rinite por, 98
        adesão ao tratamento, 98
ISAC (*Immuno Solid Phase Allergen*), 86
IT (Imunoterapia Específica)
    no tratamento da RA, 95
    de controle, 95
IVAS (Infecções de Vias Aéreas Superiores), 115

L

L. Brodsky
    classificação de, 36f
        para graduação de hipertrofia, 36f
            de tonsilas palatinas, 36f
Lactente(s)
    AOS-I em, 53
        manifestações clínicas, 53
    doenças em, 189
        neuromusculares, 189
Laringomalacia
    estridor por, 213, 214f
        na infância, 213, 214f
Laringotraqueobroncoscopia
    no estridor, 211
        na infância, 211
Lavagem
    na RCS, 146, 148
        na criança, 146, 148
            antral, 148
            nasal, 146
    nasal, 131
        na RSAB, 131
        na RSAPV, 131
Linfócito(s)
    T e B, 26f
        na produção de anticorpos, 26f
            ativação dos, 26f
            diferenciação, 26f
            interação dos, 26f
Lisado
    bacteriano, 148
        na RCS, 148
            na criança, 148

M

MAA (Mordida Aberta Anterior), 37f
    abordagem ortodôntica, 239, 240f, 241f
        esquelética, 242f
Mallampati
    classificação de, 37f
        modificada, 37f
Mandíbula

deslocamento da, 9f
    por crescimento, 9f
        da base do crânio, 9f
crescimento da, 12
    deslocamento, 14f
    direção de, 14f
    posterior, 14f
        processo, 14f
    remodelação, 13f
        área de, 13f
Massa(s)
    nasais, 75
        nasoangiofibroma juvenil, 77
        pólipo antrocoanal, 75
        RSC, 76
            pólipos nasais associados à, 76
Maxila
    áreas na, 11f
        de deposição óssea, 11f
        de reabsorção óssea, 11f
    deslocamento da, 9f, 11f
        por crescimento, 9f
            da base do crânio, 9f
MCP (Mordida Cruzada Posterior), 235
    abordagem ortodôntica, 236, 237f
        MCPB, 238
        MCPF, 238
MCPB (Mordida Cruzada Posterior Bilateral)
    abordagem ortodôntica, 238
MCPF (Mordida Cruzada Posterior Funcional)
    abordagem ortodôntica, 238
Medicamento
    antirrefluxo, 148
        na RCS, 148
            na criança, 148
Membrana
    timpânica, 38f, 116f
        com efusão, 38f
            em orelha média, 38f
        com hiperemia, 116f
        com presença de secreção, 116f
        com vasos proeminentes, 38f
        opacificada, 38f
        retraída, 38f
Miastenia
    gravis, 193
Mucopolissacaridose
    avalição do paciente com, 197-202
        atendimento no CERB, 200
        diagnóstico, 202
        manifestações, 198
            de via aérea, 198
            otológicas, 199
            otorrinolaringológicas, 198
        tratamento, 202

N

Nasoangiofibroma
  juvenil, 77
Nasofibrolaringoscopia
  em pacientes com SPR, 179*f*
  flexível, 211
    no estridor, 211
    na infância, 211
Nasofibroscopia
  de paciente com FC, 161*f*
    com RSC, 161*f*
      com pólipo nasal, 161*f*
  no respirador bucal, 40
    imagens de, 40*f*
Neonato(s)
  AOS-I em, 53
    manifestações clínicas, 53

O

Obesidade Infantil
  e DRS, 203-207
    criança obesa, 205
    diagnóstico, 204
    tratamento, 206
Obstrução
  da nasofaringe, 71*f*
    na criança, 71*f*
      respiradora bucal, 71*f*
  tubária, 120
    crônica, 120
      otite média e, 120
OMA (Otites Médias Agudas)
  diagnóstico, 115
  etiopatogenia, 117
    microbiologia, 118
  fatores de risco, 119*q*
  fisiopatologia, 117
  medidas preventivas, 124
  tratamento, 121
    tubo de ventilação, 122
      cuidados, 122
      indicações, 122
OMAR (Otites Médias Agudas Recorrentes)
  diagnóstico, 115
  fatores de risco, 118
  medidas preventivas, 124
  tratamento, 121
    adenoidectomia, 124
      indicações de, 124
OMC (Otites Médias Crônicas), 115
OME (Otite Média com Efusão), 115
  associação entre, 120, 121
  e atopia, 121
  e hipertrofia de adenoide, 120
  diagnóstico, 116
  fatores de risco, 118, 119*q*
  medidas preventivas, 124
  tratamento, 121
    tubo de ventilação, 122
      cuidados, 122
      indicações, 122
Ontogenia
  do sistema imune, 24*f*
Orelha Média
  anatomia da, 115
  efusão em, 38*f*
    membrana timpânica com, 38*f*
      com vasos proeminentes, 38*f*
      opacificada, 38*f*
      retraída, 38*f*
  fisiologia da, 115
  otoscopia da, 117*f*
  vídeo-otoscopia da, 116*f*
Ortodontia, 235-242
  do respirador bucal, 235
    hábitos bucais deletérios, 241*q*
      diretrizes para remoção de, 241*q*
    multiprofissional, 235
    ortodôntica, 236
      MAA, 239, 240*f*, 241*f*
      MCP, 236, 237*f*
      MCPB, 238
      MCPF, 238
Otite(s) Média(s), 115-124
  diagnóstico, 115
    OMA, 115
    OMAR, 115
    OME, 116
  etiopatogenia, 117
    microbiologia, 118
  fatores de risco, 118
    associação entre OME, 120, 121
    e atopia, 121
    e hipertrofia de adenoide, 120
    obstrução tubária crônica, 120
  fisiopatologia, 117
  medidas preventivas, 124
  na infância, 121
    repercussões das, 121
  orelha média, 115
    anatomia da, 115
    fisiologia da, 115
    otoscopia da, 117*f*
    vídeo-otoscopia da, 116*f*
  secretora, 38*f*
    quadro de, 38*f*
  tratamento, 121

adenoidectomia, 124
 indicações de, 124
 tubo de ventilação, 122
  cuidados, 122
  indicações, 122
Otoscopia
 da orelha média, 117f

P

Papiloma
 laríngeo, 216, 217f
 estridor por, 216
  na infância, 216
Paralisia
 de pregas vocais, 214
  estridor por, 214
   na infância, 214
Pesquisa Laboratorial
 de imunodeficiências, 40
  no respirador bucal, 40
Pffeifer
 síndrome de, 180
pHmetria
 no respirador bucal, 43
Pólipo(s)
 antrocoanal, 75, 76f
  na criança, 75
   respiradora bucal, 75
 nasais, 76, 77f, 160f, 161f
  associados à RSC, 76
  em FC com RSC, 161f
   nasofibroscopia, 161f
  em TC, 160f
   de seios da face, 160f
Polissonografia
 no respirador bucal, 42
Pré-Adolescente(s)
 AOS-I em, 53
  manifestações clínicas, 53
Pré-Escolar(es)
 AOS-I em, 53
  manifestações clínicas, 53
Prega(s) Vocal(is)
 paralisia de, 214
  estridor por, 214
   na infância, 214
Pressão Positiva
 terapia com, 59
  na AOS-I, 59
Pseudomucocele, 160f
PSG (Polissonografia), 54
 na AOS-I, 55f
PSQ (*Pediatric Sleep Questionnaire*), 32

questões do, 56q
validado para o Brasil, 33q
 na AOS-OI, 56q

Q

Qualidade de Vida
 questionário de, 34q
  OSA-18, 34q
Questionário(s)
 de qualidade de vida, 34q
  OSA-18, 34q
 para *screening*, 32
  de AOS, 32
 PSQ, 32, 33q

R

RA (Rinite Alérgica), 38, 79-99, 141, 163
 aeroalérgenos, 86f
  sensibilização aos, 86f
  perfil de, 86f
  porcentagem de, 86f
 classificação, 81
  ARIA, 81f
 concha nasal em portador de, 36f
  inferior, 36f
   hipertrofiada, 36f
   pálida, 36f
 controle ambiental, 89
  medidas de profilaxia, 90q
 criança portadora de, 83f
  respiradora bucal, 83f
 definição, 79
 diagnóstico, 84
  algoritmo, 84f
  prick test, 85f
  teste cutâneo, 85f
   de leitura imediata, 85f
   positivo para inalantes, 85f
    com formação de pápulas, 85f
 endótipo da, 82f
 epidemiologia, 79
 farmacoterapia, 90
  tratamento de controle, 91
   anti-histamínicos, 92
    clássicos, 92q
    de 2ª geração, 93q
   antileucotrienos, 91
   corticosteroides tópicos, 94
    CN, 94q
    intranasal, 95q
   cromoglicato dissódico, 91
   imunobiológicos, 96
   IT, 95

solução salina, 95
    tratamento de resgate, 90
        anticolinérgicos, 91
        corticosteroides sistêmicos, 91
        descongestionantes, 90
    fenótipos, 82q
    fisiopatologia, 79
        mecanismo, 80f
    na criança, 72
    quadro clínico, 83
    RSC por, 142
        na criança, 142
    tratamento, 87, 96
        adesão ao, 97
            RAL, 99
        algoritmo de, 89f
        cirúrgico, 96
        controle, 88q
            avaliação prática do, 88q
                etapas no, 88q
        outras formas de, 96
Radiografia
    cervical, 212
        no estridor, 212
            na infância, 212
    simples, 42f
        de *cavum*, 42f
            aumento de adenoide na, 42f
RAL (Rinite Alérgica Local)
    algoritmo da, 84f
    diagnóstico, 87
    tratamento, 97
        adesão ao, 97
Reabsorção
    óssea, 10f, 11f
        áreas de, 10f, 11f
            na maxila, 11f
            na região nasomaxilar, 10f
Recém-Nascido(s)
    doenças em, 189
        neuromusculares, 189
Reflexo(s)
    na avaliação, 190q
        do desenvolvimento motor, 190q
Região
    nasomaxilar, 10f
        reabsorção óssea na, 10f
            áreas de, 10f
RENA (Rinite Eosinofílica Não Alérgica)
    adesão ao tratamento, 97
Respirador(es) Bucal(is)
    características do, 16
        esqueléticas, 18
        faciais, 17f

funcionais, 16
musculares, 16
oclusais, 18
    MAA, 19, 20f
    MCP, 18, 19f, 20f
crescimento da face dos, 15
    alterações no padrão de, 15
criança, 63-78
    causas, 63-78
    consequências, 63-78
    diagnóstico de associação de CHARGE, 66q
        critérios diagnósticos para, 66q
    etologia da, 65
    fácies característica da, 64f
        adenoideana, 64f
    malformações, 65
        atresia de coanas, 65, 66f
        corpos estranhos nasais, 75
        dacriocistocele, 70
        de base de crânio, 68
        deformidades septais, 74
        estenose congênita, 67
            da abertura piriforme, 67
        HA, 70
        hipertrofia amigdaliana, 70
        RA, 72
        variações anatômicas, 72
            das conchas nasais, 72
        massas nasais, 75
            nasoangiofibroma juvenil, 77
            pólipo antrocoanal, 75
            RSC, 76
                pólipos nasais associados à, 76
    quadro clinico, 63
    investigação diagnóstica do, 31-49
        aspectos práticos na, 31-49
            avaliação alergoimunológica, 38
                infecções de repetição de vias aéreas, 39
            avaliação fonoaudiológica, 43
            avaliação multiprofissional, 31-49
            avaliação ortodôntica, 44
                bucal, 44, 47, 48f
                dental, 47, 48f
                exame clínico, 45
                facial, 44, 45
                funcional, 44, 48
            consulta otorrinolaringológica, 31
                anamnese, 31
                escala de sonolência de Epworth, 34q
                exame físico otorrinolaringológico, 35
                    classificação de Mallampati, 37f
                    concha nasal inferior, 36f
                    face, 36f

hipertrofia de tonsilas palatinas, 36f
MAA, 37f
otite média secretora, 38f
exames complementares, 40
audiometria, 42
de imagem, 41
imitanciometria, 42
nasofibroscopia, 40
pesquisa laboratorial de imunodeficiências, 40
pHmetria, 43
polissonografia, 42
TCL, 40
questionários, 32
de qualidade de vida, 34q
OSA-18, 34q
para *screening* de AOS, 32
PSQ, 32, 33q
ortodontia do, 235
hábitos bucais deletérios, 241q
diretrizes para remoção de, 241q
multiprofissional, 235
ortodôntica, 236
MAA, 239, 240f, 241f
MCP, 236, 237f
MCPB, 238
MCPF, 238
Resposta
vacinal, 27f
aos antígenos, 27f
proteicos, 27f
aos polissacarídeos, 27f
RGE (Refluxo Gastroesofágico), 151
sintomas associados, 152q
Rinite(s)
adesão ao tratamento, 97
associada a alimentos, 98
atrófica, 98
hormonal, 97
idiopática, 9
induzidas por drogas, 98
infecciosa, 99
por irritantes, 98
RAL, 99
RENA, 97
RNA, 97
RM (Ressonância Magnética)
no estridor, 212
na infância, 212
RNA (Rinite Não Alérgica), 79-99
definição, 79
diagnóstico, 84
algoritmo, 84f
prick test, 85f
teste cutâneo, 85f
de leitura imediata, 85f
epidemiologia, 79
fenótipos, 82q
fisiopatologia, 79
tratamento, 87, 96
adesão ao, 97
outras formas de, 96
RS (Rinosinusites)
imunodeficiências e, 163-173
EII, 165, 169
diagnósticos dos, 169
relacionados com RSC, 165
recorrente, 165
IDP, 163
classificação das, 164q
sinais de alerta, 164q
tratamento, 172
RSA (Rinossinusite Aguda), 127-139, 163
complicações, 132
intracranianas, 137, 138f
orbitárias, 132
abscesso, 134, 135f, 136
orbitário, 136
subperiosteal, 134, 135f
celulite orbitária, 133, 134f
ósseas, 138
complicada, 134q
com abscesso subperiosteal, 136q
tratamento clínico, 136q
endovenoso, 136q
não cirúrgico, 136q
internação na, 134q
critérios para, 134q
diagnóstico, 127
exames complementares, 129
cultura de secreção nasal, 130q
quadro clínico, 127
tratamento, 130
adjuvante, 131
corticosteroides, 131
lavagem nasal, 131
outros, 132
RSAB (Rinossinusite Aguda Bacteriana), 127
complicada, 137q
tratamento cirúrgico na, 137q
indicação de, 137q
diagnóstico, 128
exames complementares, 129
quadro clínico, 128
tratamento, 130
adjuvante, 131
corticosteroides, 131
lavagem nasal, 131

RSABR (Rinossinusite Aguda Bacteriana de Repetição), 74f, 132
RSAPV (Rinossinusite Aguda Pós-Viral), 128
    diagnóstico, 129
        exames complementares, 129
    tratamento, 130
        adjuvante, 131
            corticosteroides, 131
            lavagem nasal, 131
        antimicrobiano, 130
            empírico, 130
RSAV (Rinossinusite Aguda Viral), 127
    diagnóstico, 128
        exames complementares, 129
    quadro clínico, 128
    tratamento, 130
        antimicrobiano, 130
            empírico, 130
RSC (Rinossinusite Crônica), 163
    na criança, 141-149, 157-161
        CE tópicos nasais, 147
            orais, 147
        comorbidades, 141
        diagnóstico, 145
            diferencial, 145
        exames complementares, 145
        fatores, 141
            alterações anatômicas, 141
            ambientais, 142
                asma, 142
                DCP, 143, 144f
                DRGE, 143
                exposição à fumaça de cigarro, 142
                FC, 143
                HA, 143
                imunodeficiência, 143
                infecção viral, 142
                RA, 142
    FC e, 157-161
    quadro clínico, 145
    tratamento, 146
    anti-histamínico, 147
        antileucotrieno, 147
        antimicrobiano, 147
        CES, 148
        cirúrgico, 148
            adenoidectomia, 148
            lavagem antral, 148
        descongestionante nasal, 147
        lavagem nasal, 146
        lisado bacteriano, 148
        medicamento antirrefluxo, 148
    papel da DRGE na criança com, 151-154
        tratamento, 153q

        medicações prescritas, 154q
            doses pediátricas, 154q
        medidas comportamentais, 153q
    pólipos nasais associados à, 76

S

Saliva
    aspiração de, 221-226
        avaliação, 221, 222
        clínica, 221
            da deglutição, 222q
            fonoaudiológica, 222
        exames complementares, 223
            VED, 223
            videofluoroscopia, 224
        produção de, 221
        tratamento, 225
            clínico, 225
            cirúrgico, 225
SCID (Imunodeficiência Combinada Grave)
    e RSC, 166
        recorrente, 166
Screening
    de AOS, 32
        questionários para, 32
Secreção
    em orelha média, 116f, 117f
        amarelada, 117f
        membrana timpânica com, 116f
Seio(s)
    da face, 42f
    TC de, 42f
        atresia coanal na, 42f
Sialorreia, 221-226
    avaliação, 221, 222
        clínica, 221
        da deglutição, 222q
        fonoaudiológica, 222
    exames complementares, 223
        VED, 223
        videofluoroscopia, 224
    produção de saliva, 221
    tratamento, 225
        cirúrgico, 225
        clínico, 225
Síndrome(s)
    com alterações craniofaciais, 175-183
        CS sindrômicas, 179
            de Apert, 180
            de Crouzon, 180
            de Pffeifer, 180
        de arcos branquiais, 175
            primeiro, 175

    segundo, 175
    de Treacher-Collins, 176, 177f
    diagnóstico, 181
    SPR, 177
    tratamento, 183
  de Down, 185-188
    avaliação da criança com, 185-188
      alterações otológicas, 187
      AOS, 185
      atendimento no CERB, 187
      hipoventilação, 187
      IDP, 187
Sistema Imune
  desenvolvimento do, 23-28
    imunidade, 24, 25
      adaptativa, 25
      inata, 24
    ontogenia do, 24f
Solução
  salina, 95
    no tratamento da RA, 95
    de controle, 95
Sonolência
  escala de, 34q
    de Epworth, 34q
SpeA (*Streptococcus pyogenes*), 108
  faringotonsilite(s) por, 106q
    agudas, 108q
      opções terapêuticas, 108q
      escore para predição de, 106q
      de Centor modificado, 106q
      FeverPAIN, 106q
    infecção por, 105f
      sinais característicos, 105f
        exsudato amigdaliano, 105f
        petéquias no palato, 105f
SPR (Sequência de Pierre-Robin), 177
  nasofibrolaringoscopia na, 179f

T

TC (Tomografia Computadorizada), 129
  de seios da face, 42f
    atresia coanal na, 42f
  no estridor, 212
    na infância, 212
TCHI (Teste Cutâneo de Hipersensibilidade Imediata), 84
TCL (Teste Cutâneo de Leitura Imediata)
  no respirador bucal, 40, 41f
Terapia
  com pressão positiva, 59
    na AOS-I, 59
Timpanometria
  exame de, 117f, 120f
    com curva bilateral, 117f, 120f
      tipo A, 120f
      tipo B, 117f
TMO (Terapia Miofuncional Orofacial), 227
  para DRS, 230
    casos especiais do CERB, 230
    protocolo para crianças de, 229q
      com respiração oral crônica, 229q
      sem obstrução, 229q
        faríngea, 229q
        nasal, 229q
Tonsila(s)
  palatinas, 36f
    hipertrofia de, 36f
      classificação de L. Brodsky, 36f
Tonsilectomia
  indicações, 110
    DRS obstrutivo, 110
    infecções de repetição, 111
TPNe (Teste de Provocação Nasal Específico), 84f, 87
Traqueostomia
  na AOS-I, 60
Treacher-Collins
  síndrome de, 176, 177f

V

Vaso(s)
  proeminentes, 38f
    membrana timpânica com, 38f
    com efusão em orelha média, 38f
    opacificada, 38f
    retraída, 38f
VED (Videoendoscopia da Deglutição)
  na aspiração de saliva, 223
  na sialorreia, 223
Via(s) Aérea(s)
  superiores, 39
    infecções de repetição de, 39
    crianças com, 39
Videofluoroscopia
  da deglutição, 224f
  na aspiração de saliva, 224
  na sialorreia, 224
Vídeo-Otoscopia
  da orelha média, 116f
VSR (Vírus Sincicial Respiratório), 118